Max Erich Matthes

# Die klinische Hydrotherapie

Verlag
der
Wissenschaften

*Max Erich Matthes*

**Die klinische Hydrotherapie**

*ISBN/EAN: 9783957007964*

*Auflage: 1*

*Erscheinungsjahr: 2016*

*Erscheinungsort: Norderstedt, Deutschland*

Hergestellt in Europa, USA, Kanada, Australien, Japan
Verlag der Wissenschaften in Hansebooks GmbH, Norderstedt

# Lehrbuch

der

# klinischen Hydrotherapie

für Studierende und Aerzte.

Von

## Dr. Max Matthes,

a. o. Professor und Direktor der medizinischen Poliklinik an der Universität Jena.

Mit Beiträgen von

**Stabsarzt Dr. Paul Cammert, Privatdocent Dr. Ernst Hertel**

und

**Prof. Dr. Felix Skutsch.**

Mit 55 Abbildungen im Text.

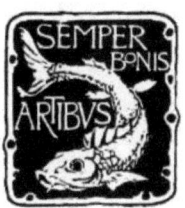

Jena,

Verlag von Gustav Fischer.

1900.

Seinem hochverehrten Lehrer

# Herrn Hofrat Professor Dr. Stintzing

gewidmet.

# Vorwort.

Als ich ein kurzes Lehrbuch der Hydrotherapie zu schreiben beschloß, leiteten mich im wesentlichen folgende Gesichtspunkte.

Es wird vom praktischen Arzte noch zu wenig Gebrauch von der Hydrotherapie, namentlich in der internen Medizin gemacht und deswegen wird dieselbe häufig mit Erfolg zum Schaden unseres Standes von Laien angewendet. Ich hatte in fast 10-jähriger Assistentenzeit an der STINTZING'schen Klinik, in welcher die physikalischen Heilmethoden stets besonders eifrig gepflegt wurden, reichlich Gelegenheit, in dieser Richtung Erfahrungen zu sammeln und habe zudem seit über 5 Jahren theoretische und praktische Vorlesungen über Hydrotherapie gehalten, so daß ich glaube, es unternehmen zu dürfen, vom Standpunkte des allgemeinen inneren Arztes aus eine Darstellung dieser Disciplin zu versuchen. Ich würde diesen Punkt nicht betonen, wenn ich nicht der Meinung wäre, daß das Krankenmaterial, welches eigentlichen Wasserheilanstalten zur Verfügung steht, ein zu einseitiges ist und mit dem Material einer Klinik, namentlich in Bezug auf schwerere organische Erkrankungen, einen Vergleich nicht aufnehmen kann. Ich hoffe aus demselben Grunde, von einer etwa einseitigen Ueberschätzung der Hydrotherapie bewahrt geblieben zu sein.

Aber auch noch ein zweiter Gesichtspunkt leitete mich bei der Abfassung dieses Buches. Ich habe stets die Unzulänglichkeit der sog. physiologischen Begründung der Hydrotherapie empfunden. Es liegt bei der scheinbar so einfachen und durchsichtigen Art der Eingriffe außerordentlich nahe, die Ergebnisse des physiologischen Experimentes auf das Krankenbett zu übertragen, und das ist meiner Ansicht nach viel zu häufig und ohne genügende Kritik geschehen. Es wird aber der Sache nichts genützt, wenn man ihr ein wissenschaftliches Mäntelchen umhängt und eine Pseudoexaktheit anstrebt. Ich habe deswegen mich bemüht, zwar alle physiologischen Thatsachen, deren gerade in den letzten Jahren eine Menge neu gewonnen sind, zusammenzutragen, aber ich habe dieselben etwas kritisch zu sichten versucht. Der Leser mag sich selbst ein Urteil bilden, inwieweit man bei dem heutigen Stande unserer Kenntnisse von einer physiologischen Grundlage der Hydrotherapie zu sprechen berechtigt ist.

Von der bekanntlich sehr ausgedehnten und vielfach unkritisch-laienhaften Litteratur habe ich nur die mir einigermaßen zuverlässig erscheinenden Untersuchungen angeführt oder da, wo eine Inhalts-angabe der notwendigen Kürze der Darstellung im Wege gestanden hätte, die Belegstellen angegeben.

Die Technik der Hydrotherapie glaubte ich ausführlich behandeln zu sollen und auch mit einigen Zeichnungen versehen zu müssen. Einige nicht eigentlich zur Hydrotherapie gehörige Heilmethoden, wie die heißen Luft- und Sandbäder, sowie die in der Praxis leicht einrichtbaren kohlensäurehaltigen Bäder sind mitbesprochen worden. Die Balneologie als solche ist dagegen nicht behandelt. Ebenso habe ich die Spülungen, Klysmen und Irrigationen von einer genaueren Besprechung ausgeschlossen.

Der zweite Teil des Buches versucht eine klinische Darstellung der Anwendung der Hydrotherapie in den einzelnen Erkrankungen. Meine Freunde, Stabsarzt Dr. CAMMERT, Privatdozent Dr. HERTEL und Professor Dr. SKUTSCH, waren so liebenswürdig, diese Kapitel für ihre Specialgebiete (Chirurgie, Ophthalmologie, Gynäkologie) zu bearbeiten. Wir sind uns der Schwierigkeit einer solchen Darstellung wohl bewußt gewesen, denn wir sehen in der Hydrotherapie nur eine neben der anderweitigen Therapie berechtigte, aber allerdings noch zu wenig in der Praxis gewürdigte Heilmethode. Wir konnten also bei den einzelnen Kapiteln nie die gesamte Therapie, sondern nur einen die sonst angezeigten Maßnahmen ergänzenden Teil derselben beschreiben. Einer solchen Darstellung wird aber leicht der Charakter der Unvoll-ständigkeit anhaften. Wir glaubten aber doch diesen Weg betreten zu sollen, weil unserer Ansicht nach nur so es möglich ist, eine auf nüchterner klinischer Beobachtung fußende Schilderung der Hydro-therapie zu geben, die sich von jeder phantastischen Spekulation freihält.

Die Temperaturen sind sämtlich in C e l s i u s graden angegeben.

J e n a , Januar 1900.

**M. Matthes.**

# Inhaltsverzeichnis.

## I. Allgemeiner Teil.

## II. Technik der Hydrotherapie.

# III. Specielle Hydrotherapie.

# I. Allgemeiner Teil.

Aufgabe dieses Teiles soll sein, zu erörtern, wie weit es bei dem heutigen Stande unserer physiologischen und pathologischen Kenntnisse möglich ist, eine theoretisch begründete Vorstellung von der Wirkung der Wasseranwendungen auf den menschlichen Körper zu gewinnen. Es wird sich dabei ergeben, daß diese Wirkungen außerordentlich komplizierte sind, daß vielfach die normalen physiologischen Vorgänge nicht genügend bekannt sind, um bestimmte Fragestellungen zu erlauben; aber immerhin soll alles das, was unsere theoretische Erkenntnis gefördert hat oder gefördert zu haben scheint, zusammengetragen und mit sachlicher Kritik auf seinen Wert geprüft werden.

Durch Berührung mit Wasser kommt die Körperoberfläche mit einem Medium zusammen, das andere physikalische und chemische Eigenschaften als die den Körper sonst umgebende Luft hat. Diese letztere ist bekanntlich an den bekleideten Körperstellen von einer ziemlich hohen Temperatur, und in dieser hohen, nach PETTENKOFER'S und HILLER'S (1) Messungen zwischen 33—36° liegenden Temperatur, ist der Körper gewöhnt sich zu befinden.

Auch RUBNER (2) giebt an, daß sich der Mensch im allgemeinen so zu kleiden pflegt, daß sein Wärmeverlust dem entspricht, welchen er im nackten Zustand bei einer Außentemperatur von 33° erleiden würde.

Die unbekleideten Stellen kommen wegen ihrer Kleinheit dabei kaum in Betracht, denn von der durchschnittlich 1,65—1,75 qm großen Oberfläche eines erwachsenen Mannes entfallen nur 800 qcm, nur der 20. Teil, auf die Stellen (Gesicht, oberer Teil des Halses und Hände), die während des größeren Teiles des Lebens nackend der Außenluft ausgesetzt werden.

Aendern wir das gewohnte Medium, und das müssen wir naturgemäß bei jeder Wasserapplikation, so üben wir einen Reiz auf die sensiblen Endapparate aus. Jeder solcher Reiz ruft nun nicht nur eine Empfindung, sondern wenigstens, wenn er nicht ganz minimal ist, eine Reihe von teils direkten, teils reflektorisch bedingten Veränderungen im Zustande des Organismus hervor.

---

1) *Hiller, Ueber die Wirkungen der Seebäder, Ztschr. für klin. Med. Bd. 17 Suppl.-Heft p. 257.*
2) *Rubner, Arch. für Hygiene Bd. 25 p. 34, und Lehrbuch der Hygiene, Artikel Kleidung.*

Der Reiz, den Wasserapplikationen ausüben, ist ein mehrfacher, und zwar 1) ein mechanischer, ein Berührungsreiz, 2) in den meisten Fällen ein Temperaturreiz und 3) ein chemischer Reiz, der allerdings gewöhnlich so unbedeutend ist, daß er vernachlässigt werden kann.

Es leuchtet ohne weiteres ein, daß man die verschiedenen Reizqualitäten niemals völlig voneinander trennen kann.

Wir können mit den Wasseranwendungen keinen reinen Temperaturreiz ausüben, weil der Träger der Temperatur einen mechanischen Reiz bewirkt, und wir werden bei der großen Verschiedenheit der Körpertemperatur an den verschiedenen Stellen des Körpers (siehe unten) kaum je einen rein mechanischen Reiz, ohne Temperaturreiz, durch eine Wasserapplikation ausüben können.

Andererseits ist aber auch leicht einzusehen, daß wir die eine oder die andere Reizqualität mehr in den Vordergrund treten lassen können.

So ist beispielsweise im einfachen Bade der mechanische Reiz gering, während er in weit höherem Maße bei den verschiedenen Formen der Douche in Betracht kommt. Ja, man verstärkt denselben oftmals künstlich durch anderweitige mechanische Reize, so bei den Abreibungen und Abklatschungen. Die Größe des Temperaturreizes können wir selbstverständlich beliebig variieren und zwar, wie später erörtert werden soll, in der verschiedensten Art.

Der an und für sich geringe chemische Reiz des Wassers kann durch Zusätze von Salzen, Gasen, reizenden Stoffen anderer Art, z. B. Senfmehl, gesteigert werden, vielleicht auch durch gewisse Beimischungen, z. B. schleimiger Dekokte, Kleie, Malzabsud, abgeschwächt werden.

Von diesen drei Reizqualitäten ist die thermische bei weitem die wichtigste.

Wir wenden in der Hydrotherapie in erster Linie **Temperaturreize** an und bedienen uns dazu des Wassers als Träger der Temperatur, weil das Wasser vermöge seiner physikalischen Eigenschaften für diesen Zweck am geeignetsten ist.

Die beiden anderen Reizqualitäten, die mechanische und chemische, sind dem Träger anhaftende Beigaben. Wir werden also, wenn wir eine theoretisch begründete Vorstellung von den Wirkungen der Hydrotherapie erlangen wollen, zunächst fragen müssen: was wissen wir über die Wirkung von Reizungen sensibler Endapparate, insbesondere thermischer Reizungen aus Beobachtung und Experiment?

Aber auch noch ein Zweites kommt in Betracht.

Wenn wir ein different temperiertes Wasser mit der Körperoberfläche in Berührung bringen, üben wir nicht nur einen thermischen Reiz auf die Wärme und Kälte empfindenden Endapparate aus, sondern wir entziehen dem Körper auch thatsächlich Wärme oder führen ihm dieselbe zu, bez. erschweren ihm seine gewöhnliche Wärmeabgabe.

Da aber homoiotherme Organismen ihre Eigentemperatur gegenüber derartigen Eingriffen zu verteidigen imstande sind und dazu eine Reihe Regulationsvorrichtungen, sowohl physikalischer wie chemischer Art, besitzen, nämlich Beschränkung oder Steigerung ihrer Wärmeabgabe einerseits, ihrer Wärmeproduktion andererseits, so werden wir diesen Regulationsmechanismus sowohl für die allgemeinen als die lokalen Temperaturen kennen müssen. Wir werden uns daher mit den Gesetzen derselben unter normalen Bedingungen und mit seinen

Störungen unter pathologischen Verhältnissen zu beschäftigen haben. Dies wird der zweite Teil unserer Aufgabe sein.

*Reizwirkung also und Wirkung der Wärmeentziehung oder Zufuhr werden im einzelnen Falle die untrennbaren Faktoren sein, die den Einfluß der Wasseranwendung auf den Körper bedingen.*

## 1. Ueber den Temperaturreiz selbst und seine Intensität.

Durch die neueren Untersuchungen von BLIX (1), GOLDSCHEIDER (2) und v. FREY (3) kann zunächst als festgestellt betrachtet werden, daß es gesonderte Nerven und Endapparate nicht nur für die Temperaturempfindung überhaupt, sondern für die Kälte- und die Wärmeempfindung giebt. Diese Endapparate sind als Punkte von sehr verschiedener Reizempfindlichkeit und in sehr verschiedener Dichte über die Haut ausgestreut, wahrscheinlich entsprechen bestimmte anatomische Gebilde denselben. (Nach v. FREY würden die KRAUSE'schen Endkolben den Kaltpunkten, die RUFINI'schen Endigungen den Warmpunkten entsprechen.)

Wir dürfen also nicht eigentlich von einem Temperatursinn sprechen, sondern wir müssen von einem Kalt- und einem Warmsinn reden. Löst doch beispielsweise die Berührung eines Kaltpunktes mit einer warmen Nadel eine Kälteempfindung aus (GOLDSCHEIDER und v. FREY).

Einzelheiten über die Verschiedenheit der Kalt- und Warmempfindung finden sich in den citierten Arbeiten. So ist z. B. das Kältegefühl bei Reizung eines Kältepunktes ein momentan aufblitzendes, das Wärmegefühl ein langsam anschwellendes, mehr diffuses. Die Irradiation ist bei den Kaltpunkten kleiner als bei den Warmpunkten. Beim Eingeschlafensein der Glieder ist die Kälteempfindlichkeit aufgehoben, während die Wärmeempfindlichkeit noch fortbesteht (HERZEN, 4).

Wir können nicht alle diese interessanten Thatsachen ausführlich hier rekapitulieren, aber wir können für die Hydrotherapie aus diesen Feststellungen als gesichert ansehen: daß Warm- und Kaltreize verschiedenartige Reize sind, die von verschiedenartigen Nerven aufgenommen werden und prinzipiell verschiedene Wirkungen äußern. Sie sind also nicht etwa, wie man früher annahm, Abstufungen ein und desselben Reizes.

Dieser Satz ist übrigens auch zur Zeit, als die HERING'sche (5)

1) *Blix, Experimenteller Beitrag zur Lösung von der Frage nach der specifischen Energie der Hautnerven, Upsala Läkare förenings Förhandlingar XVIII 1883.*

2) *Goldscheider, Gesammelte Abhandlungen Bd. 1; Die Einzelarbeiten: Neue Thatsachen über die Hautsinnesnerven, Archiv für Anat. und Physiol. 1895, Suppl.-Bd.; Ueber die Topographie des Temperatursinnes, Verh. der Phys. Gesellsch. zu Berlin 1887, 1. Juli, und Arch. für Psychiat. 1887; Ueber die Reaktionszeit der Temperaturempfindungen, Arch. für Anat. und Phys. 1883; Ueber die Summation von Hautreizen, Ztschr. für klin. Med. 1891; Zur Dualität des Temperatursinnes, Pflüger's Arch. Bd. 39, 1886; Ueber die Endigungsweise der Hautsinnesnerven, Arch. für Anat. und Physiol. 1886, Suppl.-Bd.*

3) *v. Frey, Beiträge zur Sinnesphysiologie der Haut, 1.—4. Mitteilung, Berichte der mathemat.-phys. Klasse der K. sächs. Gesellsch. für Wiss. 1894, 1895, 1897.*

4) *Herzen. Ueber die Spaltung des Temperatursinnes in zwei gesonderte Sinne, Pflüger's Arch. Bd. 38, 1885.*

5) *Hering, Herrmann's Handbuch der Physiol. Bd. 3, 2. Teil p. 415ff.*

Nullpunktstheorie noch giltig schien, stets von der praktischen Hydrotherapie und besonders von WINTERNITZ vertreten worden. Man hat die HERING'sche Theorie (s. Anmerkung) als uuvereinbar mit den neueren Untersuchungen fallen lassen müssen *).

Die zur Zeit giltige Auffassung ist vielmehr: der Vorgang des Sinkens der Hauttemperatur ist als Reiz für die Kältenerven, das Aufsteigen derselben als Reiz für die Wärmenerven zu betrachten.

Es ist, nun leicht einzusehen, daß bei dieser Auffassung es nicht nur auf die absolute Größe der Veränderung der Temperatur ankommen wird, sondern daß der Reiz auch um so heftiger sein wird, je rascher sich die Temperatur ändert.

GOLDSCHEIDER hat das folgendermaßen ausgedrückt: „Ist die Veränderung der Temperatur das Erregende, so bedeutet Schnelligkeit der Veränderung Stärke der Erregung."

Man sieht, daß sich diese Auffassung mit dem alten WINTERNITZ'schen Satze deckt, daß nämlich die Plötzlichkeit des Temperaturangriffes für die Größe der Wirkung ein entscheidendes Moment sei.

Steigt dagegen oder fällt die Temperatur langsam, so werden genau wie beim Einschleichen eines elektrischen Stromes die Empfindungen sehr wenig ausgeprägte sein.

Wir machen in der Hydrotherapie von derartigen langsamen Veränderungen der Temperatur Gebrauch, wenn wir zu starke Reizwirkungen vermeiden wollen, z. B. im langsam abgekühlten Bad nach v. ZIEMSSEN.

Für die weiter folgende Betrachtung müssen wir uns nun vor Augen halten, daß es sich bei den hydrotherapeutischen Prozeduren nicht um isolierte Reize von Temperaturpunkten, sondern um Flächenreize handelt, die eine große Reihe von Kalt- und Warmpunkten gleichzeitig treffen.

Da nach der eben gegebenen Definition des Kältereizes das Sinken der Hauttemperatur als Kälte, Steigen derselben als Wärme empfunden wird, müßte man denken, es sei notwendig, zu wissen, welche Temperatur denn die Haut an ihrer Oberfläche hat. Man kann als Durchschnittsmaß 33 ° annehmen.

Einige genauere Messungen haben folgendes ergeben:

|  | KUNKEL (1) | DESSOIR (2) |
|---|---|---|
| Stirn | 34,1—34,4 | 33,7 |
| Ohrläppchen | 28,8 | 29,0 |
| Handrücken | 32,5—33,2 | 31 |
| Sternum | 34,4 | 34,4 |
| Rücken | 34,2—34,5 | 33,7 |
| Wade | 33,6 | 33,8 |

Es würde aus dieser Zusammenstellung hervorgehen, daß wir bei Wasseranwendungen, die den ganzen Körper treffen, eine für alle Teile indifferente Temperatur nicht wählen können.

---

*) HERING lehrte, daß das Bestimmende für die Temperaturempfindung die Eigentemperatur des thermischen Apparates in der Haut sei. So oft dieser an irgend einer Stelle eine Temperatur hat, welche über seiner Nullpunktstemperatur liegt, empfinden wir Wärme, im entgegengesetzten Falle Kälte. Und zwar ist die eine oder die andere Empfindung um so stärker, je mehr die jeweilige Temperatur des thermischen Apparates von seiner Nullpunktstemperatur abweicht.

1) *Kunkel, Sitzungsberichte der Phys.-med. Gesellsch. zu Würzburg 1886 p. 79. (Thermoelektrische Untersuchung.)*

2) *Dessoir, Ueber den Hautsinn, Arch. für Anat. und Physiol. 1892.*

Es haben jedoch die jeweiligen Hauttemperaturen keine direkte, absolute Beziehung zur Größe der Temperaturempfindung.

Zwar empfinden wir bei Reizung ganz circumscripter Stellen nach DESSOIR beispielsweise einen Wärmereiz erst bei einer Temperaturhöhe von 0,7—1,7° über der Hauttemperatur; aber ganz anders verhalten sich aus mehrfachen Gründen die Dinge bei flächenhafter Reizung.

Zunächst ist hier an den bekannten WEBER'schen (1) Versuch zu erinnern. Wenn man in dieselbe kalte oder warme Flüssigkeit den Zeigefinger der einen und die ganze andere Hand eintaucht, so erscheint die Empfindung nicht die gleich starke, sondern ist in der ganzen Hand heftiger, das Wasser erscheint wärmer oder kälter.

Es wird also die Berührung nicht nur räumlich ausgesprochener, sondern auch intensiver gefühlt.

WEBER hat dies durch einen Summationsvorgang erklären wollen, GOLDSCHEIDER meint dagegen, daß die stärkere Temperaturempfindung von den besser empfindlichen Stellen, wie sie sich an der Mittelhand vorfänden, ausgelöst würden.

DESSOIR hat den Einfluß der Größe einer gereizten Fläche auf die Intensität der Empfindung näher festzustellen versucht.

Er benutzte, da sich die Empfindungsgröße einer absoluten Messung entzieht, als Reagens das Auftreten von Kälte- oder Wärmeschmerz. Die Temperatur, bei welchen der Schmerz auftrat, wechselten je nach der Größe der gereizten Fläche erheblich; für die Kälte waren sie einigermaßen proportional der Größe der gereizten Fläche, für die Wärme war die Proportion nicht so deutlich, DESSOIR mußte sich vielmehr mit der Feststellung einer ganz allgemeinen Abhängigkeit begnügen.

Diese Prüfung beweist natürlich für den Temperatursinn gar nichts. Wir wissen durch v. FREY's Untersuchungen auf das sicherste, daß es eigene Schmerznerven giebt, und DONATH (2) hat schon mit vollem Recht darauf aufmerksam gemacht, daß Wärme- und Kälteschmerz nur die scheinbaren Grenzen des Temperatursinnes bilden. In Wirklichkeit liegen dieselben noch weiter auseinander. Beispielsweise ertragen manche Tabiker dann und wann starke Hitze, die dem Gesunden unerträglich wäre, mitunter sogar einen Brandschorf setzt, und erklären die Berührung mit einer solchen für einfach warm. Man wird dieses Phänomen mit DONATH wohl nicht durch eine Erweiterung des Temperatursinnes, sondern durch eine Störung der sonst die Wärmeempfindung überwiegenden Schmerzempfindung zu erklären haben.

Wie dem auch sein mag, wir empfinden jedenfalls, wenn Flächen gereizt werden, schon bei anderen Temperaturgraden, als bei circumscript ausgeführter Reizung.

Bei Applikationen, die den größeren Teil der Körperoberfläche treffen, ist weiter zu bedenken, daß die gewöhnliche Wärmeabgabe merklich verändert wird.

Wir werden später bei der Betrachtung des Stoffwechsels sehen, daß der Wärmeverlust, den ein menschlicher Organismus im Bade von 34° erleidet, genau dem durchschnittlichen mittleren entspricht.

Wir haben ferner uns zu erinnern, daß die Wärmecapacität und das Wärmeleitungsvermögen verschiedener Medien verschieden sind. Es fühlen sich bekanntlich gut leitende Körper wärmer bez. kälter an, als schlechtleitende, es können Körper mit größerer Wärmecapacität mehr Wärme abgeben, als solche mit geringerer, wenn sie mit niedriger temperierten zusammenkommen.

---

1) *Weber, Wagner's Handbuch der Phys. Bd. 2, Lief. 2 p. 559.*
2) *Donath, Ueber die Grenzen des Temperatursinnes im gesunden und kranken Zustande, Arch. für Psychiat. Bd. 15, 1884.*

Wasser hat eine sehr hohe Wärmecapacität und ebenso ein gutes Leitungsvermögen. Es leitet 28 mal besser Wärme als Luft. Daher muß uns dasselbe, wenn es niedriger temperiert ist als die Körperoberfläche, wesentlich kälter als eine an sich ebenso kalte Luft vorkommen. Thatsächlich empfinden wir auch Luft- und Wassertemperaturen verschieden. Während z. B. an den unbekleideten Körperstellen eine Luft von 18° als indifferent, eine solche von 30° als warm empfunden wird, fühlt sich Wasser von 18° entschieden kühl an, und der wirkliche Indifferenzpunkt, an welchem wir weder ausgesprochene Warm- noch Kaltempfindung haben, liegt für Wasser bei etwa 34°.

Zu 34° geben LEICHTENSTERN (1) und RIESS (2) die Indifferenzzone des Wassers an, etwas höher, zu 35—37°, rechnet KISCH (3) dieselbe, und ebenso der letzte Untersucher, WICK (4), zu 34,8—36,4°. Es kommen nach WICK dabei erhebliche individuelle Verschiedenheiten vor.

HÖSSLIN'S Angabe, daß die Indifferenzzone bei 30—32,5° liege, hat GLAX (5) bereits als zu niedrig bezeichnet.

Es geht aus dem Gesagten hervor, daß wir die Gesetze der Punktreizung nicht ohne weiteres auf die Flächenreizung übertragen dürfen; wir fühlen bei letzterer eben nicht die absoluten Temperaturen, sondern die Intensität der Empfindung wird von den besprochenen Faktoren beeinflußt. Auf dieselbe üben aber auch noch andere Momente einen Einfluß aus.

Die Temperaturpunkte sind, wie bereits bemerkt, in verschiedener Dichte und Empfindlichkeit verteilt, daher werden wir bei Flächenreizung erhebliche Differenzen, je nach dem Ort der gereizten Stelle, zu erwarten haben.

Wir verdanken GOLDSCHEIDER (l. c.) in dieser Richtung ausführliche Messungen, aus denen sich ergiebt, daß nach der Mittellinie des Körpers zu die Empfindung abnimmt, während sie an den seitlichen Partien besser ausgebildet ist. Ferner ist die Empfindlichkeit links größer als rechts, der Kältesinn im allgemeinen besser ausgebildet als der für Wärme.

GOLDSCHEIDER hat auch eine Skala für einen bestimmten Flächenreiz (Cylinder von 1 cm Dickendurchmesser) aufgestellt. Er verglich die jeweilige Reizintensität mit derjenigen, welche die Körperstellen zeigen, welche die feinste Temperaturempfindlichkeit am ganzen Körper besitzen.

Ich lasse einige seiner Angaben folgen:

| Kältesinn | Wärmesinn | |
|---|---|---|
| Sternum mäßig. Sonst meist intensiv. | Sternum schwach. | |
| Mammillargegend sehr intensiv. | Mammillargegend sehr intensiv. Sonst mäßig, schwächer als am Bauche. | Brust |

---

1) *Leichtenstern, Balneotherapie im Ziemssen'schen Handbuch.*
2) *Riess, Arch. für experiment. Pathol. und Therap. Bd. 24. Ueber die Wasserausscheidung des menschlichen Körpers durch Haut und Nieren bei thermisch indifferenten Bädern.*
3) *Kisch, Eulenburg's Realencyklopädie, Artikel Bäder.*
4) *Wick, Ueber die physiologischen Wirkungen verschieden warmer Bäder und über das Verhalten der Eigenwärme im allgemeinen, Wien. klin. Wschr. 1894 No. 36 u. 37, und Beiträge zur klin. Med. und Chir. Heft 6, 1894.*
5) *Glax, Lehrbuch der Balneotherapie, 1897.*

| Kältesinn | Wärmesinn | |
|---|---|---|
| Sehr intensiv, besonders nach der Leistengegend zu. Umbilicalgegend schwächer. | Ebenso wie Kältesinn. Umbilicalgegend nahezu anästhetisch. | } Bauch |
| Ueberall sehr intensiv, Fossa supraspinata schwächer. Mittlerer, dem Rückgrat entsprechender Teil schwächer. | Größtenteils sehr intensiv. Dem Rückgrat entsprechend schwächer. | } Rücken |
| Im ganzen wenig entwickelt. Mäßig im Gebiet d. Front. Auriculo-temp., Occipital. major. | Mäßig, an den seitlichen Partien besser. | } Kopfhaut |
| Sehr intensiv, Achselhöhle nur mäßig. | Mäßig, relativ am stärksten an der äußeren Fläche. | } Oberarm |
| Vordere und innere Fläche sehr intensiv. Acußere, hintere Fläche mäßig. Aeußere, nach der Hüfte zu intensiver. | Vordere und innere Fläche mäßig oder schwach. Aeußere und hintere Fläche schwächer. | } Oberschenkel |

GOLDSCHEIDER hat diese Verhältnisse auch graphisch dargestellt. Die beigefügten Abbildungen sind seiner Publikation im Archiv für Psychiatrie entnommen. Es bedeuten die stärker schraffierten Stellen die Orte der größten Empfindlichkeit (Fig. 1—4, p. 8 u. 9).

Für die Hydrotherapie sind leider die GOLDSCHEIDER'schen Feststellungen, da sie sich doch auf sehr kleine Flächen erstrecken, nur beschränkt verwendbar.

Wie verschieden die Empfindlichkeit verschiedener Stellen ist, geht übrigens aus einer älteren Beobachtung HERING's (l. c.) sehr deutlich hervor.

Taucht man die verschiedenen Finger derselben Hand in Quecksilber von dem Indifferenzpunkt möglichst nahe liegender Temperatur, so empfindet z. B. der Daumen und der Zeigefinger schwache Kühle, der Mittelfinger weder Kälte noch Wärme, der kleine Finger schwache Wärme.

Auch die praktische Erfahrung der Hydrotherapie hat ergeben, daß Kältereize von gewissen Punkten aus, z. B. vom Nacken, besonders wirksam sind.

Weniger wichtig für uns sind die Untersuchungen über das Unterscheidungsvermögen für Temperaturgrade, wie sie von NOTHNAGEL (1) und anderen angestellt sind. Es ist dieses um 30° herum am schärfsten und schwankt bei einer derartigen Temperatur zwischen 0,2° am Vorderarm und 1,2° in der Mitte des Rückens. Bei sich wesentlich von der Oberflächentemperatur entfernenden Graden sinkt das Unterscheidungsvermögen rasch. Das feinste Unterscheidungsvermögen fällt örtlich aber keineswegs mit der ausgeprägtesten Kälte- oder Wärmeempfindung zusammen.

Des weiteren wird noch zu erwägen sein, ob die Temperaturempfindlichkeit ein und derselben Stelle eine unveränderliche ist oder nicht.

Das ist sicher nicht der Fall.

Es sind die Ursachen dafür, soweit sie psychischer Natur sind, also von der mehr oder weniger gespannten oder abgelenkten Aufmerksamkeit des Individuums abhängen, im Einzelnen nicht zu analysieren.

---

1) *Nothnagel, Archiv für klin. Medizin Bd. 2, 1867, p. 284. Beiträge zur Physiol. und Pathol. des Temperatursinnes.*

Ein interessanter Versuch in dieser Richtung ist von URBAN-
TSCHITSCH (1) gemacht worden. Derselbe ergab, daß die Temperaturempfindungen durch gleichzeitige andere Sinnesreize beeinflußt werden.
So steigert Rot und Grün das Kältegefühl, Blau und Violett setzen
es herab.

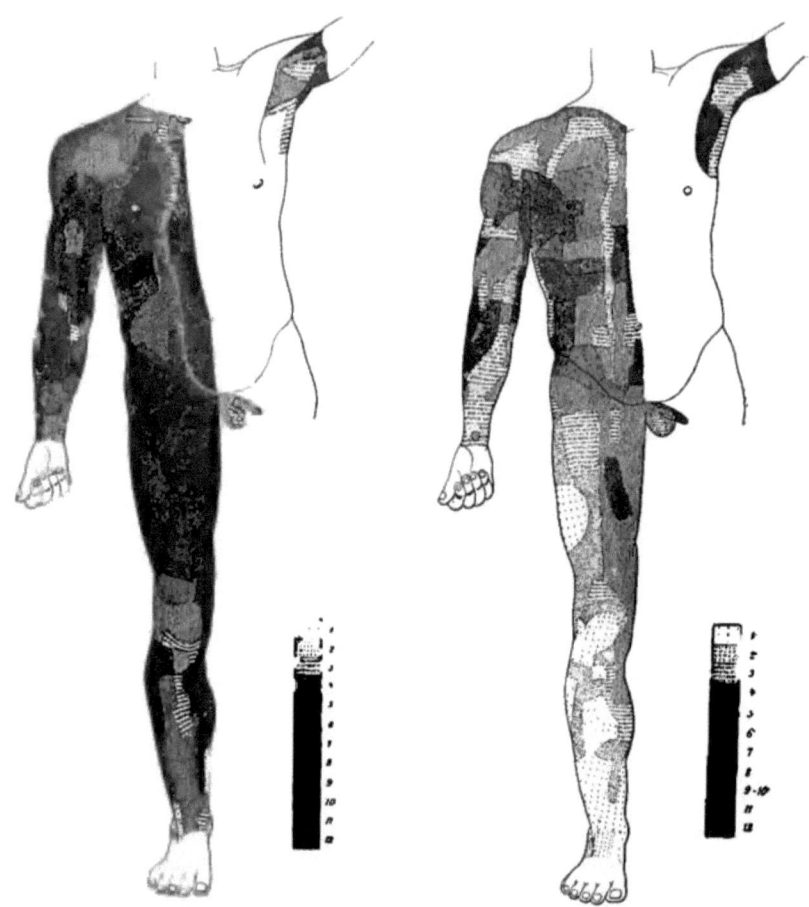

Fig. 1. Topographie des Kältesinnes.　　　　Fig. 2. Topographie des Wärmesinnes.

Physiologisch wissen wir außerdem folgendes:
Es leitet Blut außerordentlich viel besser Wärme als blutlose
Haut und daher eine blutreiche Haut auch stärker als eine blutarme
(LANDOIS, 2).
Daher erscheint es verständlich, daß eine mit Blut gut versorgte
Haut Temperaturreize lebhafter empfinden wird.

1) *Urbantschitsch*, *Pflüger's Archiv 1888. Ueber den Einfluß einer Sinneserregung
auf die übrigen Sinnesempfindungen*, p. 154.
2) *Landois*, *Lehrbuch der Physiologie.*

Eine solche Haut ist naturgemäß auch wärmer als eine blasse, und auch aus diesem Grunde wirken Kältereize auf dieselbe intensiver, weil die Temperaturdifferenz eine größere ist*).

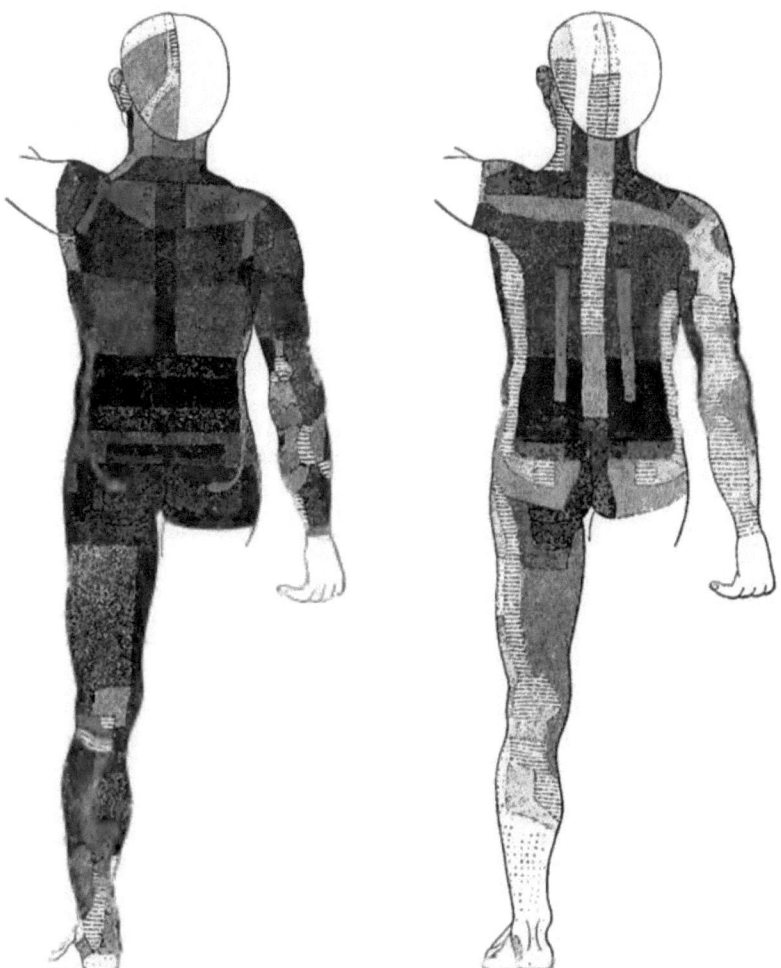

Fig. 3. Topographie des Kältesinnes.    Fig. 4. Topographie des Wärmesinnes.

*) Exakt untersucht ist das Wärmeleitungsvermögen der menschlichen Haut an herausgeschnittenen Stücken von KLUG (1).

Danach wird die Leitungsfähigkeit der Haut in erster Linie durch das Vorhandensein des Unterhautfettes bestimmt. Dasselbe verringert die Leitungsfähigkeit erheblich. Weniger wichtig, aber immerhin auch beträchtlich die Leitungsfähigkeit beeinflussend ist die Dicke der verhornten Epidermis. Doch haben diese Feststellungen für unsere Fragen nur eine untergeordnete Bedeutung.

1) *Klug*, *Das Wärmeleitungsvermögen der menschlichen Haut, Ztschr. für Biol. Bd. 10,* p. 73—85.

GOLDSCHEIDER hat ferner gefunden, daß ein einmaliger Temperatur-reiz von einer gewissen Stärke die Empfindlichkeit sowohl des gleich-sinnigen, wie des ungleichsinnigen Nerven für nachfolgende Reize herabsetzt. Es geschieht das in ziemlich komplizierter Weise (Neue Thatsachen etc. p. 145), und kann eventuell den vorher genannten Momenten entgegenwirken.

Daß endlich die Reizbarkeit sensibler Nerven überhaupt und so auch die der Temperaturnerven individuell außerordentlich verschieden ist, lehrt die tägliche Erfahrung, und ebenso, daß Gewohnheit und Sitte in dieser Richtung einen erheblichen Einfluß ausüben. Wie es torpide Naturen giebt, die selbst starke Reize als angenehm empfinden, giebt es andererseits Menschen mit einer Hyperästhesie gegen Kälte. Ich erinnere nur an die Beobachtungen bei der RAYNAUD'schen Krank-heit, in welcher auch geringe thermische Reize schon von enormen Reflexaktionen gefolgt werden.

Wir sehen also, daß für die Intensität des Reizes der Wechsel der Empfindlichkeit ein nicht zu vernachlässigendes Moment ist, und· wir können die letzteren zweifellos willkürlich durch bestimmte hydro-pathische Maßnahmen, nämlich solche, die zu einer guten Blutver-sorgung der Haut führen, steigern.

Schließlich müssen wir noch die Dauer eines Temperaturreizes für die Intensität desselben berücksichtigen. Wenn ein Wärme- oder Kältereiz eine gewisse Dauer hat, also nicht nur momentan wirkt, so wird naturgemäß die eigentliche Wärmezufuhr oder -abgabe vielmehr in den Vordergrund treten, als die einfache Reizwirkung, aber auch diese scheint verändert zu sein, und zwar im Sinne einer Steigerung der Reizintensität. Wenn auch, wie eben erwähnt, bei wiederholtem Reize die Reizbarkeit vermindert wird, der Nerv ermüdet, so scheint doch bei kontinuierlichem Reize ein gewisser Summationsvorgang die Reizwirkung zu steigern. Aehnliche Erscheinungen sind auf dem Gebiete des Drucksinnes bekannt*).

Für den Temperatursinn scheint mir ein exakter Beweis in dieser Beziehung noch nicht vorzuliegen; derselbe dürfte auch wohl wegen der dem Reize folgenden Reflexe nicht einfach zu erbringen sein, man müßte denn die Angaben über das Eintreten von Temperaturschmerz, wie sie von DESSOIR (l. c.) gemacht worden sind, für einen genügenden Beweis erachten. Derselbe fand, daß bei länger andauerndem Reize der Wärmeschmerz bei niedrigeren, der Kälteschmerz bei höheren Temperaturen auftrat, als bei nur sekundenlanger Berührung (für den Oberarm z. B. bei dauerndem Reize 48,7° und 2,9°, bei nur sekunden-langem 53,3° und 2,5°).

Bei länger dauernden Applikationen ist endlich noch praktisch zu berücksichtigen, daß es nicht gleichgiltig ist, ob das Wasser ruhig ist oder bewegt wird. Durch die Bewegung wird eine Abschwächung des Reizes, wie sie durch den Wärmeausgleich der sich berührenden Wasser- und Körperfläche zustande kommen würde, unmöglich ge-macht, da immer neue different temperierte Wasserpartikel an die Haut herankommen.

*Ueberblicken wir nunmehr alle die über den Temperaturreiz und seine Intensität betrachteten Thatsachen, so können wir folgende Schluſs-sätze aufstellen:*

---

*) Vergl. GOLDSCHEIDER über die Summation von Hautreizen, dort auch die einschlägige Litteratur.

1) *Kälte- und Wärmercize sind specifisch verschiedene Reize.*

2) *Für die Reizintensität kommen folgende Momente in Betracht:*
a) *Die absolute Temperatur des Wassers.* Der Reiz ist um so intensiver, je höher nach oben oder unten von der Indifferenzzone der Haut die Temperatur liegt.

b) *Die Reizstärke wechselt je nach den getroffenen Flächen.* Die Intensität ist gröfser, wenn grofse, kleiner, wenn kleine Flächen getroffen werden.

c) *Die Reizintensität ist abhängig von der Empfindlichkeit der jeweilig gereizten Stellen, und diese letztere ist* 1) *absolut verschieden an den verschiedenen Körperstellen und wechselt* 2) *auch zeitlich je nach dem Zustande der Haut und der Endapparate, je nachdem Reize vorhergegangen sind oder nicht, sie zeigt* 3) *individuelle Versehiedenheiten.*

d) *Die Reizintensität scheint mit der Daucr des Reizes bis zu einem gewissen Grade zu steigen.*

Es ist schließlich noch hinzuzufügen, wie bereits in der Einleitung betont wurde, daß die Reizwirkung durch Kombination mit mechanischen oder chemischen Reizen modifiziert werden kann.

Durch Berücksichtigung der angeführten Punkte wird man bei der praktischen Anwendung der Hydrotherapie den Reiz zweckmäßig abzustufen in der Lage sein und ihn je nach dem Zweck der Prozedur bis zur Choc-Wirkung steigern oder bis fast zur Unmerklichkeit abschwächen können.

## 2. Wirkung der hydropathischen Prozeduren auf Herz und Gefässe.

Ueberall in der hydriatischen Litteratur ist die Wirkung der Wasseranwendungen auf den Cirkulationsapparat in den Vordergrund der physiologischen Deduktionen gestellt worden.

Es dürfte das aus zwei Gründen verständlich sein, einmal weil in der That grob sinnfällige Veränderungen in der Blutversorgung der Haut die nächsten Folgen eines Temperaturreizes sind und dieser Umstand direkt zu Untersuchungen aufzufordern schien, dann aber auch wohl, weil gerade in der Zeit, in welcher WINTERNITZ zuerst die Hydrotherapie wissenschaftlich zu begründen versuchte, sagen wir, es eine Modesache war, besonders das Verhalten der Gefäße mit klinischen Methoden, speciell mit dem Sphygmographen zu untersuchen, und weil man glaubte, aus den Resultaten derartiger Untersuchungen, bestimmte Schlüsse ziehen zu können.

Die Ansichten haben sich geändert. Man weiß namentlich durch die Untersuchungen der LUDWIG'schen Schule, daß die Wirkung von Hautreizen überhaupt und also auch von thermischen Reizen auf den Cirkulationsapparat am unversehrten Organismus zu den schwierigsten Fragen gehört, die die Physiologie kennt, denn die Reaktion des Körpers auf einen derartigen Reiz ist, wie GROSSMANN es kürzlich ausdrückte, ein Komplex von zahlreichen bedingenden Ursachen und bedingten Wirkungen.

Der Einfluß auf die Gefäße selbst und auf ihre Innervation einerseits, auf das Herz andererseits und dessen verwickelten Reflexmechanismus sind schwer trennbar, und zudem nützen uns einzelne Kenntnisse in dieser Richtung, selbst wenn wir dieselben viel genauer besäßen, als das der Fall ist, praktisch verhältnismäßig wenig.

Für unsere ärztlichen Zwecke ist vielmehr die Frage so zu stellen: Können wir durch Wasseranwendungen die Arbeitsleistung des Herzens beeinflussen und können wir die lokale Blutverteilung modifizieren? Mehr nebensächlich erscheinen andere Fragen, ob z. B. der Blutdruck gefahrdrohend gesteigert oder verringert wird.

Ich halte es bei den vielfachen Unklarheiten, die sich in diesen Fragen in der hydriatischen Litteratur finden, für notwendig, dieses Kapitel etwas ausführlich zu beschreiben, selbst auf die Gefahr hin, durch rein physiologische Details den Leser zu ermüden.

Die Arbeit des Herzens ist, wie man bekanntlich annähernd richtig sagen kann, eine Funktion der in der Zeiteinheit systolisch ausgeworfenen Blutmenge und des Widerstandes in der Gefäßbahn. Auf dieselben werden also Momente Einfluß haben, welche das Schlagvolumen, bez. bei gleich bleibendem Schlagvolumen die Zahl der Herzkontraktionen in der Zeiteinheit ändern, und gleichfalls werden Umstände für dieselbe von Wichtigkeit sein, welche die Widerstände im Gefäßsystem variieren.

Die Blutverteilung in den einzelnen Organen des Körpers, die lokale Cirkulation und ihre Störungen sind im wesentlichen eine Funktion des jeweiligen Zustandes der Gefäße. In Bezirke, deren Arterien erweitert sind, strömt mehr Blut hinein, als in solche mit kontrahierten Gefäßen, da das Blut vorzugsweise nach der Richtung des geringsten Widerstandes strömt.

Unseren beiden Fragestellungen gemeinsam erscheint also die Frage nach den Beeinflussungen der Gefäße durch thermischen Reiz. Was wissen wir darüber und welche Schlüsse lassen sich in physiologischer wie pathologischer Hinsicht daraus ziehen?

### Einwirkung hydriatischer Prozeduren auf die Gefäße.

Wenn wir zunächst mit dem Kältereiz beginnen, so lehrt die einfache, direkte Beobachtung, daß auf einen solchen eine Kontraktion sämtlicher kontraktiler Gebilde der Haut, also auch der Gefäße, eintritt. Durch die Zusammenziehung der Arrectores pili entsteht die Gänsehaut, durch die Gefäßkontraktion erblaßt die Haut, und durch die Kontraktion aller in der Haut liegenden Muskeln wird dieselbe saftärmer, welker. Dauert der Reiz an, so rötet sich die Haut nach einer gewissen Zeit, und zwar wird sie zunächst hellrot, schließlich aber dunkler bis blauroth. Eine solche Beobachtung kann man z. B. jedesmal beim Auflegen eines Eisbeutels machen. Wird dagegen der Reiz, ehe die Rötung eintritt, wieder entfernt, so verharrt die Haut noch verchieden lange Zeit in dem Kontraktionszustand, später pflegt sie sich bei den meisten Menschen sekundär zu röten, und mit dieser Rötung empfinden wir, namentlich wenn größere Hautbezirke dem Reize ausgesetzt waren, ein behagliches Wärmegefühl.

Wärmereize dagegen pflegen, wenn sie nicht sehr intensiv sind (über 40° hinaus), kein Erblassen der Haut herbeizuführen, sondern direkt eine Rötung derselben zu bedingen. Dieselbe tritt allmählich ein und wird mit der Dauer des Reizes intensiver. Nur die sehr heißen Applikationen haben ein kurz dauerndes Erblassen der Haut zur Folge, dem aber sehr bald eine Rötung der Haut folgt. Die Haut wird nicht nur gerötet, sondern auch succulenter, so daß also die

Wirkungen der Wärme den primären Wirkungen der Kälte gerade entgegengesetzte sind. Die Rötung nach Wärmereizen besteht bei vielen Menschen, wenn dieselbe nicht, wie in der Hydrotherapie es gebräuchlich ist, durch einen Kältereiz abgekürzt wird, eine Zeitlang nach der Entfernnng des Reizes fort, sie ist jedenfalls nicht so unmittelbar von einem Erblassen gefolgt, wie nmgekehrt die Rötung nach Kälteapplikationen die Blässe ablöst.

Hervorznheben ist ans dem Gesagten, daß sowohl durch Wärme wie durch Kälte eine Rötung und Hyperämie der Haut zu erzielen ist.

Die seit WINTERNITZ (1) übliche Erklärnng für diese Erscheinnngen ist in Bezng auf die Gefäße die folgende:

Es soll bei Einwirkung der Kälte znnächst durch direkte, wie reflektorische Reiznng zn einer Verengernng der Gefäße kommen, die dann durch eine aktive, durch die Vasodilatatoren bedingte Erweiternng abgelöst werde.

„Zahlreiche Momente scheinen mir jedoch dafür zu sprechen, daß die Gefäßerweiterung durch Kälte kein passiver Vorgang sei, sondern ein aktiver. Wahrscheinlich wird nnter thermischen Reizen eine Erregung der Hemmungsnerven hervorgernfen, die die Wirkung der Vasoconstrictoren überwindet", sagt WINTERNITZ p. 52 seines Lehrbuches.

Nur nach sehr lange andauernden und inteusiven Kältereizen soll nach demselben Autor die Rötung dnrch eine Gefäßlähmung bedingt sein.

Des weiteren nehmen nnn WINTERNITZ und seine Schüler an, wie z. B. v. HÖSSLIN (2) es ansdrückt, daß, „wenn auf die primäre Verengerung der Blutgefäße die sekundäre Erweiternng folgt, hiermit nach mittelstarken Kältereizen eine Herabsetzung des Gefäßtonus nicht verbunden sei, nur nach zu starken oder zn lange dauernden Kältereizen ginge die Erweiterung der Hautgefäße mit dem Verlust des Gefäßtonns Hand in Hand".

Die Wirkung der Wärme erweitert (nach WINTERNITZ p. 81) im Gegensatz zu den Wirkungen der Kälte die Gefäße primär, aber nnter Verlnst des Gefäßtonus.

Es scheinen mir diese WINTERNITZ'schen Vorstellungen, die in fast alle Abhandlungen über Hydrotherapie übergegangen sind, die Schwierigkeit zu haben, daß angenommen wird, eine aktive Erweiterung eines Gefäßes sei möglich, ohne daß dasselbe an Tonus einbüße.

Man kann sich vorstellen, daß der Tonus der Gefäße wächst, wenn sie passiv durch einen erhöhten Blutdruck erweitert werden, dagegen kann nur die Wandspannnng nnmöglich wachsen, wenn das Gefäß dnrch die hemmende Thätigkeit der dilatatorischen Nerven erweitert wird. Will man nun aktive Gefäßerweiterung unter Erhöhung des Tonus annehmen, so muß man mit Notwendigkeit zu der jetzt allgemein verlassenen Auffassung znrückkehren, daß es Mnskeln giebt, die durch ihre Kontraktion die Gefäße erweitern.

Uebrigens ist die Anffassung dieser Vorgänge anch in der hydriatischen Litteratur vor WINTERNITZ eine andere gewesen. So ist nach RUNGE z. B. auch die Hautrötnng nach Kälteapplikation gleichfalls dnrch eine Gefäßerschlaffung bedingt.

---

1) *Winternitz*, *Die Hydrotherapie auf physiologischer und klinischer Grundlage, II. Aufl.*
2) *v. Hösslin*, *Allgemeine Hydrotherapie in Penzoldt-Stintzing's Handbuch der speciellen Therapie V.*

Runge (1) schreibt: „Geht die reaktive Anfüllung der Gefäße in regelmäßiger Weise vom Centrum nach der Peripherie vor sich, so daß große und kleine Arterien zusammen erschlaffen, so füllt sich die Haut mit rotem Blute, und wenn auch die Teile selbst noch ziemlich kalt sind, wird iu den Nerven das Gefühl der Wärme erzeugt. Sind dagegen nur die feinsten kontraktilen Gefäße erschlafft, die größeren noch verengt, so tritt bläuliche Färbung der erkalteten Teile und Stockung des Blutes ein, welche in höheren Graden zu den bekannten Erscheinungen des Erfrierens führt."

Runge hat diese seine Auffassung freilich nicht, wie Winternitz, physiologisch zu begründen unternommen.

Wir wollen, um nach Möglichkeit zur Klarheit zu kommen, zunächst besprechen, wie sich die Wirkung eines thermischen Reizes am Ort des Reizes, also seine lokale Wirkung auf die Gefäße gestaltet.

## Wirkung thermischer Reize an der Reizstelle.

Es haben sich derartige Untersuchungen natürlich vor Augen zu halten, daß der einen gefäßhaltigen Bezirk treffende thermische Reiz erstens direkt wirken, d. h. die Gefäßmuskulatur bez. die in derselben liegenden Ganglienzellen erregen kann. Ferner wird ein solcher Reiz durch die Temperaturnerven dem Centrum zugeführt werden und nun reflektorisch vermöge der Gefäßuerven seine Wirkung ausüben können. Schließlich ist zu bedenken, daß dem Gefäßcentrum Erregungen zufließen können, wie z. B. durch eine veränderte Respiration, die mit dem lokalen Reize erst in indirektem Zusammenhang stehen. Es dürfen ferner Beobachtungsresultate an Warm- und Kaltblütern nicht konfundiert werden, denn es ist nicht einmal wahrscheinlich, daß sich die Gefäße beider Tierarten gerade dem thermischen Reiz gegenüber gleich verhalten werden.

Für das Studium thermischer Wirkungen auf die Gefäße stehen uns folgende Methoden zur Verfügung, erstens die direkte makroskopische oder mikroskopische Beobachtuug an geeigneten Objekten. *Direkte Beobachtung.* Die in dieser Richtung vorliegenden Untersuchungen sind folgende.

Die älteren, die mehr historisches Interesse haben, sind die von Hastings (2), der an der Froschschwimmhaut beobachtete, ferner von Gilbert d'Hercourt (3), welcher an Fledermausflügeln untersuchte, dann von Schwann (4, Beobachtungen am Mesenterium der Feuerkröte). Endlich ist noch die Arbeit von C. Sartorius (5) und E. Weber zu nennen. Dieselben untersuchten an den Gefäßen des Kaninchenohres, des Fledermausflügels, am Mesenterium und an freigelegten großen Gefäßen und Venen.

Alle diese Arbeiten stimmen im wesentlichen darin überein, daß bei Kältewirkung sich alle Gefäße kontrahierten, daß die Strömungsgeschwindigkeit in kontrahierten Gefäß wuchs, die Menge des durchströmenden Blutes sank. Wärme rief dagegen Erweiterung der Gefäße und Anhäufung von Blut in denselben hervor, bis-

1) *Runge, Ueber die Bedeutung der Wasserkuren in chronischen Krankheiten, Deutsches Archiv f. klin. Med. Bd. 3, 1873, p. 207 ff.*

2) *Hastings, Disp. physiol. inaug. de vi contract. vasor. etc., Edinburg 1818, u. A treatise on inflammation of the mucous membrane of the lungs which is prefixed an experimental inquiry respect the contrast power of the blood vessels etc., London 1820.*

3) *Gilbert d'Hercourt, Des effects physiologiques déterm. par applicat. extérieure de l'eau froid, Lyon 1887.*

4) *Schwann, Abhandl. Gefäße im encyklopäd. Wörterbuch der medizin. Wissenschaften, Bd. 14, Berlin 1886.*

5) *C. Sartorius, De vi et effectu caloris et frigoris ad vasa sanguinifera, Bonnae 1864.*

weilen wurde vor der Erweiterung eine kurzdauernde Verengerung bei Anwendung höherer Temperaturen beobachtet. Sehr starke oder lange Applikation von Kälte rief eine Erschlaffung der kleinen, endlich auch der größeren Blutgefäße hervor.

Anzureihen ist diesen Untersuchungen noch ein Teil der bekannten Arbeit von SCHÜLLER (1).

SCHÜLLER beobachtete an Piagefäßen von Kaninchen bei unverletzter Dura, daß aufgelegte Eisstückchen eine sehr energische Kontraktion sowohl der Venen als auch der Arterien bewirkten. Dieselbe dauerte 30 Sekunden nach der Entfernung des Eisstückchens an, wenn letzteres 10 Sekunden lang die Dura berührt hatte; dann erfolgte ziemlich plötzlich Erweiterung und erst weiterhin mittlere Füllung.

SCHÜLLER hat also die sekundäre Erweiterung des Gefäßes nach einem Kältereiz direkt beobachtet.

Die spärlichen Angaben aus neuerer Zeit sind folgende: PFALZ (2) beobachtete am Kaninchenohr, daß beim Erwärmen zunächst eine Beschleunigung der bekannten rhythmischen Verengerungen und Erweiterungen der Gefäße eintrat. Bei Körpertemperatur wurden die Erschlaffungspausen länger und länger, bei 42 $^0$ trat andauernde Erweiterung des Arterienrohres auf. Beim Abkühlen war genau das Umgekehrte der Fall. Diese Veränderungen blieben aus, wenn das Ohr entnervt war.

Ferner ist eine Arbeit von GÄRTNER (3) aus dem STRICKERschen Institut zu erwähnen. Derselbe sah, daß durch die strahlende Wärme der elektrischen Lampe eines Projektionsapparates das Lumen der Gefäße eines Froschmesenteriums zum Verschwinden gebracht wurde. Der Vorgang stellte sich als eine vitale Kontraktion und nicht etwa als eine Austrocknungserscheinung dar, da sich die Gefäße später wieder erweiterten. Die Temperatur war augenscheinlich eine sehr hohe. GÄRTNER macht nur die Angabe, daß sie unter der Gerinnungstemperatur des Bluteiweißes gelegen habe. Er stellt den Vorgang in Parallele mit den bekannten styptischen Wirkungen der Heißwasserirrigationen.

Es gehören des weiteren hierher die Angaben von LÉON FRÉDERICQ (4) und SCHLESINGER. FRÉDERICQ experimentierte an rasierten Extremitäten von Albinos und jungen Tieren mit durchsichtiger Haut. Er sah auf Kälte Erblassen, auf Wärme Rötung eintreten. FRÉDERICQ hält diesen Vorgang, wie beiläufig bemerkt werden mag, namentlich auf Grund von Beobachtungen, die er nach Durchschneidungen der Ischiadici machte, für einen rein reflektorischen, eine Ansicht, die, wie wir später sehen werden, kaum aufrecht zu erhalten ist *).

---

*) Diese die Beobachtungen am Kaninchenohr sehr erschwerenden Schwankungen sind zuerst von SCHIFF (Arch. f. physiol. Heilkunde 1854 Bd. 13 p. 523, und Comptes rendus 1854 T. 39 p. 508) beschrieben und später unter DONDER's Leitung von VAN DER BELS CALLENFELS Zeitschrift für rat. Med. (N. F. Bd. 7, 1855, p. 157, und Onderzoekungen ged in het phys. Laborat. der Utrecht. Hoogesch. Jan. VII 1854—55 p. 182) untersucht worden. Mosso hält sie für abhängig von den Gemütsbewegungen und dem Seelenzustand der Tiere. (Sulla circolazione di sangue nel cervello de uomo, Roma 1880, p. 66—68).

1) *Schüller, Deutsches Archiv f. klin. Med. 1874 p. 574: Experimentelle Studien über die Veränderungen der Hirngefäße etc.*

2) *Pfalz, Ueber das Verhalten verschiedener Tiere gegen Temperaturdifferenz und elektrische Reize, Dissert. Königsberg 1882.*

3) *Gärtner, Ueber die Kontraktion der Blutgefäße unter dem Einfluß erhöhter Temperatur, Medizin. Jahrbücher der K. K. Gesellschaft der Aerzte in Wien 1884.*

4) *Léon Frédéricq, Archiv de Biologie 1882 p. 770.*

SCHLESINGER (1) sah, daß pathologisch erweiterte Hautvenen der Unterextremitäten durch Kältereize harte Stränge wurden, durch Wärmereize sich dagegen erweiterten und erweichten.

Schließlich ist noch der Arbeit von DSIEDSJUL (2) zu gedenken, die mir zwar nicht im Original zugänglich war, die ich aber nach v. LE-WASCHEW citieren möchte, weil sie gerade das Gegenteil der früher besprochenen Ansichten behauptet. DSIEDSJUL sah, daß beim Ein-tauchen von Kaniuchenohren in Wasser, das über 15⁰ warm war, sich die Gefäße verengerten, und zwar um so stärker, je höher die Tem-peratur war. Dagegen trat bei örtlicher Einwirkung von Temperaturen unter 15⁰ nicht eine Verengerung, sondern eine rasche bedeutende und andauernde Erweiterung der Blutgefäße ein. Dieselben Er-scheinungen wurden nach vorhergegangener Durchschneidung der Nervenstämme beobachtet.

Man sieht also, daß sich die Beobachtungen teilweise widersprechen, wenn auch im allgemeinen die Meinung, daß Kälte die Gefäße ver-engt, Wärme sie erweitert, vorherrscht.

Ueber das Zustandekommen der jeweilig beobachteten Wirkung, wie viel davon durch die direkte Erregung der Gefäßmuskeln, wie viel durch vasomotorische Reflexe oder durch eine Veränderung der Herz-thätigkeit bedingt ist, sagen sie nichts aus, ebensowenig über den von WINTERNITZ angenommenen Einfluß auf die Wandspannung der Gefäße.

Und doch sind das Fragen, auf die wir eine Antwort haben müssen, wenn wir physiologisch die Wirkungen der thermischen Reize erkennen wollen. Es haben sich mit demselben nur wenige Arbeiten beschäftigt.

Beobach-tungen an isolierten Gefässen. Die ersten Versuche, eine direkte Wirkung thermischer Einflüsse auf die Gefäße zu beweisen, knüpfen an die Urteile von GRÜNHAGEN (3) und dessen Schülern SAMKOWY und PFALZ an. Diese Forscher studier-ten die Einwirkung von Kälte und Wärme auf die glatte Muskulatur überhaupt. Sie fanden, daß sich die Muskeln der Iris und des M. recto coccygeus bei Warmblütern im Gegensatz zu denen der Kaltblüter durch Abkühlen verlängern, durch Erwärmen verkürzen. ROY (4) bestätigte diese Angaben für die Aorta des Menschen, der Kuh, des Schafes, wohlbemerkt der toten Aorta. PIOTROWSKI (5) hat die Angaben ROY's nachgeprüft und auch durch die Untersuchung kleinerer Gefäße erweitert. Er bestätigt durchaus, daß die herausgeschnittenen toten Gefäße beim Erwärmen kürzer und enger werden, beim Abkühlen da-gegen länger und weiter, und vergleicht, wie dies schon früher GRÜN-HAGEN gethan hatte, diese physikalischen Eigenschaften der Gefäß-wand mit der des Kautschuk.

Es ist aber klar, daß diesem Verhalten der toten Gefäße eine Beziehung zur physiologischen Funktion derselben nicht eingeräumt werden kann.

Zudem sind die Beobachtungen GRÜNHAGEN's an lebenden glatten Muskeln von anderer Seite nicht bestätigt worden. So beobachtete HORVATH (6), daß sich die Trachea von Säugetieren beim Erwärmen

1) *Schlesinger*, *Ueber eigenartige Venenphänomene, Wiener klin. Wochenschr. 1896 No. 52.*
2) *Dsiedsjul (russisch, Mitteilung auf der VI. Versamml. russischer Naturforscher u. Aerzte 1879 u. Inaug.-Dissert. St. Petersburg 1880.*
3) *Grünhagen u. Samkowy, Pflüger's Archiv Bd. 9 u. 10.*
4) *Roy, Journal of Physiol. III 1880.*
5) *Piotrowski, Centralbl. f. Physiol. 1892 No. 23 p. 701.*
6) *Horváth, Pflüger's Archiv Bd. 13.*

erweitert, beim Abkühlen dagegen verengt, und BIEDERMANN (1) giebt
direkt an: „Sicher ist, daß die glatten Muskeln der Blutgefäße durch
hinreichend starke Erwärmung (Annähern eines heißen Glasstabes an
eine bloßgelegte kleinere Arterie) lokal erschlaffen und sich daher
unter diesen Umständen wie die Elemente der Kaltblüter verhalten.“
Wirklich detaillierte Kenntnisse werden wir in dieser ·Richtung
erst durch eine systematische Untersuchung der Wirkungen von Wärme
und Kälte auf alle in Betracht kommenden Gewebselemente, auch auf
Bindegewebe, elastische Fasern etc. zu erwarten haben. Eine solche
fehlt aber heute noch vollkommen.

Dagegen wissen wir wenigstens einiges über die Wirkung der
Temperatur auf die Gefäße, wenn Einflüsse seitens des Herzens oder
des centralen Gefäßcentrums ausgeschlossen sind.

LEWASCHEW (2) untersuchte, um diese Einflüsse auszuschalten,
an den hinteren Extremitäten von großen Hunden, die nur noch durch
den Knochen mit dem übrigen Körper zusammenhingen. Die sämtlichen Weichteile waren mit dem Paquelin durchtrennt. Es wurde der
so vorbereitete Körperteil künstlich unter gleich bleibendem Druck, mit
defibriniertem, körperwarmem Blute durchblutet und nunmehr von der
Haut aus durch Baden der Extremität erwärmt und abgekühlt. Es
wurden die Geschwindigkeit des ausströmenden Blutes, der Blutdruck
und die Temperatur des zu- und abfließenden Blutes gemessen.

LEWASCHEW kommt nun zu folgenden Schlüssen: Erniedrigung der Temperatur
bedingte Verengerung, Erhöhung der Temperatur Erweiterung der Gefäßlumina.

Die Größe der Schwankung war gewöhnlich proportional dem Grade der Tem-
peraturveränderung d. h. je niedriger die Temperatur war, desto bedeutender war die
Verengerung, je höher die Temperatur war, desto ansehnlicher war auch die Erweiterung der Gefäße. Bei sehr hoher Temperatur und bei sehr raschem Steigen derselben trat in einigen, ziemlich häufigen Fällen anfangs eine kurz dauernde Verengerung ein, der später eine mächtige Erweiterung folgte; wenn aber die Temperatur
sehr allmählich und langsam erhöht wurde, so entstand direkt Erweiterung der Gefäße ohne vorhergehende bemerkbare Verengerung. Bei sehr niederen Temperaturen
tritt nach kürzerer oder längerer Zeit andauernder Verengerung der Gefäße eine
mäßige Erweiterung ein; wenn jedoch die Gefäße vorher z. B. unter Einwirkung hoher
Temperatur erweitert gewesen waren, so riefen auch die höchsten und lange einwirkenden Kältegrade bloß Verengerung der Gefäße hervor, und die gewöhnlich nachfolgende Erweiterung wurde in diesen Fällen nicht beobachtet. Sehr lange andauernde
Einwirkung hoher oder niedriger Temperaturen bewirkte stets Erweiterung der Gefäße
und vernichtete die Erregbarkeit der Gefäßgewebe, so daß darauf Temperaturveränderungen des umgebenden Mediums keinerlei Schwankungen der Gefäßlumina her-
vorriefen.

In Ausnahmefällen endlich wurde beobachtet, daß Gefäße, die in keiner Weise
derartigen Einflüssen ausgesetzt worden waren, gleichfalls sich gegen thermische
Reize passiv verhielten.

An toten Extremitäten ließ sich dagegen ein Einfluß einer Temperaturschwankung nicht nachweisen.

GRÜNHAGEN (3) hat gegen diese Arbeit einige Einwürfe erhoben:
Der erste, daß sie keine sicheren Handhaben gewähre hinsichtlich der
Oertlichkeit des Gefäßgebietes, wo die Temperatureinflüsse ihre Wirkung
entfalten, ob wirklich in den mit Muskelringen versehenen Gefäßab-
schnitten oder in den muskelfreien, ist berechtigt. Auch die LEWA-
SCHEW'schen Versuche lassen eine gesonderte Betrachtung der oberflächlichen und tiefen Gefäße nicht zu. Der zweite Vorwurf jedoch,
daß die Versuche an Körperteilen mit bereits entarteten peripheren

1) *Biedermann*, *Elektrophysiologie Bd. 1 p. 87.*
2) *Lewaschew*, *Pflüger's Archiv Bd. 26, 1881, p. 60.*
3) *Grünhagen*, *Centralbl. f. Physiol. 1893 Bd. 6 No. 26 p. 823.*

Nerven anzustelleu seien, ist zurückzuweisen, denn LEWASCHEW führt ausdrücklich solche Versuche an.

Zu wesentlich denselben Resultaten ist in verschiedeuen Arbeiten PIOTROWSKI (1) gekommen. Er hat seine früheren Einzelpublikationeu im PFLÜGER'schen Archiv 1894 zusammengefaßt und stellt auf Grund vorwiegend plethysmographischer Untersuchungen folgenden Schlußsatz auf: „In normalen Bedingungen besitzen die Gefäße auch nach Abtrennung von den Centreu einen selbständigen, mittleren Tonus. Dieser Tonus wird durch die Kälte verstärkt, durch die Wärme herabgesetzt. Die Gefäßmuskeln besitzen zweierlei Nerven, nämlich die Constrictoren, welche den Tonus verstärken und eine Zusammenziehung der Muskeln bewirken, und die Dilatatoren, welche den Tonus herabsetzen, also eine Erschlaffung und Gefäßerweiterung hervorrufen."

Es geht aus den Beobachtungen von LEWASCHEW und PIOTROWSKI also ein direkter Einfluß thermischer Reize auf die Gefäße hervor, der unabhängig vom Centralnervensystem und von der Thätigkeit des Herzens ist. Allein ich darf nicht unerwähnt lassen, daß bei ähnlichen, aber aus anderen Gründen unternommenen Durchblutungsversuchen an abgetrennten Gliedmaßen kürzlich BIER höchst merkwürdige Beobachtungen machte. Dieselben ergaben, daß dabei sehr komplizierte Aenderungen des Kapillarkreislaufs in Betracht kommeu. Sie werden im Kapitel „Blutgefühl der Gewebe" besprochen werden.

Diesen Arbeiten lassen sich noch zwei andere anreihen, die gleichfalls die Methode der künstlichen Cirkulation gewählt haben. Die eine von Dr. LUI (2) ist in der Weise ausgeführt, daß am eben getöteten Tier eine künstliche Cirkulation mit physiologischer Kochsalzlösung, beispielsweise von der Schenkelarterie aus eingeleitet wurde. Im Gegensatz zu LEWASCHEW's Versuchsanordnung wurde aber die Temperatur nicht durch Baden der Extremität verändert, sondern vielmehr die Temperatur der cirkulierenden Flüssigkeit zwischen 33° und 49° variiert.

LUI fand, daß bei dieser Anordnung die Arterien sich erst erweiterten und dann stark verengten. An den Nierengefäßen sah er stets nur die Verengerung. Er faßt beides, Verengerung und Erweiterung, als aktiv durch die Thätigkeit der Dilatatoren bez. Constrictoren bedingt auf. Es stimmt diese Angabe übereiu mit dem Befunde WERTHEIMER's (3), der bei Abkühlung stets Verkleinerung der Niere und Gefäßverengerung sah.

Die andere Arbeit, die eigentlich nur nebenher das Verhalten der Gefäße berücksichtigt, ist von KNOLL (4). KNOLL fand bei Infusion kalter physiologischer Kochsalzlösung in das Gefäßsystem des Kaninchens weder sichere Zeichen für eine specifische Wirkung der kalten Flüssigkeit auf die Muskulatur der Arterien, noch solche für eine Lähmung der Vasomotoren durch die bei diesen Versuchen erreichte Erniedrigung der Eigenwärme. Die beiden letzten Arbeiten widersprechen sich also in ihren Resultaten.

In besonders schöner Weise ist schließlich die relative Unab-

1) *Piotrowski, Pflüger's Archiv 1894.*

2) *Lui, Action locale de la température sur les vaisseaux sanguins, Archives Italiennes de Biologie 1894 p. 416.*

3) *Wertheimer, Archives de physiolog. norm. et path. 1894 p. 808: De l'influence de la réfrigération de la pcau sur la circulation du rein.*

4) *Knoll, Zur Lehre von den Wirkungen der Abkühlung auf den Warmblüter, Archiv f. experim. Path. u. Pharm. Bd. 86, 1896, p. 820.*

hängigkeit des Gefäßtonus vom Nervensystem durch v. Golz (1) und Ewald in ihrer bekannten Arbeit „Der Hund mit verkürztem Rückenmark" dargethan worden.

Bei einem Hunde ohne Lendenmark und mit nur einem geringen Reste von Brustmark erschieu der Tonus der Blutgefäße bald nach der Exstirpation des Markes wieder. Auch wenn noch der Hüftnerv durchschnitten wurde, stellte sich der Tonus wieder her, und die Gefäße behielten die Fähigkeit, auf örtliche Reize hin, je nach der Natur derselben, zu erschlaffen oder sich zu verengern (z. B. auf Kälte). Dagegen schien es nicht möglich zu sein, die Gefäße der Haut des rückenmarklosen Hintertiers auf reflektorischem Wege von entferuten Punkten aus in veränderte Thätigkeit zu versetzen.

So dankenswert diese physiologischen Experimentalarbeiten sind, weil sie den direkten Einfluß des thermischen Reizes auf die Gefäße sicher gestellt haben, so erfahren wir doch für die klinische Hydrotherapie, für unsere Fragestellung nach Beeinflussung der Blutverteilung und Herzarbeit, nichts Zusammenhängendes aus diesen Versuchen an abgetrennten Gliedmaßen.

Wir bedürfen dazu der Methoden, welche eine Untersuchuug am unversehrten Organismus erlauben, und diese schienen in den verschiedenen Arten der Pulsschreibung gegeben zu seiu.

Allein man ist in der Deutung der Pulskurven sehr viel vorsichtiger als früher geworden und ganz besonders in der Deutuug der sphygmographischen Kurven, deren sich Winternitz zur Stütze seiner Ansichten über die Veränderungen des Gefäßtonus vorzugsweise bedient hat.

Wir messen mit dem Sphygmographen bekanntlich keineswegs Sphygmographie die Größe des Pulses oder den absoluten Blutdruck, sondern allein die Form der Druckschwankungen im Gefäß. Dieselbe kann zweifellos durch einen höheren oder geringeren Spannungszustand der Arterienwand beeinflußt werden, aber ebenso zweifellos durch eine Reihe anderer Momente, und eine Analyse derselben ist nach dem derzeitigen Stande unserer Kenntnisse kaum möglich. Tigerstedt (2) schreibt z. B. p. 409: „Denn angesichts der großen Schwierigkeiten, welche schon die Deutung der normalen Pulskurven an und für sich darbietet, ist es kaum möglich, die diagnostische Verwertung der Pulskurve mit irgend einer Bestimmtheit festzustellen."

Es kommt hinzu, wie namentlich v. Frey (3) ausgeführt hat, daß man aus Pulskurven überhaupt nur dann einigermaßen Schlüsse ziehen kann, wenn die Beobachtungen auf mehrere Orte des Körpers am besten gleichzeitig und womöglich mit verschiedenen einander ergänzenden Methoden ausgedehnt werden. Andernfalls hat v. Frey die Pulsschreibung mehr einen interessanten Zeitvertreib genannt.

Die für ihre Zeit sicher sehr verdienstvollen Untersuchungen von Winternitz erfüllen diese Bedingungen nicht (wie übrigens die meisten älteren Untersuchungen), und sie können aus diesem uud den anderen oben geschilderten Gründen nicht dazu dienen, nach unseren heutigen Anschauungen brauchbare Schlüsse über den Zustand des Gefäßsystems ziehen zu lassen.

1) v. Golz u. Ewald, Der Hund mit verkürztem Rückenmark, Pflüger's Archiv 1896 p. 362.

2) Tigerstedt, Lehrbuch der Physiologie des Kreislaufs, Leipzig, Veit & Co., 1893.

3) v. Frey, Untersuchung des Pulses, Berlin, Julius Springer, 1892.

Ich will die Diskussion dieser Kurven daher hier übergehen und verweise auf die von WINTERNITZ au verschiedenen Orten, besonders in seinem Lehrbuche gegebene ausführliche Darstelluug. Die Schlüsse aber, welche WINTERNITZ aus diesen Kurven gezogen hat, werden am Ende dieses Kapitels noch einmal im Zusammenhang mit den Ergebnissen anderer Methoden besprochen werden.

Etwas aussichtsvoller erscheiuen mir zur Zeit die Resultate der Volumpulskurven.

**Plethysmo-**<br>**graphie.** Wir messen mit dem Plethysmographen*) bekanntlich Schwankungen im Volumen eines Körperteiles und damit das Verhältnis der arteriellen Blutzufuhr zum venösen Abfluß. Wir messen also Vorgänge, welche sich nicht auf einzelne oberflächliche Arterien beziehen, sondern auf alle arteriellen Gefäße, die durch den Querschnitt des in den Plethysmographen eiugeschlosseneu Gliedes hindurchtreteu.

Es zeichnet der Plethysmograph, abgesehen von den durch die Atmung bedingten, zwei verschiedene Schwankungen im Volumen, die eine, welche die Höhe und Form der Eiuzelerhebnngen der Kurve bedingt, entspricht dem Pulse und ist von dem langsamen Ansteigen oder Fallen der Kurve in toto scharf zu unterscheideu. Dieses letztere ist bedingt durch wechselnde Gefäßkontraktion und Dilatation. Die durch den Puls, also sowohl vom Gefäßzustand wie von der Herzarbeit abhängige einzelne Erhebung kann man, wie FICK zuerst gezeigt hat, als Integral der Blutgeschwindigkeitskurve auffassen. Wir können durch dieselbe die Größe des einzelnen Pulses absolut messen, was bekanntlich der Sphygmograph nicht gestattet.

WINTERNITZ hat wohl als erster derartige Kurven nach thermischen Reizen erhoben. Die ausführlichsten Versuche verdauken wir aber A. MOSSO (1).

Es ist bei diesen Versuchen stets an beiden Armen die Kurve geschrieben, so daß man, da der thermische Reiz nur auf einen Arm wirkte, die lokalen und allgemeinen Aenderungen trennen konute.

Es erweisen diese sehr instruktiven Kurven, daß durch Kälte der Puls beider Arme beeinflußt wird, und zwar wird derselbe kleiner, an dem vom Reiz getroffenen jedoch in stärkerem Maße, als am indifferenten. Bei Wärmeapplikationen hob er sich über die Norm hinaus. Durch Applikation sehr energischer uud andanernder Kältereize trat die pulserniedrigende Wirkung dauernd nur auf der abgekühlten Seite auf, während die andere Seite uormal blieb. Die Haut im abgekühlten Arm sah dabei schließlich blaurot aus. Mosso erwärmte nun das Wasser allmählich bis 20° C und erhielt dann eine sehr hohe Kurve, die er auf eine Gefäßlähmuug bezog. Die Haut war während der Wiedererwärmung hellrot geworden und es war ein prickelndes Empfinden eingetreten.

Man kann aus diesen Versuchen, da derartige durch den Puls bedingte Kurven rein auf den Blutstrom in den Arterien bezogen werden müssen, in der That wohl mit Mosso schließen, „daß der Einfluß, den der Zustand der Gefäße auf die Pulsform ausübt, augen-

---

*) Ein Plethysmograph ist ein Apparat, der gestattet, den zu untersuchenden Körperteil luftdicht in einen Recipienten einzuschließeu. Dieser mit Wasser oder auch mit Luft gefüllte Recipient steht mit einer Schreibtrommel in Verbindung und kann daher die dem Wasser oder der Luft mitgeteilten Volumschwankungen des eingeschlossenen Gliedes auf einer Kymographiontrommel aufschreiben.

1) *A. Mosso, Die Diagnostik des Pulses, Leipzig 1878.*

scheinlich sei". Man darf aber meiner Ansicht nach nicht mit WINTER-
NITZ aus den größeren Ausschlägen der Kurve eines erwärmten Armes
auf eine Beschleunigung der Cirkulation in dem getroffenen Teile
folgern; denn, da während eines Pulses der venöse Abfluß als konstant
angenommen werden muß, erlaubt die plethysmographische Kurve nur
einen Ausblick auf die Variation der Cirkulationsgeschwindigkeit in
den peripheren Arterien, nicht auf die Cirkulationsgeschwindigkeit
überhaupt.

Die nähere Diskussion der Form der Volumpulskurve ist nach
dem jetzigen Stande unserer Kenntnisse noch weniger durchsichtig,
als die der sphygmographischen, und kann füglich hier unterlassen
werden.

Weit wichtiger, als diese Pulskurven, erscheint für unsere Frage
die Beobachtung der langsam verlaufenden Volumschwankungen. die
wir als unabhängig von der Thätigkeit des Herzens und als rein
durch den Gefäßzustand bedingt ansehen können. Derartige Untersuchungen sind von beiden Brüdern MOSSO (1), von WINTERNITZ,
von F. FRANK (2) und in neuerer Zeit von SARAH AMITIN (3) unter
KRONACHER's Leitung ausgeführt worden.

Es ergiebt sich, daß durch Kälteapplikation das Volumen des Armes
erheblich sinkt (bis um 40 ccm), durch Wärmeapplikation dagegen
steigt. Die Untersucher stimmen überein, daß zwischen Temperatursteigerung und Volumsvermehrung kein proportionales Verhältnis
besteht.

U. Mosso faßt die Verengerung der Gefäße bei Kältewirkung bis
auf etwa $10^0$ herab als einen reinen Reflexvorgang auf, da dieselbe
sowohl am abgekühlten Arm, als an dem anderen in indifferenter
Flüssigkeit sich befindenden zu sehen ist. „Die wahre Gefäßkontraktion,
die von einer lokalen Kältewirkung auf der Haut verursacht wird, beginnt erst, wenn die Temperatur $10^0$ erreicht hat".

Die Erweiterung der Gefäße durch Kälte, die nach MOSSO zwischen
4 und $6^0$ eintritt, sowie die Erweiterung der Gefäße durch Wärme
über $33^0$ ist nach seiner Ansicht eine reine Lähmungserscheinung.

Man sieht, daß diese Ansichten sich nicht mit denen
von WINTERNITZ decken.

Zu etwas anderen Anschauungen ist AMITIN, die letzte exakte
Untersucherin dieser Frage, gekommen.

Sie sah vor allem, daß die durch Wärmeapplikation erweiterten
Gefäße sich durch psychische Einflüsse selbst noch bei einer Temperatur
von $43^0$ verengerten, also jedenfalls nicht gelähmt waren. Ebenso
prompt verengerten sie sich auf Kältereize *).

AMITIN beobachtete ferner, daß eine allmähliche Steigerung der
Temperatur von 33 bis auf $43^0$ stets die Blutgefäße erweiterte, alle
konstanten Temperaturen zwischen 31 und $12^0$ verengten die Gefäße.

---

*) Daß psychische Einflüsse schnell und kräftig bei gesunden Menschen auf
den Gefäßtonus wirken, war seit A. Mosso's Untersuchungen bekannt. Die meisten
erhöhen ihn, nur wenige expansive Hirnthätigkeiten, wie Freude, Zufriedenheit, auch
Müdigkeit, setzen ihn herab. Nach ANJEL reagiert das Gefäßsystem Neurasthenischer
nicht so prompt wie das des Gesunden auf psychische Einflüsse.

1) U. Mosso, L'action du chaud et du froid sur les vaisseaux sanguins, Archives
Italiennes de Biologie 1889 p. 346.
2) François Frank, Du volume des organes dans ses rapports avec la circulat. du
sang, Travaux du laboratoire de Marey, Paris 1876 p. 39.
3) Sarah Amitin, Zeitschr. f. Biol. Bd. 35, 1894, N. F. Bd. 17 p. 13.

Plötzliche große Aenderungen der Temperatur wirkten dagegen stets gefäßverengernd.

In dieser Beziehung ist namentlich ein Versuch interessant, in welchem die plötzliche Einwirkung einer Temperatur von 40°, die später allmählich auf 35° fiel, stark kontraktionserregend war, während sonst eine Temperatur von 35° erweiternd wirkte.

AMITIN schließt daraus, daß aus einer Summe verschiedener Einflüsse stets die Anregung zur Gefäßkontraktion nicht allein die mächtigere, sondern auch die zeitlich bei weitem nachhaltigere sei.

Tachographie. Es lassen sich diesen plethysmographischen Untersuchungen schließlich noch die nach der Methode von KRIES (1) angestellten tachographischen Beobachtungen anreihen, die eine andere Pulsschreibung, nämlich die der Strompulse, zur Aufgabe haben.

Es werden dabei bekanntlich Aenderungen einer mit Plethysmographen verbundenen Flamme photographiert, und man kann bei Aichung der Flammenhöhe angeben, um wieviel Sekundenkubikcentimeter Blut das Maximum der arteriellen Strömung den Mittelwert übertrifft.

v. KRIES hat selbst bereits einige Veränderungen des Tachogramms durch Wärme- und Kälteapplikation beschrieben, ohne übrigens die Bedeutung derselben näher zu diskutieren.

Die einzige ausführliche Arbeit aus späterer Zeit, die mir in dieser Richtung bekannt ist, stammt aus SAHLI's Klinik: „Ueber den Einfluß lokaler und allgemeiner Erwärmung und Abkühlung der Haut auf das menschliche Flammentachogramm". Von ETTORE BALLI (2). BALLI fand, daß das Tachogramm durch lokale Applikation von Wärme und Kälte auf den untersuchten Arm in der Regel in ähnlichem Sinne beeinflußt wird, wie es A. MOSSO für die Volumpulskurve gefunden hatte. Wärmeapplikation erhöht, Kälteapplikation erniedrigt die Hauptgipfel. Es deutet dies darauf hin, daß bei der Erweiterung der Gefäße durch Wärme der systolische Anstieg nicht nur stärker ist, sondern auch rascher erfolgt, wie umgekehrt bei Kältewirkung der Anstieg des Volums nicht nur geringer ist, sondern auch langsamer erfolgt als unter gewöhnlichen Verhältnissen.

Bei Versuchen mit allgemeinen Bädern, während den im Plethysmographenärmel liegenden Arm kein direkter Reiz traf, fand BALLI im wesentlichen dieselben Veränderungen wie bei lokalen Reizen. Er nimmt wie U. MOSSO an, daß dieser Arm auf dem Reflexwege in ähnlicher Weise von den thermischen Einflüssen betroffen wird, wie die eingetauchten Teile selbst.

Die nähere Erörterung der Form der tachographischen Kurve übergehe ich gleichfalls, da sie schon für die normale Kurve nicht genügend sicher ist.

Beobachtung der Pulsverspätung. Schließlich will ich noch einer allerdings nur in einem einzigen Falle verwendeten Methode Erwähnung thun. Es ist dies die Beobachtung der Pulsverspätung in der Art. rad. gegenüber der Carotis, wie sie von GRUNMACH (3) ausgeführt ist.

Derselbe beobachtete, daß der Puls der Radialis, wenn er den Arm in Wasser von 33° tauchte, sich um einen Mittelwert von 0,096 Se-

1) v. Kries, Studien zur Pulslehre, Freiburg 1892.
2) Ettore Balli, Ueber den Einfluß lokaler und allgemeiner Erwärmung und Abkühlung der Haut auf das menschliche Flammentachogramm, Dissert. Bern 1896.
3) Grunmach, Du Bois' Archiv 1879 p. 417, u. 1888 p. 129.

kunden verspätete gegen die gewöhnliche Verspätung von 0,07 Sekunden. Es läßt dieses Verhalten, da eine Aenderung des Blutdruckes durch diesen geringen Eingriff kaum supponiert werden kann, und außerdem zur Zeit der Messung der Arm schon 10 Minuten im Wasser verweilte, sicher schließen, daß diese Verlangsamung der Pulswellenfortpflanzung durch die lokale Erschlaffung der Arterien bedingt ist.

Kaltreize und namentlich das Verhalten bei der sekundären Hyperämie der Haut nach Kältewirkung sind leider nach dieser Methode nicht geprüft worden.

Ich habe mich vergebens bemüht, derartige Untersuchungen auszuführen. Mit dem mir zur Verfügung stehenden Kymographion wurden bei der notwendigen raschen Bewegung der Trommel die Gipfel der Kurven so breit, daß man die Zeit nicht mehr markieren konnte.

Die Gefäßerweiterung nach Kälteapplikation bedarf aber aus dem Grunde noch einer gesonderten Besprechung, weil sie für die praktische Hydrotherapie von allergrößter Wichtigkeit ist.

Wir schilderten oben, daß die Haut sowohl bei dauernder Kälteapplikation nach dem primären Erblassen sich sekundär rötet, als auch daß später eine sekundäre Rötung einzutreten pflegt, wenn der Kältereiz noch im Stadium der Gefäßverengerung entfernt wird.

Wir wissen über die Gründe dieses Verhaltens wenig Positives. Man könnte dafür die Thatsachen, die über die Erregungsverhältnisse der gefäßverengernden und -erweiternden Nerven bekannt sind, heranziehen.

Die Untersuchungen v. FREY's (1), von LÉPINE (2) und von BERNSTEIN (3) lehren nämlich, daß die Nachwirkungen der gefäßerweiternden Nerven viel länger als die der Gefäßverengerer dauern, daß also bei gleichzeitiger und gleichstarker Reizung beider die gefäßverengernden Nerven zwar siegen, aber die Nachwirkung eine starke Gefäßerweiterung ist. Allein es scheinen mir die Verhältnisse bei thermischem Reiz von der Haut aus (nicht vom Nerven direkt) doch wesentlich komplizierter zu liegen, einmal weil ja der thermische Reiz, wie wir oben sahen, auch direkt, ohne Vermittelung der Vasomotoren, auf die Gefäße wirkt und dann, weil sich die tiefen und oberflächlichen Gefäße eventuell ganz verschieden verhalten könnten.

Diese sekundäre Erweiterung der Hautgefäße hat nun in erster Linie WINTERNITZ Veranlassung gegeben, die Lehre von der differenten Wirkung von Warm- und Kaltapplikation auf den Tonus der Gefäße bei Erweiterung der Hautgefäße aufzustellen. WINTERNITZ hat diese vielfach mißverstandene Lehre auf Grund zweier sphygmographischer Kurvenpaare vorgetragen, die ich seinem Lehrbuch p. 80 entnehme. Das eine derselben war an einem Typhuskranken vor und nach dem kalten Bade aufgenommen. Es zeigte sich ein Zurücktreten des Dicrotismus und ein Deutlicherwerden der sogenannten Elasticitätsschwankungen nach dem Bade, welches eine lebhafte Hautrötung bewirkt hatte. Die zweiten Kurven sind vor und während eines Dampfbades aufgenommen, das gleichfalls eine Hautrötung hervorgerufen hatte. Sie zeigen im wesentlichen das umgekehrte Verhalten.

---

1) *v. Frey, Arbeiten aus der physiol. Anstalt zu Leipzig 1876 p. 89—107.*
2) *Lépine, Memoire de la Société de biologie 1876, 4 Mars.*
3) *Bernstein, Archiv für die gesamte Physiologie Bd. 15, 1877, p. 583.*

Winternitz folgert daraus: „Es wird also durch Kälteeinwirkungen der Tonus der Gefäße erhöht, durch längere Wärmeeinwirkungen die Gefäßwand erschlafft, selbst wenn in beiden Fällen die Hautgefäße

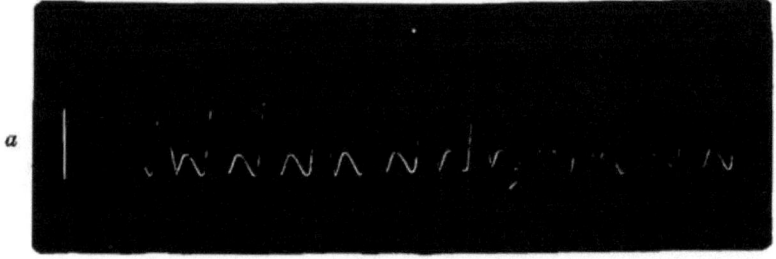

Fig. 5. Typhus. 3. Woche, 39,6° vor dem Bade.

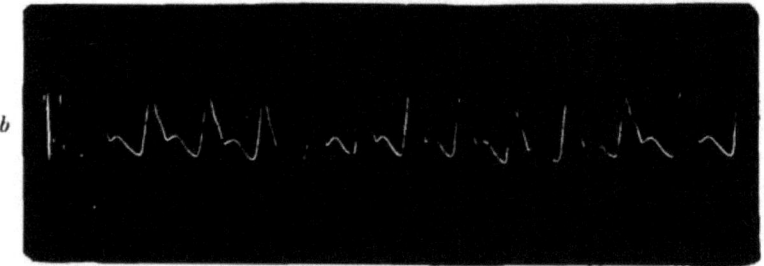

Fig. 6. Kurve von demselben Kranken gleich nach dem Bade. Temp. 39°.

sich stark erweitert haben. Hier ist trotz der scheinbar gleichen Wirkung mächtiger Erweiterung der Hautgefäße eine objektiv nachweisbare Verschiedenheit des Endeffektes." '

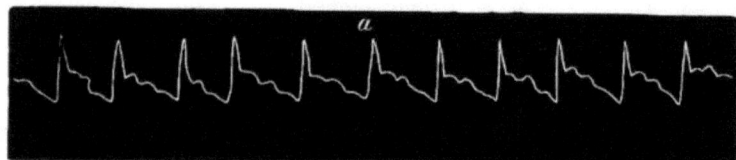

Fig. 7. Radialis-Kurve vor dem Dampfbade.

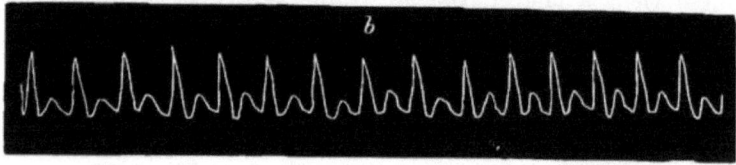

Fig. 8. Kurve derselben Arterie während des Dampfbades.

Abgesehen überhaupt von der bereits betonten Unsicherheit der sphygmographischen Untersuchung kann meiner Ansicht nach aus diesem Verhalten höchstens gefolgert werden, daß im ersten Falle nach dem Kältereiz die früher gleichfalls verengten kleinsten Gefäße an der Oberfläche sich bereits sekundär erweitert haben, während die Gefäße in der Tiefe, also auch die Radialis, an welcher der Sphygmograph schreibt, noch kontrahiert sind, und deswegen die Kurven einer stark gespannten Wand darbieten. Im zweiten Falle dagegen während des Dampfbades sind nicht nur die Gefäße an der Oberfläche, sondern auch die in der Tiefe schon erweitert.

Es würde also für den ersten Fall zu einer gewissen Zeit ein differentes Verhalten der tiefen und oberflächlichen Gefäße sphygmographisch konstatiert worden sein.

In der hydriatischen Litteratur wird aber nun vielfach der Unterschied zwischen dem Verhalten der erweiterten kleinen Hautgefäße und dem der größeren der Sphygmographierung zugänglichen einfach fallen gelassen, und man kommt dann zu dem Satz: die sekundäre Gefäßerweiterung nach Kaltreizen ist nicht mit einer Herabsetzung des Tonus, sondern eher mit einer Steigerung desselben verbunden.

Gegen diese mißverständliche und unrichtige Auffassung der WINTERNITZ'schen Versuche möchte ich aber nachdrückliche Verwahrung einlegen.

### Tiefere und oberflächliche Gefäße.

Da aus den eben angeführten Untersuchungen von WINTERNITZ sich die Möglichkeit ergiebt, daß die tieferen und oberflächlichen Gefäße in einem verschiedenen Zustand sich befinden können, so wollen wir kurz die mit sicherern Methoden erhobenen Befunde besprechen, die ein solches Verhalten beweisen. Es ist a priori wahrscheinlich, daß die direkte Wirkung des thermischen Reizes auf die oberflächlichen Gefäße eine intensivere sein wird als die auf die tiefer liegenden. Daß dem aber wirklich so ist, also z. B. bei Anwendung excessiver Temperaturen die ersteren eher gelähmt werden als die letzteren, scheint mir die folgende Beobachtung U. Mosso's (l. c.) zu beweisen. Mosso bemerkte, daß die Rötung des im Plethysmographen liegenden Armes bei intensiver Abkühlung kurze Zeit, aber immerhin früher eintritt, als die Volumvermehrung, ein Befund, der kaum anders gedeutet werden kann, als dadurch, daß die oberflächlichen Gefäße bereits der Lähmung und Erweiterung anheimgefallen waren, während die großen zuführenden Arterien noch stark kontrahiert blieben.

Umgekehrt beobachtete AMITIN (l. c.), daß der Arm im heißen plethysmographischen Bade trotz einer durch einen psychischen Reiz herbeigeführten erheblichen Volumsverminderung doch rot blieb, ein Verhalten, das sich nur durch eine reflektorisch bedingte Verengerung der großen Gefäße erklären läßt, während die oberflächlichen Gefäße weit bleiben. Eine Inkongruenz im Verhalten beider Gefäßarten scheint also durchaus möglich. Wie lange dieselbe aber im einzelnen Falle zeitlich fortbesteht und welche Folgen sie auf die Cirkulation ausübt, ist nicht genügend bekannt.

Ueberblicken wir nunmehr noch einmal das Untersuchungsmaterial, welches über die örtliche Wirkung thermischer Reize auf die Gefäße vorliegt, so müssen wir gestehen, daß unsere Kenntnis kaum über den durch den Augenschein sofort zu erhebenden Befund hinausgeht.

1) *Wir wissen zunächst sicher, dafs excessive thermische Reize, und zwar sowohl Kälte wie Wärme, Gefäfserweiterungen unter Lähmung der Gefäfse herbeiführt.*

2) *Wir wissen ferner, dafs die nicht lähmenden Reize sowohl direkt als reflektorisch wirken, und zwar wirken Warm- und Kaltreize verschieden.*

a) *Warmreize wirken nur bei grofser Intensität primär verengernd, sonst aber direkt erweiternd auf die Gefäfse, und zwar ist bei dieser Erweiterung die Irritabilität derselben wahrscheinlich (AMITIN) erhalten, wenigstens nicht vollständig erloschen.*

b) *Kaltreize wirken primär verengernd auf die Gefäfse. Es kann sowohl bei andauerndem Reize, als nach dem Aufhören desselben eine sekundäre Gefäfserweiterung auftreten. Ob dieselbe auf einer direkten Dilatatorenreizung beruht, wie wahrscheinlicher, oder ein Ermüdungsphänomen, also eine rein muskuläre Erscheinung ist, ist bisher nicht mit Sicherheit entschieden.*

*Jedenfalls aber sinkt bei dieser Erweiterung der Tonus genau wie bei jeder durch Nachlassen der Kontraktion der Gefäfsmuskeln bedingten Erweiterung; ob die Irritabilität derselben dabei erhalten bleibt, ist bisher nicht untersucht.*

3) *Tiefere und oberflächlichere Gefäfse am Ort der Reizung können sich verschieden verhalten.*

### Wirkung der Gefäßlumenveränderung auf die Cirkulation im zugehörigen Capillargebiet.

Von WINTERNITZ sind aus den auf S. 24 geschilderten Versuchen sehr weittragende Schlüsse auf die Cirkulation gezogen worden. Er schreibt: „In dem einen Falle beschleunigte und vermehrte Blutzufuhr bei hochgespannter Gefäßwand (nämlich bei Hautrötung nach Kaltapplikationen), in dem anderen (bei Hautrötung durch Wärmereiz) erschlaffte Gefäßwand mit erweitertem Rohr. gleichzeitiger Herabsetzung oder Verlust der elastischen Beschaffenheit der Gewebe, Bedingungen, die endlich zur passiven Hyperämie und Stase führen müssen."

Ich möchte dazu folgendes bemerken. Zunächst nennt man ganz übereinstimmend eine Hyperämie, die durch Erweiterung der Arterien zustande kommt, eine aktive, eine solche, die durch Behinderung des venösen Abflusses bedingt ist, eine passive. WINTERNITZ nennt aber abweichend von der sonst üblichen Nomenklatur eine Hyperämie, die durch eine Erschlaffung der Arterie hervorgerufen wird, eine passive, und dadurch ist meiner Ansicht noch vielfach eine Unklarheit in der hydriatischen Litteratur geschaffen worden *).

Eine weitere Unklarheit besteht darin, daß die lokalen Wirkungen der Veränderung der Gefäßlumina durch thermischen Reiz auf die Cirkulation in den WINTERNITZ'schen Auseinandersetzungen nicht von den allgemeinen Veränderungen der Cirkulation mit der wünschenswerten Schärfe getrennt sind.

Es ist bekannt, daß die Blutmenge eine zu geringe ist, um den Raum, den eine allgemeine Gefäßerweiterung bieten würde, zu füllen,

---

*) HASTINGS und SCHWANN (l. c.) geben an, daß sich die Venen erst später bei starkem Kältereiz erweiterten als die Arterien und daß deshalb die Cirkulation stocke. In diesem Falle würde also eine echte passive Hyperämie durch Behinderung des venösen Abflusses entstehen.

es würde uuter solchen Bedingungen ein Kreislauf unmöglich sein, weil das Herz nicht wieder gefüllt würde. Sehen wir doch schon nach einer Durchschneidung der Splanchnici, die bekanntlich eine Lähmung der Gefäße des Bauches zur Folge hat, den Blutdruck stark absinken. Aber diese Thatsachen können doch unmöglich für die WINTERNITZ'sche Auffassung verwendet werden. Die Gefäßerweiterung durch heiße hydriatische Prozeduren, die den Blutdruck, wie wir später sehen werden, nur sehr unerheblich beeinflussen, und uamentlich eine Gefäßerweiterung nach lokalen Prozeduren wird vielmehr immer eine Beschleunigung der Cirkulation in dem betreffenden Teil zur Folge haben, niemals aber eine passive Stase.

Ich gebe WINTERNITZ vollkommen zu und erachte es für sein besonderes Verdienst, festgestellt zu haben, daß die Cirkulation durch Kaltreize anders beeinflußt wird als durch Warmreize. Ich werde mich bemühen, im folgenden Kapitel diese Verschiedenheit zu schildern. Hier, wo es aber nur darauf ankommt, die Wirkung lokaler Verengerung und Erweiterung von Arterien auf den Capillarkreislauf darzustellen, kann ich mir nicht versagen, die diesen Punkt betreffenden Sätze aus der Darstellung TIGERSTEDT's einzufügen.

1) „Wenn eine Arterie verengt wird, so steigt freilich der Seitendruck in dieser Arterie central vom Orte der Verengerung, zu gleicher Zeit nehmen aber Druck und Geschwindigkeit peripher davon d. h. in den Kapillaren ab.

2) Wenn eine Arterie ceteris paribus erweitert wird, kann (nicht muß) der Seitendruck in der Arterie herabsinken, in den Kapillaren strömt eine reichlichere Blutmenge und der Druck in denselben steigt."

Das ceteris paribus wird allerdiugs nicht gegeben sein, wenn die Wandspannung der Arterie bei der Erweiterung eine verschiedene ist; aber gerade diese Verschiedenheit kann, wie ich zur Genüge glaube erörtert zu haben, niemals auf einer aktiven Dilatation der Arterie, auf einer den Tonus herabsetzenden Wirkung der dilatatorischen Gefäßnerven beruhen, sondern nur auf einer passiven Dilatation durch veränderten Blutdruck. Dieser würde aber durch eine lokale Gefäßerweiterung stets sinken müssen, wenn er nicht durch den Zustand anderer Gefäßgebiete und durch die Thätigkeit des Herzens, also durch Fernwirkungen, beeinflußt würde. Welches nun die Fernwirkungen des thermischen Reizes sind, wollen wir im nächsten Kapitel besprechen.

Fernwirkungen des thermischen Reizes auf die Gefäße und Wirkungen auf die Blutverteilung im Organismus.

Aus den plethysmographischen Untersuchungen namentlich geht, wie wir sahen, hervor, daß die die Capacität der Gefäße verändernde Wirkung der thermischen Reize zugleich das Volumen eines Körperabschnittes schwanken läßt, d. h. denselben blutärmer oder -reicher macht. Es wird damit natürlich die gesamte Blutverteilung beeinflußt werden müssen und diese Rückwirkung der lokalen Verengerung oder Erweiterung peripherer Gefäße auf das ganze Gefäßsystem wollen wir uunmehr genauer untersuchen.

Es ist dieselbe zunächst hämodynamisch bedingt, sie wird aber durchaus nicht rein nach hydrostatischen Gesetzen verlaufen, weil, wie ja schon bei der Besprechung der Mosso'schen Untersuchungen erwähnt ist, thermische Reize auch auf das vasomotorische Centrum und vermittelst dieses auf entfernte Gefäßgebiete einwirken, weil also nicht nur die Gefäße an der Stelle des Reizes ihr Lumen ändern, sondern andere weit entfernt liegende auch.

Um mit den durchsichtigsten Verhältnissen zu beginnen, wollen wir zunächst die Rückwirkung auf das Verhalten der muskelführenden Gefäße peripher von der Reizstelle betrachten, nachdem dieselbe auf den Capillarkreislauf im vorigen Kapitel bereits besprochen ist. Denken wir den Fall, daß am Oberarm eine Kälteapplikation wirkt, so wird dieselbe die oberflächlichen Gefäße und bei genügender Intensität auch die tiefer liegenden verengern, es wird also weniger Blut in die peripheren Gefäße gelangen, vorausgesetzt, daß der allgemeine Blutdruck sich nicht ändert. Die Gefäße passen sich nun einem veränderten Inhalt bekanntlich an, die Folge wird sein, daß auch die peripheren Gefäßausbreitungen am Unterarm sich verengern.

WINTERNITZ (1) hat diese Thatsache durch sphygmographische Kurven und durch Temperaturmessungen in der Hohlhand zu erweisen versucht; es scheint mir das durch die letzte Methode auch gelungen zu sein; gegen die erste ist der Einwand möglich, daß es sich um eine reflektorisch bedingte allgemeine Blutdrucksteigung gehandelt haben könne.

Wie sich die Verhältnisse der peripheren Gefäße nach einer Wärmeapplikation centralwärts, also z. B. wieder am Oberarm, verhalten, ist nicht untersucht; die plethysmographischen Methoden, die v. HÖSSLIN (2) dafür anzieht, sind, da die Wärme auf die ganze Extremität wirkt, zur Entscheidung der Frage nicht geeignet; von der Thermometrierung ist ein bindender Aufschluß nicht zu erwarten, da die Möglichkeit einer direkten Erwärmung des Blutes zugegeben werden muß.

So weit die Verhältnisse der peripheren Gefäße.

Wie verhalten sich nun die central von der thermischen Reizstelle gelegenen Gefäße?

WINTERNITZ hat sich bemüht, durch Temperaturmessung in der Achselhöhle bei Kälteanwendung am Oberarm eine direkte Stauung in dem über der strikturierten gelegenen Gefäßgebiete nachzuweisen. Der von ihm beobachtete Zuwachs der Achselhöhlentemperatur von 0,2° ist nicht gerade imponierend, aber immerhin mag eine momentane Stauung möglich sein.

RUNGE (3) ist übrigens anderer Ansicht. Er schreibt: „Zunächst pflanzt sich die Ischämie auf die unterliegenden Teile fort, dann auf alle vom Hauptarterienstamm versorgten Teile. Durch ein kaltes Fußbad kann man eine Blutung am oberen Schenkelende verringern. Eiskalte Handbäder vermindern deutlich fühlbar den Umfang der Arteria subclavia.‟

Schwieriger wird die Vorstellung bei Gefäßerweiterung nach Wärme. Soll es dabei etwa zu einer Verengerung der direkt central gelegenen Gefäßpartie kommen? Untersucht ist diese Frage nicht. Ich will durchaus nicht bestreiten, daß es, wenn ein Gefäßgebiet verengert oder erweitert wird, zu einer kollateralen Hyperämie

1) *Winternitz*, *Hydrotherapie auf physiol. und klinischer Grundlage, II. Aufl.*
2) *v. Hösslin*, *Hydrotherapie im Penzoldt-Stintzing'schen Handbuch.*
3) *Runge*, *Archiv f. klin. Med. Bd. 13 p. 207.*

bez. Anämie direkt benachbarter Stellen kommen kann, aber zweifellos verlaufen diese Schwankungen nicht so rein hämatodynamisch, wie sie die Lehrbücher der Hydrotherapie meist darstellen, sondern werden erheblich durch Reflexvorgänge beeinflußt. (Vergl. auch Kapitel Tiefenwirkung, ferner die ausgezeichnete Arbeit BIER's, 1.)

Wenn wir nun nicht nur die der Reizstelle benachbarten Gefäßgebiete allein ins Auge fassen, sondern die Frage allgemeiner stellen, wo bleibt das aus einem abgekühlten Körperteil, z. B. dem Arm, durch Verkleinerung seines Volums verdrängte Blut, oder umgekehrt, aus welchen Bezirken wird das Plus von Flüssigkeit geschöpft, wenn man das Volum einer Extremität durch Wärme steigert? so ergiebt sich zunächst folgende Betrachtung: Es ist klar, daß durch die Verengerung oder Erweiterung eines größeren Gefäßgebietes der Widerstand in der Gefäßbahn überhaupt vermehrt oder vermindert werden muß. Diese Aenderung des Widerstandes müßte sich, vorausgesetzt, daß der Zustand der übrigen Gefäßwiderstände und der Herzenergie der gleiche bliebe, durch eine Hebung oder Senkung des arteriellen Blutdruckes zeigen.

Wir werden später sehen, daß das bis zu einem gewissen Grade der Fall ist.

Der Körper verfügt aber augenscheinlich über verschiedene Schutzvorrichtungen, um einem solchen Wechsel des Blutdruckes vorzubeugen. Es verengern oder erweitern sich niemals sämtliche Gefäße zu gleicher Zeit.

Im Gegenteil, es scheint ein gewisser Gegensatz zwischen den Gefäßen der äußeren Haut und denen der inneren Organe und zwar besonders der vom Splanchnicus versorgten Gebiete zu bestehen. Erweitern sich die Hautgefäße, so verengern sich gleichzeitig auch die Gefäße des Bauches, vielleicht auch die der Lunge und des Gehirns, und umgekehrt tritt bei der Verengerung der ersteren eine Erweiterung der letzteren auf.

Wir haben diese Kenntnis von der gegenseitigen Abhängigkeit der Füllung verschiedener Gefäßgebiete und der außerordentlichen Labilität des Gefäßzustandes in erster Linie durch die zahlreichen Untersuchungen über den Mechanismus der Gefäßreflexe. Es würde aber zu weit in rein physiologische Details hinein führen, wenn ich im einzelnen auf alle diese Arbeiten eingehen wollte, ich verweise vielmehr in dieser Beziehung auf die ausführliche Darstellung TIGERSTEDT's (2) und will nur einzelne neue oder für hydriatische Fragen besonders wichtige Befunde anführen.

Zunächst ist aus älteren Untersuchungen (BROWN SÉQUARD, 3, THOLOZAN) bekannt, daß die Innervation der Hautgefäße an den Extremitäten eine doppelseitige ist. Steckt man eine Hand in kaltes, Wasser, so verengern sich auch die Gefäße der anderen. Dieselben Beobachtungen hat FRÉDÉRICQ gemacht und vor allem U. MOSSO (vergl. oben) auf plethysmographischem Wege festgestellt.

Auf dieselbe Weise hat W. WINTERNITZ den sehr hübschen Befund erhoben, daß sich das Volum des im Plethysmographen liegen-

1) *Bier*, *Die Entstehung des Collateralkreislaufs*, *Virchow's Archiv Bd. 147, 1897 p. 256 ff.*
2) *Tigerstedt*, *Die Physiologie des Kreislaufs, Leipzig, Veit & Co., 1893.*
3) *Brown-Séquard u. Tholozan*, *Journal de Physiologie de Brown-Séquard 1858 p. 497: Recherches expérimentales sur les effets du froid sur l'homme.*

den Armes erheblich vermehrt, wenn die Versuchsperson in ein kaltes, und vermindert, wenn dieselbe in ein warmes Sitzbad gesetzt wird. Ausführliche Untersuchungen liegen aus neuerer Zeit, und nameutlich von französischer Seite vor.

Ich nenne davon die verschiedenen Arbeiten FRANÇOIS FRANK's (1, 2, 3, 4) über die Gefäßiunervation der Leber, der Lunge, des Pankreas, ferner die Arbeiten WERTHEIMER's (5, 6).

Man wird aber, trotzdem diese Untersuchungen interessante Einzelheiten erbracht haben, heute doch noch sagen müssen, daß wir durchaus nicht mit genügender Sicherheit wissen, welche G e b i e t e s i c h k o m p e n s a t o r i s c h e r w e i t e r n u n d v e r e n g e r n, ob sich bei K a l t- u n d W a r m r e i z e u d i e s e l b e n G e b i e t e a n t a g o n i s t i s c h verhalten oder ob die durch den Kaltreiz gesetzten Veränderungen von anderen Gefäßgebieten kompensiert werden, als die durch einen Warmreiz hervorgerufenen.

Wir dürfen mithin nur ganz im allgemeinen von einem gegensätzlichen Verhalten der Haut und der inneren Gefäße sprechen, und dieser Antagonismus ist keineswegs ein absoluter. Namentlich ist es auch fraglich, ob beim Menschen die Erregung oder Lähmung des Splanchnicus für die allgemeinen Cirkulationsverhältnisse eine solche Rolle spielt, wie bei unseren Versuchstieren. Eins kann man aber jedenfalls mit Sicherheit behaupten, daß nach thermischen Reizen die Cirkulation in ganz außerordentlicher Weise durch eine reflektorisch bedingte. aktive Gefäßthätigkeit und erst in zweiter Linie durch die hydrodynamischen Vorgänge beeinflußt wird.

Ich muß endlich noch etwas ausführlicher auf eine ältere Arbeit SCHÜLLER's (7) eingehen, weil dieselbe in der hydriatischen Litteratur eine große Rolle spielt und vielfach Deduktionen an dieselbe geknüpft wurden, die mir nicht einwandfrei erscheinen.

SCHÜLLER's Versuche ergaben, daß die Piagefäße eines Kaninchens, bei erhaltener Dura beobachtet, in ihrer Weite durch auf entfernte Stellen wirkende Temperaturreize beeinflußt werden, und zwar wirkten z. B. am Bauch applizierte Kaltreize erweiternd, Warmreize verengernd (also umgekehrt wie bei direkter lokaler Reizung). Im Gegensatz aber zu dem Verhalten bei Applikationen auf die äußere Haut trat eine umgekehrte, der bei direkter lokaler Reizung erfolgenden gleiche Reaktion bei Reizung von freigelegten sensiblen Nerven durch Wärme und Kälte ein, wie übrigens NOTHNAGEL und KRAUSPE (8) bereits bei anderweitigen direkten Nervenreizen beschrieben hatten, und neuerdings FRANÇOIS FRANK bestätigt hat.

SCHÜLLER hat auch an Tieren mit einseitig herausgerissenem

1) *François Frank*, *Archives de Physiologie 1893 p. 29, u. Blätter f. klin. Hydrotherapie 1892 p. 194.*

2) *Derselbe*, *Recherches expérimentales sur l'innervation vasomotrice du foic, Archives de Physiol. 1896 p. 908 u. 923; 1897 p. 484.*

3) *Derselbe*, *Étude du rôle de la vasoconstriction pulmonaire réflexe à l'état normal et dans quelques conditions pathologiques, Archives de Physiol. 1896 p. 193.*

4) *Derselbe*, *Circulation et innervation vasomotrice du pancréas, Archives de Physiol. 1897 p. 666.*

5) *Wertheimer*, *Influence de la réfrigération de la peau sur la circulation des membres, Archives de Physiologie 1894 p. 774.*

6) *Derselbe*, *L'antagonisme entre la circulation du cerveau et celle de l'abdomen, Archives de Physiol. 1895 p. 297.*

7) *Schüller*, *Deutsches Archiv f. klin. Mcd. Bd. 14, 1874, p. 574.*

8) *Nothnagel u. Krauspe*, *Virchow's Archiv Bd. 54.*

Halssympathicus experimentiert, giebt aber selbst zu, daß diese Versuche zu einem bindenden Schlusse nicht führen könnten, da es unsicher sei, ob alle zu den Gehirngefäßen ziehenden vasomotorischen Bahnen auf diese Weise zerstört würden.

SCHÜLLER meint, daß reflektorisch bedingte Veränderungen im Gefäßkaliber einschränkend auf die von ihm beobachteten Erscheinungen wirken müßten, und glaubt, die Erweiterung nach Kaltreizen, die Verengerung nach Warmreizen von entfernten größeren Hautpartien aus rein hydrodynamisch als Rückstauung bez. Ableitung erklären zu sollen. Er will also reflektorisch bedingte Schwankungen dabei ausschließen, doch scheint mir das bei seiner ganzen Versuchsanordnung höchstens für die dauernden Applikationen (Packungen) möglich.

Ich habe gerade die SCHÜLLER'schen Versuche häufig als Vorlesungsversuche wiederholt, kann aber nicht sagen, daß dieselben stets gleichmäßig beweisend ausfielen.

Der Eingriff der Trepanation ist ein immerhin recht erheblicher. Die Beobachtung beim Baden der Tiere ist, wenn sie ungefesselt sind, fast unmöglich. Meist machen die Tiere lebhafte Abwehrbewegungen, schreien mitunter sogar, so daß ich mich nie des Eindrucks erwehren konnte, daß diese Art des physiologischen Experimentierens kaum als eine wissenschaftliche Beobachtung angesehen zu werden verdient. Die Schlüsse SCHÜLLER's scheinen mir deswegen nur sehr mit Vorsicht verwendbar zu sein.

Es kommt hinzu, daß die neueren Beobachtungen von A. MOSSO (1) und PATRIZI (2) gezeigt haben, daß das Verhalten der Hirngefäße ein äußerst schwer durchsichtiges und verwickeltes ist.

MOSSO sah z. B. bei gleichzeitiger Plethysmographierung von Fuß bez. Arm und Gehirn, daß bei psychischen oder anderweitigen passenden Erregungen die Volumszunahme des Gehirns früher erfolgte als die Volumsverminderung der Extremität, ein Verhalten, welches jedenfalls sich nicht durch die Annahme einer einfachen Rückstauung erklären läßt.

MOSSO schließt, daß die Blutgefäße des Gehirns ebenso wie die der Extremitäten Eigenbewegungen haben, die durch ihre vasomotorischen Nerven geregelt würden und unabhängig von den Veränderungen im Blutdruck des Gesamtorganismus seien. HÜRTHLE (3) dagegen und ROY und SHERRINGTON (4) haben die Existenz vasomotorischer Nerven im Gehirn bestritten. PATRIZI, der vor kurzem die Volumveränderungen des Armes und Beines und, an einem Knaben mit Schädeldefekt, die des Gehirns unter dem Einfluß sensibler und sensorischer Reize untersuchte, fand, daß in der Mehrzahl der Fälle unabhängig von der Natur und der Intensität der Reize eine reflektorische Verengerung und Volumabnahme eintrat. Nur in 15 Proz. trat Erweiterung ein. Das Gehirnvolumen zeigte etwas häufiger eine Zunahme.

1) *Mosso, Die Temperatur des Gehirns, Leipzig 1894.*
2) *M. L. Patrizi, I reflessi vascolari nelle membra et nel cervello dell' uomo per vari stimoli e per varie condizioni fisiologiche e sperimentali, Riv. di Freniatria Vol. 23 p. 1.*
3) *Hürthle, Pflüger's Archiv Bd. 44, 1889.*
4) *Roy and Sherrington, On the regulation of the blood supply of the brain, Journal of Physiol. Vol. 11 p. 96.*

Man sieht also, die Verhältnisse sind durchaus nicht so einfach und klar, wie es nach SCHÜLLER's Untersuchungen erscheinen möchte, und unsere Kenntnisse sind keineswegs gesicherte.

Schließlich ist zu erwähnen, daß neuerdings noch auf andere Weise versucht ist, eine Aenderung der Blutverteilung nach hydriatischen Eingriffen zu beweisen, nämlich durch den Nachweis einer Aenderung der Blutbeschaffenheit.

Es sollen diese Untersuchungen (TÖNNISSEN, ROVIGHI, WINTERNITZ, KNÖPFELMACHER, GRAWITZ, FRIEDLÄNDER, BREITENSTEIN) später unter Blut ausführlich besprochen werden.

Hier genüge, zu bemerken, daß sämtliche Autoren eine Zunahme der roten Blutkörperchen im Kapillarblut der Fingerbeere nach Kältereizen konstatierten. Die Auffassung dieses Verhaltens ist eine verschiedene. Ein Teil der Autoren, GRAWITZ besonders, faßt dasselbe als lediglich durch eine Verminderung oder Vermehrung der Plasmamenge des Blutes bedingt auf, während WINTERNITZ, BREITENSTEIN u. a. meinen, daß es sich um eine veränderte Verteilung von Blutkörperchen und Plasma innerhalb des Gefäßsystems durch die vasomotorische Beeinflussung der Weite und des Druckes in einzelnen Gefäßprovinzen handle, und daß damit eine Verbesserung der Cirkulationsverhältnisse gegeben sei.

Falls diese letztere Ansicht richtig ist, würde sie sich mit den Anschauungen NAUNYN's (1), die derselbe in seiner bekannten Arbeit „Kritisches und Experimentelles zur Lehre vom Fieber und von der Kaltwasserbehandlung" äußerte, decken.

Mehr, um zu zeigen, wie bescheiden unsere Kenntnisse sind, mögen endlich einige wenig durchsichtige Beobachtungen hier Platz finden, z. B. die HUIZINGA's (2), der bei seiner Arbeit über die Innervation der Gefäße in der Schwimmhaut des Frosches zu folgendem Schluß kam: „Ob ein Hautreiz an irgend einer Stelle Verengerung oder Erweiterung der Schwimmhautarterien zur Folge hat, hängt einerseits von der Entfernung der gereizten Stellen, andererseits von der Stärke des Reizes ab, und zwar so, daß mit abnehmender Entfernung und wachsender Stärke die Erweiterung vorherrscht."

Ferner sei der merkwürdigen Beobachtungen SAMUEL's (3) gedacht. Krotonisiert man das eine Ohr eines Kaninchens und steckt das andere in kühles Wasser von 15⁰ und darunter, so tritt während der ganzen Dauer dieser Immersion des gesunden Ohres auf dem krotonisierten keine Entzündung ein. SAMUEL schloß durch Durchschneidung der sensiblen Nerven auf der eingetauchten Seite, durch Durchschneidung des Sympathicus auf der krotonisierten Seite eine reflektorische Uebertragung nach Möglichkeit aus. Es gelang auch, durch Eintauchen der Pfoten in kaltes Wasser die Entzündung zu hemmen.

Aus all den angeführten Beobachtungen kann man nur schließen, daß man in der That die Blutverteilung hydrotherapeutisch beeinflussen kann, und zwar:

1) durch lokale Applikation von Wärme oder Kälte, die sowohl direkt an Ort und Stelle auf die Gefäße als auch reflektorisch wirkt;

---

1) *Naunyn, Kritisches und Experimentelles zur Lehre vom Fieber und von der Kaltwasserbehandlung, Archiv f. exper. Path. u. Pharm. Bd. 18, 1884, p. 49.*
2) *Huizinga, Pflüger's Archiv Bd. 11 p. 207.*
3) *Samuel, Virchow's Archiv 1892.*

2) durch die hämodynamisch wie reflektorisch bedingten Rückwirkungen auf andere Gefäßprovinzen.
Wir können ferner behaupten, daß wir imstande
sind, die Haut blutreicher oder -ärmer zu machen, und
daß wir damit einen erheblichen Einfluß auf die Cirkulation der inneren Organe ausüben können. Leider ist
dieser Einfluß auf die Cirkulation der inneren Organe
erst sehr unvollkommen in seinen Einzelteilen bekannt.
Wie weit wir eine derartige Aenderung des Kreislaufes praktisch
verwerten können, ist freilich eine ganz andere Frage. LEICHTEN-
STERN (l. c.) sagt p. 260 meiner Ansicht nach auch heute noch mit Recht
darüber: „Wenn sich auch eine derartige Wirkung a priori nicht be-
anstanden läßt, so sind wir doch andererseits weit entfernt, den ver-
meintlich auf physiologischer Basis aufgebauten extravaganten Schlußfolgerungen beizutreten, welche von einzelnen Hydrotherapeuten in
dieser Richtnng gezogen werden.
Unstreitig hat vielmehr in allen diesen von der Biologie auf die
Therapie gezogenen Schlußfolgerungen die klinische Erfahrung das
entscheidende Wort zu sprechen."

## Einfluss thermischer Einwirkungen auf das Herz.

Es leuchtet zunächst ein, daß wir auch bei den Betrachtungen
der Wirkung der Wasserprozeduren auf das Herz zwischen direktem
und reflektorischem Einfluß unterscheiden müssen. Ein direkter Einfluß kommt vorzugsweise bei der lokalen Applikation auf die Herzgegend selbst in Betracht, während wir die Wirkungen der allgemeinen
Prozeduren als rein reflektorisch bedingt ansehen dürfen; es sei denn,
daß durch dieselben die allgemeine Körpertemperatur etwa erhöht
oder erniedrigt würde. Möglich ist, wie ich hier anticipiernd (vergl.
Kapitel Tiefenwirkung und die Arbeit SILVA's, 1) bemerken möchte,
eine lokale Abkühlung oder Erwärmung des Herzens sehr wohl.
Wir wissen nun aus der Physiogie, daß durch Abkühlung der
zeitliche Verlauf der Zuckung des Herzmuskels sehr bedeutend ver-
zögert wird (vergl. darüber BIEDERMANN, 2). WALLER und REID (3)
haben bereits gezeigt, daß das Latenzstadinm der Zuckung des Warm-
blüterherzens bei starker Abkühlung mehr als eine Sekunde betragen
kann, während es bei normaler Temperatur fast im Momente des
Reizes erfolgt.
Außerdem haben in jüngster Zeit sich drei Forscher mit der
physiologisch experimentellen Lösung dieser Frage befaßt, nämlich
LANGENDORF (4), ATHANASIU und CARVALLO (5).
Der erstere veränderte die Temperatur des Herzens innerhalb weiter Grenzen
durch Erwärmung und Abkühlung des durch die Kranzgefäße geleiteten Blutes.
Die letzteren spritzten 90—91° heiße Kochsalzlösung in die Gefäße ein.

1) Silva, Sull' azione della vesica di ghiaccio applicata alla regione cardiaea, Clin. med.
di Torino u. La Riforma medica 1886 No. 253.
2) Biedermann, Elektrophysiologie I. Teil p. 85.
3) Waller u. Reid, Philosoph. Transact. Vol. 178 (1887) B.
4) Langendorf, Ueber den Einfluſs von Wärme und Kälte auf das Herz des Warm-
blüters, Pflüger's Archiv Bd. 66 p. 355.
5) Athanasiu et Carvallo, L'action des hautes températures sur le coeur in vivo, Arch.
de Physiologie T. 5 IX 1897 p. 789.

Alle stimmen darin überein, daß das Herz sehr hohe Temperaturen (LANGEN-DORF bis 49° C, ATHANASIU und CARVALLO 55—56° C) erträgt und ebenso sehr tiefe. Erst als die Temperatur des durchströmenden Blutes 5—6° C erreicht hatte, hörte iu LANGENDORF's Versuchen das Herz auf zu sehlagen.

Der zeitliche Verlauf des Pulses wird bei diesen Versuehen durch Wärme verkürzt, durch Kälte bis auf 10—12 Sekunden für die Dauer eines Schlages verlängert. Die Schlagzahl wird durch Kälte vermindert, durch Wärme vermehrt. Die Grenzwerte für das Katzenherz sind bei Durchströmung mit warmer Flüssigkeit 360—370 Schläge, bei kaltem Blutstrom 1—2 Schläge pro Minute. Auch auf die Größe des Pulses hatte die Temperatur Einfluß, das Optimum dafür liegt etwas unter Körpertemperatur.

Da wir nur wissen, daß, um KREHL's Worte zu gebrauchen, die Herzmuskulatur die wunderbare automatische Fähigkeit besitzt, erhöhte Ansprüche mit erhöhten Leistungen zu beantworten, so erscheint ein solcher direkter Einfluß auf die Kontraktilität und den Tonus, sowie auf das Anpassungsvermögen von großer Bedeutung und wird, wie wir bei der Besprechung der Pulsfrequenz sehen werden, thatsächlich auch durch hydriatische Applikationen erreicht.

Abgesehen von dieser direkten Beeinflussung des Herzmuskels, steht andererseits fest, daß sensible Reize die Reflexbahnen des Herzens und zwar die pressorischen wie die depressorischen zu erregen vermögen. Wir wissen sogar durch die einwandsfreien Untersuchungen des BASCH'schen Laboratoriums von KAUDERS (1), HEGGLIN (2) und GROSSMANN (3) manche bemerkenswerte Einzelheiten, deren Besprechung wir aber vorläufig noch aufschieben wollen, da zu ihrem Verständnis die Kenntnis der Beeinflussung des Blutdruckes notwendig ist. Wir wollen vielmehr zunächst besprechen, was der direkten Beobachtung zugängig ist.

**Röntgenbild.** Direkt beobachten können wir am Menschen die Wirkung hydriatischer Prozeduren auf die Größe des Herzens, soweit dieselbe durch Perkussion oder durch das RÖNTGEN-Bild sich feststellen läßt.

Es unterliegt keinem Zweifel, daß kranke dilatierte Herzen nach passendem hydriatischen Verfahren eine Verkleinerung resp. eine bessere Entleerung zeigen, da diese Methoden aber rein klinische sind und eben nur für kranke Herzen Resultate ergeben, so wollen wir auf sie hier nicht eingehen, sondern sie erst im klinischen Teil (Kapitel Herzkrankheiten) schildern.

**Pulsfrequenz.** Direkt beobachten können wir weiter am unversehrten Tier und am Menschen die Wirkung auf die **Pulsfrequenz**.

Es liegen darüber eine große Anzahl von Angaben vor, und man kann es als feststehend betrachten, daß Kaltapplikationen eine Verlangsamung der Pulse zur Folge haben, daß dagegen bei heißen Prozeduren die Pulsfrequenz der Steigerung der Körpertemperatur proportional wächst. Eine gute Zusammenstellung der älteren Litteratur dieser Frage giebt LEICHTENSTERN. Laue Bäder haben im allgemeinen keinen Einfluß, eine Ausnahme machen die kohlensauren Bäder (vergl. Herzkrankheiten), die häufig eine gesteigerte Pulsfrequenz herabzusetzen imstande sind.

---

1) *Kauders*, *Ueber die Arbeit des linken Herzens bei verschiedener Spannung seines Inhalts, Zeitschr. f. klin. Med. Bd. 21, 1892, p. 6.*

2) *Hegglin*, *Experiment. Untersuch. über d. Wirkung der Douche, Zeitschr. f. klin. Med. Bd. 1894.*

3) *Grossmann*, *Ueber die Aenderung der Herzarbeit durch centrale Reizung von Nerven, Zeitschr. f. klin. Med. Bd. 32 p. 219 u. 501.*

Es dürfte dieses Verhalten für die allgemeinen Badeprozeduren wohl erwiesen sein.

Dagegen ist noch eine kurze Bemerkung über den Einfluß einiger lokalen Applikationen am Platze, weil dabei teilweise andere Folgen beobachtet sind.

So fand Röhrig (1), daß beim Kaninchen durch starke Abkühlung der Ohren anfänglich eine Steigerung der Pulsfrequenz bewirkt wird, der dann eine unbedeutende Verlangsamung folgt. Er konstatierte weiter, daß auch Wärmeapplikation an den Ohren zunächst eine Zunahme der Pulsfrequenz, dann aber eine bedeutende Abnahme bewirkt. Röhrig führt die Verlangsamung in beiden Fällen auf Vagusreizung zurück.

Winternitz prüfte am Menschen kardiographisch die Einwirkung lokaler Wärme- und Kältereize auf die Nackenwirbelsäule. Er fand, daß nach dem Anlegen von Eis eine primäre Beschleunigung eintrat, erst länger dauernde Kälteapplikation hatte Pulsverlangsamung zur Folge. Die anfängliche Pulsbeschleunigung trat am kräftigsten hervor, wenn der Puls vorher langsam gewesen war, sie fehlte dagegen z. B. bei an Morbus Basedowii leidenden Kranken mit Tachycardie.

Hitze, 56° warmes Wasser an dieselbe Stelle appliziert, verlangsamte dagegen die Herzaktion erheblich.

Während auch diese von Winternitz beobachteten Erscheinungen als reflektorisch bedingt aufzufassen sind, kann bei den lokalen Kälteapplikationen auf die Herzgegend sowohl eine direkte wie reflektorische Wirkung in Betracht kommen. Sie verlangsamt die Pulsfrequenz, und diese Verlangsamung hält auch noch an, wenn der Kältereiz wieder entfernt ist (Pospischil, 2).

Außer der Beobachtung der Pulsfrequenz können wir auf den Zustand des Herzens und der Gefäße durch die Messung des arteriellen **Blutdruckes** Schlüsse ziehen. Derselbe ist naturgemäß eine Funktion der Widerstände in der Gefäßbahn einerseits, der Herzenergie andererseits. Er wird also hydrodynamisch sowohl, wie reflektorisch von seiten der Gefäße, und auch vom Herzen aus zu beeinflussen sein.

Blutdruck.

Wir haben bereits erörtert, daß dem Körper durch Anpassung anderer Gefäßgebiete an einen veränderten Füllungszustand der Hautgefäße kompensatorische Vorrichtungen zur Verfügung stehen, um große Druckschwankungen zu vermeiden. Thatsächlich geht nun die Kompensation aber nicht absolut vor sich, und wir bemerken Blutdruckschwankungen.

Es liegen darüber zahlreiche Untersuchungen vor, als deren Gesamtresultat man betrachten kann, daß in der That in vielen Fällen nach Kälteapplikationen, die einen großen Teil der Körperoberfläche treffen, eine Steigerung des Blutdruckes, nach Wärmeapplikationen, die zur Erhöhung der Körpertemperatur führen, ein Sinken desselben eintritt.

Die Höhe des Ausschlages wird sehr variabel angegeben. Nach Winternitz kann sie bis zu 20 mm Hg betragen, nach Tschlenoff (3) ist sie minimal.

---

1) *Röhrig, Physiologie der Haut, 1876.*
2) *Pospischil, Zur hydriatischen und mechanischen Therapie der Herzkrankheiten, Blätter f. klin. Hydrotherapie 1891 No. 8, 1894 No. 12, 1895 No. 4.*
3) *Tschlenoff, Ueber die Beeinflussung des Blutdrucks etc., Zeitschr. f. diätet. u. physikal. Therapie Bd. 1, 1894, Heft 3 u. 4.*

Die über den Blutdruck angestellten Untersuchungen sind entweder am Tier nach der üblichen physiologischen Methodik ausgeführt, oder aber am Menschen mit dem v. BASCH'schen Sphygmomanometer vorgenommen worden. Das letztere Instrument bestimmt bekanntlich den höchsten Blutdruck mit ziemlicher Genauigkeit (vergl. darüber POTAIN, 1).

In neuerer Zeit sind ferner noch einige Untersuchungen mit den Apparaten von RIVA ROCCI (2, 3), mit dem MOSSO'schen (4) Sphygmomanometer und HÜRTHLE'schen (5, 6) Instrument am Menschen angestellt.

Ausführliche Zusammenstellungen finden sich bei HEGGLIN, bei KLUGE (7) für die älteren Arbeiten, bei TSCHLENOFF für die neueren seit 1894.

Im einzelnen möchte ich folgende Arbeiten anführen. Die ersten Untersuchungen hat WEISSFLOG (8) angestellt, der nach kalten Sitzbädern ein Rigiderwerden der Arterien beobachtete, aber keine exakten Messungen des Druckes vornahm.

Das kalte Sitzbad ist dann später mit Vorliebe zu derartigen Versuchen benutzt worden, wohl weil man glaubte, das Splanchnicusgebiet damit zu erreichen. Derartige sphygmomanometrische Messungen sind von LEHMAN (9) angestellt worden, er fand nach kalten Sitzbädern von 12—16° und 15 Minuten Dauer ein erhebliches Ansteigen des Blutdruckes um 10—50 mm Hg. Dasselbe beobachteten SCHWEINBURG und POLLAK (10), die außer den Sitzbädern die Wirkung allgemeiner kühler Vollbäder untersuchten.

WINTERNITZ sah (p. 63) nach den meisten kalten Badeprozeduren ein mehr oder weniger starkes Steigen des Blutdruckes. OERTEL (11) giebt an, daß er nach einem kalten Bade im Schliersee ein Steigen des Blutdruckes um 20 mm Hg gesehen habe. AFANASSIEW (12) fand, daß Kältereize den Blutdruck rasch in die Höhe trieben, daß dagegen das Wiederabsinken langsam erfolgte. Auch COLOMBO (13), der unter MOSSO's Leitung arbeitete, sah nach kalten Bädern, Douchen etc. ein Steigen des Blutdruckes.

TCHLENOFF dagegen, welcher zuletzt diese Frage unter SAHLI's Leitung studiert hat, schreibt: „Nach kalten Applikationen ist der Blutdruck in einem Teil der Fälle erhöht, in einem anderen Teile unverändert. Die Erhöhungen sind aber meist außerordendlich gering, so daß sie in Anbetracht der Fehlerquelle der Methode mit großer Vorsicht aufzunehmen sind."

1) **Potain**, *Archives de Physiol. 1890 p. 300 u. 660.*

2) **Riva Rocci**, *Un nuovo sfigmomanometro, Torino (Roux, Frasserbi & Co.) 1896.*

3) Derselbe, *La tecnica della sfigmomanometria, Gaz. med. di Torino 1897 No. 9 u. 10.*

4) **Mosso**, *Sphygmomanomètre pour mesurer la pression du sang chez l'homme, Archives Italiennes de Physiologie 1895 p. 177.*

5) **Hürthle**, *Internat. physiol. Kongreſs zu Bern 1895.*

6) Derselbe, *Deutsche med. Wochenschr. 1896 No. 86.*

7) **Kluge**, *Die Messung des Blutdrucks beim Menschen, Dissert. Kiel 1893.*

8) **Weissflog**, *Untersuchungen über die Sitzbäder von verschiedenen Wärmegraden, Deutsches Archiv f. klin. Med. III p. 460.*

9) **Lehmann**, *Blutdruck nach Bädern, Zeitschr. f. klin. Med. Bd. 6, 1888 No. 3, p. 206.*

10) **Schweinburg** u. **Pollak**, *Blätter f. klin. Hydrotherapie 1892 No. 3.*

11) **Oertel**, *Therapie der Kreislaufstörungen.*

12) **Afanassiew**, *Experimentelle Untersuchungen über die Einwirkung mechanischer und thermischer Hautreize, Petersb. med. Wochenschr. 1892.*

13) **Colombo**, *Untersuchungen über den Blutdruck etc., Internat. Kongreſs, Rom 1894.*

Nach heißen Badeformen dagegen wurde meist ein Sinken des Blutdruckes beobachtet.

So giebt WINTERNITZ p. 82 an, daß er Blutdruckherabsetzungen beobachtet habe. SCHWEINBURG und POLLAK (l. c.) beobachteten ein Gleiches nach heißen Sitzbädern und heißen Vollbädern. COLOMBO sah Blutdruckerniedrigungen in einem Falle nach prolongiertem heißen Bade um 30 mm Hg unter Eintreten einer Ohnmacht.

Mit der letzteren Angabe steht ein Befund ZADEK's in Widerspruch, der während eines heißen Vollbades von $30^0$ R, das eine Steigerung der Temperatur bei der Versuchsperson auf $38,5^0$ bewirkte, keine Veränderung im Blutdruck sah, nach demselben sogar trotz Schweißausbruches eine geringe Erhöhung konstatieren konnte.

Ebenso fand GONRUKU KUNIGAMA (1) in einer im Münchener klinischen Institut gemachten Arbeit, daß der Blutdruck durch heiße Bäder bis um 40 mm Hg gesteigert wird.

Er wendete Bäder von $37,5^0$ in der Dauer von $1/2$ Stunde an und maß mit dem v. BASCH'schen Instrument 30 Minuten vor, 5, 15 und 30 Minuten nach dem Beginn des Bades, 30 Minuten und 1 Stunde nach dem Bade.

Die Erhöhung des Blutdruckes trat ziemlich rasch ein, sie war nach 5 Minuten schon nachweisbar und erreichte ihr Maximum nach 15 Minuten. Auf diesem Maximum verharrte sie längere Zeit in der Ueberzahl der Fälle, solange das Bad dauerte. Nach dem Bade sank der Blutdruck langsam wieder herunter.

TSCHLENOFF fand nach indifferenten und warmen Bädern ($40^0$ C) in einem Teil der Fälle eine ganz geringe Herabsetzung, häufig aber auch gar keine Veränderung des Blutdruckes.

Nach Dampfbädern bez. Heißluftbädern wurde dagegen regelmäßig ein Absinken des Blutdruckes konstatiert. Derartige Versuche hat z. B. KLUGE unter QUINCKE's Leitung ausgeführt. Es sank der Druck um etwa 20 mmg Hg durchschnittlich und zwar bereits vor dem Ausbruch des Schweißes oder gleichzeitig mit demselben.

Im römisch-irischen sowie im Dampfbade fanden FREY und HEILIGENTHAL (2) nach anfänglich kurzer Steigerung eine Abnahme des Blutdruckes, ebenso KOSTÜRIN (3) und GREFBERG (4).

Ganz widersprechend lauten die Angaben über die Wirkung der lauen Bäder, wie solche von RIES, KICH und neuerdings namentlich von russischen Autoren gemacht worden sind. Ich nenne von diesen SAKIMOFF und MONGROVIUS (5), RABAEW RABAGAN (6), MILAEWSKI (7).

Im allgemeinen scheinen laue Bäder, wie auch TSCHLENOFF angiebt, keinen bedeutenden Einfluß auf den Blutdruck auszuüben.

Der praktischen Wichtigkeit wegen seien noch die Untersuchungen

1) *Gonruku Kunigama*, *Ueber den Einflufs heifser Bäder auf den Blutdruck, Annalen der allgemeinen städtischen Krankenhäuser zu München 1899.*

2) *Frey und Heiligenthal*, *Die heifsen Luft- und Dampfbäder in Baden - Baden, Leipzig 1881.*

3) *Kostürin*, *Die russischen Dampfbäder und deren Wirkung auf den Menschen, 1883.*

4) *Grefberg*, *Ueber den Einflufs warmer Bäder auf Blutdruck und Harnsekretion, Zeitschr. f. klin. Med. Bd. 5, 1882 p. 71.*

5) *Sakimoff u. Mongrovius, Dissert. Petersburg 1833 u. 1888.*

6) *Rabaew Rabajan, Materialien zur Frage von dem Einflufs etc., Dissert. Petersburg 1887.*

7) *Milaewski*, *Ueber Schwankungen des Blutdrucks bei alten Leuten mit Arteriosklerose etc., Petersb. med. Wochenschr. 1888.*

in Thermalsoolbädern erwähnt. Lehmann beobachtete nach Bädern in
Oeynhausen von 32,5° und 25 Minuten Dauer eine regelmäßige Steigerung des Blutdruckes um 10—50 mm Hg (allerdings lag ein Weg von
600 Schritt zwischen Badehaus und Ort der Messung). A. Schott
dagegen hat in seiner ersten Publikation angegeben, daß er nach Nauheimer Bädern keine Steigerung des Blutdruckes gesehen habe. Spätere
Untersuchungen, in erster Linie von Schott selbst, haben jedoch
mit Sicherheit das Gegenteil festgestellt. Es wird diese Frage im praktischen Teil bei der Besprechung der kohlensauren Bäder noch ausführlich erörtert werden müssen.

Wichtig erscheint mir endlich zu erwähnen, daß nach kalten Bädern
und Priessnitz'schen Umschlägen, im Gegensatz zu den oben mitgeteilten Wirkungen auf Gesunde, bei Fiebernden ein erhebliches Absinken des Blutdruckes übereinstimmend von Zadek (1), Rabinowitz (2) und von Kaufmann und de Bary (3) gesehen worden ist.
Zadek hat stets 1 Stunde nach dem Bade gemessen, Rabinowitz fand
die Blutdruckerniedrigung ½ Stunde nach dem Bade schon nachweisbar. Es beweisen daher diese Versuche, um Naunyn's (l. c.) Worte
darüber zu gebrauchen: „daß die im kalten Bade wohl stattfindende
Erhöhung des Blutdruckes nur eine vorübergehende ist". Die spätere
Senkung des Blutdruckes würde also einer sekundären Gefäßerschlaffung
entsprechen. Thatsächlich haben nun Fiedler und Hartenstein (4)
das Eintreten solcher Erschlaffung der Hautgefäße wahrscheinlich gemacht. Sie beobachteten nämlich, daß bei fiebernden Typhuskranken
½ Stunde nach dem kalten Bade die Temperatur der Achsel regelmäßig höher als die des Rectums war, und deuten dies als ein Zeichen
der Ermüdungserschlaffung der Hautgefäße.

Ueber mehr lokale Prozeduren und ihre Wirkung auf den Blutdruck liegen gleichfalls einige Angaben vor. So fand Lehmann, daß
heiße Fußbäder den Blutdruck steigern, und eben dasselbe giebt
Scholkowski (5) an. Wasilieff (6) beobachtete nach heißen Handbädern von 41—43° eine Erhöhung des Blutdruckes, während nach
kalten Bädern von 6—12,5° eine Druckherabsetzung zu konstatieren
war. Das lokale Dampfbad hat nach den Beobachtungen von Herz (7)
eine Beschleunigung der Pulsfrequenz, eine Abnahme oder ein Gleichbleiben des Blutdruckes zur Folge.

Silva will gefunden haben, daß eine Eisblase, auf die Herzgegend
appliziert, den Blutdruck beträchtlich oder andauernd erhöht.

Im Tierexperiment sah schließlich Bunzel (8), daß während einer
Verbrühung der Ohren eines Kaninchens eine anhaltende Steigerung
des Blutdruckes eintrat, die nach Herausnahme der Ohren aus der
heißen Flüssigkeit einem Sinken des Druckes unter die ursprüngliche
Höhe Platz machte.

1) *Zadek, Die Messung des Blutdrucks am Menschen mittels des Basch'schen Apparates,* Zeitschr. f. klin. Med. Bd. 2. p. 509.
2) *Rabinowitz, Inaug.-Dissert. Königsberg 1881.*
3) *Kaufmann u. de Bary, Ueber den Einfluß Priessnitz'scher Einwickelungen auf den Blutdruck bei croupöser Pneumonie u. diff. Nephritis,* Berl. klin. Wochenschr. 1888 No. 28.
4) *Fiedler und Hartenstein,* Archiv für Heilkunde Bd. 11 p. 97.
5) *Scholkowski,* Wratsch 1802.
6) *Wasilieff,* Dissert. Petersburg 1884.
7) *Herz, Ueber die Wirkung lokaler Dampfbäder,* Centralbl. f. d. ges. Therapie Bd. 1, 2.
8) *Bunzel,* Archiv f. experiment. Path. u. Pharm. Bd. 37.

Eine sehr gründliche Untersuchung über die Wirkungen der Douche verdanken wir HEGGLIN, der unter v. BASCH's Leitung arbeitete. Ich will auf diese Arbeit, die meines Erachtens die beste Experimentalarbeit in dieser Richtung ist, gerade weil sich aus derselben für die Anwendung dieser hydriatischen Prozedur praktische Schlüsse ziehen lassen, etwas ausführlicher eingehen, obwohl ich nicht verkenne, daß Uebertragungen von Tierexperimenten auf den Menschen etwas Bedenkliches haben.

Wegen der älteren sich widersprechenden Angaben über die Wirkungen der Douche, die viel von russischen Autoren untersucht sind, verweise ich auf HEGGLIN's und STOROCHEFF's (1) Zusammenstellungen der Litteratur.

HEGGLIN fand, daß heiße sowohl wie kalte Douchen den Blutdruck steigerten. Die Höhe der Blutdrucksteigerung war abhängig 1) von der Individualität des Tieres, 2) von der Stärke der Douche, indem stärkere Douchen mehr steigerten als schwächere, 3) von der Dauer der Douche. Bei ganz kurzen Douchen ist die Steigerung eine geringere wie bei längeren. 4) Die erste Douche bewirkte eine höhere Blutdrucksteigerung als die folgenden.

Die Dauer der Blutdrucksteigerung war von der Individualität des Tieres und von der Temperatur der Douche abhängig. Nach heißen Douchen kam es eher zum Sinken des Blutdruckes als nach kalten.

Als Nachwirkung trat nach nur einmaliger Douche, namentlich aber nach wiederholten Douchen kürzere oder längere Zeit später ein Sinken des Blutdruckes auf. Zumeist erhob sich der Blutdruck wieder, besonders nach nur einmal applizierter Douche. Mitunter aber währte die Druckerniedrigung lange Zeit.

Zuletzt mag noch erwähnt werden, daß einige Angaben über die Wirkung thermischer Hautreize auf den Blutdruck nach Durchschneidung der N. splanchnici vorliegen.

Auf eine solche folgt bekanntlich wegen der Lähmung der vom Splanchnicus versorgten großen Gefäßgebiete ein erhebliches Sinken des Blutdruckes.

AFANASSIEW fand nun, daß unter solchen Umständen die Wirkung thermischer Reize eine zwar minimale, aber doch immer noch erkennbare war. HEGGLIN sah dagegen ein sehr deutliches Ansteigen des Blutdruckes. Er zieht aus seinen Versuchen mit Recht nur den Schluß, daß die Splanchnicusbahn beim Hunde keineswegs die einzige ist, in welcher die reflektorische Erregung der Gefäßnervencentren auf die Gefäße überfließt. Es erscheinen jedenfalls bisher diese Versuche nicht geeignet, reflektorisch und hämodynamisch bedingte Vorgänge zu trennen.

Zusammenfassend läßt sich nach alledem über die Blutdruckuntersuchungen sagen, daß durch sie in der That eine verschiedene Wirkung der Warm- und Kaltreize erwiesen ist.

Wenn z. B. durch eine Kälteapplikation der Blutdruck zunächst erhöht wird, so kann man sich vorstellen, daß derselbe auch noch während der reaktiven Erweiterung der Hautgefäße erhöht bleibt, denn seine Höhe hängt ja keineswegs von dem Verhalten der letzteren allein ab.

Dann würden in der That für die Haut andere Cirkulations-

1) *Storocheff*, *Zusammenstellung der russischen Litteratur in den Blättern für klinische Hydrotherapie 1891, 1892, 1894*.

bedingungen vorhanden sein, als wie bei der Erweiterung ihrer Gefäße unter Herbsetzung des Blutdruckes nach Wärmereizen.

Sonst aber erfahren wir aus den Blutdruckbestimmungen nur wenig. Wir können aus dem Verhalten des Blutdruckes allein für die Herzarbeit nichts erschließen, denn es ist ja eine Blutsteigerung oder -Senkung eine Resultante gleichzeitiger Gefäßverengerung und -erweiterung in verschiedenen Gebieten und andererseits auch noch von der Herzenergie abhängig, sie kann mithin also von den verschiedensten Faktoren beeinflußt werden.

Wohl aber werden uns die Resultate dieser Untersuchungen auf gewisse Gefahren aufmerksam machen, die aus einem übermäßig gesteigerten oder verringerten Blutdruck hervorgehen.

*Gefahr der Blutdruckveränderung.* Solche Gefahren scheinen namentlich für die Gebiete zu bestehen, deren Gefäße während der Dauer eines erhöhten Blutdruckes erweitert sind.

Man bezeichnet beide Momente, die kompensatorische Erweiterung und die Steigerung des allgemeinen Blutdruckes, in der Hydrotherapie als reaktive Wallung (SCHÜLLER) oder als Rückstauungskongestion (WINTERNITZ). Der erste Ausdruck würde der bessere sein, da er nicht so einseitig wie der WINTERNITZ'sche nur die hämodynamischen Ursachen bezeichnet, wenn nicht der Name Reaktion schon für die sekundäre Erweiterung nach Kaltreizen vergeben wäre; ich würde centrale Wallung als kurzen Ausdruck vorschlagen. Namentlich hat man für die Gefäße des Gehirns mit dieser centralen Wallung zu rechnen und auf sie die eventuell eintretenden üblen Nachwirkungen der allgemeinen Kaltapplikationen, z. B. Kopfschmerzen, geschoben, bei krankhaften Gefäßen sogar Apoplexien befürchtet.

Es ist nun bekanntlich die Cirkulation im Gehirn und die Möglichkeit einer Veränderung derselben Gegenstand einer großen Litteratur, auf die hier ausführlich einzugehen nicht am Platze ist (die Untersuchungen von DONDERS, ALTHANN, SCHULTÉN, BERGMANN, KEY und RETZIUS, BENNO LEWY, GEIGEL, GRASHEY, DEUSCHER, REINER und SCHNITZLER).

Wenn auch die Meinungen darüber nicht ganz geklärt sind, so scheint doch die Möglichkeit einer Fluxion zum Gehirn bei uneröffnetem Schädel ziemlich erwiesen und damit natürlich auch die Gefahr der centralen Wallung.

Allerdings hat FRANÇOIS FRANK (l. c.) beobachtet, daß bei einer durch Reizung des N. cruralis herbeigeführten Blutdrucksteigerung die Gefäße der Lunge und die zum Kopf führenden (Carotis z. B.) sich ebenso wie die Gefäße des Splanchnicusgebietes stark kontrahieren und daher also einen natürlichen Schutz bieten. Ich erinnere auch an die analogen Beobachtungen NOTHNAGEL's und KRAUSPE's (l. c.).

Aber immerhin stehen SCHÜLLER's Angaben, wenn sie auch sonst ziemlich wertlos erscheinen, dem gegenüber, und die oben citierten Angaben Mosso's zeigen, wie verwickelt die Frage ist.

Bei dieser Unsicherheit muß man sich an die klinische Erfahrung halten, und diese lehrt, daß in der That üble Erscheinungen gelegentlich beobachtet werden. Als solche nenne ich Gefühl der Schwere und Hitze im Kopf, Injektion der sichtbaren Schleimhäute, Flimmern vor den Augen, Ohrensausen, Schwindel u. s. w. Erfahrungsmäßig nimmt man mit Erfolg, um solchen unerwünschten Folgen vorzubeugen eine Reihe von Maßnahmen vor, die WINTERNITZ als V o r b a u u n g gegen R ü c k s t a u u n g s k o n g e s t i o n bezeichnet hat.

WINTERNITZ glaubt damit eine thermisch bewirkte Erhöhung des Tonus der Gefäße in der gefährdeten Körperprovinz zu erreichen. „Solche Gefäße müssen vor der Kältewirkung in eine erhöhte Spannung versetzt werden, um der andringenden Stauungswelle einen größeren Widerstand entgegenzusetzen.

Kälteapplikationen in der Dauer von 1—5 Minuten über den gefährdeten Organen werden dieser Anzeige meist gerecht. Kalte Waschungen des Gesichts und des Kopfes, wiederholte Kühlung der Augen, Kühlung der Achselhöhlen, mehrmals rasch hintereinander gewechselte Kopfumschläge sind meist die zu diesem Zwecke geeigneten Manipulationen."

Daß diese Maßnahmen zweckmäßig sind, will ich nicht bestreiten daß sie aber in der von WINTERNITZ angenommenen Weise wirken ist jedenfalls rein hypothetisch und nach dem heutigen Stande unserer Kenntnisse nicht zu erweisen.

Vorstellbar erscheint mir übrigens eine solche Wirkung nur auf die Piagefäße. für sehr viel schwieriger halte ich die Annahme von WINTERNITZ für die Gefäße der Basis.

Erinnern möchte ich ferner daran, daß die Japaner den Choc des heißen Bades durch vorheriges Begießen des Kopfes mit heißem Wasser zu mildern pflegen und auf diese Weise Hirnsymptome vermeiden.

Die von BÄLZ für diese Wirkung gegebene Erklärung, daß dadurch die Kopfgefäße von vornherein erschlafft und einer Anämie des Hirnes vorgebeugt werde, erscheint mir recht unwahrscheinlich.

Mit der WINTERNITZ'schen Auffassung gleichfalls nicht zu vereinen ist das praktisch erprobte Verfahren, bei den Schwitzprozeduren und heißen Bädern kalte Kompressen auf den Kopf anzuwenden. Ich glaube daher, daß man sich vorläufig mit der Konstatierung der günstigen Wirkungen derartiger Maßnahmen begnügen soll, und daß es noch nicht an der Zeit ist, darüber theoretische Vorstellungen zu entwickeln.

### Herzarbeit.

Es ist vorhin hervorgehoben, daß man aus den Werten des Blutdruckes allein für die Herzarbeit nicht viel erfährt, wohl aber ließe sich vermuten, daß man aus Blutdruck und Pulsfrequenz einen Rückschluß auf die Energie des Herzens machen könne.

Es würde dies auch der Fall sein, wenn das Schlagvolumen des Herzens ein konstantes wäre. Es ist aber durch die glänzenden Untersuchungen des LUDWIG'schen Institutes (TIGERSTEDT und JOHANNSEN, 1, ROY und ADAMI, 2) erwiesen, daß dem nicht so ist.

Es kann vielmehr als sichergestellt betrachtet werden, daß das gesunde Herz sechsfach stärkere Füllungen als die gewöhnlichen noch auszuwerfen imstande ist (STOLNIKOW).

Wir müßten also, wenn wir den Nutzeffekt der Herzarbeit kennen lernen wollen, nicht nur den Druck im arteriellen System und die Zahl der Kontraktionen, sondern auch die Größe des Schlagvolumen wissen.

1) *Tigerstedt u. Johannsen, Skandinav. Archiv f. Physiol. I p. 331.*
2) *Roy u. Adami, Philosophical Transactions Vol. 183 B, 1892 p. 264.*

Man könnte sich zwar vorstellen, daß, wenn der Blutdruck steigt, das Herz in der Weise seine Arbeit auf der gleichen Höhe erhielte, daß es entsprechend in der Zeiteinheit kleinere Blutmengen auswürfe, allein ein solches Verhalten würde nicht möglich sein, wenn der Kreislauf aufrecht erhalten werden soll. Es erfolgt vielmehr die An - passung des Herzens an eine vermehrte Aufgabe unter Er - höhung seiner Arbeitsleistung, vergl. v. Frey (1).

Es wird also für gewöhnlich das Schlagvolumen des Herzens dabei nicht kleiner oder wenigstens nicht in demselben Verhältnis kleiner, als die Widerstände wachsen.

Die Messung des Schlagvolumens ist bekanntlich von Stol-nikow (2) direkt, von Roy und Adami, Tigerstedt und Johannsen auf plethysmographischem Wege vorgenommen.

Auf eine andere und zwar sehr geistreiche Weise haben v. Basch und seine vorhin erwähnten Schüler Kauders, Hegglin und Gross-mann (3) sich darüber eine Vorstellung zu verschaffen gesucht. Sie maßen den Blutdruck und den Druck im linken Vorhof. Wenn der Zufluß zum linken Vorhof konstant bleibt, so muß ein größeres Schlagvolumen des linken Ventrikels zu einem Sinken des Druckes in demselben, ein kleineres zu einem Steigen desselben führen. Man erhält also so ein relatives Maß für das Schlagvolumen. Der schwache Punkt dieser Ueberlegung ist natürlich die Voraussetzung, daß der Druck im linken Vorhof nur durch das Schöpfen des linken Ventrikels beeinflußt wird, und nicht auch vom rechten Herzen aus.

Wie dem auch sei, man kann sicher das Sinken des Vorhofsdruckes als eine Cirkulationsverbesserung, als eine Verbesserung der Herzarbeit, das Steigen desselben als eine Verschlechterung ansehen.

Schon Kauders hatte gefunden, daß verschiedene Reizungen (z. B. Ischiadicus und Splanchnicus) sehr verschieden wirken.

Hegglin fand, daß jede Douche eine günstigere Herzarbeit bewirkte, also daß das Verhältnis arterieller Druck zu Vorhofsdruck ein größeres wird. Er fand ferner, daß die Größe dieses Ausschlages von der Individualität und dem Alter des Tieres abhängt, namentlich bei alten Tieren trat die günstige Wirkung weniger hervor, und kam es leichter zu sekundären Drucksteigerungen im Vorhofe, die Hegglin als Ermüdungserscheinungen auffaßte. Eine derartige Verkleinerung des Quotienten kam stets durch Steigerung des Druckes im Vorhof, nicht durch ein Sinken des arteriellen Druckes zustande.

Besonders wichtig ist die ausführliche letzte Arbeit von Gross-mann, der alle möglichen Reizungen anwandte und auf Grund aller vorliegenden Erfahrungen zu folgenden Schlüssen kommt.

„Unter dem Einfluß Haut oder Muskel treffender sensibler Reize wird im großen und ganzen die Herzarbeit begünstigt, allein schon ganz unscheinbare Veränderungen z. B. Aenderungen im Acceleranstonus, können das Resultat in das Gegenteil verkehren.

„Fassen wir alles das zusammen, dann begreift man ohne weiteres, wie leicht unter pathologischen Verhältnissen sensible Hautreize schädlich wirken können, wir verstehen ferner, daß selbst ein in seiner

---

1) *v. Frey, Deutsches Archiv f. klin. Med. Bd. 46.*
2) *Stolnikow, Du Bois' Archiv 1886 p. 1.*
3) *Vergl. auch Benno Lewy, Die Arbeit des gesunden und des kranken Herzens, Zeitschr. f. klin. Med. Bd. 31 p. 321 u. 520.*

Struktur nicht auffallend verändertes Herz so leicht die Reaktion der Insufficienz zeigt."

Um vieles komplizierter sind nach demselben Autor die Reflexe aus dem Innervationsgebiet der Brust- und Bauchorgane, durch welche pressorische und depressorische Wirkungen auf das vasomotorische Centrum und die Herzarbeit fördernde und schädigende Einflüsse im vielfachen Wechsel beobachtet werden.

Ich habe im Vorstehenden unsere physiologischen Kenntnisse über das Verhalten der Gefäße und des Herzens unter thermischen Reizen zusammenzustellen versucht.

Ziehen wir nun den Schluß.

*Wir wissen, dafs wir die Blutverteilung in den verschiedenen Organen beeinflussen können und haben auch einige, wenn auch nur sehr oberflächliche Kenntnisse, in welcher Weise dieser Wechsel der Blutverteilung eintritt.*

*Für die Beeinflussung der Thätigkeit des Herzens ist dagegen selbst schon beim gesunden Herzen unsere theoretisch begründete Kenntnis eine recht minimale und viel unsicherer als die Kenntnis von der Wirkung thermischer Reize auf die Blutverteilung.*

Im allgemeinen werden wir sagen können, daß bei gesunden Herzen und Gefäßen Kältereize einen größeren Widerstand bedingen und damit das Herz zu starker Arbeit anspornen.

Die sekundäre Hyperämie der Haut nach Kältereizen, die den anfänglich vermehrten Widerstand ausgleicht, wird also eine Verbesserung der Cirkulation zur Folge haben.

Wie aber auf kranke Herzen, auf veränderte Gefäße die hydrotherapeutischen Maßnahmen einwirken, das werden wir sicher vorläufig noch der klinischen Erfahrung und Beobachtung überlassen müssen.

Die empirische Therapie hat sich ja gerade in den letzten Jahren bei Erkrankungen des Cirkulationsapparates mit Vorliebe der Wasser- und Bäderbehandlung bedient, unser therapeutisches Können in dieser Beziehung ist zweifellos erheblich vermehrt worden, man hat auf klinischem Wege eine Reihe wichtiger Beobachtungen gemacht, so z. B. das Einrücken einer nach rechts verbreiterten Herzdämpfung unter der Behandlung mit kohlensauren Bädern. Aber man sollte endlich die Behauptung aufgeben, daß dieses rein empirische Handeln auch nur im Kleinsten physiologisch ausreichend begründet wäre.

So wertvoll unsere physiologischen Kenntnisse über die Wirkung der Hydrotherapie sein mögen, so notwendig und verdienstvoll ein Weiterarbeiten in dieser Richtung erscheint, es dürfen vorläufig theoretische Betrachtungen nicht den Anspruch erheben, für die Therapie leitend zu sein.

**3. Die Wirkung der hydrotherapeutischen Massnahmen auf den Wärmehaushalt, den Stoffwechsel und die Körpertemperatur.**

Viel besser als über die Wirkung der Hydrotherapie auf den Cirkulationsapparat sind wir, trotzdem eigentlich exakte Versuche mit einwandsfreier Methodik noch ein Desiderat sind, über die Beeinflussung des Wärmehaushaltes oder, was dasselbe sagen will, des Stoffwechsels orientiert. Es hat das den sehr einfachen Grund, daß wir durch die verdienstvollen Untersuchungen LIEBERMEISTER's, der VOIT'schen, PFLÜGER'schen Schule und in neuerer Zeit besonders durch die Forschungen RUBNER's in einem ganz anderen Maße über den Wärmehaushalt des homoiothermen Tieres unterrichtet sind als früher. RUBNER hat in den biologischen Gesetzen (1) seine heute fast allgemein anerkannten Anschauungen zusammengefaßt. Ich kann auf dieselben natürlich nicht im einzelnen eingehen, ich werde sie vielmehr nur in dem zum Verständnis unerläßlichen Umrissen skizzieren.

Zunächst ist festzustellen, daß die Wärmeproduktion, die man beim ruhenden Organismus, wenigstens dem gesamten Stoffwechsel, gleichsetzen kann, durchaus den Verbrennungswerten der Nahrungsstoffe entspricht. Es giebt keine andere Quelle für die tierische Wärme als die Dissimilation der Nahrungsstoffe bez. bei hungerndem Organismus des eigenen Körpermateriales.

Bekanntlich erhalten homoiotherme Organismen ihre Eigentemperatur zäh fest, der Grund dafür liegt darin, daß außerordentlich fein und sorgfältig arbeitende Vorrichtungen Bildung und Abgabe von Wärme genau einander anpassen. Produziert ein Körper mehr Wärme, als er zur Aufrechterhaltung des Gleichgewichtes nötig hat, so giebt er auch mehr Wärme ab, sei es, daß die Wärmebildung durch Muskelanstrengung oder z. B. durch sehr abundante Eiweißaufnahme erhöht ist. Es erweitern sich dann die Hautgefäße, die Oberfläche des Körpers wird wärmer, sie giebt mehr Wärme durch Leitung und Strahlung ab, und es wird ferner die Wasserverdunstung sowohl von der Lunge, wie von der Haut aus gesteigert. Welcher Weg der Wärmeabgabe vorwiegend beschritten wird, hängt von den Verhältnissen der Umgebung ab. Ein arbeitender Mann leistet z. B. 87 Proz. seiner Wärmeabgabe durch Wasserverdunstung. An einem gesunden Mann sah RUBNER (2) bei Schwankungen der Luftfeuchtigkeit von 3—88 Proz. die Wasserdampfausscheidung pro 70 kg und Stunde zwischen 62 und 17 g schwanken (3). Wird der Körper an der Abgabe der überschüssigen Wärme künstlich gehindert, so steigt, wie wir später ausführlich betrachten wollen, seine Temperatur unweigerlich.

Wird dagegen dem Körper mehr Wärme entzogen als gewöhnlich, so kann er in zweifacher Weise seine Temperatur verteidigen. Einmal schränkt er die Wärmeabgabe nach Möglichkeit dadurch ein, daß er die Haut durch Gefäßkontraktion möglichst blutleer macht und so Leitung, Strahlung und Wasserverdampfung herabsetzt. RUBNER hat dies als **physikalische Regulation** bezeichnet.

Zweitens aber kann der Körper seine Eigenwärme dadurch erhalten, daß er durch Steigerung der Zersetzungen die Wärmeproduktion erhöht. Ein Vorgang, den man **chemische Regulation** genannt hat. Diese Steigerung der Zersetzungen findet nach Ansicht der kompetentesten Beurteiler dieser Fragen (RUBNER, PFLÜGER, VOIT) in den Muskeln statt. Es können dabei sichtbare Kontraktionen auftreten,

---

1) *Rubner*, „Biologische Gesetze", Marburg 1887, und Sitzungsberichte der bayer. Akad. der Wissenschaften, math.-physikal. Klasse Bd. 15, 1885, p. 452.

2) *Derselbe*, Archiv f. Hygiene Bd. 11.

3) *Derselbe*, ebenda Bd. 19 p. 1.

nach LÖWY (1) werden dieselben sogar beim Menschen häufig beobachtet, sie scheinen aber auch fehlen zu können, wenigstens vermißte
sie RUBNER beim hungernden Hunde (biologische Gesetze). Es betreffen
diese Mehrzersetzungen, solange die Körpertemperatur nicht steigt
oder fällt, anscheinend nur stickstoffreies Material, also ebenso wie die
sonst durch Muskelarbeit gesteigerten Dissimilationen. Wenigstens
stimmen in dieser Frage die älteren Untersuchungen (2), mit Ausnahme der aus dem Jahre 1856 stammenden von LEHMANN, überein.

VOIT, welcher am Menschen experimentierte, fand zunächst
nach 6-stündigem Aufenthalt in kühler Luft von 4 ⁰ C keine über die
Grenzen der Beobachtungsfehler hinausgehenden Zunahme des Harnstickstoffes, wohl aber eine Zunahme der Wärmeproduktion um 40 Proz.
Er schließt p. 147: „Vielleicht bewirkt daher die Kälte, insofern der
Körper dabei keine Erniedrigung seiner Eigentemperatur erleidet, nur
einen höheren Umsatz von Fett oder von N-freien Stoffen. Bei Herabsetzung der Eigenwärme wird jedoch wahrscheinlich der Eiweißgehalt
zugleich mit dem Fettgehalt geringer, wie das Murmeltier im Winter-
schlaf zeigt, wobei es sich um eine Beeinträchtigung der Bedingungen
des Zerfalles in den abgekühlten Zellen handelt."

Es muß der erste VOIT'sche Satz, daß der Eiweißzerfall nicht ansteigt, solange die Körpertemperatur konstant bleibt, bisher noch als
giltig bezeichnet werden; bei sinkender Körpertemperatur, bei über-
wundener Regulation also, wird aber, wie wir erörtern werden, der
Stickstoff-Stoffwechsel verändert.

In welchem Maße die physikalische oder chemische Regulation
in Anspruch genommen wird, hängt nach RUBNER sowohl von den
absoluten Größen des Wärmeverlustes, als auch von dem Ernährungszustand ab. Ein abundant gefüttertes Individuum, mit sehr reichlicher Wärmeproduktion, wird größere Wärmeverluste rein physikalisch
ausgleichen können, ohne die Wärmeproduktion heraufsetzen zu müssen,
als ein hungernder oder unterernährter Organismus dies zu thun vermag. Das hat RUBNER durch Versuche an hungernden und gut ge-
fütterten Hunden auf das bestimmteste erwiesen (biologische Gesetze).

Es ist also das Einsetzen und der Betrag der chemischen Regulation ein nach dem Ernährungszustand und der Fütterung wechselnder Faktor. Ganz ausgeschaltet wird die chemische Regulation nur
bei Temperaturen, die sich nicht sehr weit von der Körpertemperatur
entfernen.

RUBNER hat diese Verhältnisse in den biologischen Gesetzen sehr
übersichtlich graphisch dargestellt. Es ergiebt sich aus seinen Kurven
und Zeichnungen, von denen ich eine anfüge (Fig. 9), sowohl der Unterschied im Verhalten hungernder und gefütterter Tiere als auch, daß bei
einer Lufttemperatur von etwa 30 ⁰ C die gesamte gebildete Wärmemenge
als unabhängig von der regulatorischen Produktion anzusehen ist.

1) Löwy, Pflüger's Archiv Bd. 46 p. 189.
2) Lehmann, Die Soolthermen zu Bad Oeynhausen und das gewöhnliche Wasser, Göttingen 1856, u. Virchow's Archiv f. pathol. Anat. u. Phys. Bd. 58; Liebermeister u.
Gildemeister, Ueber die Wärmeproduktion bei Anwendung kalter Bäder, Virchow's
Archiv Bd. 52; Liebermeister, Regulierung der Wärmebildung bei Tieren, Deutsche
Klinik 1859; vergl. auch Liebermeister, Deutsches Archiv f. klin. Med. Bd. 7, 8,
9, 10; Senator, Ueber Wärmebildung und Stoffwechsel, Du Bois' Archiv 1872—74,
u. Virchow's Archiv Bd. 45, 50, 58; Voit, Ueber die Wirkungen der Temperatur
der umgebenden Luft, Zeitschr. f. Biol. Bd. 14.

Diese RUBNER'schen Feststellungen sind sämtlich in über lange Zeit ausgedehnten Versuchen mit dem RUBNER'schen Kalorimeter und VOIT'schen Respirations-

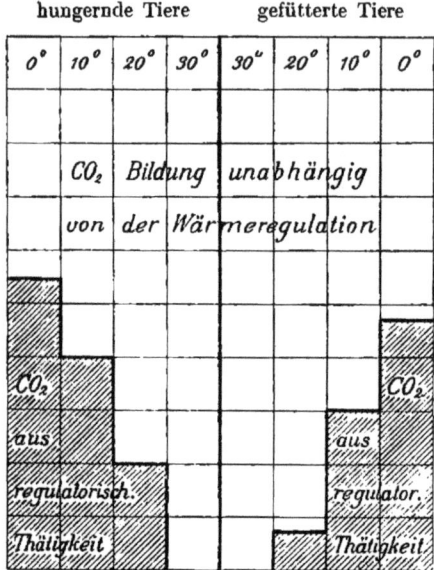

Fig. 9. Quellen der Wärmebildung in Prozenten bei verschiedener Temperatur, gemessen an der Kohlensäureausscheidung.

apparat gewonnen und bedeuten also, daß sich die Wärmeproduktion in der geschilderten Weise verhält, wenn die Versuchstiere längere Zeit hindurch den verschiedenen Temperaturen ausgesetzt sind. Mit ihnen stimmen sämtliche ältere Untersuchungen, die sich über längere Zeiträume erstrecken, überein (1). Sie sind wissenschaftlich absolut gesichert und einwandsfrei. Es ist aber nicht gesagt, daß diese Resultate für kurze Wärmeentziehung Giltigkeit haben, und außerdem fraglich, ob sie sich auf den Menschen übertragen lassen, der gewohnheitsmäßig durch die Bekleidung die Temperatur an seiner Oberfläche auf etwa 33° hält.

Man könnte sich vorstellen, daß die chemische Regulation beim Menschen deswegen weniger geübt wäre, und in der That sprechen auch einige gute Untersuchungen dafür, daß beim Menschen die physikalische Regulation eine weit größere Rolle, als beim Tier spielt.

SPECK ist sogar zu dem Satze gekommen, den auch GLAX noch in seinem Lehrbuch der Balneotherapie als giltig anerkennt: „daß die Regulierung der Körperwärme allein durch die Aenderung in der Wärmeabgabe bewerkstelligt wird, und daß die veränderte Wärmeproduktion dazu in gar keiner Beziehung steht."

Begründet wurde eine solche Ansicht von SPECK (2) durch eine Reihe sehr sorgfältiger Respirationsversuche, die aber nicht längere Perioden, sondern nur kurze Stichproben des respiratorischen Gaswechsels untersuchten. SPECK fand, daß bei Kälteeinwirkungen Mehrzersetzungen nicht eintreten, wenn dieselben keine sicht- und fühlbare Muskelthätigkeit zur Folge hatten. Dasselbe bestätigte LÖWY (3), der auf Grund

1) *Colosanti, Ueber den Einfluss der umgebenden Luft auf den Stoffwechsel, Pflüger's Archiv Bd. 14, 1876; Herzog **Karl Theodor**, Ueber den Einfluss der umgebenden Luft auf die Kohlensäureausscheidung bei der Katze, Zeitschr. f. Biol. Bd. 14, 1878; **Finkler**, Zur Anpassung der Wärmeproduktion an den Wärmeverlust, Pflüger's Archiv Bd. 15, 1877; Voit, Ueber die Wirkung der umgebenden Luft auf die Zersetzung im Organismus der Warmblüter, Zeitschr. f. Biol. Bd. 14 (Versuche auch an Menschen).*

2) *Speck, Physiologie der Atmung, 1892, p. 173.*

3) *Löwy, Ueber den Einfluss der Abkühlung auf den Gaswechsel des Menschen, Pflüger's Arch., Bd. 46 p. 189.*

von Untersuchungen gleichfalls kurzer Zeitperioden mit dem GEPPERT-ZUNTZ'schen Apparat zu folgenden Schlüssen kam: „Das thatsächlich Sichergestellte der Regulierung der Körperwärme beim Menschen würde darin bestehen, daß auf den Kältereiz als erstes eine Kontraktion der Haut und ihrer Gefäße eintritt, die durch Beschränkung der Wärmeabgabe eine nur bei geringer Wärmeentziehung vollkommene, bei stärkerer nur unvollkommene Kompensation bewirkt. Aenderungen der Produktion können sich hinzugesellen, sie beruhen auf tonischen oder klonischen Muskelkontraktionen, d. h. Muskelspannungen oder Zitterbewegungen, die unwillkürlich oder selbst gegen den Willen, wie bei anderen Reizen, so auch bei starker Kälteeinwirkung auftreten. Ihre Wichtigkeit als wärmeregulierendes Mittel ist beim Menschen weit hinter der Haut zurückstehend, Sinken der Körpertemperatur vermögen sie nicht hintanzuhalten."

Es lassen allerdings diese nur Stichproben der Respiration untersuchenden Methoden einige Einwände zu, auf die einzugehen hier zu weit führen würde. Jedenfalls kann als sichergestellt gelten, daß, wenn bemerkbare Muskelkontraktionen fehlen, beim Menschen, im Gegensatz zu den oben erwähnten Beobachtungen RUBNER's beim Hund, sich Mehrzersetzungen mit den kurze Zeiträume berücksichtigenden Methoden nicht feststellen lassen. Beim Menschen sind nun aber derartige Muskelkontraktionen in der Mehrzahl der Fälle zu beobachten. WINTERNITZ und POSPISCHIL (1), welche speciell bei hydriatischen Maßnahmen den Stoffwechsel mit dem GEPPERT-ZUNTZ'schen Apparat untersuchten, kommen z. B. zu folgendem Schlusse: „Auch unsere Untersuchungen haben zu der Erkenntnis geführt, die von SPECK und LÖWY in den Vordergrund gestellt wurde, daß kein Faktor einen so mächtigen Einfluß auf die Veränderungen des respiratorischen Gaswechsels übt, wie die willkürliche oder unwillkürliche Muskelaktion. Die Veränderungen, die wir unter thermischen, namentlich Kälteapplikationen mit möglichstem Ausschluß aller willkürlichen Muskelaktion eintreten sehen, dürften wohl auch zurückzuführen sein auf den von den sensiblen Hautnerven bewirkten oder durch das abgekühlte Blut hervorgerufenen gesteigerten Tonus in glatten und quergestreiften Muskeln."

WINTERNITZ hat den Stoffwechsel während der Badeprozeduren selbst untersucht und durch eine Reihe mühsamer Vorversuche den Einfluß der Körperstellung und der unumgänglichen Körperbewegungen nach Möglichkeit ausgeschieden *).

Es scheinen derartige kurze Untersuchungen durch die gleich zu besprechenden Nachwirkungen der Bäder erschwert zu werden. Man sieht aber jedenfalls, daß auch von LÖWY und WINTERNITZ das Vor-

---

*) In einer Versuchsreihe, die KREHL zur Zeit der Abfassung dieses Buches unternahm, deren Resultate er mir mit anzuführen erlaubt hat, wurden gesunde Leute vor und 1 Stunde nach dem langsam abgekühlten ZIEMSSEN'schen Vollbade untersucht. Es war bei jedem Kranken mehrere Tage hintereinander zweimal vormittags und nachmittags eine Bestimmung gemacht worden; dann wurde der Nachmittagsbestimmung das kühle Vollbad vorhergeschickt. Es ließ sich dabei weder eine Aenderung des Sauerstoffverbrauchs noch der Abgabe der Kohlensäure feststellen. Der respiratorische Quotient blieb in der Vor- und der Badeperiode der gleiche.

1) Winternitz und Pospischil, Neue Untersuchungen über den respiratorischen Gaswechsel nach thermischen und mechanischen Einflüssen, Blätter f. klin. Hydrotherap., 1898 No. 1—5.

handensein einer chemischen Regulation beim Menschen nicht in Abrede gestellt wird, nur die Wichtigkeit derselben ist strittig. Bei stärkeren Wärmeentziehungen, wie sie z. B. ein kühles Bad darstellt, tritt sie wohl immer ein. Dies haben bereits LIEBERMEISTER's berühmte Untersuchungen ergeben (1), der durch direkte Kalorimetrie seine Bestimmungen ausgeführt und das Bad selbst zum Kalorimeter eingerichtet hatte. Er stellte zunächst fest, daß im kalten Bade der Wärmeverlust erheblich gesteigert ist: „Wenn wir bei einem gesunden und nicht ungewöhnlich fettreichen Menschen den Wärmeverlust betrachten, der bei einem Bade von etwa 15—25 Minuten stattfindet, so ergiebt sich, daß im Bade von 40° C der Wärmeverlust ungefähr dem normalen mittleren Wärmeverlust entspricht, im Bade von 30° C beträgt er schon das Doppelte, im Bade von 25° C mehr als das Dreifache, im Bade von 20° C mehr als das Fünffache des normalen mittleren Wärmeverlustes."

LIEBERMEISTER hat dann ferner gezeigt, daß Wärmeverlust durch eine Steigerung der Wärmeproduktion ausgeglichen werden müsse, und dies sowohl durch direkte als indirekte Kalorimetrie erwiesen (vergl. die Arbeiten in den ersten Bänden des Archivs für klinische Medizin).

Die Untersuchungen LIEBERMEISTER's haben bekanntlich mancherlei Widerspruch erfahren (2). Ich will aber absichtlich auf die einzelnen Arbeiten (JÜRGENSEN, SENATOR, SPECK, WINTERNITZ) nicht näher eingehen; denn mögen auch die älteren kalorimetrischen Methoden einige berechtigte Einwände erlauben, sie genügen, selbst nach RUBNER's strengen Anforderungen, um eine für die Beurteilung der Badewirkung ausreichende Uebersicht zu gewinnen. RUBNER hat aus diesen älteren Messungen folgende Tabelle für eine Stunde berechnet, die ich seiner Physiologie der Nahrung und Ernährung entnehme (3).

| Temperatur des Bades | Wärmeproduktion in Kalorien | Wärmeproduktion + 18 Kalorien für die Wärmeabgabe durch Atmung | Wärmeproduktion nach Abzug von 91 Kalorien, welche ein Mann von 60 kg normal produziert | Absoluter Wert der Abkühlung im Bade | Mehrzersetzung im Bad in g Fett | Nachwirkung des Bades in g Fett | Summe der Wirkung und Nachwirkung in g Fett |
|---|---|---|---|---|---|---|---|
| 15 | 480 | 498 | 407 | 81 | 43 | 9 | 52 |
| 20 | 370 | 388 | 297 | 57 | 31 | 6 | 37 |
| 25 | 240 | 258 | 167 | 34 | 18 | 4 | 22 |
| 30 | 150 | 168 | 77 | 12 | 8 | 1 | 9 |
| 35 | 80 | 98 | 7 | 0 | 0,7 | 0 | 0,7 |

Für ein Bad von einer halben oder Viertelstunde sind die Werte für die Erhöhung der Wärmeproduktion zu halbieren u. s. w. Der Abkühlungswert bleibt, wenn die Bäder nicht kürzer als ¼ Stunde dauern, derselbe.

Wir sehen in dieser Tabelle eine Rubrik „Nachwirkung der Bäder" und müssen zu deren Verständnis auf LIEBERMEISTER's Auseinandersetzungen zurückgreifen, wenigstens einige Leitsätze aus der ersten

1) Liebermeister, Pathologie und Therapie des Fiebers.
2) Jürgensen, Deutsches Archiv Bd. 4, 1868, p. 323; Senator, Virchow's Archiv Bd. 45, 50, 53; Winternitz, Virchow's Archiv Bd. 56; Wiener med. Jahrbücher 1871 u. 1875; Speck, Physiologie des menschl. Atmens p. 177.
3) Leyden's Handbuch der Ernährungstherapie Bd. 1 p. 63.

großen Arbeit LIEBERMEISTER's citieren. LIEBERMEISTER (1) faud, „daß bei Einwirkung kalten Wassers auf die Körperoberfläche eines gesunden und unter sonst normalen Verhältnissen sich befindenden Menschen während mäßiger Dauer dieser Einwirkung sich die Körpertemperatur niemals erniedrigt, in vielen Fällen sich sogar meist etwas erhöht".

Nach Ablauf einer solchen Wärmeentziehung von nicht zu excessiver Intensität und Dauer folgt ein Zeitraum, in dem die Körpertemperatur etwas niedriger ist als vor dem Bade. Diesen Zeitraum hat JÜRGENSEN den der primären Nachwirkung genannt. Es ist die Abkühlung in erster Linie durch das Versagen der physikalischen Regulation bewirkt, da die Kontrakion der Gefäße sich dann löst und der Erweiterung Platz macht, ferner kommt vielleicht eine Abkühlung auch dadurch zustande, daß bei Verdunstung des auf der Haut zurückbleibenden oder in die oberflächlichsten Epidermisspalten iubibierten Wassers (LEICHTENSTERN (2) Wärme gebunden wird. In diesem Stadium soll nach LIEBERMEISTER auch die Wärmeproduktion eingeschränkt sein.

LIEBERMEISTER's Auffassung in dieser Richtung teilen auch WINTERNITZ und SPECK. SPECK schreibt:

„In dieser Periode, zu der Zeit etwa, wo die durch das Bad hervorgebrachte mäßige Herabsetzung der Körpertemperatur ihrem Maximum näher kommt, machen die unerheblichen Muskelzusammenziehungen einer geringen Muskelerschlaffung und mit ihr einer sehr wenig merklichen Herabsetzung der Oxydationsvorgänge Platz" (p. 171). WINTERNITZ, l. c.: „Auch erklärt sich so viel naturgemäßer die nach Kälteeinwirkung von uns gefundene Verminderung des respiratorischen Gaswechsels durch den nach dem mächtigen Kontraktionsreiz eintretenden Erschlaffungs- oder Ermüdungszustand der gesamten vegetativen und animalen Muskulatur."

Das Sinken der Körpertemperatur (also die primäre Nachwirkung) hat nun seinerseits die Nachwirkung des Bades (s. Tabelle) auf den Stoffwechsel zur Folge, indem nach dem Bade über die Norm an Wärme produziert wird, es verstärkt also die Badewirkung (RUBNER). Es tritt dabei gewöhnlich sogar, namentlich nach stärkeren Wärmeentziehungen, eine leichte Steigerung der Körpertemperatur auf (sekundäre entfernte Nachwirkung JÜRGENSEN's). Es ist verständlich, daß diese Nachwirkungen der Bäder um so intensiver erscheinen, je excessiver man Dauer und Temperatur des Bades gestaltet.

Die Dauer dieser Perioden erniedrigter oder erhöhter Körpertemperatur nach dem Baden wechselt, und zwar augenscheinlich mit dem mehr oder weniger sufficienten Einsetzen der chemischen Regulation bezw. Versagen der physikalischen Regulation, sie kann aber immerhin Stunden, in manchen Fällen sogar viele Stunden (10 bis 19 Stunden nach JÜRGENSEN) betragen. Andererseits kann sie auch gänzlich vermißt werden.

So ist in JÜRGENSEN's Versuch 9 „die Nachwirkung so gewaltig angeschwollen, daß überhaupt keine Herabsetzung der Körperwärme in und nach dem 25 Minuten dauernden Bade von 9° C zustande kam". Dieser Umstand erklärt auch scheinbar paradoxe Ergebnisse, z. B. JÜRGENSEN's Befund, daß derselbe Mann bei demselben Bade, wie eben angeführt, obwohl die Bäder nur 4 Tage auseinanderlagen, bis auf 34,9° abgekühlt wurde.

---

1) *Liebermeister, Müller's Archiv 1860 p. 520.*
2) *Leichtenstern, Balneotherapie in Ziemssen's Handbuch der allgem. Therapie.*

Im allgemeinen läßt sich zusammenfassend sagen, daß bei den Maßnahmen, die hydrotherapeutisch in Betracht kommen, die physikalische und chemische Regulation sich unter normalen Verhältnissen als ausreichend zur Erhaltung der Körperwärme erweisen, und daß nur ganz geringfügige Schwankungen als Nachwirkung der Bäder sich finden. Ferner mag nochmals betont werden, daß unter solchen Bedingungen, soweit wir heute wissen, nur stickstofffreies Material zur Erhöhung der Wärmeproduktion verwendet wird. Der Eiweißzerfall wird also nicht gesteigert. Ueber die quantitativen Verhältnisse geben die Rubner'schen Tabellen wenigstens einen Anhalt *).

Freilich hat auch das Regulationsvermögen des Organismus eine Grenze, wenn in Bezug auf Dauer und auf Temperatur excessive Wärmeentziehungen auf den Körper wirken. Die Körpertemperatur sinkt dann. So hat z. B. Jürgensen bereits eine sinkende Körpertemperatur im Bade gesehen, und zwar sank dieselbe bei kleineren und mageren bedeutender als bei größeren und fettreichen Individuen.

Es betrug beispielsweise die Verringerung der Rectaltemperatur nach einem Bade von 25 Minuten 9—10 ° C bei einer kleineren Versuchsperson 1,1 °, bei einer größeren 0,4 °.

Sehr schön läßt sich das Verhalten der Regulation übrigens bei der modernen Frigotherapie (1) in den Kältethürmen Pictet's be-

---

*) In neuerer Zeit hat Strasser (2) versucht, den Stickstoffumsatz, und zwar sowohl den gesamten, als seine einzelnen Komponenten während einer zu einer hydropathischen Kur zusammengesetzten Reihe einzelner Prozeduren zu verfolgen. Außerdem hat derselbe Autor die Ausscheidung der Phosphorsäure, der Schwefelsäure und des Chlornatrium bestimmt.

Strasser hat im ganzen 3 Fälle untersucht und die Ergebnisse in zwei verschiedenen Arbeiten beschrieben. Die erste derselben ist methodisch als unzulänglich zu bezeichnen. Die zweite hat im wesentlichen, wie kaum anders zu erwarten, zu negativen Ergebnissen geführt. Strasser meint zunächst gefunden zu haben, daß die Resorption von stickstoffhaltigen Substanzen unter einer Wasserkur besser vor sich ginge als in den Vor- und Nachperioden. Die ersten beiden Fälle lassen erhebliche Einwände in Bezug auf die Erreichung des Stickstoffgleichgewichtes zu. Der dritte Fall ergab eine durchschnittliche Steigerung des Stickstoffgehaltes des Harnes um 1,5 g und eine Herabsetzung des Stickstoffkotes um 0,9 g gegen die Vorperiode, würde also in der That eine etwas bessere Resorption annehmen lassen. Abgesehen davon aber, daß bei den Kotbestimmungen in nur dreitägigen Perioden leicht solche Differenzen vorkommen können, habe ich mich in verschiedenen mit fünftägigen Vor-, Bade- und Nachperioden angestellten Stoffwechselbestimmungen nicht von der Richtigkeit der Strasser'schen Annahme überzeugen können.

Die Bestimmungen der Harnsäure ließen in Strasser's Versuchen ein Ansteigen um einige Hundertstel Gramm erkennen. Die mit der Krüger-Wulf'schen Methode vorgenommenen Bestimmungen der Alloxurkörper und die von Strasser daraus gezogenen Folgerungen können bei der inzwischen definitiv erkannten Unzuverlässigkeit der Methode übergangen werden.

Man wird also auch aus diesen Untersuchungen für eine Beeinflussung des Stoffwechsels nicht gerade etwas Positives erschließen können.

Es würde zu weit führen, die gleichfalls irgendwelche verwertbare Schlüsse nicht erlaubenden Bestimmungen der Phosphorsäure, Schwefelsäure und des Kochsalzes, des Ammoniaks, Harnstoffes, der Extraktivstoffe ausführlich zu besprechen. Selbst Strasser kommt trotz ausgedehnter theoretischer Erörterungen schließlich doch nur zu dem nichtssagenden Schluß: „Es scheint nun erwiesen, daß die hydriatische Therapie den Stoffwechsel quantitativ und qualitativ in eminenter Weise beeinflußt, und zwar im Sinne einer Steigerung der normalen Thätigkeit des lebendigen Organismus, die sich bei genügender Ernährung niemals über die Grenzen der Norm erstreckt."

1) *Chossat u. Condès, Journal de méd. de Paris 1897, von Kraus in den Blättern f. klin. Hydrotherapie referiert.*

2) *Alois Strasser, Verhalten des Stoffwechsels bei hydriatischer Therapie, Wiener Klinik 1895, und Festschrift für Winternitz 1897.*

obachten. Es kamen dabei Temperaturen von —70 bis —110⁰ C in Anwendung. In den ersten 20 Minuten steigt trotzdem die Temperatur der Versuchspersonen um 0,2—0,5⁰ C, sie fällt dann bei fortgesetztem Bade rapid. Nach 2 Stunden starben die Versuchstiere bei einer Körpertemperatur von 22⁰ C. Der Haupterfolg eines nicht länger als 20 Minuten fortgesetzten Kältebades war beim Menschen ein lebhaftes Hungergefühl.

Bei sinkender Körpertemperatur werden nun nach dem übereinstimmenden Urteil der PFLÜGER'schen und VOIT'schen Schule die Zersetzungen geringer. Die Warmblüter verhalten sich dann wie Kaltblüter (VOIT). Diese Thatsache hat übrigens zuerst SANDER EZN, ein LUDWIG'scher Schüler, festgestellt (1).

Es ist aber nach neueren Arbeiten wahrscheinlich geworden, daß dann nicht nur stickstofffreies Material zur regulatorischen Wärmeproduktion zersetzt wird, sondern daß der Eiweißzerfall über die Norm gesteigert ist. Es scheint dies wenigstens für den Menschen durch eine Arbeit FORMÁNEK's (2) für die Stickstoff- und Harnsäureausscheidungen erwiesen.

FORMÁNEK verabreichte Wannenbäder von 15⁰ C und 30 Minuten. Die Temperatur des Versuchsindividuums (gesunder Student) sank ¹/₄ Stunde nach dem Bade auf 32—33⁰ C. Der Stickstoffumsatz wurde, wenn nur ein Bad verabreicht war, nicht verändert, wohl aber stieg derselbe um 2 g im Mittel, wenn mehrere Tage hintereinander gebadet wurde. Die Harnsäureausscheidungen stiegen gleichsinnig, aber nur unbedeutend. Die Versuchsperson war nicht im Stickstoffgleichgewicht, sondern setzte in der Vorperiode etwa 1 g N täglich an. In der Badeperiode ging die Ausscheidung über die Aufnahme hinaus. Eine weit bedeutendere Steigerung des Eiweißgehaltes fanden R. LÉPINE und FLOWARD (3) beim hungernden Hunde, der allerdings, da er am 10.—12. und am 16. Hungertage abgekühlt wurde (Bad von 4⁰ C und 15 Minuten Dauer), wohl den größeren Teil seines Mehrverbrauches mit Eiweiß decken mußte. Zudem war der Urin nach dem Abkühlen stark eiweißhaltig. Das zeigt also die Gewaltsamkeit der Einwirkung.

Mit diesen beiden Arbeiten möchte ich auch die Untersuchung von DOMMER in Vergleich stellen (4). DOMMER fand beim Hund nach kalten Bädern von 8—10⁰ R und ¹/₂ Minute Dauer eine Steigerung des Harnstickstoffes um 3 g, trotzdem nach DOMMER's Meinung keine Temperaturherabsetzung erzielt wurde. Der Hund wurde unmittelbar vor und unmittelbar nach dem Bade gemessen. Bei genauer Durchsicht der Tabellen findet man schon hier Temperaturdifferenzen bis zu 0,8⁰. Später ist nicht gemessen worden, so daß recht wohl noch ein Temperaturabfall eingetreten sein kann. Ferner ist nicht angegeben, ob der Hund nach den Bädern etwa Albuminurie bekommen hat, wie das bei Hunden sehr leicht vorkommt. Schließlich ist der Hund mit sehr großen Eiweißmengen gefüttert worden (33 g N pro Tag).

Ich kann deswegen, trotzdem die DOMMER'sche Arbeit methodisch sonst einwandsfrei ist, ihr eine Beweiskraft gegen die oben entwickelte

1) Sander-Ezn, Der respiratorische Gasaustausch bei grofsen Temperaturveränderungen, Bericht der Köngl. Sächs. Gesellsch. f. Wissensch., math.-physikal. Klasse, 1877.
2) Formánek, Zeitschr. f. physiol. Chemie Bd. 19, 1894, p. 271 u. ff.
3) Lépine u. Floward, Gazette médicale de Paris 1880 p. 162.
4) Dommer, Ueber den Einflufs verschiedener Bäder auf den Eiweifszerfall, Zeitschr. f. klin. Med. Bd. 11 p. 510.

VOIT'sche Anschauung, daß der Eiweißzerfall bei gleichbleibender Körpertemperatur durch Wärmeentziehung nicht verändert wird, kaum zuerkennen; dagegen stimmt sie mit FORMÁNEK's und LÉPINE's Feststellungen überein.

Man wird also sagen müssen, daß gewaltsame Badeprozeduren, die zu einer Temperaturerniedrigung führen, beim normalen Menschen den Eiweißzerfall steigern können.

Praktisch kommen übrigens derartige forcierte Abkühlungen kaum je in Betracht.

Es stehen diese Feststellungen des gesteigerten Eiweißzerfalles bei heruntergedrückter Körpertemperatur natürlich durchaus nicht in Widerspruch mit der VOIT'schen und PFLÜGER'schen Anschauung, daß bei sinkender Körpertemperatur die Zersetzungen geringer werden. Denn einmal sagen sie ja nichts über den Gesamtstoffwechsel, sondern nur über den des Eiweißes aus, und dann handelt es sich bei diesen Versuchen ja keineswegs um die Periode des Heruntersinkens der Temperatur allein, sondern auch um die der Nachwirkungen, der Reaktion auf den Eingriff.

Es sind die Gesetze der Wiedererwärmung nach so starker Abkühlung kürzlich von LEFÈVRE studiert (1).

LEFÈVRE's Untersuchungen sind mittelst thermoelektrischer Nadeln ausgeführt und prüften den Gang der Temperatur nach stärkeren Abkühlungen in den verschiedenen Schichten des Körpers. Es stellte

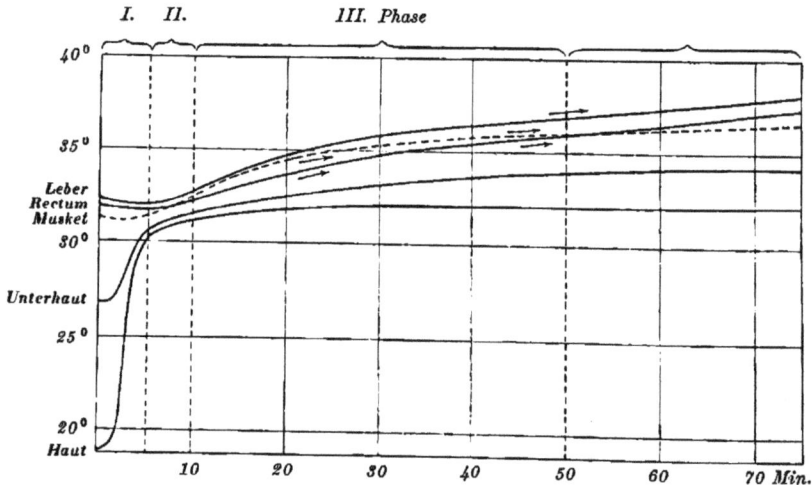

Fig. 10. Reaktion beim Hund nach einem Bade von 25 Minuten Dauer und von einer Temperatur zwischen 6,8° und 10,5°.

sich heraus, daß die Wiedererwärmung der Peripherie in erster Linie von der Wärmeproduktion der Muskeln abhängig ist. Ist die Peripherie wieder erwärmt, so verwendet der Muskel die von ihm produzierte

1) *Lefèvre*, Topographie thermique après le bain, Recherches sur la marche et les lois du rechauffement chez les homoeothermes, Archives de Phys. 1898 p. 495.

Wärme zur Steigerung seiner Eigentemperatur, die dann selbst die des Rectums übertrifft. Die Wärmeproduktion der Leber läuft im allgemeinen der der Muskeln parallel, nur ist dieselbe noch etwas länger gesteigert und hebt die Rectumwärme zum Schluß der Wiedererwärmung über die der Muskeln hinaus, so daß das thermische Gleichgewicht hergestellt ist.

Der zeitliche Verlauf dieser Vorgänge wird durch die beigefügte Kurve (Fig. 10) gut illustriert.

Es ist gegen diese Arbeit nur der Einwand möglich, daß unserer Erfahrung nach die thermoelektrische Untersuchung au Tieren, selbst an Hunden ganz außerordentlich schwierig ist. Ich vermisse in der Arbeit LEFÈVRE's die Darstellung dieser Schwierigkeiten und die Vorsichtsmaßregeln zu ihrer Beseitigung. LEFÈVRE sagt nur: „il est inutile d' insister sur une technique déjà décrite dans ces Archives."

Vorausgesetzt, daß die Arbeit LEFÈVRE's methodisch einwandsfrei ist, würde ich die Resultate für bemerkenswert halten und in ihnen eine gute Ergänzung der RUBNER'schen Lehren von der chemischen Regulation sehen.

Schließlich ist noch eine Thatsache in Bezug auf die chemische Wärmeregulation hervorzuheben, die RUBNER auf das klarste erwiesen hat, und die für die Hydrotherapie praktisch wichtig ist (1). Die Wärmeabgabe ist nämlich nicht eine Funktion des Körpergewichtes, sondern der Körperoberfläche und zwar für die verschiedenen Tierspecies, wie die glänzenden RUBNER'schen Untersuchungen erwiesen haben, ein Konstante, z. B. für den erwachsenen Menschen bei Hunger und Ruhe für 24 Stunden und 1 qm Oberfläche 1134 Kalorien.

Die Oberfläche verschieden großer Menschen läßt sich annähernd aus der MEEH'schen Formel berechnen. Wenn $k$ eine Konstante beim Menschen = 12,3 und $a$ das Körpergewicht in g ist, so ist die Oberfläche = $k \sqrt[3]{a^2}$. Noch etwas genauer scheint die neue Formel von MIURA und STÖLTZNER zu sein (2). Natürlich haben solche Berechnungen nur Sinn bei Individuen gleicher Ernährung und Temperatur, die sich unter gleichen äußeren Bedingungen finden (RUBNER).

Es scheint die oben erwähnte Konstante nach RUBNER annähernd auch für den wachsenden Organismus zu gelten. RUBNER berechnet z. B.:

| | Kalor. p. Tag u. kg | Kalor. p. qm Oberfl. |
|---|---|---|
| Für 1 Kind von 1 Monat | 91 | 1221 |
| „ „ „ „ 2½ Jahr | 81 | 1231 |
| „ „ „ „ 10 „ | 60 | 1389 |
| Erwachsner mittlerer Arbeit | 42 | 1390 |

Man entzieht also mit der gleichen Applikation dem Körper um so mehr Wärme, je kleiner er ist, und kann Kinder und Erwachsene deshalb nicht vom gleichen Gesichtspunkte behandeln.

---

Wir haben bisher nur die Wärmeentziehung betrachtet. Wie verhält sich der Wärmehaushalt denn nun bei Wärmezuführung oder verhinderter Abgabe?

Es ist oben schon erwähnt, daß solche Wärmezufuhr oder -stauung mit absoluter Sicherheit die Körpertemperatur steigert. Es beweist

1) *Zeitschrift für Biologie, Bd. 19 p. 585.*
2) *Zeitschrift für Biologie, 1890, N. F. Bd. 18 p. 314.*

diese Thatsache ohne weiteres, daß eine chemische Regulation gegenüber der Wärmezufuhr nicht existiert. Eine solche ist auch undenkbar, da der Körper ein gewisses Maß von Zersetzungen, also auch von Wärme zur Aufrechterhaltung des Lebens liefern muß. Wie die vorhin angeführte Tabelle Rubner's für das Tier erweist, ist bei etwa 30° Außentemperatur die gebildete Wärme von der chemischen Regulation unabhängig und kann nicht mehr eingeschränkt werden.

Es ist also zugeführter Wärme gegenüber nur die früher besprochene physikalische Regulation möglich (namentlich vermehrte Abgabe durch Wasserverdampfung).

Die physikalische Regulation hat aber selbstverständlich ihre Grenzen, sind diese überschritten, so muß mit Notwendigkeit die Körpertemperatur steigen.

Es liegen über dieses Steigen der Körpertemperatur nach Heißapplikationen eine große Menge Litteraturangaben vor, von denen ich nur beispielsweise Liebermeister citiere. Derselbe sah in einem Bade von Achselhöhlentemperatur in 55 Minuten ein Ansteigen der Temperatur von 37,5 auf 38,3, in 90 Minuten ein Ansteigen von 37,3 auf 39,7.

In neuerer Zeit hat Wick (1) diese Frage noch einmal sorgfältig an sich selbst untersucht. Er stellte fest, daß bei warmen Bädern (etwa bis 38° C) sich die Temperatur des Organismus über die Wasserwärme erhebt, bei heißen Wasserbädern dagegen von 40° und ¹/₂-stündlicher Dauer hinter der Wassertemperatur zurückbleibt.

Wick hält für dieses Zurückbleiben die physikalische Regulation durch Schweißverdunstung des nicht eingetauchten Kopfes und durch die Atmung nicht für genügend, er postuliert vielmehr auf Grund der Herz'schen Vorstellung von der Wärmeproduktion bei Protoplasmaquellung, daß bei der Sekretion des Schweißes unter Wasser reichlich Wärme dem Körper entzogen würde. Er berechnet sogar den Kalorienwert für 1 g unter Wasser secernierten Schweißes. Ich kann mich dieser Ansicht um so weniger anschließen, als ich die Herz'schen Anschauungen nicht für richtig halte (vergl. darüber Krehl und Matthes: „Wie kommt die Temperatursteigerung im Fieber zustande"?) (2), und außerdem Wick die von der Kopfhaut und durch Atmung abgegebenen Kalorien nur geschätzt und nicht gemessen hat.

Es ist übrigens eine bekannte Thatsache, daß bei Badeformen, welche die Wasserverdunstung stark einschränken, wie das heiße Bad, eher die Temperatur steigt als bei solchen, bei denen der Körper sich durch ausgiebige Wasserverdunstung vor Ueberwärmung schützen kann. Im römisch-irischen Bade, im Sandbade werden erheblich höhere Temperaturen längere Zeit ertragen als bei den erstgenannten Badeformen. Messungen liegen in dieser Beziehung z. B. von Frey und Heiligenthal (3) vor.

Kurzdauernde Anwendung höherer Temperaturen, wie sie in der Hydrotherapie als Vorbereitung für kalte Prozeduren öfter in An-

1) *Wick, Ueber die physiologischen Wirkungen verschieden warmer Bäder und über das Verhalten der Eigenwärme, in den allgemeinen Beiträgen zur klinischen Medizin und Chirurgie, Wien 1894, Heft 6.*
2) *Krehl und Matthes, Archiv für experiment. Path. und Therap., Bd. 38 p. 284.*
3) *Frey und Heiligenthal, Die Wirkung der Luft- und Dampfbäder in Baden-Baden, 1881.*

wendung kommen, steigern die Körpertemperatur nicht oder nur unbedeutend, da eine Zeit lang natürlich die physikalische Regulation sufficient ist.

Ueber eine Nachwirkung Wärme zuführender oder stauender Prozeduren im Sinne der primären oder sekundären Nachwirkung der kalten Bäder ist wenig bekannt.

Die einzigen Angaben, die ich in der Litteratur gefunden habe, sind die von JÜRGENSEN, daß nach dem Verlassen des Dampfbades die Körpertemperatur noch kurze Zeit steigen kann, sowie die gleichlautende von BÄLZ nach den in Japan üblichen heißen Bädern. BÄLZ (1) giebt ferner an, daß er ein nachträgliches Sinken der Körpertemperatur unter die Norm als eine Art Kompensation nicht beobachtet hätte. Endlich macht SPECK die kurze Bemerkung, daß nach warmen Bädern von 38° C die Temperatur immer noch etwas gestiegen sei. „Die durchwärmte Haut muß also eine Zeit nach dem Bade noch so wirken, wie das warme Bad selbst."

Genauere Messungen liegen allein von WICK vor. Der Abfall der durch die Badeprozedur erreichten Temperatursteigerung zur Norm gestaltet sich nach demselben immer so, daß 2 Stunden nach dem Bade die normale Eigenwärme wieder erreicht ist. Ließ sich WICK, wie nach solchen warmen Prozeduren es in der hydriatischen Praxis üblich ist, in wollene Decken einwickeln, so sank die Axillartemperatur bereits in der Wicklung, während die Rectaltemperatur noch geringe, bis zu $1/2$° betragende Steigerung aufwies.

Dagegen giebt WICK im Gegensatz zu BÄLZ für die späteren Stunden an, daß die durch das Bad erhöhte Eigenwärme unter die Norm sinkt, jedoch sind die unter Tages auftretenden Kompensationen nicht so groß, um das Plus im Bade aufzuheben (nachts konnte nicht gemessen werden). Rechnete WICK die Dauer der in Bad und Wicklung erhöhten Temperatur nicht ein, so fand er, daß der Durchschnitt der Eigenwärme nach einer Badekur etwas höher war als während derselben.

Es scheint mir wichtig, zu bemerken, daß also nach BÄLZ sowohl wie WICK ein beträchtlicheres Sinken der Körpertemperatur unter die Norm nach heißen Bädern nicht eintritt, obwohl, wie wir früher erörterten, die Gefäße der Oberfläche nach solchen Prozeduren eine Zeit lang weit bleiben und die Wärmeabgabe zweifellos gesteigert ist.

WICK kommt im allgemeinen übrigens zu dem Schluß, daß die Eigenwärme auch durch längere Badekuren nicht abgeändert, sondern in fast absoluter Weise konstant erhalten wird, vorausgesetzt, daß es sich um einen normalen Organismus handelt.

Es führt uns dieses Verhalten zurück zu einer Betrachtung der Zersetzungen bei solcher durch Badeprozeduren künstlich erhöhten Körpertemperatur.

Wir betonten vorhin, daß der Körper die Zersetzungen nur bis zum Fortfall der aus regulatorischer Thätigkeit gebildeten Wärme einschränken kann; es würde nunmehr zu fragen sein, ob die Steigerung der Körpertemperatur als solche Einfluß auf die Zersetzungen hat.

Es ist diese Frage ziemlich häufig untersucht und verschieden

---

1) *Stintzing-Penzoldt's Handbuch der speciellen Therapie Bd. 5.*

beantwortet worden. Sie kann aber jetzt als endgiltig entschieden angesehen werden (1, 2, 3, 4, 5). 

Bereits PFLÜGER (6) hatte gezeigt, daß die Wärmeproduktion des erwärmten Säugetierkörpers größer ist als die des normalen, und zwar erwies sich für das Kaninchen die Wärmebildung um 6 Proz. erhöht, wenn die Eigentemperatur um 1 Grad stieg. Dem standen allerdings die negativen Befunde von LITTEN (7), SIMANOWSKI (8) und SPECK (9) entgegen. F. VOIT (10) hat nun in seiner Mitteilung sich gleichfalls dafür ausgesprochen, daß die PFLÜGER'sche Ansicht die richtige sei. Bei dauernder Erwärmung steigt die Wärmebildung. Wird allerdings das Tier nur kurze Zeit erwärmt, wie in SIMANOWSKI's Versuchen, so kann der Einfluß auf den Gaswechsel in den folgenden Stunden ausgeglichen werden und in 21-stündigen Versuchen, wie sie SIMANOWSKI anstellte, nicht zum Ausdruck kommen.

Aber der Stoffwechsel bei Hyperthermie ist nicht nur quantitativ erhöht, sondern sicher steigt auch der Eiweißzerfall über die Norm und wird nicht etwa nur stickstofffreies Material verbraucht.

Auch für die Steigerung des Eiweißzerfalles gilt, daß derselbe nur bei länger dauernder Steigerung der Körpertemperatur sich in der Stickstoffausfuhr ausprägt. Für das Tier beweisen diese Thatsache die einwandsfreien Arbeiten von NAUNYN (11), RICHTER (12) und VOIT im positiven Sinne und bei kurzer Erwärmung die von SIMANOWSKI im negativen Sinne. Für den Menschen haben namentlich FORMÁNEK (13) und TOPP (14) im positiven Sinne den Beweis geführt.

FORMÁNEK kommt in sehr sorgfältigen Untersuchungen zu dem Schlusse, daß einmaliges heißes Luft- oder Dampfbad den Stickstoffumsatz in kaum wahrnehmbarem Maße steigert, daß derselbe dagegen nach zwei solchen an 2 Tagen genommenen Bädern am 2. Badetage schon merklich gesteigert ist. Dieselbe Wirkung hatten auch mehrere kurz hintereinander genommene heiße Wannenbäder.

Der Umstand, daß manche Beobachter sogar eine Verminderung des Eiweißstoffwechsels nach Körpertemperatur erhöhenden Bädern fanden, z. B. BORNSTEIN (15), erklärt sich einmal durch Retention der

1) *Bartels*, *Greifswalder mediz. Beiträge 1864 No. 3.*
2) *G. Schleich*, *Archiv f. experim. Pathol. u. Pharm. Bd. 4.*
3) *Kaupp*, *Archiv f. physiol. Heilkunde 1855 u. 1856.*
4) *C. F. A. Koch*, *Zeitschr. f. Biol. Bd. 19 p. 447—468.*
5) *N. Makowiecki*, *Zur Frage der Einwirkung des russischen Schwitzbades auf den Stickstoffumsatz und die Fettassimilation, sowie auf die Assimilation der stickstoffhaltigen Substanzen der Nahrung (dort werden ältere Arbeiten von Kostjurin und Godlewsky citiert).*
6) *Pflüger*, *Pflüger's Archiv Bd. 18 p. 247.*
7) *Litten*, *Virchow's Archiv Bd. 70 p. 10.*
8) *Simanowski*, *Zeitschr. f. Biol. Bd. 21 p. 1—21.*
9) *Speck*, *Untersuchungen über den Einfluß warmer Bäder auf den Atmungsprozeß, Deutsches Archiv, Bd. 37, 1885, p. 107, u. Physiologie des menschl. Atmens, Leipzig 1892, p. 173.*
10) *Fritz Voit*, *Ueber den Eiweißumsatz bei künstlich erhöhter Körpertemperatur, Sitzungsbericht der Gesellsch. f. Morphol. u. Physiol. in München 1895 p. 120.*
11) *Naunyn*, *Berl. klin. Wochenschr. 1869 No. 4; Arch. f. Anat. u. Phys. 1870.*
12) *Paul Richter*, *Virchow's Archiv Bd. 123 p. 118—165.*
13) *E. Formánek*, *Sitzungsberichte der K. K. Akad. der Wissensch., math.-nat. Klasse, 1892 HI 101 p. 278.*
14) *Topp*, *Ueber den Einfluß heißer Bäder auf den menschlichen Organismus, Inaug.-Dissert. Halle 1893.*
15) *Bornstein*, *Ueber den Einfluß heißer Bäder auf den Stoffwechsel, Deutsche Medizinalzeitung 1895 No. 46.*

Zerfallsprodukte, da natürlich mit reichlichem Schweiß die Harnmenge sinkt und die N-haltigen Zersetzungsprodukte weniger gut ausgespült werden — ein bei Stoffwechselversuchen allgemein bekanntes Verhalten *).

Ferner aber kommt noch ein anderer Punkt in Betracht, auf den F. Voit aufmerksam gemacht hat. Die Steigerung des Eiweißumsatzes ist nach F. Voit nicht direkt durch die Erhöhung der Körpertemperatur bedingt. Das Primäre ist ein vermehrter Verbrauch an stickstofffreiem Material und erst durch den Ausfall der eiweißsparenden Wirkung der stickstofffreien Stoffe geht der Eiweißumsatz in die Höhe. Voit hat dies durch zwei Befunde zu beweisen versucht. Einmal fand er bei künstlicher Erwärmung sehr niedrige Glykogenwerte in der Leber **), ferner aber gelang es Voit, bei Kaninchen durch eine Eingabe von 30—40 g Rohrzucker der Stickstoffsteigerung im Harn nach künstlicher Erwärmung vorzubeugen, ebenso wie dies bekanntlich May (1) für das Fieber bereits angegeben hatte.

Den positiven Beweis nun, daß thatsächlich bei der Erwärmung des Körpers auch stickstofffreies Material in erhöhtem Maße zerfällt, daß also nicht etwa die erhöhte Wärmebildung nur durch einen vermehrten Eiweißzerfall bestritten wird, hat in jüngster Zeit H. Winternitz (2) in einer im Laboratorium v. Mering's mit dem Zuntz-Geppert'schen Apparate ausgeführten Arbeit erbracht. Winternitz kam zu dem interessanten Resultat, daß nicht nur unter dem Einfluß heißer, die Körpertemperatur steigernder Bäder thatsächlich ein Mehrzerfall stickstofffreier Substanzen erfolgt, sondern daß sogar die Vermehrung des Sauerstoffverbrauches und der Kohlensäurebildung einen Grad erreicht, der die febrile Steigerung des Sauerstoffkonsums und der Kohlensäureproduktion, selbst für hochfieberhafte Prozesse erheblich überschreitet.

In qualitativer Hinsicht wird der Eiweißzerfall durch Hyperthermie sicher nicht in gleicher Weise verändert wie im Fieber, wie ich beiläufig bemerken möchte. Wenigstens konnte Martin in einer unter meiner Leitung ausgeführten Arbeit (3) die im Fieber fast regelmäßig im Urin auftretenden Hydratationsprodukte des Eiweißes nach Ueberwärmung nicht nachweisen (4).

Es bliebe zum Schluß noch zu betrachten, ob thermisch indifferente Bäder, unter denen wir mit Wick Bäder von 34—36,4° verstehen wollen, auf den Stoffwechsel wirken (vergl. p. 6).

Solche Bäder scheinen nach den übereinstimmenden Urteilen von Dommer, Wick, Siegrist (citiert nach Glax), Köstlin, Riess weder die Körpertemperatur noch den Stoffwechsel erheblich zu verändern.

---

*) Ueber den N-Gehalt des Schweißes vergl. unter Sekretionen, Kapitel Schweiß.
**) Vergl. dazu auch die Dissertation von Schulte-Overberg, über die Einwirkung hoher Außentemperaturen auf den Glykogenbestand der Leber, Würzburg 1894, unter Kunkel's Leitung ausgeführt.
1) May, Der Stoffwechsel im Fieber, Zeitschr. f. Biol. Bd. 30, 1894.
2) H. Winternitz, Ueber den Einfluss heisser Bäder auf den respiratorischen Stoffwechsel des Menschen, Klinisches Jahrbuch von Flügge u. v. Mering Bd. 7, 1899.
3) Martin, Ueber den Einfluss künstlich erhöhter Temperatur auf die Art des Eiweisszerfalls, Arch. f. experim. Pathol. und Pharmak., Bd. 40 p. 453.
4) Vergl. dazu auch Krehl und Matthes, Untersuchungen über den Eiweisszerfall im Fieber etc., dasselbe Archiv, gleicher Band, p. 430.

Ziehen wir aus unserer Darstellung nunmehr einige Leitsätze als kurzen Schluß:

*I. Kalte Prozeduren. 1) Kalte Prozeduren beeinflussen, wenn dieselben nicht ganz excessiv sind, die Körpertemperatur während ihrer Dauer nur unbedeutend. Auch die primären und sekundären Nachwirkungen kommen praktisch wohl kaum in Betracht. Es genügt also der Regulationsmechanismus, um die Körpertemperatur zu verteidigen für die hydrotherapeutisch zur Verwendung kommenden Maßnahmen.*

*2) Gegen Wärmeentziehung verteidigt sich der menschliche Körper zunächst durch physikalische Regulation, durch Einschränkung der Wärmeabgabe; wenn diese insufficient wird, wird die Wärmeproduktion gesteigert, und zwar durch vermehrten Zerfall stickstofffreier Stoffe in den Muskeln.*

*3) Nur, wenn bei gewaltsamer Wärmeentziehung physikalische und chemische Regulation nicht ausreichen, die Temperatur zu verteidigen, wird auch mehr Eiweiß zersetzt.*

*II. Warme Prozeduren. 1) Warme Prozeduren steigern, sobald sie die Wärmeabgabe über das normale Maß einschränken, die Körpertemperatur, und zwar um so mehr, je länger sie wirken und je höher ihre Temperatur ist. Gegen dieselbe ist nur eine physikalische, keine chemische Regulation möglich.*

*2) Unter solchen Umständen treten während der Steigerung der Körpertemperatur sogar Mehrzersetzungen, und zwar sowohl stickstoffhaltigen wie stickstofffreien Materiales auf.*

*3) Von Bedeutung ist die Mehrzersetzung von Eiweiß nur bei lang anhaltend erhöhter Temperatur. Bei der in der Hydrotherapie üblichen Dauer solcher Prozeduren ist sie unbedeutend und praktisch zu vernachlässigen. Dagegen scheint der Zerfall der Kohlehydrate namentlich nach WINTERNITZ erheblich gesteigert.*

*III. Laue, dem Indifferenzpunkt nahe liegende Wasserapplikationen scheinen keine Wirkung auf die Temperatur und den Wärmehaushalt zu haben.*

---

Wir wenden uns nun noch zur Frage, ob anderweitige, dem Temperaturreize und der Wärmezufuhr oder -entziehung hinzugefügte mechanische oder chemische Reize einen Einfluß auf den Stoffwechsel und die Temperatur haben.

Man kann sich vorstellen, daß durch Beeinträchtigung der physikalischen Regulation ein solcher ausgeübt werden könne, indem durch diese Reize z. B. bei Wärmeentziehung die Kontraktion der Gefäße vorzeitig gelöst würde und damit die Wärmeabgabe früher als sonst eine größere würde.

Es liegt für die Kombination von mechanischen Hautreizen mit Wärmeentziehungen eine Versuchsreihe von WINTERNITZ vor, aus der ersichtlich ist, daß Bäder von 16° und 10 Minuten Dauer eine stärkere Temperaturerniedrigung der Mastdarm- und Achselhöhlentemperatur hervorbringen, wenn die Körperoberfläche in denselben frottiert wird, wie solche ohne Friktion (1).

1) *Winternitz, Hydrotherapie auf physiologischer und klinischer Grundlage, II. Aufl. p. 227 ff.*

Das 16-grädige Vollbad ohne den gleichzeitigen mechanischen Eingriff vermochte die während der Badedauer geschlossene Achselhöhle gar nicht unter die Ausgangstemperatur herabzusetzen, im Gegenteil stieg letztere in den ersten 5 Minuten im Bade um 0,3° C und sank erst nach 45 Minuten auf die Anfangstemperatur. Die Rectumtemperatur sank nach dem Verlassen des Bades um 0,2.

Das gleich temperierte und ebenso lange währende Bad, in welchem die Körperoberfläche kräftig frottiert wurde, hatte dagegen den Erfolg, daß die Achselwärme überhaupt nicht anstieg, sondern bereits nach 15 Minuten um 0,2 gesunken war und erst nach einer halben Stunde wieder um 0,1° anstieg. Die Rectumtemperatur sank in den ersten 5 Minuten um 0,3, dann weiter um 0,3 und stand nach einer halben Stunde immer noch 0,6° unter der Anfangstemperatur.

Es geht aus diesen wichtigen Messungen mit Sicherheit hervor, daß wir durch gleichzeitigen mechanischen Reiz die physikalische Regulation recht erheblich einzuschränken vermögen und die Wärmeabgabe steigern können. WINTERNITZ sagt deswegen mit vollem Rechte, daß das Bad im ersten Falle ohne mechanischen Reiz eine Wärmeentziehung von n i c h t e x c e s s i v e r, im zweiten Falle mit mechanischem Reize von gleicher Temperatur und Dauer eine solche von e x c e s s i v e r I n t e n s i t ä t darstellt.

Daß bei dem Versagen der physikalischen Regulation die chemische kräftig, wenn auch nicht ganz zur Aufrechterhaltung des Wärmegleichgewichtes ausreichend, eintreten wird, ist nach dem vorhin besprochenen, auf die RUBNER'schen Versuche gegründeten Vorstellungen fast sicher. Exakt untersucht ist diese komplizierte Frage aber bisher nur von WINTERNITZ und POSPISCHIL. Sie fanden regelmäßig sowohl im Halbbade von 25°, als auch bei anderen Badeformen eine größere Steigerung der O-Aufnahme und $CO_2$-Ausscheidung, wenn frottiert wurde (1). Ich glaube daher nicht, daß WINTERNITZ seine noch in seinem Lehrbuch geäußerte Anschauung aufrecht erhalten wird, daß durch den vermehrten Blutzufluß zur Haut die Blutversorgung des Muskels eine geringere würde und damit die Temperaturerhöhung in der Muskelschicht während der Wärmeentziehung verhindert würde, so daß die automatische Wärmeregulation (die durch Produktionssteigerung) überwunden würde. Es ist im Gegenteil durch die neueren WINTERNITZschen Untersuchungen wahrscheinlich, daß die Wärmeproduktion durch Frottieren gesteigert wird.

Bemerken möchte ich, daß einige ältere Untersuchungen von RÖHRIG, PAALZOW (2), LIEBERMEISTER ergeben haben, daß Hautreize, wie Senfteige, Bürsten der Haut etc., eine Steigerung der Körperwärme vielleicht durch Anregung der Wärmeproduktion hervorzubringen imstande sind.

Die Frage, ob chemische oder physikalische Beimischungen, Salze, Säuren, Gase, die Wärmeproduktion ändern, ist mehrfach untersucht worden.

Im allgemeinen neigen sich die Autoren der Ansicht zu, daß ein 3—4-proz. S o o l b a d k e i n e n E i n f l u ß a u f d i e K ö r p e r t e m p e r a t u r, W ä r m e p r o d u k t i o n u n d W ä r m e a b g a b e habe (3). So hat besonders JACOB (4) in einer Reihe von Arbeiten die Ansicht

.

1) *Winternitz u. Pospischil, l. c.*
2) *Paalzow, Ueber den Einfluß der Hautreize auf den Stoffwechsel, Virchow's Archiv Bd. 4, 1871.*
3) *Vergl. Leichtenstern, Balneologie in Ziemssen's Handbuch.*
4) *Jacob, Untersuchung über die Wärmequantität, welche im Süßwasser, Salzwasser und kohlensaurem Stahlbad etc., Virchow's Archiv Bd. 72, 1875; Giebt es hautreizende Bäder oder nicht? ebenda Bd. 93, 1883, p. 100; Qualitative und quantitative Untersuchung der wichtigsten hautreizenden Bäder, Berl. klin. Wochenschr. 1877 No. 16.*

vertreten, daß Soolbäder keine andere Wirkung als einfache Wasserbäder haben, also nur durch die Temperatur wirken. Auch LEICHTEN-
STERN (p. 237) sah nach indifferent warmen 5-proz., also gewiß „hautreizenden" Soolbädern keine von der Anwendung einfacher Bäder verschiedenen Resultate.

Dagegen fanden RÖHRIG und ZUNTZ (1) in Respirationsversuchen am
Kaninchen für das 3-proz. Seesalzbad bei 36° Badetemperatur einen
Mehrverbrauch von 15,3 Proz. Sauerstoff und eine Mehrbildung von
Kohlensäure von 25,1 Proz. im Vergleich zum gleich langen Aufenthalt in ebenso hoch temperiertem Süßwasserbad. Beim Soolbade über-
trafen die Werte für den aufgenommenen Sauerstoff sowohl, als für
die umgesetzte Kohlensäure um das Doppelte die für die Dauer des
Süßwasserbades gewonnenen, während sie im Mutterlaugenbad noch
darüber hinausgingen.

Die RÖHRIG-ZUNTZ'sche Arbeit stammt aus dem Jahre 1871. Es
sind seitdem exakte Respirationsversuche in dieser Richtung nicht
wieder angestellt worden, und man darf dieselben für wünschenswert
erachten.

Die Frage, ob der Eiweißzerfall durch Salzzusätze
zum Bade geändert wird, ist gleichfalls mehrfach untersucht.
Ich übergehe die älteren, methodisch unzureichenden Arbeiten, die
nicht an Individuen im Stickstoffgleichgewicht ausgeführt wurden

Die erste exakte Arbeit ist die von DOMMER. DOMMER fand am
Hunde auffallenderweise, daß im indifferenten warmen, 4-proz. Soolbade (Viehsalz) der Eiweißgehalt erheblich im Vergleich zum Süß-
wasserbade steige. Der Hund schied während der 7-tägigen Badeperiode täglich gegen 4 g Stickstoff über die Einfuhr aus und nahm
trotzdem an Körpergewicht 310 g zu.

Die Stickstoffzufuhr war allerdings sehr reichlich bemessen, der
24 kg schwere Hund erhielt 33 g Stickstoff pro Tag und neben reiner
Fleischnahrung nur 100 g Speck; man muß also annehmen, daß er
einen großen Teil seines Kalorienbedarfes durch Eiweiß decken mußte.
Neuere Versuche am Menschen haben DOMMER's Befund nicht bestätigt.

In einer methodisch nicht gerade guten (nur 3-tägige Vorperiode)
Arbeit behauptet KELLER eine Verminderung der Stickstoffausscheidung nach 3-proz. Soolbädern gegenüber dem Verhalten nach Süß-
wasserbädern gefunden zu haben (2). ROBIN (3) konstatierte verschiedene Wirkungen, je nach dem Salzgehalt der Bäder.

Das 6-proz. Bad vermehrte die Gesamtstickstoffausscheidung um
3 Proz., verminderte die Harnsäure und die Urinmenge.

Das 12-proz. Bad vermehrte den Stickstoffumsatz um 12 Proz.,
vermehrte die Harnsäure und die Urinmenge.

Das 25-proz. Bad verringerte namentlich die Ausscheidung der
Harnsäure und der Extraktivstoffe, vermehrte dagegen den Eiweißumsatz im ganzen.

Auch diese Arbeit ist methodisch nicht gerade einwandsfrei.

---

1) *Röhrig* u. *Zuntz*, Zur Theorie der Wärmeregulation und der Balneotherapie, Archiv
   f. Physiol. (Pflüger's) 1871.
2) *Korrespondenzblatt für Schweizer Aerzte, 1891, No. 8.*
3) *Robin*, La balnéation chlorurée sodique, ses effets sur la nutrition, ses nouvelles in-
   dications, Bull. de l'Acad. d. Méd., 1891, p. 746.

Der letzte Untersucher, KÖSTLIN (1), stellte unter v. MERING's Leitung folgendes fest:
4-proz. Bäder von Staßfurter Salz setzten die Stickstoffausscheidung um 1—1,5 g herab, 20-proz. Bäder wirkten ebenso. Kochsalzbäder dagegen, und zwar sowohl 4- als 20-proz., sind ebenso wie Senfbäder ohne Einfluß auf den Eiweißumsatz.

KÖSTLIN ist geneigt, die Differenz im Verhalten der Kochsalzbäder und Badesalzbäder auf den Chlorkaliumgehalt des letzteren zu beziehen; denn auch in reinen Chlorkaliumbädern fand er eine Einschränkung der Stickstoffausfuhr, während bei Chlormagnesium und Chlorcalciumbädern eine solche vermißt wurde.

Erheblich sind die von KELLER und KÖSTLIN gefundenen Veränderungen jedenfalls nicht, und das ist bei dem geringen Reize eines Soolbades auch wohl wahrscheinlich.

Wichtig jedoch erscheint es mir, noch einen Punkt für die Erklärung der Reizwirkung der Soolbäder hervorzuheben, den auch GLAX gebührend betont und auf welchen HILLER (2) hingewiesen hat. Es bleibt nämlich nach dem Bade ein Ueberzug von feinen Salzkrystalle auf der Haut haften, und dieser übt vielleicht einen größeren Hautreiz als die Soole selbst aus.

Kohlensäurebäder setzen, wie wir gesehen haben, den Blutdruck in die Höhe und führen zu einer lebhaften Röte der Haut. Es wird daher ihre Einwirkung auf den Stoffwechsel und den Wärmehaushalt ähnlich wie die der Frottierungen sein. In der That fand auch JACOB schon im Kohlensäurebad von 36° ein Sinken der Temperatur der Achselhöhle bis um 0,5° und im kühlen Kohlensäurebade die Axillartemperatur um 0,1—0,2° geringer als im gleich temperiertem Wasserbade so daß es also wahrscheinlich ist, daß Kohlensäurebäder dem Körper etwas mehr Wärme entziehen als einfache Wasserbäder.

Ueber Schlamm- und Moorbäder liegen noch eine Reihe von Angaben vor, aus denen hervorgeht, daß Hautreiz und geringere Wärmekapazität, sowie die Schwerbeweglichkeit des Moores die geringen Differenzen der Wirkung solcher Bäder gegenüber Wasserbädern auf den Stoffwechsel verständlich machen. Ich unterlasse eine ausführlichere Besprechung, weil uns dieselbe zu weit in das Gebiet der Balneologie führen würde. Eine gute Zusammenstellung der Litteratur findet sich bei GLAX.

*Im allgemeinen werden wir über die reizenden Zusätze zum Bade und über die Frottierungen uns in dem Sinne äufsern müssen, dafs durch dieselben die physikalische Regulation gegenüber kühleren Temperaturen mehr oder weniger insufficient gemacht wird.*

## 4. Einwirkungen auf die Respiration.

Da wir wissen, daß die Kohlensäureproduktion und -ausscheidung von den im Körper sich abspielenden Zersetzungen abhängig ist und nicht etwa von einer veränderten Respiration, so können wir für die

---

1) *Köstlin*, Ueber den Einflufs warmer 4-proz. Soolbäder auf den Eiweifsumsatz des Menschen, Inaug.-Dissert. Halle 1892; Ueber den Einflufs von Salzbädern auf die Stickstoffausscheidung des Menschen, Fortschritte der Medizin 1893.
2) *Hiller*, Wirkungsweise der Soolbäder, Zeitschr. f. klin. Med., Bd. 17.

qualitative Veränderung auf die Auseinandersetzungen über den Stoffwechsel verweisen, und es bleibt hier nur der Einfluß auf die **Frequenz und Tiefe der Respiration, also auf die quantitativen Veränderungen derselben zu besprechen.** Dieselben sind zunächst rein **reflektorisch.**

Nach intensivem, und namentlich plötzlichem Reiz — Kalt- sowohl wie Heißreiz — tritt eine Atembeklemmung ein, die sich folgendermaßen abspielt. Zuerst erfolgt eine tiefe Inspiration. Auf der Höhe derselben stockt die Atmung kurze Zeit, dann erfolgt eine lange, mitunter stöhnende Expiration.

Nach LEICHTENSTERN kann die tiefe Inspiration fehlen, so daß der Reiz Respirationsstillstand in der Phase bewirkt, in der er die Atmung trifft, also auch in der Exspiration.

Im Anfang wird mithin durch einen Kältereiz die Atmung jedenfalls für einen Atemzug verlangsamt und vertieft, es tritt die Dyspnoe des Kälteschrecks (LEICHTENSTERN, 1) ein. Meist, und namentlich bei dauerndem Kältereiz erfolgt dann eine unerhebliche Beschleunigung der Atmung; in einzelnen Fällen beobachtete LEICHTENSTERN ein Gleichbleiben oder eine geringe Abnahme der Frequenz.

Mit diesen Angaben stimmt auch WINTERNITZ überein.

Wie sich nun auch die Frequenz der Atemzüge immer verhalten mag, die Volumgröße nimmt bei Kaltapplikation immer zu, es wird also die Respiration vertieft.

Nur wenn Abkühlungen z. B. im Tierversuch so stark fortgesetzt werden, daß die Allgemeintemperatur abnimmt, so erfolgt mit zunehmender Verlangsamung schließlich auch ein Flacherwerden der Atmung.

Während nun anfangs sowohl Wechsel in der Frequenz wie in der Tiefe rein reflektorisch bedingt sind, wird wohl **die Zunahme der Atemgröße im Verlaufe des kalten Bades auch durch die Steigerung der Kohlensäureproduktion herbeigeführt.**

Sehr genaue Daten über die Veränderung der Atmungsmechanik nach Kaltreizen hat LÖWY (2) gegeben.

Nachdem der erste durch Kälte bewirkte Choc, der in einem mehr oder minder langen Atemstillstande auf der Höhe der Inspiration mit einer Reihe nachfolgender tiefer und beschleunigter Atemzüge sich geltend macht, überwunden ist, kehrt nach LÖWY's Beobachtungen die Respiration allmählich wieder in das ruhige Gleichmaß und zu dem alten Typus zurück. Vollkommen gleich allerdings, was Frequenz und Atemgröße betrifft, wird sie der vorher bestandenen Respiration nur in wenigen Fällen.

Was zunächst die Frequenz anlangt, so sank sie in 43 Versuchen in 20 Fällen, blieb gleich in 16 Fällen, stieg in 7 Fällen; und zwar betrug das Absinken 1—3 Atemzüge, die Zunahme 2—3 in der Minute. Die Zunahme der Frequenz betraf verweichlichte und widerstandsunfähige Leute. Die Atemgröße kehrte nach den ersten heftigen Atembeklemmungen gleichfalls nur in wenigen Versuchen zu der vorher beobachteten Höhe zurück. Von 49 Fällen war sie während der Kältewirkung 27 mal höher, 17 mal niedriger, 5 mal gleich der vorher beobachteten.

---

1) *Leichtenstern, Balneologie in Ziemssen's Handbuch, dort die ältere Litteratur.*
2) *Löwy, Pflüger's Archiv, Bd. 46, 1889, p. 202.*

In Fällen, in welchen keine Muskelkontraktionen in der Kälte stattfanden, betrugen die gefundenen Differenzen nur wenige 100 ccm, fanden aber Muskelkontraktionen statt, so stieg die Atemgröße bedeutend höher, bis gegen das Doppelte.

Bemerkt mag noch werden, daß Kältereize, die den Nacken treffen, erfahrungsmäßig die Respiration in dem besprochenen Sinne am stärksten zu beeinflussen scheinen. Ob dabei, wie JÜRGENSEN zu meinen scheint, ein direkter Einfluß auf die Medulla oblong. ausgeübt wird, oder ob der Erfolg in anderer Weise zu erklären ist, mag dahingestellt sein. Für die JÜRGENSEN'sche Meinung scheint die Thatsache zu sprechen, daß nach starker Abkühlung des Nackens durch Eis eine Pupillenverengerung eintritt, die RUHEMANN (1) auf Rechnung einer Parese des Centr. ciliospinale setzt. Besonders kälteempfindlich übrigens ist nach GOLDSCHEIDER's Untersuchungen die Haut des Nackens nicht.

Thatsächlich kann man also jedenfalls durch lokale und allgemeine Kälteapplikationen einen erheblichen Einfluß auf die Respiration im Sinne einer Verbesserung derselben ausüben. Bei Kindern löst man häufig statt der Respirationsbeschleunigung Schreien aus. Ich glaube aber nicht, daß das so ungünstig wirkt, wie LEICHTENSTERN meint, denn gerade beim Schreien pflegen die Kinder zwischendurch sehr kräftig zu inspirieren.

In Gegensatz zu den übereinstimmenden Angaben über die Kältewirkung auf die Respiration, liegen über den Einfluß der Heiß- und Warmreize untereinander abweichende Urteile vor.

Daß ein stärkerer und plötzlicher Wärmereiz, etwa ein Bad von 40°, zunächst ein der durch den Kälteschreck ausgelösten Dyspnoe ganz ähnliches Stocken der Atmung verursacht, hat namentlich BÄLZ (2) hervorgehoben. Man kann sich leicht von der Richtigkeit der Angabe überzeugen.

Im Verlauf des heißen Bades wird nach LEICHTENSTERN die Atmung frequenter und die Kohlensäure-Produktion größer. BÄLZ giebt an, daß die Atmung auch tiefer würde.

Für das Dampfbad geben GERDY und RITTER eine Steigerung, WIEGAND eine Verlangsamung der Respirationsfrequenz an (3).

Für das Heißluftbad beobachtete HUNTER eine Verlangsamung der Respirationsfrequenz, verbunden mit einem Oppressionsgefühl. Andere Untersucher, so besonders LEICHTENSTERN, sahen eine beschleunigte Respiration auftreten. LEICHTENSTERN sah sogar so excessive Beschleunigung an Tieren, daß die Atemzüge sehr flach wurden und das Volumen der geatmeten Luft sank.

Indifferent temperierte Bäder scheinen nach allgemeinem Urteil einen Einfluß auf die Respiration nicht zu haben.

*Wir sehen also, dafs man sowohl durch Kalt- wie Warmreiz Tiefe und Frequenz der Atmung beeinflüssen kann, und werden namentlich bei der Besprechung der Hydrotherapie der Lungenkrankheiten darauf zurückzukommen haben.*

1) *Ruhemann, Ist Erkältung eine Krankheitsursache? Preisschrift, Leipzig, Thieme, 1898·*
2) *Bälz, Kongrefs f. inn. Med. 1893, in Stintzing-Penzoldt's Handbuch.*
3) *Gerdy, Ritter, Wiegand, Hunter citiert nach Leichtenstern.*

## 5. Einwirkung von Wärme und Kälte auf die Regeneration der Zellen.

Es liegt in dieser Richtung nur eine, aber eine recht gute Arbeit aus dem Laboratorium von BIZZOZERO vor, die ich nicht übergehen möchte.

PENZO (1) konstruierte einen Apparat, der es erlaubte, die Ohren oder die Pfoten von Kaninchen tagelang auf einer annähernd konstanten Temperatur von 38° oder 10° zu halten. Er hielt nun das eine Ohr bei 38°, das andere bei 10° und sah zunächst das warm gehaltene hyperämisch, das kalt gehaltene ischämisch werden. Das hyperämische Ohr zeigte 1—2 Tage später eine schuppige Desquamation der Epidermis.

Nahm er die Tiere aus dem Apparat heraus, so bewahrte das erwärmte seine aktive Hyperämie*), das abgekühlte seine Ischämie eine kurze Zeit lang. Nach $1/2$ Stunde bemerkte man keine Differenz mehr in dem Verhalten beider Ohren. Nach einer Stunde aber drehte sich das Verhältnis um, das erkaltete Ohr zeigte eine Hyperämie, das erwärmte war normal oder ein wenig ischämisch.

PENZO fertigte dann vom erwärmten wie vom abgekühlten Ohre viele Hunderte von Schnitten und zählte in denselben die Mitosen des Epithels. Er fand zunächst, daß die Zahl derselben im erwärmten Ohre eine größere war als im abgekühlten; aber dieses Verhalten traf nur für die erste Zeit zu, so daß PENZO die Hypothese aufstellte: „daß der Regenerationsprozeß der Epithelien an den Ohrmuscheln gesunder und erwachsener Kaninchen bei einer konstanten Temperatur von 38° nach einer Periode von excessiv' gesteigerter Vitalität unter dem Einfluß der Wärme in einen Zustand der Erschöpfung tritt."

Für den Knorpel und das Bindegewebe ließ sich Aehnliches nicht nachweisen.

Noch in anderer ganz interessanter Weise suchte PENZO den Einfluß der Hyperämie durch Wärme zu erweisen. Er beobachtete junge Kaninchen, deren Ohren er bei verschiedener Temperatur hielt, wochenlang. Immer wuchs das warm gehaltene Ohr rascher als das kühl gehaltene, so daß die Tiere regelmäßig zwei verschieden lange Ohren bekamen.

Für die Praxis endlich wichtig erscheinen PENZO's Versuche mit Wunden und Knochenbrüchen. Regelmäßig gingen die Heilungsvorgänge an dem erwärmten Glied rascher vor sich als an dem abgekühlten. Namentlich sind die Schnitte durch das Knorpelgewebe interessant. Bei den kalt gehaltenen Ohren kam es zu Nekrosenbildung des Knorpels, bei den warm gehaltenen zu glatter Vernarbnng.

## 6. Ueber das Blutgefühl der Gewebe.

In einer trefflichen Arbeit „Die Entstehung des Kollateralkreislaufes" ist BIER (2) zu sehr bemerkenswerten Anschauungen gekommen, die hier angereiht werden sollen, da sie zeigen, wie intim der Zustand

---

*) PENZO gebraucht ausdrücklich den Ausdruck aktive Hyperämie für diesen durch die Wärme bemerkte Blutreichtum, teilt also gleichfalls die WINTERNITZ'sche Auffassung nicht.

1) *Rudolf Penzo, Ueber den Einfluſs der Temperatur auf die Regeneration der Zellen mit besonderer Rücksicht auf die Heilung von Wunden, Moleschott's Untersuchungen zur Naturlehre 1894 Heft 2 p. 107 ff.*

2) *Bier, Die Entstehung des Kollateralkreislaufes, Virchow's Arch. Bd. 147, 1897.*

des Gewebes die Blutverteilung beeinflußt, und wie andererseits künstlich, z. B. durch thermische Einflüsse erzeugte vorübergehende Schwankungen im Blutgehalt auf die Gewebe selbst wirken.

BIER ist von der Thatsache ausgegangen, daß eine z. B. durch eine ESMARCH'sche Binde erzeugte Anämie nach Lösung des Schlauches von einer arteriellen Hyperämie gefolgt wird. Es mag dabei auf die Analogie dieses Verhaltens mit der sekundären Hyperämie nach Kaltreiz aufmerksam gemacht werden.

BIER hat nun zunächst unter scharfer Bekämpfung jeder mechanischen hydrodynamischen Auffassung und ebenso des Märchens (wie er es nennt), daß die vasomotorischen Nerven etwa durch den Druck der Binde gelähmt würden, der Meinung Ausdruck gegeben, daß das Bedürfnis der Gewebe nach Blut, die Reaktion auf den Cirkulationsmangel, die Hyperämie zustande brächte.

„Nach alledem besteht kein Zweifel, daß anämisch gewesene Gewebe mit großer Kraft arterielles Blut anlocken. Es vermindert eine Anämie die Widerstände in den kleinen Gefäßen und vielleicht auch die elastische Spannung der übrigen Gewebe enorm."

Man sieht also, daß BIER durchaus anderer Ansicht wie WINTERNITZ ist (vergl. das Kapitel Gefäße), und daß seine gleichfalls in Durchströmungsversuchen an abgetrennten Gliedmaßen gewonnenen Resultate denen LEWASCHEW's und PIOTROWSKI's ähneln.

Allein nicht deswegen soll die Arbeit ausführlich besprochen werden, sondern wegen der höchst merkwürdigen Beobachtungen, daß dieselben Kapillaren, welche sich dem arteriellen Blute begierig öffnen, sich gegen venöses Blut bis zu einem gewissen Grade wehren, wie BIER in einem sehr instruktiven Erstickungsversuch zeigte.

Ferner konnte BIER feststellen, daß die Art des Gewebes für diese Verhältnisse wichtig ist. BIER nennt das Vermögen, auf den Cirkulationsmangel zu reagieren, „das Blutgefühl". Während z. B. die äußere Haut ein sehr lebhaftes Blutgefühl besitzt, mangelt dasselbe dem leeren Darm vollkommen. Eine Unterbindung der Art. mesaraica superior führt bekanntlich trotz reichlicher Anastomosen mit anderen Gefäßgebieten stets zu einer Darmnekrose.

Merkwürdig ist ferner, daß dem Magen des Kaninchens das Blutgefühl mangelt, der des Hundes dagegen dasselbe im ausgesprochensten Maße besitzt, denn nach Abklemmung von Magenstücken tritt beim Kaninchen nie, beim Hunde regelmäßig eine sekundäre Hyperämie ein. Höchst beachtenswert ist auch BIER's Angabe, daß sich arterielle und venöse Hyperämie in ihren Folgen für die Gewebe dadurch unterscheiden, daß die letztere zu vermehrter Bindegewebsentwickelung führt, die erstere nicht.

Es lassen sicher die BIER'schen Auseinandersetzungen eine Reihe von Einwänden zu, so z. B. den, daß Kaninchen- und Hundemagen anatomisch recht verschieden gebaut sind.

Ich glaubte aber doch die BIER'sche Auffassung, die dem Gewebe selbst, den Zellen die aktive Rolle bei der Reaktion auf Warmund Kaltreize zuschreibt und den Cirkulationsapparat erst in zweite Linie stellt, nicht übergehen zu sollen.

BIER rechnet, wie beiläufig bemerkt werden mag, selbstverständlich sowohl die durch Wärme, wie die reaktiv nach Anämie eintretenden Hyperämien zu den aktiven.

## 7. Ueber die Wirkung lokaler Kälte- und Wärmeapplikationen auf die Temperatur an der Oberfläche und in den tieferen Schichten.

### 1. Temperatur an der Oberfläche.

Da die Haut selbst kaum erheblich Wärme produziert, so wird ihr jeweiliger, bekanntlich stark wechselnder Temperaturgrad nur von der mehr minder großen Durchblutung und von der direkten Leitung seitens der wärmeproduzierenden Organe, vor allem der Muskeln, abhängen. So erklären sich ja auch die im ersten Kapitel ausführlich geschilderten Differenzen der Oberflächenwärme an verschiedenen Stellen des Körpers.

Trifft die Haut ein Kältereiz, so wird wenigstens für eine gewisse Zeit die Blutversorgung derselben bekanntlich eine geringere, und damit wird die Haut an sich kühler; außerdem kühlt sie sich natürlich auch deswegen ab, weil sie Wärme an das sie berührende kalte Medium abgiebt. Diese Abkühlung der Haut kann eine sehr beträchtliche sein. Nach den älteren Angaben von FLEURY THOLOZAN und BROWN SÉQUARD sollte es aber niemals, solange die Haut nicht durch Kälte getötet wird, zu einem vollständigen Temperaturausgleich zwischen der Haut und dem sie berührenden kalten Medium kommen. Heute wissen wir dagegen, daß man durch Aether oder Aethylchlorid die Haut gefrieren lassen kann, ohne daß erhebliche Nachteile für dieselbe eintreten.

Ueber die durch Erhitzen der Haut erzielten Oberflächentemperaturen sind Messungen vielfach (vergl. Technik, Umschläge) vorgenommen. Eine solche Erwärmung ist leicht möglich, da sich die Wirkung der zugeführten Wärme und der durch sie erzeugten Hyperämie addieren. Jedenfalls wird aber sowohl bei Kälte- als bei Wärmezuführung die Temperatur einer bestimmten Hautstelle abhängig sein vom direkten Temperaturaustausch mit dem berührenden Medium und allerdings, wie wir weiter sehen werden, in viel geringerem Maße, von der Blutversorgung.

Von manchen Seiten wird nun angenommen, daß die durch lokale Wärme- oder Kälteapplikation hervorgerufene Aenderung in der Blutversorgung einer Hautstelle eine Rückwirkung im umgekehrten Sinne auf die Temperatur der benachbarten Hautbezirke haben müßte und zwar durch das Zustandekommen einer kollateralen, also rein hämatodynamisch bedingten Hyperämie und Anämie. In einer mir leider nicht zugänglich gewesenen Arbeit von BUCH (1, citiert nach WINTERNITZ) soll ein solches Verhalten, also ein Steigen der Hauttemperatur in der Nähe einer lokalen Kälteapplikation und ein Fallen in der Nähe einer wärmezuführenden Prozedur, durch thermometrische Messungen erwiesen sein.

In einer sehr ausführlichen Arbeit ist ELSTER (2), der thermoelektrisch untersuchte und der gegen die thermometrische Untersuchung den Einwand der zu langsamen Einstellung erhebt, zu einem entgegengesetzten Resultate gekommen. Er beobachtete z. B., daß im kalten Fußbade die Temperatur der Wade um 1,2°, die des Oberschenkels

---

1) v. *Buch*, *Beitrag zur Kenntnis der peripheren Temperatur des Menschen, Inaug.-Diss. St. Petersburg 1877.*

2) *Elster*, *Studien über den Einfluß von Wärme und Kälte auf die Hauttemperaturen des lebenden Menschen, Arch. f. Heilk. 1868 p. 275 ff.*

um 0,9 ° sank, allerdings sank die Temperatur der Wade auch während eines heißen Fußbades.

Ich habe schon früher (p. 28) betont, daß ich eine kollaterale Hyperämie oder Anämie nicht ganz für ausgeschlossen halten möchte, doch wären Nachuntersuchungen dieser Verhältnisse wohl angebracht.

## 2. Temperatur in der Tiefe.

Man hat früher viel darüber gestritten, ob und wie weit es möglich sei, mittels Kalt- und Warmanwendungen in die Tiefe zu wirken, und namentlich oft gemeint, daß die Cirkulation des warmen Blutes eine solche Wirkung hindern müsse. Allein es ist jetzt ohne Zweifel sicher, daß eine recht erhebliche Tiefenwirkung besteht.

Ich übergehe ältere Angaben, eine Zusammenstellung derselben findet sich bei Winternitz p. 148 u. f.

Die zuverlässigen und entscheidenden Arbeiten sind von Schlikoff (1), Esmarch (2), Schultze (3), Winternitz (4) und in neuerer Zeit von Quincke (5) und Salomon (6) für Warmapplikationen.

Es geht aus diesen Versuchen mit Bestimmtheit hervor, daß man mehrere Centimeter dicke Schichten gut durchkühlen oder durchwärmen kann.

Die Versuchsresultate hängen in erster Linie von der Dauer der Applikationen ab.

Die tiefsten Temperaturherabsetzungen hat Esmarch gesehen, der viele Stunden lang teils durch Eis, teils durch kontinuierlich mit 8-grädigem Wasser berieselte Kompressen abkühlte. Er fand beispielsweise im Inneren einer cariösen Höhle des unteren Endes der Tibia nach 9 Stunden nur noch eine Temperatur von 27,5°. Die Temperaturen sanken zuerst langsam, in den beiden letzten Stunden jedoch sehr rasch.

Es scheint aber auch, daß verschiedene Gewebe sich einer solchen Durchkühlung gegenüber nicht gleich verhalten, wenigstens ist die Temperaturschwankung nicht der Dicke der überliegenden Schichten in allen Fällen genau umgekehrt proportional.

Besonders gut lassen sich augenscheinlich die Organe der Brusthöhlen durchkühlen oder erwärmen. So fanden Schlikoff und Winternitz bei direkten Messungen an Kranken mit Empyemen, daß schon nach ½ Stunde ein Temperaturabfall von 1,5° und nach 1 Stunde von 3° von dem unter der Applikationsstelle eines Eisbeutels im Pleuraraum liegenden Thermometer angezeigt wurde.

Für Fisteln des Rumpfes an anderen Stellen fand Salomon bei durchschnittlich stündlicher Erwärmung für 1—2 cm Tiefe 1,2°, für 3—4 cm Tiefe 0,4° Temperatursteigerung. Die Möglichkeit der Durchkühlung des Herzens mittels Eisbeutels ist von Silva untersucht worden, der die Wirkung dieser Applikation direkt auf die Herab-

---

1) *Schlikoff, Deutsch. Arch. f. klin. Med. 1876 Bd. 18 p. 576.*
2) *Esmarch, Verbandplatz und Feldlazarett.*
3) *Schultze, Ueber die lokale Wirkung des Eises, Deutsch. Arch. f. klin. Med. Bd. 18.*
4) *Winternitz, Hydrotherapie auf phys. und klin. Grundlage, II. Aufl. p. 148.*
5) *Quincke, Ueber therapeutische Anwendung der Wärme, Berl. klin. Wochenschr. 1898 No. 49 p. 1055.*
6) *Salomon, Ueber die lokale Wirkung der Wärme, Berl. klin. Wochenschr. 1898 No. 56 p. 1093.*

setzung der Blut- und Herztemperatur bezieht. An der Vorderfläche des Herzens fand Silva (1) Temperaturerniedrigungen bis 3,5°, im Herzen (Hund) nach 48 Minuten eine Abnahme um 0,37°.

Ganz besonders leicht ist nach Quincke die Pars pendula der Urethra zu durchwärmen und zu durchkühlen, so daß Quincke darauf ein im speciellen Teil zu besprechendes Verfahren der Gonorrhoebehandlung gegründet hat.

Strittig ist dagegen die Wirkung der Durchwärmung und Durchkühlung in einigen anderen Körperteilen, so namentlich am Auge und am Bauch.

Für das Auge liegen bestimmte Angaben von Silex (2, 3) vor, der nach Applikation von Eis ein Steigen, nach Applikation von Kataplasmen ein Fallen der Temperatur des Conjunctivalsackes fand.

Diesen auffallenden Befunden trat Giese (4), aus therapeutischen Erwägungen und auf neue Experimente gestützt, entgegen. Er fand auch für den Conjunctivalsack dieselben Verhältnisse, wie sie von Schlikoff, Esmarch u. s. w. für andere Teile des Körpers festgestellt waren, also daß die Tiefenwirkung der Umschläge eine ihrer Temperatur entsprechende ist, daß also Wärme die Conjunctivaltemperatur erhöht, Kälte sie herabsetzt. Beide Untersuchungen sind auf thermoelektrischem Wege ausgeführt. Ich habe schon früher die Schwierigkeit dieser Methodik hervorgehoben. Auf thermometrischen Messungen dagegen basieren die neuen, auf meine Bitte erfolgten Untersuchungen von Hertel (5), für deren Ausführung ich dem mir befreundeten Autor bestens danke. Ich hebe von diesen hier nur die Hauptresultate hervor, die mit Giese darin übereinstimmen, daß die Temperatur im Conjunctivalsack durch Wärme erhöht, durch Kälte herabgesetzt wird; ebenso konnte Hertel eine deutliche Beeinflussung der Temperatur der Orbita hinter dem Bulbus finden.

Ganz auffallend gering erwies sich in den Hertel'schen Versuchen der von Winternitz und seiner Schule stets so hervorgehobene Einfluß der Cirkulation auf die Temperatur. Hertel wird diese Verhältnisse in dem von ihm bearbeiteten Abschnitte dieses Buches des näheren schildern.

Für die Bauchorgane liegen eine Reihe von Messungen vor, so von Winternitz (6) und von Wendriner (7); letzterer fand nach Applikation eines Heißwasserschlauches auf den Bauch nach 100 Minuten eine Temperaturerhöhung von 0,4° (für Zeiten unter 1 Stunde betrug die Differenz meist nur 0,1, nur in 2 Fällen mehr).

Neuerdings hat nun Kowalski (8) eine größere Experimentaluntersuchung in dieser Richtung publiziert. Derselbe betont, zunächst, daß eine thätige Drüse durch den Blutstrom abgekühlt würde, daß also eine arterielle Hyperämie temperaturerniedrigend, eine Anämie temperaturerhöhend auf eine solche wirkt. Thatsächlich sah er nach

1) *Silva*, *Rif. med. di Torino 1886.*
2) *Silex*, *Münch. med. Wochenschr. 1898 No. 4.*
3) *Derselbe*, *Knapp-Schweigger's Arch. f. Augenheilk. 1898.*
4) *Giese*, *Knapp-Schweigger's Arch. 1897.*
5) *Hertel*, *Graefe's Arch. 1899.*
6) *Winternitz*, *Temperaturmessungen im menschlichen Magen, Centralbl. f. klin. Med. 1871.*
7) *Wendriner*, *Blätter f. klin. Hydrotherap. 1895 No. 1.*
8) *Kowalski*, *Untersuchungen über das Verhalten der Temperatur und Cirkulation in den Bauchhöhlenorganen etc., Blätter f. klin. Hydrotherap. 1898 No. 5—8.*

Reizung des Depressor die Temperatur in der Bauchhöhle sinken, nach·Druck auf die Aorta steigen ; ebenso beobachtete er nach Reizung des Sympathicus ein Fallen, nach Durchschneidung desselben ein Steigen des unterhalb der Leber in die Bauchhöhle vertikal eingeführten Thermometers.

Auf Grund von Blutdruckmessungen glaubt KOWALSKI ferner annehmen zu können, daß die Anwendung von kalten Umschlägen auf die Bauchdecken eine Kontraktion der Gefäße in den Bauchhöhlenorganen, die von heißen Umschlägen eine Dilatation derselben zur Folge hat.

KOWALSKI kommt daher zu dem Schlusse, daß die Tiefenwirkung von Kälte und Wärme nach der Bauchhöhle hin eine Resultante einmal der direkten Leitung und andererseits der durch reflektorisch bedingte Cirkulationsveränderungen hervorgerufenen Ab- oder Zunahme der Innentemperatur sei. Er schreibt:

„Die Umschläge erwärmen oder kühlen die inneren Organe entsprechend der angewendeten Temperatur, auf dem Wege der Wärmeleitung. Außerdem verändern die Umschläge die Cirkulationsverhältnisse in den unter ihnen liegenden Organen und zwar dilatieren die heißen Umschläge die Blutgefäße in ihnen, die kalten kontrahieren sie.
Das Verhalten der Temperatur in den inneren Organen unter dem Einflusse von Umschlägen hängt also von zwei Faktoren ab, d. h. von der Wirkung des Umschlages auf dem Wege der Wärmeleitung und den von ihm hervorgerufenen reflektorischen Cirkulationsveränderungen, so ist denn die jeweilige Temperatur der inneren Organe von der Intensität dieser einzelnen Faktoren abhängig und entspricht der stärkeren Wirkung des momentan überwiegenden Faktors."

Es erheben sich aber bei genauerem Studium eine Reihe von schwerwiegenden Einwänden gegen die KOWALSKI'schen Versuche. Zunächst sind die Angaben über die Fixation des Thermometers recht ungenaue; es geht aus denselben nicht hervor, ob das Thermometer immer gleich tief eingeführt ist, ob Kautelen gegen eine mögliche Reibung von seiten der sich bewegenden Darmschlingen getroffen waren. Zudem sind die auf die Wirkungen der Cirkulation zurückführbaren Differenzen minimale, teilweise nur hundertstel Grade betragende.

Bedenkt man weiter, daß die Eingriffe, denen die Tiere ausgesetzt wurden (Aufbinden, künstliche Atmung, Eröffnung des Thorax und der Brusthöhle), zu ganz unkontrollierbaren, aber jedenfalls erheblichen Abkühlungen derselben führen müssen, so wird man stark bezweifeln dürfen, ob auf dem von KOWALSKI eingeschlagenen Wege irgendwie verwertbare Resultate sich finden lassen.

### 8. Einwirkung differenter Temperaturen auf das Blut.

Eine ältere Beobachtung von WINTERNITZ lehrte, daß nach Kältereizen gelegentlich Hämoglobinurie beobachtet wird.

Neuerdings hat diese Angabe durch REINEBOTH (1) eine experimentelle Bestätigung gefunden. Nach 5 Minuten langem Eintauchen in Eiswasser sah dieser Autor, wenn auch nicht in allen Fällen, Hämoglobinämie als Folge. Das Uebertreten des Blutfarbstoffes in das Serum begann schon im Bade und hielt verschiedene Zeit, aber nicht

---

1) *Reineboth, Arch. f. klin. Med., Bd. 62 Heft 1 und 2; Reineboth u. Kohlhardt, ibid. Bd. 65 p. 192; vergl. auch die mit Grawitz geführte Polemik, Centralblatt f. klin. Med. 1899 No. 46, 1900 No. 3.*

lange an. REINEBOTH ist geneigt, dieses Verhalten in Parallele mit der Hämoglobinämie nach Verbrühungen zu setzen.

Entsprechend dieser Hämoglobinämie beobachtete REINEBOTH ferner ein starkes Sinken des Hämoglobingehaltes und ein verhältnismäßig geringeres Sinken der Zahl der roten Blutkörperchen. Es haben diese Versuche für hydriatische Zwecke zwar keine Bedeutung, da so excessive Wärmeentziehungen therapeutisch nicht in Betracht kommen; ich wollte sie aber doch erwähnen, weil sie die Möglichkeit einer schweren Blutschädigung durch Kälteanwendung erweisen.

Aber auch in der Breite der hydriatischen Prozeduren haben Kälte und Wärme bestimmte Wirkungen auf die Blutbeschaffenheit. Die älteste Angabe rührt von MALASSEZ (1) her, der nach heißen Bädern eine Zunahme des Blutkörperchengehaltes fand.

Später ist, wie schon erwähnt, ganz übereinstimmend von TÖNISSEN (2), ROVIGHI (3), W. WINTERNITZ (4, 5, 6), KNÖPFELMACHER (7), GRAWITZ (8), BREITENSTEIN (9) u. a. konstatiert worden, daß nach allgemeinen Kaltapplikationen die Zahl der roten Blutkörperchen und dementsprechend der Hämoglobingehalt, das specifische Gewicht und der Wert für die Trockensubstanz ziemlich erheblich steigt.

Nach Wärmeapplikationen wurden die Zahl der roten Blutkörperchen und die übrigen Werte teilweise vermindert gefunden, teilweise aber auch als erhöht. Namentlich über die Wirkung der schweißerregenden Prozeduren lauten die Angaben (GRAWITZ, KNÖPFELMACHER, WINTERNITZ, LÖWY, 10, ZIEGELROTH, 11) verschieden. Vielleicht sind individuelle Verschiedenheiten oder das verschieden starke Einsetzen der Schweißsekretion daran Schuld.

Der letzte Untersucher dieser Fragen, FRIEDLÄNDER (12), der ausschließlich am Kapillarblut der Fingerbeere untersuchte, kam zu folgenden Resultaten:

Man findet bei Kältewirkungen, solange die Hautgefäße verengt sind, Verminderung der roten Blutkörperchen, Vermehrung der Leuko-

1) *Malassez*, Gaz. med. 1874 p. 573.
2) *Tönissen*, Inaug.-Diss. Erlangen 1881.
3) *Rovighi*, Prag. med. Wochenschr. 1892 und Arch. ital. med. 1893.
4) *Winternitz*, Ueber Leukocytose nach Kälteeinwirkungen, Blätter f. klin. Hydrotherap. 1893 No. 2.
5) *Derselbe*, Neue Untersuchungen über Blutveränderungen nach thermischen Einflüssen, ebenda 1893 No. 11 und 1894 No. 4.
6) *Derselbe*, Centralbl. f. klin. Med. 1893 p. 1017.
7) *Knöpfelmacher*, Ueber vasomotorische Beeinflussung der Zusammensetzung und physikalischen Beschaffenheit des menschlichen Blutes, Wien. klin. Wochenschr. 1893 No. 43 und 44.
8) *Grawitz*, Klinische experimentelle Blutuntersuchungen, Zeitschr. f. klin. Med. Bd. 21 p. 459.
9) *Breitenstein*, Wirkung leichter Bäder auf den Kreislauf Gesunder und Fieberkranker, Arch. f. experim. Pathol. und Pharm. Bd. 37, 1896, p. 253 ff.
10) *Löwy*, Ueber Veränderungen des Blutes durch thermische Einflüsse, Berl. klin. Wochenschr. 1896 No. 41.
11) *Ziegelroth*, Das specifische Gewicht des Blutes nach starken Schweißen, Virchow's Arch., Bd. 146, 1896, p. 462 ff.
12) *Friedländer*, Ueber Veränderungen des Blutes durch thermische Einflüsse, Verhandl. des XV. Kongr. f. innere Med. 1897 p. 333 ff; vergl. auch *Hammerschlag*, Bestimmung des specifischen Gewichtes des Blutes, Zeitschr. f. klin. Med. Bd. 20, 1892; ferner *Leichtenstern*, Untersuchungen über den Hämoglobingehalt des Blutes, Leipzig 1878.

cyten, Verminderung des specifischen Gewichtes des Blutes, im Reaktionsstadium dagegen eine gleichmäßige Vermehrung der roten und weißen Blutkörperchen und Erhöhung des specifischen Gewichtes. Nach Wärmeeinwirkungen ist eine Vermehrung der roten und weißen Blutkörperchen, jedoch stärkere Vermehrung der Leukocyten als der Erythrocyten zu konstatieren.

FRIEDLÄNDER bemerkt außerdem, daß diese Veränderungen des Blutes, wie namentlich auch GRAWITZ hervorgehoben hat, rasch vorübergehende sind.

In der Deutung derselben gehen die Ansichten auseinander.

Um eine wirkliche Neubilduug oder um ein Zugrundegehen der Blutkörperchen wird es sich kaum handeln, weil dazu der Wechsel ein zu rascher ist, auch sonst wohl Blutkörperchenzahl und HB-Gehalt kaum gleichsinnig schwanken würden.

Abgesehen davon aber sind drei Ansichten aufgestellt, die sämtlich die beobachteten Vermehrungen und Verminderungen auf vasomotorische Wirkungen zurückführen.

GRAWITZ, dem sich auch v. LIMBECK angeschlossen hat, meint, daß mit dem veränderten Blutdruck Gewebsflüssigkeit in die Gefäße eintrete oder herausgepreßt werde, daß es sich also um Konzentrationsveränderungen im Blute handle.

KNÖPFELMACHER, WINTERNITZ, LÖWY, BREITENSTEIN, FRIEDLÄNDER nehmen dagegen an, daß eine geänderte Verteilung der roten Blutkörperchen und der Plasmamenge die Ursache der beobachteten Erscheinungen sei.

Diese Ansicht stützt sich auf eine ältere Arbeit von COHNSTEIN und ZUNTZ (2), welche ganz ähnliche Veränderungen bei experimentell durch Rückenmarksdurchschneidungen und Reizungen hervorgerufenen allgemeinen Gefäßverengerungen und -erweiterungen fanden. Sie beobachteten mikroskopisch direkt, daß eine Reihe Gefäßchen bei mittlerer Kontraktion nur Plasma enthielten, während sie sich bei ihrer Erweiterung mit Blutkörperchen füllten. Sie folgerten daraus, daß bei Gefäßkontraktionen die roten Blutkörperchen mehr in die großen Gefäße getrieben werden, bei Gefäßerweiterungen sich dagegen auch in den Kapillaren verteilen.

COHNSTEIN und ZUNTZ haben übrigens auch schon versucht, Filtrationsvorgänge auszuschließen, da dieselben nach ihren Versuchen viel langsamer verlaufen. Für osmotische Veränderungen, die sich nach ihrer Ansicht rascher vollziehen, war ein Grund bei ihrer Versuchsanordnung kaum gegeben.

Des weiteren haben mehrere Autoren und so besonders LÖWY, später auch FRIEDLÄNDER, durch Bestimmung der Serumdichte, die nur nach Wärmeapplikation erhöht (im Gegensatz zur Verminderung der Blutkörperchenzahl und der Dichte des Gesamtblutes), sonst aber konstant gefunden wurde, diese COHNSTEIN-ZUNTZ'schen Anschauungen auch für die thermisch bewirkten Veränderungen zu stützen versucht und sich gegen die GRAWITZ'sche Auffassung gewendet.

Schließlich hat W. WINTERNITZ, der im allgemeinen der COHNSTEIN-ZUNTZ'schen Ansicht huldigt, noch die Hilfshypothese aufgestellt, daß es in gewissen Gefäßgebieten leicht zu einer Stauung von

---

1) *Cohnstein-Zuntz*, *Pflüger's Arch. Bd. 42*, *und Jaquet*, *Einfluß kalter Bäder etc.*, *3. internat. Physiologenkongreß, Bern 1895.*

roten Blutkörperchen käme, die bei besseren Cirkulationsverhältnissen ausgeschwemmt würden. Für normale Verhältnisse dürfte das kaum der Fall sein. Wenigstens fand BREITENSTEIN zwischen Blutkörperchenzahl der oberflächlichen Hautvenen und der Leber keine Differenz. SCHAUMANN-ROSENQVIST (1) bestätigen diese Angaben. Ob aber unter pathologischen Verhältnissen, z. B. im Fieber, nicht thatsächlich das von WINTERNITZ supponierte Verhalten Platz greift, ist diskutabel. Dafür sprechen zweifellos die Resultate BREITENSTEIN's, der am künstlich bis zur Temperatursteigerung erwärmten Tiere in der Raumeinheit größere Blutkörperchenzahlen für Leberblut als für Blut aus den Hautvenen erhielt.

Mir persönlich erscheint die COHNSTEIN-ZUNTZ'sche Auffassung als die bestgestützte, die namentlich auch FRIEDLÄNDER's Beobachtungen gut erklärt; doch erkenne ich gern an, daß wir über die Beziehungen des Blutes zur Lymphbildung viel zu wenig unterrichtet sind, um die GRAWITZ'sche Auffassung einfach als unhaltbar zu bezeichnen. Es kann vielmehr wohl sein, daß beide Momente, veränderte Verteilung der Erythrocyten und Aufnahme bezw. Abgabe von Gewebsflüssigkeit, in Betracht kommen.

WINTERNITZ hat in seinen letzten Arbeiten behauptet, daß auch lokale Aenderungen im Kapillarblut, und zwar des Stammes und der Peripherie, möglich seien; z. B. fand er das Blut der Fingerbeere um 1,3 Mill. ärmer an Erythrocyten als das der Bauchhaut. Er will ferner nach erregenden Bauchumschlägen ein Steigen der Blutkörperchenzahl im Blute der Bauchhaut und ein analoges Sinken dieser Zahl für das Blut der Fingerbeere gesehen haben.

In einem anderen Versuche fand er das Blut der Fingerbeere einer Versuchsperson mit einem HB-Gehalt von 95 Proz. mit rund 5800000 roten und 10000 weißen Blutkörperchen.
Die Wadenhaut zeigte vor dem Versuche 105 Proz. HB, 6400000 rote, 8800 weiße Blutkörperchen; nach einem erregenden Umschlage war der HB-Gehalt der Fingerbeere um 5 Proz. gesunken, die roten Blutkörperchen um $^1/_2$ Million an Zahl verringert. Die Leukocyten hatten um ein Geringes zugenommen. Viel bedeutender waren die Veränderungen an der Stelle des erregenden Umschlages. Hier war der HB-Gehalt auf 115 Proz. gestiegen, die Erythrocyten hatten fast um 1 Mill. zugenommen, die Leukocyten nur um 8000.

Aeltere Angaben, so von BOUCHUT und DUBRISAY (2) behaupten bereits, daß das gleichzeitig aus der Haut verschiedener Körperteile genommene Blut denselben Gehalt an Körperchen habe.

In neuerer Zeit ist die Frage, ob das Kapillarblut von verschiedenen Körperstellen eine gleichmäßige Beschaffenheit habe, mehrfach geprüft worden. Namentlich haben REINERT's (3) mit allen Vorsichtsmaßregeln ausgeführte Versuche ergeben, daß wir mit „einem hohen Grade von Wahrscheinlichkeit das Vorhandensein eines größeren Unterschiedes in der Zusammensetzung der von verschiedenen Körperregionen untersuchten Blutproben ausschließen können".

Nur KOSTURIN (4) macht ähnliche Angaben wie WINTERNITZ. Ich schließe mich aber in der Beurteilung derselben REINERT an, daß sie

1) *Schaumann u. Rosenqvist, Zeitschr. f. klin. Med. Bd. 35, 1898, p. 126.*
2) *Bouchut und Dubrisay, Gaz. méd. 1878 p. 168 und 170.*
3) *Reinert, Die Züchtung der roten Blutkörperchen und deren Bedeutung für Diagnose und Therapie, Leipzig, F. C. W. Vogel, p. 101 ff.*
4) *Kosturin, Ueber die Verbreitung der roten Blutkörperchen in den Kapillargefäßen der Haut, Petersb. med. Wochenschr. 1880 No. 39.*

schon wegen der Höhe der Differenz nicht viel Zutrauen verdienen, denn so große, bis 20 Proz. betragende Unterschiede hätten anderen Forschern nicht entgehen können.

Eine kurze Besprechung muß dann auch das Verhalten der Leukocyten finden.

W. WINTERNITZ, ROVIGHI, KNÖPFELMACHER, THAYER (1) haben übereinstimmend konstatiert, daß nach kalten Applikationen die Zahl der Leukocyten im peripheren Blute vorübergehend steigt, und zwar um 10—20 Proz. Warme Wasserauwendungen scheineu nach WINTERNITZ die Zahl der weißeu Blutkörperchen herunterzusetzen. Die gegenteiligen Angaben FRIEDLÄNDER's sind bereits oben erwähnt. Zum großen Teil werden diese Veränderungen in derselben Weise zustandekommen, wie der Wechsel im Gehalt an roten Blutscheiben, also durch vasomotorische Einflüsse. WINTERNITZ will den Leukocyten dabei eine mehr aktive Rolle im Sinne einer thermotaktischen Beeinflussung zuschreiben. FRIEDLÄNDER hat diese Ansichten auf Grund des differenten Verhaltens weißer und roter Blutkörper nach länger dauernden thermischen Reizen bestätigt. Ich möchte mich deswegen der WINTERNITZ'schen Hypothese gegenüber nicht so absolut ablehnend verhalten, wie dies v. LIMBECK thut. Nachuntersuchungen würden aber wünschenswert sein.

Schließlich sind noch einige Worte über die Beeinflussung der Blutalkalescenz durch Kälte oder Wärme zu sagen.

Es liegen in der Litteratur nur spärliche Angaben in dieser Richtung vor. So fanden MATHIEU und URBAIN (2) uud WITKOWSKI (3) den Kohlensäuregehalt bei Erwärmung verändert. Neuerdings hat die Frage eine Bearbeitung von STRASSER und KUTHY (4) gefunden. Sie fanden nach kalten Prozeduren eine Steigerung der Alkalescenz, nach einer heißen Prozedur ein geringes Sinken derselben (0,152 Proz. NaOH vor, 0,176 Proz. NaOH nach kaltem Regen, 0,144 Proz. NaOH vor, 0,136 Proz. NaOH nach heißem Bad von 10 Minuten). Die Untersuchungen sind nach der Methode von v. LIMBECK im MAUTHNERschen Laboratorium ausgeführt wordeu.

Ich möchte mich hier nicht auf eine Auseiuandersetzung einlassen, was man denn eigentlich mit diesem v. LIMBECK'schen, der LÖWYschen Methode nachgebildeten Uutersuchungsverfahren bestimmt, nur möchte ich hervorheben, daß gerade mit dieser Methode v. LIMBECK eine Herabsetzung der Alkalescenz bei Fiebernden uicht oder wenigstens nicht regelmäßig gefunden hat. Es lassen sich daher Folgeruugen auf eine günstige Beeinflussung des Fiebers durch Vermehrung der Blutalkalinität mittels Wasserprozeduren aus den mit dieser Methode gewonnenen Resultaten sicher nicht ziehen.

Zusammenfassend wird man sagen müssen, daß unsere Kenntnisse von der Beeinflussung der Blutbeschaffenheit durch Wärme und Kälte recht unvollständige sind, uud daß bestenfalls rasch vorübergehende Schwankungen in der Verteilung von roten Blutkörperchen und Plasma,

---

1) *Thayer*, *Ueber die Vermehrung der Leukocyten nach kalten Bädern*, *Bl. f. klin. Hydrotherap. 1893 No. 8; John Hopkins Bullct. 1893, ref. The Lancet 1894 Vol. 1 p. 45.*
2) *Mathieu und Urbain*, *Archives de Physiologie, T. 4 p. 447.*
3) *Witkowski*, *Arch. f. experim. Path. und Pharm. Bd. 28 p. 283.*
4) *Strasser und Kuthy*, *Blätter f. klin. Hydrotherap. 1896 No. 1.*

sowie eine thermotaktische Beeinflussung der Leukocyten als einigermaßen sichergestellt betrachtet werden dürfen.

Was diese Veränderungen für physiologische und pathologische Bedeutung haben, steht dahin. Man darf sie vielleicht mit Naunyn und Breitenstein als Ausdruck einer Cirkulationsverbesserung betrachten.

Wenn aber Winternitz auf die von Strasser gefundene Alkalescenzsteigerung und auf das Auftreten der Leukocyten hin von einem Heilserum der Hydrotherapeuten spricht, so ist das ein Enthusiasmus, dem zu folgen ich mich außer Stande fühle.

### 9. Einwirkung von Wärme und Kälte auf die Sekretionen.

#### I. Harnsekretion.

Es liegen über die Einwirkungen hydrotherapeutischer Prozeduren auf die Harnsekretion eine große Menge litterarischer Angaben vor. In Bezug auf die ältere Litteratur, die manche abenteuerlichen Dinge enthält, möchte ich auf Leichtenstern (1) verweisen, der dieselbe bereits kritisch gesichtet hat.

Nach dem Urteil der meisten Untersucher tritt häufig nach dem Bade, und zwar sowohl nach dem kalten wie nach dem warmen Bade, mitunter bekanntlich auch schon im Bade Harndrang ein. Namentlich benommene Kranke entleeren den Harn oft im Bade.

Abgesehen von diesem Harndrang ist aber auch die Urinmenge nach Bädern verändert.

Zunächst verringern bei gleich bleibender Flüssigkeitszufuhr Bäder, die zur Schweißsekretion führen, entsprechend die Harnmenge, wie ja allgemein bekannt ist.

Für Badeformen, bei denen ein Flüssigkeitsverlust durch Schweiß nicht stattfindet, ist das Verhalten verschieden, je nachdem es sich um gesunde oder kranke Menschen handelt.

Man kann sagen, daß bei Menschen mit Cirkulationsschwäche Bäder, welche die Cirkulation bessern, diuretisch wirken; als Beispiele sei die urinvermehrende Wirkung kühler Bäder bei Fiebernden oder die Wirkung kohlesäurehaltiger Bäder bei Herzkranken angeführt.

Bei Leuten mit gesunden Cirkulationsorganen vermehren dagegen Bäder die 24-stündige Urinmenge nicht, wohl aber kommt es zu Schwankungen in kürzerer Zeit, die im Lauf von 24 Stunden dann wieder kompensiert werden.

Nach kalten Bädern ist nach den übereinstimmenden Angaben der älteren Litteratur nämlich die Harnmenge vorübergehend gesteigert und das specifische Gewicht verringert, nach warmen Bädern kann die Urinmenge vorübergehend etwas verringert sein.

Daß wirklich die Sekretion beeinflußt wird und nicht etwa nur die Entleerung der Blase eine verschieden vollkommene ist, haben zuerst die Untersuchungen Coloman Müller's (2) erwiesen, der an Hunden die Ureteren freilegte und die Zahl der austretenden Tropfen registrierte.

Er fand, daß Kälte (kalte Umschläge, Brausen) die Harnabsonde-

---

1) *Leichtenstern in v. Ziemssen's Handbuch.*
2) *Coloman Müller, Arch. f. experiment. Path. und Pharm., Bd. 1 p. 421.*

rung steigerte; Wärme dagegen (Kataplasmen, Uebergießungen mit Wasser von 40°) hatte eine Abnahme der Urinmenge zur Folge.

GREFBERG (1) erbrachte dann den Beweis, daß die Schwankungen von Veränderungen des Blutdruckes abhängen, dessen Verhalten bekanntlich für die Urinsekretion von erheblicher Bedeutung ist.

GREFBERG maß gleichzeitig Blutdruck und Tropfenzahl und konstatierte, daß auch durch ein heißes Bad, wenn durch dasselbe eine Steigerung des Blutdruckes zustande kam, eine dieser parallel gehende Vermehrung der Harnsekretion einsetzte.

In neuerer Zeit hat nun DELEZENNE (2) den Angaben COLOMAN MÜLLER's auf das bestimmteste widersprochen.

Er sah stets nach Kälteapplikationen auf die Haut, die er allerdings, wie schon GLAX hervorhob, in excessiver Weise anwandte, Verringerungen der Urinmenge entsprechend der von WERTHEIMER (3) beobachteten Verengerung der Nierengefäße nach Kälteeinwirkung auf die Haut.

DELEZENNE macht gegen COLOM. MÜLLER's Arbeit den mir berechtigt scheinenden Einwurf, daß MÜLLER vor dem Versuch stark gesalzene Speisen verfüttert hätte und nur an so vorbereiteten Tieren eine Steigerung der Urinmenge sah.

In jüngster Zeit sind wiederum DELEZENNE's Angaben von LAMBERT (4) unter FRANÇOIS FRANK's Leitung nachgeprüft worden.

LAMBERT registrierte gleichzeitig die Harnmenge, das Volumen der Niere, den arteriellen und den Druck in der Nierenvene. Er bestätigte zwar DELEZENNE und WERTHEIMER's Beobachtungen über die Verkleinerung des Nierenvolumens nach Kaltapplikationen; aber die Verkleinerung war weder eine dauernde oder auch nur konstante.

Eine genügend lange fortgesetzte Abkühlung der Haut hat nach LAMBERT vielmehr stets eine Vermehrung der Urinmenge zur Folge, und zwar ist die anfängliche Vermehrung eine Funktion des gesteigerten Blutdruckes, die sekundäre, die einer raschen Tonusermüdung der Nierengefäße.

Nun wie dem auch sein mag, jedenfalls handelt es sich um nur verhältnismäßig kurze Zeit dauernde vasomotorische Einflüsse. Es haben daher diese, durch die hydriatischen Prozeduren bewirkten Schwankungen der Urinsekretion, namentlich da sie, wie schon bemerkt, später kompensiert werden und auf die 24-stündige Menge ohne Einfluß sind, kaum ein klinisches Interesse.

Dasselbe gilt auch von der Konzentration des Harnes.

Dagegen sind noch einige Worte über die chemischen Bestandteile des Harnes zu sagen.

Heiße Badeformen, die eine Steigerung des Eiweißzerfalles bewirken, werden auch im Harn eine Vermehrung der stickstoffhaltigen Stoffwechselprodukte hervorrufen. Das ist ja eigentlich selbstverständlich, und zwar kann dabei nicht nur die Harnstoffmenge, sondern auch die der Harnsäure und der Alloxurkörper um ein Geringes steigen.

1) *Grefberg, Zeitschr. f. klin. Med. 1882 p. 71.*

2) *Delezenne, De l'influence de la réfrigération de la peau sur la sécrétion urinaire, Arch. de Physiol. 1894 p. 446.*

3) *Wertheimer, De l'influence de la réfrigération de la peau sur la circulation du rein, Arch. de Physiol. 1894 p. 303.*

4) *Lambert, De l'influence du froid sur la sécrétion urinaire, Arch. de Physiol. 1897 p. 129.*

Wenn aber FREY und HEILIGENTHAL (1) behauptet haben, daß nach Dampfbädern von 35 Minuten Dauer die Menge der ausgeschiedenen Harnsäure erheblich und zwar bis auf das Dreifache gesteigert sei, so muß ich dem um so mehr widersprechen, als von manchen Seiten aus diesem Befunde Schlüsse auf die Indikationsstellung für diese Bäder gezogen worden sind.

Die Untersuchungen FREY's und HEILIGENTHAL's sind mit der alten, als unzuverlässig bekannten Salzsäuremethode gewonnen. Neuere Untersucher haben sie nicht bestätigt. So fand FORMANEK nach heißen Bädern, die den Eiweißzerfall steigerten, mit der LUDWIG-SALKOWSKI-schen Methode nur eine Steigerung der Harnsäureausscheidung von 0,69 auf 0,93 g p. Tag.

Dr. DRIVER, der unter meiner Leitung kürzlich die Frage noch einmal untersuchte, konnte nach Dampfbädern, die die Körpertemperatur in einem Falle bis auf 37,9, in 2 anderen bis auf 38,3 gesteigert hatten (35, 30, 25 Minuten Dauer des Dampfbades) nur minimale Schwankungen konstatieren.

Die Versuchspersonen waren vorher auf Stickstoffgleichgewicht gesetzt. Bestimmt wurde nach der CAMERER'schen und nach der LUDWIG-SALKOWSKI'schen Methode.
Die Werte waren folgende:

| | Harnsäure und Xanthinbasen | Harnsäure |
|---|---|---|
| 1) Vor dem Dampfbade | 0,88 | 0,64 |
| naeh dem Dampfbade | 1,01 | 0,69 |
| 2) Vor dem Dampfbade | 0,73 | 0,69 |
| nach dem Dampfbade | 0,93 | 0,73 |
| 3) Vor dem Dampfbade | 0,80 | 0,67 |
| nach dem Dampfbade | 0,87 | 0,67 |

Nimmt man die Durchschnittswerte von mehreren Tagen, an denen hintereinander Dampfbäder appliziert waren, so ändern sich die Zahlen auch nicht bedeutend, eher sind die Differenzen noch geringer.
Man sieht also, daß die Schwankungen der Harnsäureausscheidung nach derartigen Bädern recht minimale sind.

Angaben, daß Badeprozeduren auf die Acidität des Harnes einen nennenswerten Einfluß hätten, finden sich in der älteren Litteratur mehrfach.

Als erster hat wohl BRACONOT (2) behauptet, daß nach kalten Bädern der Harn alkalisch würde. LEICHTENSTERN citiert dann Arbeiten von HOMOLLE, WILLEMIM, AMUSSAT, STÖCKER und ZÜLZER, die sämtlich nach länger dauernden Bädern die Acidität des Harnes absinken sahen, während LEICHTENSTERN selbst ebensowenig, wie RÖHRIG diese Behauptungen bestätigen konnten.

Bekanntlich ist die Harnacidität ziemlich kompliziert zu bestimmen. Die älteren Angaben sind heute wegen mangelhafter Methodik kaum zu benutzen, aus neuerer Zeit aber liegt nur eine Arbeit von STRASSER und KUTHY (3) vor. Dieselben bedienten sich der FREUND'schen Methode mit der LIEBLEIN'schen Modifikation und fanden, daß die Acidität des Harnes sich im wesentlichen umgekehrt wie die Alkalinität des Blutes verhielt, d. h. also mit der Erhöhung der Alkalinität des Blutes die Acidität des Harnes nach kalten Prozeduren sinkt, mit der Er-

1) *Frey u. Heiligenthal*, *Die heißen Luft- und Dampfbäder in Baden-Baden, Leipzig 1881.*
2) *Braconot*, *Revue médic. 1833.*
3) *Strasser und Kuthy*, *Ueber die Alkalinität des Blutes und die Acidität des Harnes nach thermischer Einwirkung, Blätter f. klin. Hydrotherap. 1896 No. 1 p. 1.*

niedrigung der Alkalinität des Blutcs die Acidität des Harnes nach heißen Prozeduren steigt. STRASSER will infolgedessen „die Funktion der Niere für die Reaktionsverhältnisse als eine einfache Filtration ansehen und eine Aenderung in der Zusammensetzung oder Mischung derjenigen anorganischen Salze, welche für die Reaktion wirksame Komponenten bilden, als Ausfluß einer Specialaktion der Niere ausschließen".

Aciditätsbestimnungen des Harnes haben meiner Ansicht nach nur dann Sinn, wenn gleichzeitig Bestimmungen des Ammoniakgehaltes gemacht werden, denn wie wir seit HALLERVORDEN's (1) Untersuchungen wissen, verteidigt der Organismus der Carni und Omnivoren seinen Bestand an fixem Alkali sehr zäh und beantwortet eine Säuerung mit einer Mehrausscheidung von Ammoniak, kann sich also vor einer Säurevergiftung im Gegensatz zu den Herbivoren schützen.

Außerdem aber erscheint es mir ausgeschlossen, daß man die Resultate, die mit zwei so verschiedenen Untersuchungsmethoden gewonnen wurden, wie die Phosphatbestimmungen nach LIEBLEIN und die Titration nach v. LIMBECK sind, in eine derartig direkte Beziehung setzen darf, wie dies STRASSER thut.

Mehr der Vollständigkeit wegen will ich schließlich nach STRASSER die Angabe KAPPER's citieren, daß bei Leuten, deren Harn durch vegetabilische Diät alkalisch geworden war, derselbe durch kalte hydriatische Eingriffe sauer gemacht werden könne.

Eine klinische Bedeutung haben diese durch Bäder hervorgerufenen Schwankungen der Acidität nicht, denn erstens bestehen sie nur kurze Zeit und zweitens können wir die Reaktion des Harnes viel sicherer und ergiebiger auf andere Weise beeinflussen.

Erwähnen möchte ich ferner noch, daß in der französischen Litteratur einige Angaben über Erhöhung des urotoxischen Koefficienten nach Bädern vorliegen. So sahen ROQUE und WEIL (2), daß derselbe bei Bäderbehandlung des Typhus 6—8 mal größer wird, als bei innerlicher Anwendung von Antipyreticis. Nach meiner Meinung sind die BOUCHARD'schen Anschauungen über die Toxicität des Urins noch nicht derartig sicher gestützt, daß es erlaubt wäre, aus ihnen weitergehende Schlüsse zu ziehen.

Schließlich sei noch mit wenigen Worten der Ausscheidung von Eiweiß und Zucker nach Kälteapplikationen gedacht.

Der WINTERNITZ'sche (3) Fall von Hämoglobinurie ist bereits früher erwähnt. Es war in diesem Falle nach einem kurzen Dampfbade ein Halbbad von 20 Minuten und 6 Minuten Dauer gefolgt. Pat. war nach dem Bade blaß und kühl. Eine ähnliche Beobachtung liegt von RITTER (4) vor. Während nun Hämoglobinurien ein primäre Schädigung des Blutes zur Voraussetzung haben, braucht eine solche für die einfache Albuminurie nicht gefordert zu werden. Solche und zwar passagere Albuminurien kommen nach WINTERNITZ nach zu lange dauernden Hitzeeinwirkungen, z. B. übermäßig verlängerten Dampfbädern, und nach Kälteeinwirkungen, denen keine entsprechende Reaktion gefolgt ist, vor. WINTERNITZ z. B. citiert eine Beobachtung von JOHNSON (5).

---

1) *Hallervorden*, *Arch. f. experiment. Path. und Pharm. Bd. 10, 1879, p. 214.*

2) *Roque und Weil*, *Revue de méd. 1891 Sept.*

3) *Winternitz*, *Hydrotherapie auf phys. und klin. Grundlage.*

4) *Ritter*, *Ein Fall von einer durch Kälte bedingten anfallsweise auftretenden Hämoglobinurie, Allgem. Wien. med. Zeit. 1894 p. 379.*

5) *Johnson*, *Temporary albuminuria the result of cold bathing, British med. Journ. 1875.*

Nach excessiven Abkühlungen scheinen Albuminurien wenigstens bei empfindlichen Tieren ziemlich regelmäßig aufzutreten. Ich habe bereits bei der Erörterung der Wirkung kalter Bäder auf den Eiweißumsatz einige derartige Angaben erwähnt und möchte hier noch die Arbeiten Lassar's (1) und Araki's (2) citieren, die regelmäßig durch starke Abkühlung bei Kaninchen und Hunden Albuminurie hervorrufen konnten.

Winternitz ist geneigt, diese Albuminurien auf Blutdruckherabsetzungen zu beziehen, die bei solch starken und brüsken Abkühlungen eintreten können, während Araki die Albuminurie ebenso wie das Auftreten von Milchsäure und Zucker, den er nach Bedecken mit Schnee bis zu 2,5 Proz. im Harn der Versuchstiere nachweisen konnte, durch den Sauerstoffmangel erklären will, welcher bei künstlicher Abkühlung wegen der flacheren Atmung auftritt.

Die erste Angabe, daß Eisbäder Glykosurie erzeugen, rührt, wie ich noch anfügen möchte, von Böhm (3) her, der gelegentlich des Studiums des von ihm entdeckten Fesselungsdiabetes solche Versuche anstellte.

Praktisch kommt die Glykosurie nach hydrotherapeutischen Maßnahmen wohl kaum in Betracht, die Albuminurie schon eher, denn es ist eine bekannte Thatsache, daß Nephritiker kalte Badeweisen schlecht vertragen.

## II. Die Sekretion der Verdauungsdrüsen.

Es liegen nur spärliche Angaben über eine Beeinflussung dieser Sekretionen durch hydrotherapeutische Maßnahmen vor.

Für die Gallensekretion ist die einzige mir bekannte Arbeit von Kowalski (4) ausgeführt, wenn man von der Beeinflussung durch Klysmen oder Trinken von Wasser absieht.

Kowalski untersuchte an einem Hund mit Gallenblasenfistel, dem er den Ductus choledochus unterbunden und durchschnitten hatte. Er fand, daß heiße Bäder die 12-stündige Gallenmenge erhöhten; noch wirksamer war in dieser Richtung eine Kombination von heißen Bädern mit darauf folgenden kalten. Er führt diese Mehrproduktion auf eine reichlichere Durchblutung der Leber zurück (vergl. seine Ansichten über die Tiefenwirkung der Wärme).

Kurz andauernde thermische Reize von niederer Temperatur, insonderheit kalte Douchen, führten einen vorübergehenden, stärkeren Gallenfluß herbei, während die 12-stündige Menge dadurch kaum beeinflußt wurde. Heiße Douchen hatten diesen Einfluß nicht. Kowalski schreibt diese Steigerung des Gallenflusses den tiefen Inspirationen nach den Douchen und den damit verbundenen stärkeren Zwerchfellskontraktionen zu, glaubt ferner auch eine Verstärkung der Peristaltik annehmen zu sollen.

Die Applikation der heißen Bäder konzentrierte die Galle etwas, wenigstens wuchs der Prozentgehalt der festen Bestandteile gegen

1) *Lassar*, *Ueber Erkältung*, *Virchow's Arch. Bd. 79, 1880, p. 168.*

2) *Araki*, *Zeitschr. f. physiol. Chemie Bd. 16 p. 453.*

3) *Böhm*, *Arch. f. experiment. Pathol. und Pharmakol. Bd. 8 p. 302.*

4) *Kowalski*, *Ueber den Einfluß von äußeren hydropathischen Prozeduren auf die Gallensekretion, Blätter für klin. Hydrotherapie 1898 No. 11.*

1 Proz. Die kurz dauernden Douchen führten dagegen keine Konzentrationsveränderungen herbei.

Auf die Angaben über die Beeinflussung der Gallensekretion durch innerlichen Wassergebrauch möchte ich nicht näher eingehen. Ich will nur kurz bemerken, daß entgegen früheren Angaben STADELMANN (1) einen solchen nicht konstatieren konnte.

Für die Magensaftsekretion liegt eine unter WINTERNITZ's Leitung ausgeführte Arbeit von SIMON (2) vor. Derselbe sah nach Dampfbädern die Acidität des Magensaftes sowohl bei Gesunden als Kranken sinken, und zwar erst nach mehreren Stunden. Unmittelbar oder während des Dampfbades waren Veränderungen der Acidität nicht zu konstatieren. SIMON bezieht diese Herabsetzung der Säureproduktion auf die Verarmung des Körpers an Chloriden durch den Schweiß.

Ferner hat PUSCHKIN (3) behauptet, daß er durch heiße Bähungen der Magengegend die Menge der freien Salzsäure habe steigen sehen, ebenso die Gesamtacidität sowie das Peptonisierungsvermögen. Daneben will er noch eine Steigerung der motorischen Funktion und eine Abnahme der Gärungsvorgänge wahrgenommen haben.

Endlich sei noch kurz einiger Experimentaluntersuchungen am Kaltblüter gedacht.

Nach FLAUM (4) verdaut künstlicher Magensaft noch bei 0°, obwohl nur sehr träge. Es werden dabei dieselben Verdauungsprodukte gebildet wie bei höherer Temperatur. Im Magen des lebenden Frosches war bei einer Temperatur unter 8° keine Verdauung mehr zu bemerken, weil kein Magensaft mehr abgesondert wurde. Bei 10° aber schon ging die Verdauung fast so schnell wie bei Zimmertemperatur vor sich.

### III. Schweißsekretion.

Während die Einwirkungen auf die Harnsekretion verhältnismäßig wenig Interesse bieten, sind die Wirkungen auf die Schweißsekretion um so wichtiger.

Dieselbe tritt bei allen wärmezuführenden oder -stauenden Prozeduren als physikalische Regulation ein.

Experimentell kann man sie allerdings auch am abgekühlten Tier, wie LEVY-DORN (5) gezeigt hat, hervorrufen; doch kommt das praktisch nicht in Betracht.

Man darf die Schweißabsonderung nicht der Wasserverdunstung gleich setzen. Denn wenn natürlich auch unter geeigneten Bedingungen der Schweiß verdunstet, so kommt es doch andererseits zu lebhafter

1) *Stadelmann, Wie wirkt das per os oder Klysma in den Körper eingeführte Wasser auf die Sekretion und Zusammensetzung der Galle? Therapeut. Monatshefte 1891 No. 10 und 11.*

2) *Simon, Ueber den Einfluß der Dampfbäder auf die Magensekretion, Blätter für klin. Hydrotherapie 1899 No. 11.*

3) *Puschkin, Ueber den günstigen Einfluß heißer Umschläge auf die Magenverdauung, Wratsch Oktober 1895.*

4) *Maximilian Flaum, Ueber die Einwirkung niederer Temperaturen auf die Funktion des Magens, Zeitschr. f. Biol. Bd. 28 N. F. 10, 1891, p. 433; vergl. auch Fick und Murisier, Ueber das Magenferment kaltblütiger Tiere, Arbeiten aus dem physiol. Labor. zu Würzburg 1872 p. 181, und Hoppe-Seyler, Ueber Unterschiede im chemischen Bau und der Verdauung höherer und niederer Tiere, Pflüger's Archiv Bd. 14, 1877 p. 395.*

5) *Levy - Dorn, Beitrag zur Lehre von der Wirkung verschiedener Temperaturen auf die Schweißabsonderung, insbesondere deren Centren, Zeitschr. f. klin. Med. Bd. 26, 1894.*

Schweißsekretiou bei Badeformen, in welchen, wie z. B. im heißen Bade, die Bedingungen der Verdunstung nicht gegeben sind. Die Schweißsekretion kann eine sehr erhebliche sein. Im heißen Wasserbade sah LIEBERMEISTER einen Gewichtsverlust von 1—2 kg, der in erster Linie auf die Schweißabscheidung zu setzen ist. Im römisch-irischen Bade werden während der Dauer von 35—55 Min. 404 1050 g Wasser bei 50--58,8 C abgegeben. Im Dampfbade in 33--48 Min. 343- 743 g (OERTEL, 1). Im Sandbade kann der Verlust am Körpergewicht bis 3 kg betragen (STURM, 2).

Aehnliche Messungen liegen vielfach in der Litteratur vor. Zusammenstellungen derselben finden sich bei LERSCH (3) und RÖHRIG (4).

Es ist natürlich ein Teil dieser Gewichtsverluste auf Rechnung des mit der Atmung abgegebenen Wassers zu setzen, doch liegen darüber genauere Messungen nicht vor.

Bei ungehinderter Wasseraufnahme wird die zu Verlust gegangene Flüssigkeit bald ersetzt. Man sieht selbst nach einer Serie von römisch-irischen oder Dampfbädern gewöhnlich kein Sinken des durchschnittlichen Körpergewichtes.

Wenn nun auch das Wasser bald ersetzt wird, so wird selbst ein zeitweiliger Verlust nicht ohne Einfluß auf den Körper sein. Das seine Zusammensetzung sehr zäh festhaltende Blut schützt sich durch Aufnahme von Gewebsflüssigkeit vor einer Eindickung, und es wird auf diese Weise ein sehr lebhafter Saftstrom angeregt werden. Falls man dagegen die Flüssigkeitszufuhr einschränkt, so kann man den Körper erheblich durch Schwitzprozeduren entwässern. Unter solchen Bedingungen kann es schließlich sogar zu einer wirklichen Eindickung des Blutes kommen. Wenigstens für das Tier hat eine Arbeit CZERNY's (5) mit Sicherheit den experimentellen Beleg geliefert. Die Tiere, die so forcierten Wasserentziehungen ausgesetzt wurden, starben schließlich unter den Erscheinungen einer langsam fortschreitenden Narkose. Für therapeutische Eingriffe sei auf die p. 70 unter Kapitel Blut gemachten Ausführungen verwiesen.

Die Verluste an Salzen und organischen Stoffen, die mit dem Schweiße secerniert werden, dürfen im allgemeinen nicht hoch angeschlagen werden.

Die neueren Untersuchungen (ARGUTINSKY, 6, HARNACK, 7, CRAMER, 8, EIJKMAN, 9) geben an, daß der Schweiß wechselnde Mengen Salze, namentlich Kochsalz, enthielt und durchschnittlich 0,14 Proz. Harnstoff. Harnsäure wurde dagegen von MAGNUS LEVY (10),

---

1) *Oertel, Kreislaufstörungen, IV. Aufl. p. 96 und 98.*
2) *Sturm, Mitteilungen über die Anwendung und Wirkung heißer Sandbäder, Korrespondenzbl. des allg. ärztl. Vereins f. Thüringen 1891.*
3) *Lersch, Fundamente der prakt. Balneolog. p. 232 ff.*
4) *Röhrig, Physiologie der Haut p. 47 ff.*
5) *A. Czerny, Versuche über Bluteindickung und ihre Folgen, Arch. f. experim. Path. und Pharm. Bd. 34, 1894, p. 268 ff.*
6) *Argutinsky, Versuche über die Stickstoffausscheidung durch den Schweiß bei gesteigerter Schweißabsonderung, Pflüger's Arch. 1890 p. 600.*
7) *Harnack, Fortschritte der Med. 1893 p. 91.*
8) *Cramer, Ueber die Beziehungen der Kleidung zur Hautthätigkeit, Arch. f. Hygiene Bd. 10, 1890.*
9) *Eijkman, Ueber den Eiweißbedarf der Tropenbewohner etc., Virchow's Arch. Bd. 181, 1893.*
10) *Magnus Levy, Ueber Gicht, Zeitschr. f. klin. Med. Bd. 36 Heft 5 und 6.*

der darauf bei Gichtikern untersuchte, vermißt. Es scheint aber bei Nierenkranken erheblich mehr Harnstoff durch den Schweiß ausgeschieden werden zu können, wenigstens sprechen dafür die Beobachtungen SCHOTTIN's (1), v. LEUBE's (2) u. a., die bei Nierenkranken Harnstoff in krystallinischer Form auf der Haut nachweisen konnten.

Exakte Untersuchungen in dieser Richtung liegen aber bis auf eine kurze Angabe v. NOORDEN's (3) nicht vor. Derselbe fand außerordentlich geringe Meugen, 0,03—0,05 Proz. Stickstoff im Schweiß Nierenkranker.

Da nun v. LEUBE neuerdings vor der Gefährlichkeit der Schwitzkuren bei Nierenkrankheiten gewarnt hat, weil durch die Konzentration der Gewebsflüssigkeiten der Eintritt einer Urämie erzielt werden könnte, so bat ich Dr. KÖHLER, diese Frage noch einmal zu untersuchen.

KÖHLER fand nun, daß in Schweißmengen zwischen $1/2$ und 1 l bis zu 1,7 g Stickstoff, d. h. etwa der neunte Teil der im Harn gefundenen Stickstoffmenge, enthalten war und daß sich ein deutliches antagonistisches Verhalten zwischen Harn und Schweiß zeigte, indem der Stickstoffgehalt des Urines entsprechend sank.

Bei einem im urämischen Anfall untersuchten Patienten konnte KÖHLER (4) 0,14 Proz. Stickstoff, also einen recht hohen Gehalt nachweisen. Man sieht daraus, daß, wenn die Ausscheidung stickstoffhaltiger Substanzen bei Nierenkranken auch keineswegs die durch die Nieren zu leistende ersetzen kann, sie doch immerhin nicht so gering zu sein braucht, wie v. NOORDEN für seine Fälle fand.

Wenn die Schweißsekretion künstlich gesteigert wird, so tritt beim normalen Menschen Eiweiß iu geringer Menge in den Schweiß über, wie v. LEUBE (5) zuerst konstatierte, und zwar um so mehr, je länger die Sekretion unterhalten wird. Auch wir sahen bei den untersuchten Nephritikern regelmäßig Spuren von Eiweiß im Schweiß.

Bei manchen Tieren, z. B. bei Pferden, scheinen erheblichere Mengen von Albumen im Schweiß vorzukommen; für den Menschen ist der geriuge Verlust klinisch völlig irrelevant.

Endlich ist noch zu erwähnen, daß eine Reihe Arzneimittel in deu Schweiß übergehen, z. B. Quecksilbersalze, Jodkalium, Arsen. Es haben daher diaphoretische Kuren, um die Ausscheidung solcher Stoffe zu beschleunigen, ihre Berechtigung.

Augereiht mag an diese Beschreibung der chemischen Bestandteile des Schweißes noch die Angabe von ARLOING (6) werden, daß der menschliche Schweiß ebenso wie der Urin toxische Eigenschaften besäße. Auch MAVROGANIS (7) bestätigt dies, obwohl er im Einzelnen nicht mit ARLOING übereinstimmt.

1) *Schottin*, *Ueber die chemischen Bestandteile des Schweifses, Arch. f. Heilk. Bd. 11, 1852.*

2) *Leube*, *Ueber den Antagonismus zwischen Harn und Schweifssekretion, Deutsch. Arch. f. klin. Med. Bd. 7, 1870, p. 1.*

8) *v. Noorden*, *Ueber den Stickstoffhaushalt der Nierenkranken, Deutsch. med. Wschr. 1893 No. 85.*

4) *Köhler*, *Stickstoffausscheidung und Diaphorese bei Nierenkranken, Deutsch. Arch. f. klin. Med.*

5) *Leube*, *Ueber Eiweifs im Schweifs, Virchow's Arch. Bd. 48, 1869, p. 1.*

6) *Arloing*, *Société de Biologie de Paris 1897, 29. Mai.*

7) *Mavroganis*, *ebenda 6. November 1897.*

Zum Schluß mag noch darauf hingewiesen werden, daß BRUNNER (1) und später GÄRTNER (2) und TIZZONI (3) Eitererreger im Schweiß Septischer fanden.

BRUNNER hat diesen Befund auch experimentell bestätigt; er konnte bei einer mit Milzbrand infizierten Katze Milzbrandbakterien, beim mit Staphylococcus aureus infizierten Schwein diesen Eitererreger im Schweiße der Tiere nachweisen.

## IV. Kohlensäuresekretion durch die Haut.

Die Kohlensäureabgabe von seiten der Haut wird durch Bäder, d. h. durch Umgeben des Körpers mit Wasser, naturgemäß nicht gehindert. Sie scheint in der Wärme bei blutreicher Haut höher zu sein, als in der Norm. Im allgemeinen ist sie aber sicher beim Menschen und den Säugetieren gegenüber der durch die Lungen vollständig zu vernachlässigen.

Es hat diese Frage in letzter Zeit noch einmal eine gründliche Bearbeitung durch N. P. SCHIERBECK (4) erfahren. SCHIERBECK fand, daß bei einer Lufttemperatur von 29—33 ° C in 24 Stunden von einem Menschen mittlerer Größe konstant 8,4 g Kohlensäure durch die Haut abgegeben werden. Steigt die Außentemperatur höher, so steigt auch die Kohlensäureabgabe, bei 34 ° C werden 16,8 g Kohlensäure, bei 38,5 ° 28,8 g Kohlensäure abgegeben. Es wird durch diese Abhängigkeit der Kohlensäureelimination von der Temperatur auch die Differenz in den älteren Angaben erklärt (5).

In Betracht kommen aber auch die höchsten von SCHIERBECK gefundenen Mengen gegenüber der durchschnittlich 1000 g Kohlensäure (nach PETTENKOFER und VOIT) betragenden Abscheidung durch die Lungen nicht.

Der von WINTERNITZ erzählte Fall, daß ein Wasserfanatiker durch Einreiben mit einer Salbe dyspnoisch geworden sei, dürfte sich also wohl kaum durch eine Unterdrückung habituell gesteigerter Hautatmung erklären lassen, wenn auch ein anderer Grund bei der klinischen Untersuchung des Patienten sich nicht finden ließ.

## 10. Wirkung hydriatischer Prozeduren auf die Muskulatur.

Es ist gelegentlich der Besprechung der Wirkungen auf die Cirkulationsorgane bereits einiger die Muskelthätigkeit unter dem Einfluß von Wärme und Kälte betreffender Thatsachen gedacht worden. Jedoch erscheint es nötig, da sich von dem Verhalten der Muskeln mit großer Wahrscheinlichkeit einige notorische Wirkungen der hydriatischen Prozeduren, nämlich Allgemeingefühle, wie das der Erfrischung, ableiten lassen, noch einmal im Zusammenhang das Wissenswerte darüber zu besprechen.

1) *Conrad Brunner*, *Ueber Ausscheidung pathogener Mikroorganismen durch den Schweifs, Berl. klin. Wochenschr. 1891 No. 2.*

2) *Gärtner*, *Versuch der praktischen Verwertung von Eiterkokken im Schweifse Septischer, Centralbl. f. Gynäkol. 1891 No. 40 p. 804.*

3) *Tizzoni*, *Riforma médica 1891 No. 100.*

4) *N. P. Schierbeck*, *Die Kohlensäure- und Wasserausscheidung der Haut bei Temperaturen zwischen 30 und 39 ° C, Du Bois' Archiv 1893 p. 16.*

5) *C. A. Gerlach*, *Arch. f. Anat. u. Physiol. 1851 p. 443; C. Reinhardt, Zeitschr. f. Biol. Bd. 5, 1869 p. 33; H. Aubert, Pflüger's Arch. Bd. 6, 1872, p. 539; A. Röhrig, Physiologie der Haut und Deutsche Klinik 1872.*

Was zunächst den quergestreiften Skelettmuskel anlangt, so ist der Einfluß der Temperatur auf denselben in besonders eingehender Weise von Gad und Heymann (1) untersucht worden und es sind gewisse specifische Temperaturwirkungen auf denselben festgestellt worden.

Dieselben bestehen im wesentlichen darin, daß die Zuckungskurven eines isolierten Muskels um so gestreckter verlaufen, je niedriger die Temperatur ist, und zwar ist dabei insbesondere das Stadium der steigenden Energie sehr verlängert, während die Steilheit des absteigenden Schenkels wenigstens in dem oberen Abschnitt desselben annähernd konstant bleibt.

Außerdem ergiebt sich die sehr auffallende Erscheinung, daß innerhalb gewisser Grenzen der Abkühlung (19—0°) die Hubhöhen ansteigen, während, wenn die Temperatur über das absolute Maximum für die Hubhöhe, welches bei 30° liegt, steigt, sie wieder abnehmen. Die Temperatur 0 stellt also ein relatives Maximum, die 19° C ein relatives Minimum dar.

Ich verweise bezüglich der höchst interessanten theoretischen Folgerungen, die sich aus diesem Verhalten ergeben, auf die Auseinandersetzungen Biedermann's (2, 3). Ein näheres Eingehen auf dieselben, namentlich auf den Vergleich mit der Ermüdungskurve, würde uns zu tief in physiologische Detailfragen führen.

Jedenfalls geht aus dem Gesagten hervor, daß die Muskelthätigkeit in gut charakterisierter Weise von der Temperatur beeinflußt wird.

Wir haben es nun aber für unsere Fragen nicht mit isolierten Muskeln zu thun, sondern mit dem durchbluteten, innervierten, von Haut und Fett bedeckten Muskel, und dafür ist die Fragestellung natürlich sehr kompliziert.

Wenn ich ältere, nicht verwertbare Angaben übergehe, so ist nur ein exakter experimenteller Versuch gemacht, derselben beizukommen, und zwar von Vinay und Maggiora (4). Diese Beobachter nahmen als Maßstab die Leistungsfähigkeit des Muskels bis zur Ermüdung und prüften, ob dieselbe durch allgemeine hydriatische Prozeduren erhöht oder herabgesetzt würde.

Es stellte sich heraus, daß allgemeine kühle Prozeduren die Leistungsfähigkeit steigerten, warme dagegen dieselbe herabsetzten. Nur wenn die warmen Prozeduren gleichzeitig mit einem mechanischen Reize verbunden waren, setzten sie die Leistungsfähigkeit nicht herab, sondern steigerten sie sogar. Jedoch war diese Steigerung stets geringer als eine, die nur durch mechanische Einwirkung, z. B. eine temperierte Douche, erzielt wurde, und ebenso geringer als die durch kalte oder durch wechselwarme Temperaturen erzielbare.

Die Autoren machen selbst darauf aufmerksam, daß eine vollkommene Trennung der thermischen von der mechanischen Wirkung einer Prozedur nicht möglich ist, daß aber das Maximum schon durch die kalte Applikation allein erreichbar ist.

1) *Gad* und *Heymann*, Du Bois *Archiv 1890, Suppl.-Bd.*
2)ʳ *Biedermann*, *Sitzungsberichte der Wiener Akademie*, Bd. 89, 3. Abt. 1884 p. 19ff.
3) *Derselbe*, *Elektrophysiologie*, Bd. 1 p. 83ff.
4) *Vinay* und *Maggiora*, *Untersuchungen über den Einfluß hydropathischer Prozeduren auf den Widerstand der Muskeln gegen Ermüdung*, Blätter f. klin. Hydrotherap. 1892 Heft 1.

Besser als längere Auseinandersetzungen illustrieren diese Verhältnisse die Kurven, welche VINAY und MAGGIORA zeichneten und
welche zeigen, daß die Kontraktionen einer bestimmten Muskelgruppe
sowohl an Hubhöhe wie an Zahl unter Kältewirkungen langsamer abnehmen, unter Wärmewirkung sich dagegen rascher verringern als in
der Norm. Durch Massage ließ sich die nach einer Wärmewirkung
gesunkene Muskelleistung verbessern (Fig. 11, 12, 13, 14).

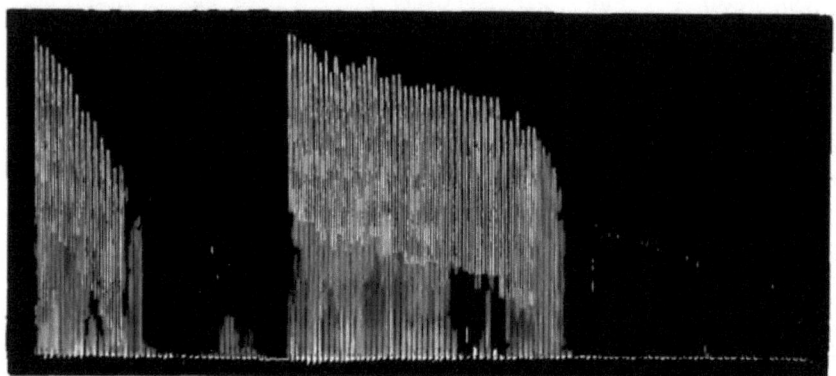

Fig. 11.                    Fig. 12.

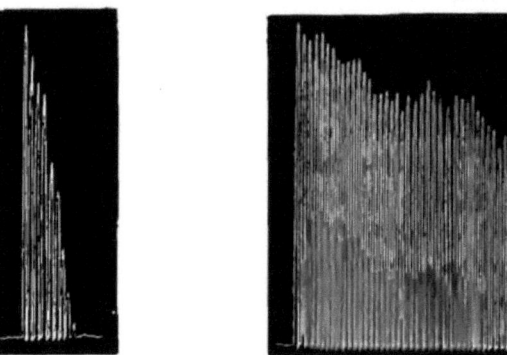

Fig. 13.                    Fig. 14.

Fig. 11.   Normale Ermüdungskurve der linken Hand.
Fig. 12.   Ermüdungskurve derselben Hand nach dem allmählich abgekühlten
Vollbad (37° nach 6 Minuten Abkühlung auf 20°).
Fig. 13.   Ermüdungskurve derselben Hand nach einem Bade von 40° und
6 Minuten Dauer.
Fig. 14.   Ermüdungskurve derselben Hand nach einem Bade von 40° und
6 Minuten Dauer und nachfolgender Massage von 5 Minuten Dauer.

VINAY und MAGGIORA zeigten dann ferner, daß ein indifferentes
Bad von 20 Minuten Dauer die Ermüdungskurve nicht wesentlich
verändert und daß man einen bereits ermüdeten Muskel durch eine
kühle Prozedur wieder leistungsfähiger machen kann (Fig. 15, 16, 17).
    Wir werden auf die Bedeutung dieser Versuche bei der Be-
sprechung der Allgemeingefühle zurückkommen.

Ueber die glatten Muskelfasern ist, soweit Gefäßmuskeln in Frage kommen, schon gesprochen worden; dagegen sind über die glatten Muskeln namentlich des Verdauungstraktus noch einige Bemerkungen am Platze.

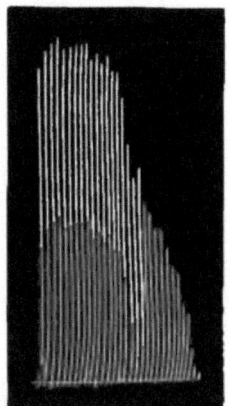 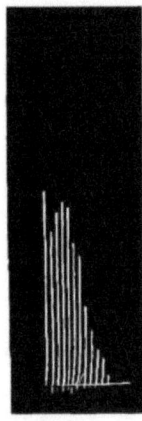 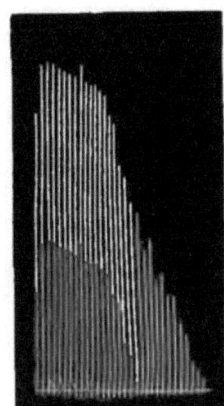

Fig. 15.  Fig. 16.  Fig. 17.

Fig. 15. Normale Ermüdungskurve des rechten Mittelfingers. Mechanische Leistung 4,924 kgmtr.
Fig. 16. Ermüdungskurve des gleichen Fingers 5 Minuten nach anstrengender körperlicher Arbeit. Mechanische Leistung 1,032 kgmtr.
Fig. 17. Ermüdungskurve des gleichen Fingers nach der gleichen Leistung und einem abgekühlten Bade. Mechanische Leistung 6,216 kgmtr.

Was wissen wir über die Beeinflussung der Peristaltik durch Warm- und Kaltreize?

Zunächst ist zu sagen, daß überhaupt über die Peristaltik physiologisch wenig Sicheres feststeht.

Wir wissen, daß die Darmbewegungen bis zu einem gewissen Grade vom centralen Nervensystem unabhängig sind, denn ein ausgeschnittener Darm kann sich noch spontan kontrahieren. Wir wissen aber auch namentlich aus den Ergebnissen der direkten Reizversuche, daß die Kontraktionen des Darmes unter Vermittelung seiner motorischen Nerven erfolgt (bei erhaltenen Nerven pflanzt sich die Erregung über eine größere Strecke fort, bei zerstörten kommt es nur zu einer lokalen Kontraktion).

Ueber die Art dieser, über die eventuellen Hemmungserscheinungen, sind die Akten, wie z. B. die neueste Arbeit von PÁL (1) zeigt, wohl noch nicht geschlossen.

Es kommt hinzu, daß die experimentellen Schwierigkeiten große sind. Man muß bekanntlich entweder nach SANDER EZN im körperwarmen Kochsalzbade oder an Darmfisteln beobachten.

So darf es nicht wunder nehmen, wenn unsere positiven Kenntnisse gering sind.

Die Arbeiten, die für uns von Interesse sind, sind die folgenden.

1) **Pál**, *Ueber den motorischen Einfluß des Splanchnicus auf den Dünndarm, Arch. f. Verdauungskrankh. Bd. 5, 1899 III, p. 303 ff.*

Zunächst liegen über die Beeinflussung der motorischen Funktion des Magens zwei Angaben vor, die eine von FLEISCHER (1), der in der Weise untersuchte, daß er nach v. LEUBE's Methode mittels Schlundsonde konstatierte, wann der Magen sich entleert hatte. Er fand, daß heiße Breiumschläge auf den Magen, durch 5—6 Stunden appliziert, die Verdauung beträchtlich beschleunigten. Die Verdauungsperiode wurde um eine Stunde gegenüber dem Vorversuche verkürzt. Die Einwirkung der Kälte dagegen alterierte die Magenverdauung nicht.

Aehnliche Angaben machte auch PUSCHKIN, die schon früher citiert sind.

Abgesehen davon, daß bei dieser Methode Täuschungen nicht ausgeschlossen sind, ist das Resultat insofern nicht ganz durchsichtig, als die Speisen erst dann in den Darm übertreten, wenn der Chymus gehörig vorbereitet ist. Es könnte also die Verkürzung der Zeit, in welcher die Speisen im Magen verweilen, durch andere Momente, z. B. eine gesteigerte Saftsekretion, beeinflußt werden und nicht eine Folge einer verbesserten Muskelleistung sein. Es widersprechen auch die am Darm gemachten Beobachtungen dem Satze, daß die Wärme die Peristaltik anregt.

So konstatierte BOKAI (2), daß bei künstlich erhitzten oder fiebernden Tieren, denen er in einem der Körpertemperatur entsprechenden Kochsalzbade den Bauch öffnete, die Bewegung der Därme verlangsamt wurde und führte dies auf einen gesteigerten Reizzustand der die Darmbewegung hemmenden Nerven zurück. Diese Hemmung trat ein bei Temperaturen über 39° und unter 42,5°. Eine hyperpyretische, 42,5° übersteigende Körpertemperatur führte dagegen zu einer Parese der die Darmbewegung hemmenden Nerven, also zu einer Reizung der Darmbewegungen. (Versuchstier Kaninchen.)

PÁL (3) modifizierte diesen Versuch dahin, daß er die Tiere nicht vorher erhitzte oder fiebern ließ, sondern nur die Temperatur des Kochsalzbades höher wählte. Auch er fand, wenn die Temperatur 39° überschritt, eine weit geringere Erregbarkeit des Darmes bei Reizung vom Vagus aus. Bei einer Temperatur von 39,5° war die Erregbarkeit vom Vagus aus ganz erloschen, sie kehrte aber bei Abkühlung wieder. Auch nach Durchschneidung des Splanchnici löste bei Badetemperaturen über 39,5° Vagusreizung keine Darmbewegung aus.

Wir würden also nach diesen Versuchen eher annehmen müssen, daß Wärme einen hemmenden Einfluß auf die Peristaltik hat, eine Annahme, die auch die klinische Beobachtung zu bestätigen scheint.

Ueber die Wirkung der Kälte auf den Darm liegt die Untersuchung von LÜDERITZ vor.

LÜDERITZ kühlte seine Versuchstiere im kalten Bade so stark ab, daß sie die Eigentemperatur nicht aufrecht erhalten konnten. War die Temperatur der Tiere noch über 30°, so beobachtete er einigemal lebhaftere Darmbewegungen, als im Kochsalzbade von 38°. Sank dagegen die Temperatur weiter. so wurden auch die Darmbewegungen schwächer und der Darm weniger leicht erregbar.

1) *Fleischer*, *Berl. klin. Wochenschr. 1882 No. 7.*

2) *Bokai*, *Experiment. Beiträge zur Kenntnis von der Darmbewegung, Arch. f. experim. Path. und Pharm. Bd. 23 p. 414 ff.*

3) *Pál*, *Wien. klin. Wochenschr. 1893 No. 2 p. 23; Ueber den Einfluß der Temperatur auf die Erregbarkeit des Darmes.*

Oeffnete LÜDERITZ im Kochsalzbade von 38° den Bauch des Tieres und kühlte einzelne Darmschlingen stark ab, so beobachtete er Lähmungen desselben. Er schreibt aber ausdrücklich, daß die Frage, wann Kälte als Reiz und wann sie direkt lähmend auf den Darm wirkt, durch seine Untersuchungen nicht entschieden sei. Aehnliche Resultate wie LÜDERITZ (1), nämlich ein Seltenerwerden der Darmbewegungen nach lokaler Abkühlung, haben HORVATH (2), FABINI uud LUZZATI (3) erhalten. LEGROS und ONIMUS (4) berichten dagegen, daß die Peristaltik nach lokalen Kälteapplikationen in eiuen Kontrakturzustand übergehe.

So sehen wir deun, daß uusere physiologischen Kenntnisse in dieser Beziehung recht dürftige sind.

Eine Wirkung von Temperatureinflüssen auf die Muskeln, und zwar sowohl auf quergestreifte wie glatte, kann man endlich uoch als durch die Erfahrung gesichert betrachten, das ist die Wirkung der Wärme auf krampfhaft kontrahierte Muskeln im Sinne einer Tonusverminderung. TRAUBE hat diese Wirkung als eine direkte Herabsetzung des Muskeltonus bezeichnet, während LEICHTENSTERN geneigt ist, einen Reflexvorgang vom Rückenmark aus anzunehmen.

Im Sinne einer direkten Muskelwirkung scheint mir die Beobachtung BIEDERMANN's an Schneckeuherzen zu sprechen, welcher den Drucktonus, der an solchen Herzen durch Füllung mit Kochsalzlösung zu erzielen ist, durch Eintauchen in erwärmte Kochsalzlösung verschwinden sah, während er bei Wiederabkühlung wieder auftrat.

Leitet man nämlich in solches Herz eine mit Schneckenblut oder physiologischer Kochsalzlösung gefüllte Kanüle, so dehnt sich der Ventrikel unter dem vollen Druck der in der Kanüle befindlichen Flüssigkeitssäule at maximum aus und entleert sich bei jeder systolischen Zusammenziehung vollständig; bald aber sieht man, wie die diastolische Erschlaffung unvollständig wird. Es bleibt, wie BIEDERMANN schreibt, ein Kontraktionsrest zurück, welcher bei jeder folgenden Zusammenziehung wächst, bis endlich das Herz dauernd tonisch systolisch kontrahiert bleibt. Sobald man nun das Herz in diesem Stadium in erwärmte Salzlösung taucht, geht es mit einem oft kaum merklichen Latenzstadium in den Zustand vollständiger diastolischer Erschlaffung über.

## 11. Einwirkung hydriatischer Prozeduren auf das Nervensystem.

Wir wollen die Wirkungen der Wasserapplikationen auf das Nervensystem in objektive, wie sie wenigstens bei der Mehrzahl der Menschen sich beobachten lassen, uud in suggestive trennen.

Von objektiven ist zunächst die einfache Reizwirkung, die der Temperaturreiz auf das Sensorium ausübt und die sich nicht weseutlich von jedem anderen sensibleu Reize unterscheidet, zu betrachten. Diese tritt uamentlich deutlich bei sehr gesunkener allgemeiner Erregbarkeit, z. B. bei einer Synkope hervor. Es ist bekannt, daß ein Besprengen mit kaltem Wasser unter Umständen das Bewußtsein erwachen läßt. Dasselbe kann man durch andere Sinnesreize, z. B. durch eiuen Olfactorius- oder Trigeminusreiz, ebenfalls erreicheu, es ist also uichts für den Temperaturreiz Specifisches.

1) *Lüderitz*, *Experimentelle Untersuchungen über das Verhalten der Darmbewegungen bei herabgesetzter Körpertemperatur*, *Virchow's Arch. Bd. 116, 1889, p. 49 ff.*
2) *Horvath*, *Centralbl. f. med. Wissensch. 1878, No. 38—42; Physiol. der Darmbewegung.*
3) *Fabini und Luzzati*, *Moleschott's Untersuchungen zur Naturlehre, Bd. 8, 1882.*
4) *Legros et Onimus*, *Journ. de l'Anat. et de la Physiol., Bd. 6, 1869.*

Andererseits wissen wir, daß jeder heftige sensible Reiz, also auch ein Temperaturreiz, chocartig wirken und eine Synkope herbeiführen kann.

Die diesen Bewußtseinsänderungen parallel verlaufenden körperlichen Vorgänge entziehen sich jeder Diskussion. Die über dieselben aufgestellten Theorien sollen später im Zusammenhang besprochen werden.

Eine zweite Wirkung, die annähernd konstant, wenigstens bei gesunden Individuen eintritt, ist ein Gefühl allgemeiner Erfrischung nach kurzen Kaltapplikationen. Dieses Erfrischungsgefühl geht mit dem Eintreten einer genügenden Reaktion der Hautgefäße parallel. Es scheint wenigstens zum Teil auf Muskelgefühlen zu beruhen. Es ist bekanntermaßen die Neigung zur Muskelthätigkeit nach solchen Applikationen entschieden größer wie vorher, und wie die im vorigen Abschnitt angeführten Untersuchungen VINAY's und MAGGIORA's zeigten, wird in der That die Muskelkraft nach solchen Applikationen eine größere. Umgekehrt machen heiße und warme Anwendungen die meisten Menschen müde, gelegentlich erlebt man, allerdings namentlich bei nervösen, danach auch unangenehme Erregungszustände. Auch diese Müdigkeit beruht zum Teil wohl auf Muskelgefühlen. VINAY und MAGGIORA fanden ja auch nach heißen Badeformen direkt eine Herabsetzung der Leistungsfähigkeit und ein früheres Eintreten der Ermüdung.

Eine fernere und sehr interessante Wirkung von Kaltapplikation hat STERNBERG (1) beschrieben. Er sah, daß nach kalten Douchen gelegentlich die erloschenen Patellarreflexe wiederkehrten und hat diese Beobachtung häufig demonstrieren können, sodaß an ihrer Zuverlässigkeit nicht der geringste Zweifel bestehen kann.

Schließlich sind einige Thatsachen über die Wirkung thermischer Reize auf das Schmerzgefühl und auf die taktile Empfindlichkeit bekannt.

Wir wissen sicher, daß die Haut durch starke Kältereize im Bereich der betroffenen Stellen anästhetisch und analgetisch wird und benutzen diese Eigenschaft ja vielfach zur lokalen Anästhesierung für kleinere Operationen. Wir wissen andererseits, daß auch lokal applizierte Wärme schmerzlindernd wirken kann, z. B. bei den schmerzhaften Iritiden und bei den Koliken der Bauchorgane.

Ueber den Temperatursinn selbst ist bereits im ersten Kapitel ausführlich gesprochen, aber auch für die anderen Qualitäten des Hautsinnes liegen noch einige Angaben vor.

So sah WINTERNITZ (2), daß nach flüchtigen Kältereizen, aber auch nach Wärmereizen die taktile Empfindlichkeit, insbesondere der Raumsinn wächst, STOLNIKOW (3) fand nach warmen Bädern den Tastsinn verfeinert, nach kalten Bädern herabgesetzt.

Für die elektrocutane Sensibilität widersprechen sich die Angaben, GRÖDEL (4) will eine Veränderung derselben, und zwar eine Herab-

1) *Sternberg, Maximilian, Die Sehnenreflexe und ihre Bedeutung für die Pathologie des Nervensystems, Leipzig und Wien 1893; Deuticke.*

2) *Winternitz, Die Hydrotherapie auf physiologischer und klinischer Grundlage, II. Auflage.*

3) *Stolnikow, Ueber die Veränderungen der Hautsensibilität durch kalte und warme Bäder, Petersb. med. Wochenschr. 1898 No. 25 und 26.*

4) *Grödel, Ueber den Einfluß von Bädern auf die elektrische Erregbarkeit von Muskeln und Nerven, Deutsch. med. Zeitung 1889.*

setzung durch kalte, eine Steigerung durch warme Bäder beobachtet haben, EULENBURG (1) sah keine Veränderung durch Kälte.

Eine Reihe von ähnlichen Angaben über die Beeinflussung der verschiedenen Qualitäten des Hautsinnes durch thermische Reize findet sich in der russischen Litteratur. STOROSCHEFF (2) hat über dieselben in den Blättern für klinische Hydrotherapie vor kurzem ausführlich referiert.

Es mag sein, daß diese Veränderuugen der Hautsensibilität einen Einfluß auf unsere Allgemeingefühle haben; eine besondere Wichtigkeit kann ich deuselben vorläufig weder in klinischer noch in theoretischer Beziehung zuschreiben.

Man hat zur Erklärung der geschilderten Wirkungen auf das Nervensystem, namentlich zur Erklärung des Müdigkeits-, bezw. Erfrischungsgefühls verschiedene Hypothesen aufgestellt.

Die gangbarste derselben ist, daß sie durch Veränderuugen der Cirkulation im Gehirn bedingt seien.

Wir wissen aber sowohl über diese Veränderungen wie über die Wirkungen der Hirnhyperämie und Anämie außerordentlich wenig Positives.

Die SCHÜLLER'schen und ähnliche Angaben sind bereits p. 30 kritisch besprochen worden, und ich kaun nur auf das dort Gesagte verweisen.

Ganz abgesehen aber von der Unzulänglichkeit der vorliegenden Untersuchungen scheint es mir auch etwas einseitig, die Wirkungeu auf das Nerveusystem nur sekundär als durch Cirkulationsverände-ruugeu bedingt ansehen zu wollen.

Namentlich in Bezug auf die Muskelgefühle scheint mir die nervös vermittelte Anregung der chemischen Regulation von Wichtigkeit zu sein, wobei natürlich Cirkulationsveränderungen, namentlich im Muskel selbst, aber gewissermaßen als ihrerseits sekundäre in Betracht kommen. Der Muskel erhält mehr Blut, weil er durch das Centralnervensystem zu erhöhtem Stoffumsatz angeregt wird, gerade als ob er sonst Arbeit leistet, nicht aber umgekehrt leistet er mehr, weil er durch eine von seiner Zellthätigkeit oder von deren Beeinflussung von seiten des Centralnerveusystems unabhängige Cirkulationsveränderung mehr Blut erhält.

Von anderen Hypothesen, die gleichfalls besonders in Bezug auf das Eintreten der Ermüdung aufgestellt sind, wie z. B. die von HEYMANN und KREBS (3), daß die Quellung der KRAUSE'schen Endkolben uud MEISSNER'schen Tastkörperchen in Betracht käme, gilt LEICHTENSTERN's Wort mit Recht: „Man braucht auf dieselbe nicht weiter einzugehen."

Auch die Ausichten, daß bei hautwarmen Applikationen, Bädern, Einpackungen etc. die Abhaltung der sonst beständig wirkenden taktilen Reize oder ein gleichmäßiger, an Intensität relativ schwacher thermischer Reiz müde machte, sind nichts als unbegründete Vermutungen.

1) *Eulenburg*, *Lehrbuch der funktionellen Nervenerkrankungen 1871 und Realency-klopädie.*
2) *Storoscheff*, *Blätter f. klin. Hydrotherap., 1891—94.*
3) *Heymann und Krebs*, *Physikalisch-medizinische Untersuchungen über die Wirkungsweise der Mineralwässer, Wiesbaden 1870 und Heymann, Virchow's Arch. Bd. 50.*

Es kommen augenscheinlich für das Zustandekommeu der Wirkungen auf das Nervensystem außerordentlich komplizierte Verhältuisse in Betracht, die sich bisher unserer Kenntnis noch völlig entziehen. Soweit die objektiv feststellbaren Befunde. Die Ausbeute ist dürftig geuug.

Einen Uebergang zu den psychischen suggestiven Wirkungeu bilden die Beobachtung der Möglichkeit eines Transfert nach thermischen Reizen in Bezug auf die Beeinflussung der Hautsensibilität, wie sie von RUMPF, SCHIFF und FRIEDMANN (1, 2, 3) angegebeu werden.

Auch die sonderbare Wirkung ableitender Prozedureu auf nervöse Erkrankungen, z. B. die heilende Wirkung eines am Ohrläppchen ausgeübten intensiven Reizes auf eine Ischias dürfte hierher zu stellen sein.

Die psychische Beeinflussung selbst scheint mir nach mehreren Richtungen hin verfolgbar.

Eiumal können die Wasserprozeduren als direkte Heilsuggestionen wirken und thun dies z. B. in reinster Form durch Ablenkung der Aufmerksamkeit bei rascher Beseitigung hysterischer Einzelsymptome oder auf dem Wege, daß die besprochenen angenehmen Allgemeingefühle, der Erfrischung oder der Erschlaffung eintreten.

Ferner wirken die Wasseranwendungen insofern, als der Patient sieht, daß man sich um ihn bemüht und seinem Zustand eine sorgfältige Behandlung angedeihen läßt. Ich kenne Anstalten, in denen Neurastheniker z. B. in der Weise behandelt werden, daß sie eigeutlich den ganzen Tag mit ihrer Wasserkur zu thun haben.

Mau könnte diese Art als die suggestive Wirkung detaillierter Vorschriften bezeichnen. In ganz ähnlicher Weise wirken ja z. B. die modernen detaillierten Diätvorschriften (selbst wenn sie in Wirklichkeit gar nicht besouders zweckmäßig sind).

Eine weitere psychische Wirkung liegt mehr, ich möchte sagen, auf erzieherischem Gebiete.

Der Mensch, und besonders der Mensch, als Patient lernt eine momentane Unannehmlichkeit, und solche siud für viele Menscheu namentlich kalte Prozeduren, ertrageu. Onkel BRAESIG sagt ganz mit Recht: „Korl, wenn die Wasserkunst auch nichts nützt, so zeigt sie doch, was die menschliche Kreatur alles aushalten kann."

Ist nun namentlich nach einer momeutan unangenehmen Prozedur beim Eintritt der Reaktion eine angenehme Allgemeinempfindung die Folge, so lernt der Patient diese gewissermaßen durch die erste kleine Unbequemlichkeit sich zu erkaufen.

Man wird so iu der hydropathischen Vorschrift ein sehr brauchbares Mittel haben, die Energie eines Menschen zu heben.

In diesen drei Richtuugen, einmal direkter Heilsuggestion, sei es durch plötzlichen überrascheuden Reiz, sei es durch Hervorrufen angenehmer Allgemeinempfindungen, zweitens in dem Nutzeu detaillierter Vorschriften und drittens in der Hebung der Energie durch Ueberwindung momentaner Unannehmlichkeiten scheint sich mir der psychische Einfluß der Wasserapplikationen vorzugsweise zu bewegen.

1) *Rumpf*, *Ueber Reflexe, Deutsch. med. Wochenschr. 1880.*
2) *Schiff*, *Archives de physiologie, 1882.*
3) *Friedmann*, *Ueber die Einwirkung thermischer Reize auf die Sensibilität beider Körperhälften, Allgem. Wien. med. Zeitung, Beilage Der Badearzt 1881 No. 1—3.*

## 12. Die Wirkung des Wasserdrucks.

Die Druckwirkung des Wassers ist bei den hydrotherapeutischen Prozeduren im allgemeinen physiologisch gleichgültig. Der Druck, den Bäder ausüben, dürfte durchschnittlich höchstens 30 cm Wasser betragen, nur für die Bassinbäder wird man den auf den unteren Extremitäten lastenden Druck auf vielleicht 1,50 cm Wasser annehmen, den mittleren aber auch wohl kaum höher als 40—50 cm Wasser.

Im Vergleich zu dem Luftdruck, der 760 mm Quecksilber, also rund 10 m Wasser beträgt, ist die Druckdifferenz eine verhältnismäßig geringe.

Eingehende Untersuchungen liegen übrigens über die Druckwirkung des Wassers nicht vor.

Ich möchte deswegen vorläufig mit GLAX übereinstimmen, daß das Gefühl von Schwere und das Bedürfnis, tiefer zu atmen, welches sich im Bade einstellen kann, kaum auf die Druckwirkung zu beziehen ist.

Nur in einer Richtung ist die Druckwirkung nicht gleichgiltig. Bekanntlich können wir, da der Auftrieb des Wassers das Gewicht unserer Glieder trägt, dieselben im Wasser mit verhältnismäßig geringem Kraftaufwand ununterstützt halten. Es läßt sich dieser Auftrieb therapeutisch verwerten ; das Nähere findet sich darüber bei der Therapie der Lähmungen.

## 13. Ueber einige unerwünschte Nebenwirkungen des Wassers.

Manche Menschen mit reizbarer Haut bekommen nach Anwendungen namentlich von sehr hartem Wasser Ekzeme, gelegentlich auch Urticaria, besonders wenn mechanische Reize zu dem Temperaturreiz hinzukommen. Man kann dies mitunter durch Einpudern oder Einsalben der Haut nach dem Bade verhüten, auch erweisen sich einige Zusätze, z. B. Kleie, schleimige Absude (s. unter Bäder) mitunter nützlich, doch kann eine zu große Reizbarkeit der Haut wirklich manchmal Wasseranwendungen unmöglich machen.

Das Auftreten von Furunkulose, von Acne oder gar von Herpes tonsurans im Sinne der Krisen früherer Laienhydrotherapie dürfte sich bei genügender Reinlichkeit leicht vermeiden lassen (vergl. unter Technik).

Es giebt schließlich Menschen, die namentlich gegen Kaltapplikationen eine Idiosynkrasie haben und jede Kaltanwendung mit einer lokalen langdauernden Asphyxie der peripheren Teile beantworten.

## Schlusszusammenfassung.

Fassen wir zum Schluß noch einmal zusammen, was physiologisch sicher gestellt ist, so ergiebt sich Folgendes:

1) *Wir üben in der Hydrotherapie sensible Reizungen und zwar vorzugsweise Temperaturreize aus, die sich aufserordentlich fein abstufen und kombinieren lassen. Ueber die Reizgröfse und ihre Abstufungen sind wir verhältnismäfsig gut unterrichtet.*

2) *Dieser Reiz wirkt sowohl direkt wie reflektorisch auf Gefäfse und Herz, auf Herzarbeit und Blutverteilung.* Nur sind wir bisher erst in den Anfängen einer physiologisch begründeten Erkenntnis des Details dieser Wirkungen. Immerhin läfst sich vertreten, dafs Temperaturreize in richtiger, durch die Erfahrung erprobter Form angewendet, die Cirkulationsverhältnisse verbessern.

3) *Die hydrotherapeutischen Mafsnahmen wirken sowohl durch ihre Reizwirkung als durch Wärmeentziehung, Stauung oder Zufuhr auf den Stoffwechsel und den Wärmehaushalt in gut bekannter Weise.* Wenigstens ist die über lange Zeit fortgesetzte Anwendung von Wärme und Kälte genau untersucht. Die Wirkung flüchtigerer Prozeduren ist gleichfalls als sicher anzunehmen, ist aber der exakten quantitativen Untersuchung wegen der folgenden Kompensationon nicht in gleich guter Weise zugänglich.

4) *Wir können den Atmungsmechanismus durch hydrotherapeutische Mafsnahmen in ausgiebiger Weise verändern.*

5) *Wir wissen ferner, dafs Wärme und Kälte erheblich in die Tiefe wirken und durch direkte Herabsetzung oder Erhöhung der lokalen Temperatur Einflufs auf die an Ort und Stelle sich abspielenden biologischen Vorgänge haben können.*

6) *Wir kennen einen Einflufs der hydrotherapeutischen Prozeduren auf die Blutbeschaffenheit.* Derselbe ist wegen seiner Flüchtigkeit wohl kaum wichtig, aufserdem noch nicht genügend exakt erforscht, um weittragende Schlüsse aus den beobachteten Veränderungen ziehen zu können.

7) *Wir wissen, dafs wir die Sekretionen beeinflussen können;* am wichtigsten ist in dieser Beziehung die Beeinflussung der Schweifssekretion, weniger die der Urinsekretion und der Kohlensäureausscheidung durch die Haut. Ueber eine Beeinflussung der Sekretion der grofsen Verdauungsdrüsen ist wenig bekannt.

8) *Wir wissen schliefslich, dafs Wasserapplikationen auf die Muskeln und das Nervensystem in objektiv nachweisbarer Art und auf letzteres auch in suggestiver Hinsicht wirken.*

Ich glaube überall die Lücken unserer Kenntnisse in meinen Erörterungen nicht verschwiegen zu haben. Aber wir haben immerhin Grund, die in der klinischen Erfahrung beobachteten Wirkungen auch für physiologisch möglich zu halten und jedenfalls keine Berechtigung, wegen der noch teilweis mangelnden physiologischen Begründung, die Hydriatie nicht als eine den anderen Heilmethoden gleichwertige anzuerkennen. Es bietet vielmehr die Erforschung der physiologischen Wirkung der Hydrotherapie ein weites und dankbares Feld, das hoffentlich in den nächsten Jahren eifrig bebaut und gepflegt wird.

# Ueber die Reaktion.

Ehe wir nun zum praktischen Teil übergehen, erscheint es mir nötig, einen Punkt noch einmal mit aller Schärfe zu betonen. Gerade wegen der Verschiedenheit und Mannigfaltigkeit der Wirkungen, gerade weil wir eine für alle Fälle ausreichende physiologische Vorstellung der Wirkungen der Therapie uns nicht machen können, ist eine um so sorgfältigere Individualisierung bei allen hydriatischen Eingriffen nötig.

Für diese Individualisierung ist nun die Beobachtung der sogenannten Reaktion nach Kaltapplikationen wie schon die Laienempiriker wußten, von außerordentlicher Wichtigkeit. Man versteht unter Reaktion in der Hydrotherapie das Auftreten der sekundären Hautgefäßerweiterung mit allen oben besprochenen Folgen auf den Wärmehaushalt und Hauttemperatur, auf die Blutverteilung, das Nervensystem etc.

Wir müssen diese Reaktion und die Bedingungen ihres prompten Eintretens noch etwas gesondert besprechen und zwar sowohl im Hinblick auf die Wärme entziehenden Prozeduren, als auch in Bezug auf die kurzdauernden Applikationen, bei denen die Kälte wesentlich als sensibler Reiz wirkt, und die wirkliche Wärmeentziehung ganz in den Hintergrund tritt.

Bei den ersteren erstreben wir die Reaktion, um die physikalische Wärmeregulation zu brechen, bei den letztgenannten hängt von dem prompten Eintreten der Reaktion, der Wiedererwärmung der Peripherie, auch das Eintreten des allgemeinen Behagens, des Erfrischungsgefühles ab. Bleibt dagegen die Reaktion aus oder tritt dieselbe nur unvollkommen ein, so frieren derartige Leute, fühlen sich äußerst unbehaglich, sehen kollabiert aus und können leicht, wie durch klinische Erfahrung sichergestellt ist, eine Erkältungskrankheit, einen Schnupfen, eine Bronchitis etc. davon tragen.

Es läßt sich nun im allgemeinen sagen, daß je intensiver die Reizwirkung einer Prozedur ist und je kürzer sie dauert, um so prompter die Reaktion eintritt. Es sind im ersten Kapitel die für die Reizintensität maßgebenden Faktoren bereits ausführlich erörtert worden, ich kann mich deswegen hier beschränken, kurz das Wichtigste zu rekapitulieren: Je kälter das Wasser, je plötzlicher der Reizangriff, je reizbarer das Individuum, desto prompter wird die Reaktion eintreten.

Es ist bei diesem Satze jedoch ausdrücklich zu bemerken, daß er nicht auf eine allgemeine Gültigkeit Anspruch erheben kann. Insbesondere gelten für Nervenkranke andere Gesichtspunkte, die später besprochen werden sollen.

In vielen Fällen ist es zweckmäßig, eine schlecht mit Blut versorgte Haut vorzubereiten, um den Eintritt der Reaktion nach der kalten Applikation zu erleichtern. Wenn z. B. bei einem Anämischen die blasse Haut auf den Kältereiz nicht mit sekundärer Rötung antwortet, sondern in ihrem Kontraktionszustande beharrt, so wird man sie vor der Kältewirkung durch ein kurzes Dampf- oder Heißluftbad, durch eine Packung oder einfach durch Bettwärme blutreicher machen.

Es genügt dann oft ein erheblich geringerer Kältereiz, um eine gute Reaktion hervorzurufen. Ferner unterstützen gleichzeitig mit dem Kaltreiz wirkende mechanische Reize den Eintritt der Reaktion (Druck der Douche, Frottierungen), ebenso die dem Wasser beigemischte Kohlensäure; letztere reizt die Wärme empfindenden Nerven, nach GOLDSCHEIDER allerdings auch direkt.

Endlich kommt auch ein chemischer Reiz in Betracht; so ist von BALLY-RAGAZ (1) neuerdings ein Verfahren angegeben, die Haut mittels Einwirkungen konzentrierter heißer Salzlösungen vorzubereiten. BALLY beschreibt sein Vorgehen folgendermaßen: Pat. wird nach vorausgegangener Abkühlung des Kopfes mit bedecktem Oberkörper auf einen Stuhl gesetzt, die Füße in ein warmes Fußbad gestellt, um das häufige Kaltwerden derselben zu vermeiden. Mit dem schon vorher in einem Holzgefäß mit heißem Wasser zu einem dicken Brei angerührten, nicht· zu grobkörnigen Kochsalz werden nun zunächst die unteren Extremitäten tüchtig eingerieben, indem man sich bezüglich Stärke und Dauer der Reibungen nach der individuellen Empfindlichkeit der Haut richtet. Gewöhnlich genügen nur wenige effleurageartige Streichungen, um eine hochgradige Hyperämie der Haut zu erzeugen. Die Beine werden nur leicht zugedeckt und dieselbe Prozedur an den Armen und dem Rumpfe vorgenommen. Selbstverständlich muß alles möglichst rasch und von geübter Hand geschehen. Unmittelbar darauf folgt die kalte Behandlung.

Wichtig sind ferner für das prompte Eintreten der Reaktion Körperbewegungen, Genuß von Reizmitteln und die nach der Wasserprozedur vorhandene Temperatur der Umgebung. In kalten Zimmern, in der Ruhe tritt die Reaktion schwieriger als unter den entgegengesetzten Verhältnissen ein. Wir werden daher das Abtrocknen in warmen Zimmern, im Winter in geheizten Zimmern, vorzunehmen haben, wir werden dem Pat. Körperbewegung bis zur Wiedererwärmung empfehlen, wir werden ihm event. Wein verabreichen. So haben wir thatsächlich eine Reihe von Handhaben, um eine Reaktion zu erzwingen.

Selbstverständlich aber ist, daß nur genaue ärztliche Beobachtung der Wasserwirkung für jeden einzelnen Fall das richtige finden wird, und deswegen ist es unerläßlich, daß der Arzt wenigstens die ersten Applikationen beaufsichtet.

Angefügt mögen hier noch einige Worte über das Verhalten nach Warmapplikationen werden.

Wir haben gesehen, daß die Haut danach heiß, succulent ist, daß die Gefäße erweitert sind und daß dabei, wenn nicht excessive Temperaturen einwirkten, ihre Irritabilität nicht erloschen ist. Es klingen diese durch Wärmewirkung gesetzten Veränderungen sehr allmäh-

---

1) *Bally, Zeitschr. f. diätetische und physikal. Therapie v. Leyden III Heft 1 p. 80.*

lich ab; nach LEICHTENSTERN dauert die Gefäßerschlaffung oft
stundenlang.

Bei Anwendung sehr hoher Temperaturen, wie sie z. B. in Japan
üblich sind, aber auch gelegentlich nach unseren Schwitzprozeduren,
kann es wirklich zu temporären Lähmungen der Hautgefäße kommen.
Nach den Beobachtungen von BÄLZ scheint das sogar nach den
japanischen Bädern die Regel zu sein. Die Hautgefäße sind danach
(es handelt sich allerdings um Bäder von 40° und darüber) derart
gelähmt, daß sie sich auch auf starke Kältereize nicht kontrahieren.

Dagegen sind nach BÄLZ die Reflexe von den sensiblen und
Temperaturnerven auf das Herz erhalten; Bespritzen und Uebergießen
mit kaltem Wasser hat sofort Pulsverlangsamung und Kräftigung des
Herzstoßes zur Folge. BÄLZ führt dieses Verhalten, daß sich die
Gefäße nicht auf Kältereize kontrahieren, als Grund an, daß die
Japaner nach diesen heißen Bädern sich nicht erkälten, sondern un-
gestraft selbst bei niedriger Temperatur sich unbekleidet in das Freie
begeben können.

Bei den Heiß- und Warmapplikationen der europäischen Hydrotherapie wird eine solche Gefäßlähmung gewöhnlich nicht erreicht.
Im Gegenteil, die Gefäße behalten ihre Irritabilität, wie die Untersuchungen AMITIN's (vergl. p. 21) ergeben haben. Ob die Irritabilität
vermindert ist, ist nicht genügend bekannt, erloschen ist sie jedenfalls
gewöhnlich nicht.

Um daher einesteils zu großen Wärmeverlusten durch die blutreiche Haut vorzubeugen, um anderenteils dieselbe vor der Wirkung
lokaler oder sehr langsamer Abkühlung zu schützen, die erfahrungsgemäß Erkältungskrankheiten leicht hervorrufen, ist es in der europäischen Hydrotherapie durchaus Regel, die durch die Wärme gesetzten Veränderungen der Haut und ihrer Cirkulation mittels einer
kurzen allgemeinen Kaltapplikation, wenn auch nicht völlig zum Verschwinden zu bringen, so doch einzuschränken. Nur wenn der Pat.
längere Bettruhe nach der Warmapplikation pflegen kann, wenn man
dieselbe z. B. als Schlafmittel verwendet, darf die folgende Kaltprozedur
unterlassen werden.

# II. Die Technik der Hydrotherapie.

Bei der Schilderung der Technik der Hydrotherapie kann man den Namen PRIESSNITZ nicht übergehen. Nicht als ob PRIESSNITZ allein dieselbe geschaffen, ein Blick in die Geschichte der Hydrotherapie belehrt eines Besseren, ja es ist sogar als wahrscheinlich zu betrachten, daß PRIESSNITZ in Gräfenberg durch die gerade in Schlesien und Oesterreich im vorigen Jahrhundert von ärztlicher Seite durch die Wasser-HAHNS gepflegte und popularisierte Hydrotherapie beeinflußt wurde. Wenigstens erwähnt der ältere HAHN bereits, daß man Kranken mit Wasser benetzte Umschläge applizieren solle, und KÜCHENMEISTER macht mit Recht die Bemerkung, ob das nicht ein Vorläufer von PRIESSNITZ war. Wohl aber wird man gern eingestehen, daß PRIESSNITZ mit glücklicher Hand die Technik um eine Reihe brauchbarer Vorschriften bereichert hat und zum Reformator der Technik geworden ist.

Die Erhaltung der Kontinuität der PRIESSNITZ'schen Technik, der Ausbau derselben zur modernen Hydrotherapie ist bis auf wenige Kapitel, wie das der Fieberbehandlung, aber fast ausschließlich das Verdienst WINTERNITZ' und seiner Schüler, neben dem man höchstens noch RUNGE nennen kann. In Deutschland wenigstens ist die WINTERNITZ'sche Technik in ärztlichen Kreisen zur Zeit die durchaus herrschende. Man kann auch nicht sagen, daß neuere Richtungen, wie die des Pfarrers KNEIPP oder die der Naturärzte, dieselbe erheblich verbessert hätten.

WINTERNITZ und ebenso RUNGE betonen wiederholt und nachdrücklich, daß es auf die Form der einzelnen Applikation durchaus nicht ankommt, daß man recht wohl mit ein und derselben Applikation den meisten Indikationen, die für ein hydrotherapeutisches Verfahren in Betracht kommen, gerecht zu werden imstande ist, und dieser Standpunkt wird wohl von jedem, der methodisch Hydrotherapie getrieben hat, geteilt werden.

WINTERNITZ hat öfters die hydrotherapeutischen Maßnahmen mit den verschiedenen arzneilichen Medikationen verglichen und mit Recht betont, daß nicht die Form, sondern die Dosierung des thermischen Reizes das Wichtige ist. Aber immerhin ist auch die Form nichts absolut Gleichgiltiges, ebensowenig wie in der Arzneiverordnungslehre, und wer Hydrotherapie treiben will, muß auch die Technik beherrschen. Ich habe mich persönlich meist an die WINTERNITZ'schen Vorschriften gehalten und werde außer wenigen in eigener Erfahrung gewonnenen Zusätzen bei der Darstellung der Technik WINTERNITZ' im wesentlichen folgen.

Bei der Besprechung der technischen Einzelheiten werde ich mich bemühen, vor allem eine ausführliche Darstellung der in der allgemeinen ärztlichen Praxis möglichen Prozeduren zu geben, diejenigen Einrichtungen, die nur dem Anstaltsarzt zur Verfügung stehen, werden kürzer abgehandelt werden. Im Interesse der Uebersichtlichkeit und Einheitlichkeit der Darstellung sollen die speciellen Techniken, die in der Ophthalmologie, der Chirurgie, der Gynäkologie gebraucht werden, bei den betreffenden Kapiteln abgehandelt werden.

Einige kurze Bemerkungen sind über Wahl eines für die h y d r i a t i - s c h e n  P r o z e d u r e n  g e e i g n e t e n  R a u m e s am Platze. Es ist darauf zu achten, daß nicht ein zu kleines Zimmer gewählt wird, in dem der Wasserdunst und die Hitze des Badeofens den Patienten belästigen. Andererseits ist der Baderaum nicht dumpf oder zu kalt zu wählen, da gerade durch solche Umstände das Eintreten der Reaktion erschwert werden kann. Die meisten Prozeduren können und sollen, namentlich bei schweren Kranken, im Krankenzimmer selbst vorgenommen werden.

## I. Bäder.

Zunächst seien einige Worte über die A u s w a h l  d e r  B a d e - w a n n e n gesagt.

Es ist dabei zu beachten, daß namentlich bei transportablen Wannen Formen gewählt werden, die möglichst wenig Wasser erfordern, deren Wände also zweckmäßig eingebogen sind. Wir verwenden in der medizinischen Klinik zu Jena transportable Wannen, welche nur 150 Liter Wasser zur Füllung erfordern, während die feststehenden ca. 300 Liter brauchen.

Es leuchtet ein, daß für Bäder in Häusern, in denen keine Badeöfen zur Verfügung stehen, sondern das Wasser in Kesseln erwärmt werden muß, derartige kleinere Wannen von großem Vorteil sind. Transportable Wannen sollen fahrbar sein.

Neuerdings ist eine sehr zweckmäßige transportable Wanne von MOOSDORF und HOCHHÄUSLER (s. Fig. 18) eingeführt worden. Die

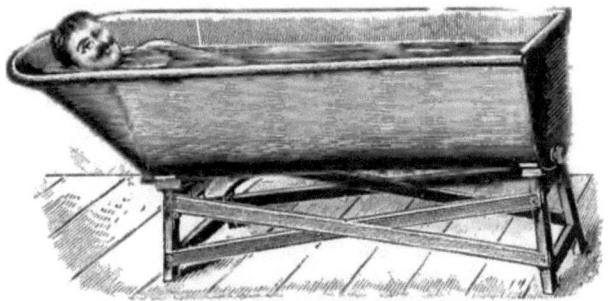

Fig. 18. Badewanne mit tiefgestelltem Kopfende.

Wanne ist breit genug, um ein bequemes Hantieren mit dem Kranken zu erlauben. Der geringe Wasserverbrauch wird dadurch erreicht, daß das Kopfende der Wanne tiefer steht als das Fußende. Man kann deshalb, da der Oberkörper mehr Wasser zu seiner Bedeckung gebraucht als die Füße, die Wasserhöhe niedriger wählen.

Die Wannen brauchen nur 80 Liter, d. h. 8 Eimer Wasser, zur Füllung für ein Halbbad und 120 Liter für ein Vollbad.

Ferner ist es angenehm für die Bedienenden, daß die Wanne auf einem Gestell steht, und damit ein Bücken unnötig ist.

Schließlich kann die Wanne bequem im Zimmer entleert werden und ist dann so leicht, daß eine Pflegerin sie tragen kann. Sie hat sich uns in der Klinik als bequem zu handhaben bewährt.

Für die größeren feststehenden Wannen ist die Form gleichgiltig, nur sind für medizinische Bäder unter den Boden versenkte Wannen unzweckmäßig, weil man in solchen dem Kranken etwaige Hilfeleistungen nur schwer geben kann.

Sollen Kranke aus dem Bett in die Badewanne direkt gehoben werden, so gelten für die Aufstellung der Badewanne dieselben Regeln wie für die Stellung der Betten beim Umbetten, d. h. also es muß stets das Kopfende der Wanne an das Fußende des Bettes gestellt werden. Es sind demnach drei Stellungen möglich, die die beistehende Zeichnung veranschaulicht:

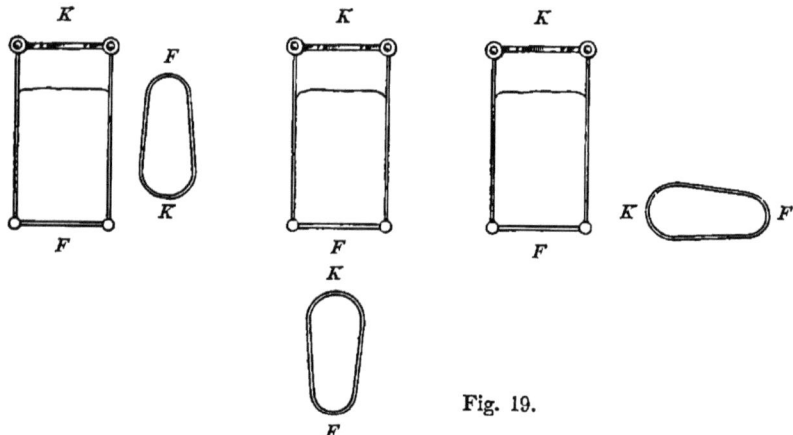

Fig. 19.

Nur bei diesen Stellungen kann man den Pat., ohne mit ihm um die Wanne herumgehen zu müssen, herüberheben. Am zweckmäßigsten ist die Stellung im rechten Winkel.

Unter den Bädern, welche die ganze Körperoberfläche treffen, unterscheidet die Gräfenberger Nomenklatur Voll- und Halb-bäder. Beide Badeformen decken sich nicht mit sonst üblichen einfachen Wannenbädern. Unter Vollbad wird ein Bassinbad oder wenigstens ein Bad in 4—5 Fuß tiefen, sehr geräumigen Tonnen verstanden, die mit konstantem Ab- und Zufluß versehen sind, unter Halbbad dagegen ein Wannenbad, bei welchem die Wanne nur halb (etwa 20—25 cm hoch) gefüllt ist.

Man würde wohl verständlicher das erste als Bassinbad, das zweite als halbgefülltes Wannenbad bezeichnen.

Wir wollen, um Verwechselungen mit dem Gräfenberger Vollbad zu vermeiden, Bäder, die in gewöhnlichen Wannen genommen werden, welche aber soweit gefüllt sind, daß die Schultern des Badenden vom Wasser bedeckt sind, als einfache Wannenbäder oder im Gegensatz zum Halbbad als Wannen-Vollbäder bezeichnen.

## Das Bassinbad (Vollbad Priessnitz).

Es wird, da sich die dazu nötigen Einrichtungen in Privathäusern kaum herstellen lassen, ausschließlich in Anstalten, und zwar als kaltes Vollbad angewendet. Man nimmt Wasser von 7—15°, also sehr kaltes Wasser. WINTERNITZ schreibt vor, daß man weder über noch unter diesen Wärmegrad gehen sollte.

Diese Badeform stellt, da Wasser von sehr niederer Temperatur mit plötzlichem Reizangriff auf den größten Teil der Körperoberfläche wirkt, eine der heroischsten aller Wasserapplikationen dar. Man benutzt dieses Bad mit Vorliebe, wenn es sich um ein Hervorrufen einer möglichst mächtigen Reaktion handelt, und deswegen wird demselben fast regelmäßig eine wärmestauende oder -zuführende Prozedur vorangeschickt. Ebenso wird man auch die sogen. Vorbauung gegen centrale Wallung zu treffen haben, also wiederholte kalte Waschungen des Kopfes, kalte Kopfumschläge etc., mit welchen man zweckmäßig schon während der wärmestauenden Prozedur beginnt. Die Dauer dieses Bades wird im allgemeinen kurz zu bemessen sein, etwa $1/2$—1 Minute lang.

Nach kurzer Blässe wird die Haut im Bade purpurrot, das Bad soll dann verlassen werden; keinesfalls darf es so lange fortgesetzt werden, bis die hellrote Farbe der Haut ins Cyanotische überschlägt und der sogen. zweite Frost auftritt.

Die Empfindungen in solchem Bade sind zuerst natürlich ein Kälteschreck mit seinen Folgen für die Respiration u. s. w., sodann ein Gefühl der Schwerbeweglichkeit der Glieder. Mit dem Eintritt der Reaktion stellt sich ein sehr ausgesprochenes Wärme- und Erfrischungsgefühl ein.

Man wird in dem Bade den Kranken zu lebhaften Körperbewegungen anhalten, dieselben werden allerdings wohl meist schon instinktiv ausgeführt werden.

Falls man die Wärmeentziehung zu einer recht intensiven machen will, rät WINTERNITZ den Kranken, sich zuerst auf 1—2 Minuten in ein abgeschrecktes Halbbad von 20—23° sodann auf $1/2$—1 Minute in das Bassinbad zu begeben und dann nochmals in das Halbbad zurückzukehren. Das Halbbad soll dem Pat. dann lau vorkommen.

WINTERNITZ schreibt, daß das Bassinbad, in dieser Weise gebraucht, eine sehr angenehme Prozedur sei.

Das kalte Vollbad wirkt einmal als intensiver Reiz und ferner als intensive Wärmeentziehung, infolgedessen ist auch die Nachwirkung eines solchen Bades eine sehr intensive. Nach WINTERNITZ steigt wenige Stunden nach einem solchen Bade die Körperwärme um 1°. Man wird also derartige kalte Bäder nur bei resistenteren Leuten anwenden dürfen. Gegenanzeigen sind selbstverständlich alle Herz- und Gefäßerkrankungen, ebenso die Lungenerkrankungen wegen der auf den Reiz folgenden Reflexe, aber auch alle irgendwie erheblichen Schwächezustände wegen der intensiven Wärmeentziehung.

Die Hauptanzeigen sieht WINTERNITZ in den torpiden Ernährungsstörungen, z. B. Skrofulose, Oxalurie, manche Gichtformen und ferner inveterierte Syphilis.

Mir persönlich stehen größere Erfahrungen über diese Badeform

7*

nicht zur Verfügung; daß sie abgehärteten Gesunden angenehm sind, kann ich bestätigen.

Warme Bäder in solchen Tonnen kommen zweckmäßig bei manchen Formen von Nervenerkrankungen in Betracht (vergl. dort).

## Wannenbäder.

Dieselben kommen in folgender Weise hydrotherapeutisch zur Verwendung:

### 1. Indifferent warme Bäder von 34—37°.

Sie dienen als einfache Reinigungsbäder, in prolongierter Form als beruhigende, müde machende Bäder.

Ueber die Technik derselben ist nicht viel zu sagen, man braucht, da sich ein Bad von 250 Liter in einer Stunde etwa nur um 1° abkühlt, kaum durch Nachgießen von warmem Wasser für ein Konstantbleiben der Temperatur zu sorgen.

Falls man die Bäder als beruhigende, Schlaf machende anwenden will, thut man gut, den Kranken nicht abzutrocknen, sondern ihn naß in ein auf dem Bette ausgebreitetes Badetuch zu schlagen und ihn dann weiter zu bedecken. Die Dauer eines solchen Bades kann von $^1/_2$ Stunde bis auf mehrere Stunden ausgedehnt werden. In letzterem Falle, und namentlich wenn man das indifferente Wasserbad als permanentes Bad benutzen will, wie das HEBRA zuerst gelehrt hat, wird eine Temperaturregulierung nötig.

Das HEBRA'sche Wasserbett besteht im wesentlichen aus einer größeren viereckigen hölzernen Badewanne, in welche eine Gurtmatraze mittels Gewindes versenkbar ist.

RIESS, der in mehreren Arbeiten sich mit der Verwendung dieses permanenten Wasserbades, namentlich bei inneren Krankheiten, beschäftigt hat, beschreibt die Technik desselben folgendermaßen:

Es genügt zur Herrichtung des permanenten Bades eine einfache Wanne mit einem Hahn am Boden derselben. In derselben wird ein Badelaken eingehängt, auf das der Pat. gebettet wird. Es müssen dazu natürlich Lakenhalter am Bade angebracht sein oder, z. B. wie v. HÖSSLIN vorschlägt, sie müssen durch Holzschrauben, wie sie die Tischler zum Zusammenleimen des Holzes brauchen, improvisiert werden (sogen. Leimzwingen).

Fig. 20 zeigt ein solches improvisiertes Bad. Als Kopfkissen dient ein Gummikranz. Die Wanne wird dann mit einer Gummidecke bedeckt und darüber kommen Wolldecken. Der Indifferenzpunkt wechselt nach der Dauer des Bades. RIESS konnte gewöhnlich mit 34° beginnen, mußte aber dann später bis auf 36° steigen. Die Temperatur wurde durch stündliches Zugießen von warmem Wasser reguliert.

Im Anfang hat RIESS (1) die Bäder nachts gewöhnlich ausgesetzt, später aber die Kranken monatelang im Wasser liegen lassen. Nachteile sah RIESS von den Bädern nicht, nur reichliche Miliaria und disseminierte Furunkulose wurden in einigen Fällen beobachtet.

1) *Riess, Centralbl. f. med. Wissenschaft 1880 No. 30; Deutsche med. Wochenschr. 1881 No. 20; Verhandl. des Kongresses f. inn. Med. 1882 p. 95; Arch. f. experiment. Pathol. und Pharm. Bd. 24, 1888, p. 65 ff.*

QUINCKE (1) hat ein Bad mit Heizvorrichtung angegeben; man kann dasselbe improvisieren, indem man eine passend regulierte Spirituslampe unter das Bad setzt.

HEBRA sowohl wie RIESS sahen, wie schon im theoretischen Teil erwähnt wurde, keinerlei Wirkung auf Körpertemperatur, Herzaktion, Blutdruck und Atmung.

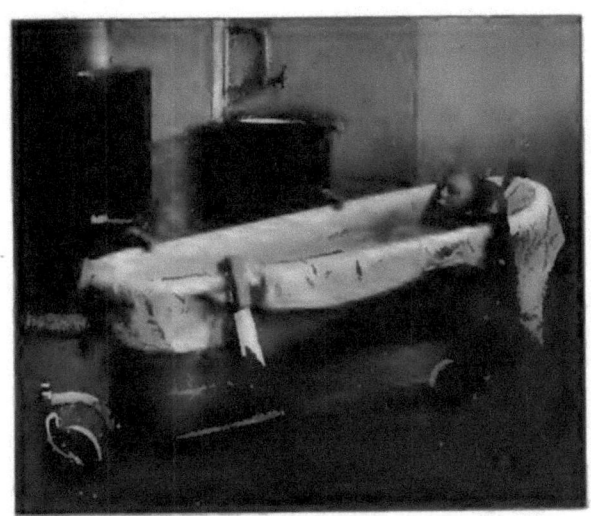

Fig. 20. Improvisiertes permanentes Bad.

Der letztere empfahl die Bäder bei schweren Rückenmarksleiden (vergl. unter Nervensystem), bei hydropischen Zuständen, gleichgiltig, ob dieselben von Herz, Niere oder Lungen ausgingen.

Es nahm nach seinen Messungen der Umfang hydropischer Körperteile stark ab (z. B. nach 48-stündigem Bade der Umfang des Bauches um 5—6 cm), die Urinsekretion soll dabei nicht gesteigert sein. Doch sind exakte Messungen natürlich kaum möglich.

Auch bei chronischem Gelenkrheumatismus und bei Muskelrheumatismus will RIESS Gutes von prolongierten Bädern gesehen haben.

WINKEL empfiehlt das permanente Wasserbad bei Lebensschwäche von Neugeborenen. Es ist diese Empfehlung wohl durch die Konstruktion der verschiedenen Brütapparate überholt. RIESS empfahl auch, die Temperatur von Fiebernden (Typhen) durch etwas kühlere, 30° warme Dauerbäder) auf der Norm zu halten.

Im allgemeinen hat sich die Behandlung mit andauernden Wasserbädern bis auf die chirurgischen und Hautleiden (siehe diese Kapitel) bisher in praxi recht wenig eingebürgert, es hängt das zweifellos damit zusammen, daß dieselben doch recht viel Mühe und Sorgfalt erheischen.

## 2. Heisse Bäder.

Dieselben werden zu therapeutischen Zwecken in Temperaturen von 37—45° gegeben, sie wirken naturgemäß bei längerer Dauer die Körpertemperatur steigernd und Schweiß erregend. Betreffs Indikationen sei auf den speciellen Teil verwiesen.

Durch die Mitteilungen von Bälz wissen wir, daß in Japan gewohnheitsmäßig von Gesunden derartige heiße Bäder genommen werden und daß dieselben entgegen der früher verbreiteten Ansicht nicht nur nicht müde machen, sondern sogar stark erregend und erfrischend wirken (1).

Die japanische Art zu baden ist folgende: Man wäscht sich zunächst außerhalb des Bades mit heißem Wasser, steigt dann auf 3—10 Minuten ins Bad. Man steigt dann heraus, wäscht sich nochmals gründlich mit heißem Wasser, übergießt sich mehrfach mit demselben und geht noch einmal für einige Minuten ins Bad zurück.

Für Kranke giebt Bälz folgende technischen Vorschriften: Heiße Bäder dürfen nur in einem nicht zu kleinen und vor allem nur in einem reichlich ventilierten Raum genommen werden, für das mäßig heiße Bad bis zu 42° sind weitere Vorsichtsmaßregeln nicht 'geboten. Beim sehr heißen Bade über 42° C muß man gegen das Hitzegefühl am Kopf, gegen die Kongestion, die Hirnsymptome, die sich dabei gern einstellen, Maßregeln treffen. Man kann das in der Weise thun, daß man den Kopf vor den Dämpfen des heißen Wassers schützt, indem man das Bad nach Art eines Dampfkastenbades einrichtet. Das souveräne Mittel aber ist wiederholtes Begießen des Kopfes mit heißem Wasser vor dem Bade.

Die Haltung im heißen Bade soll eine sitzende sein, mit Anlehnen des Rückens, weil auf diese Weise die Atmung freier ist und dem Herzen weniger Anstrengung beim Verlassen des Bades zugemutet wird.

Als Badekur läßt Bälz 2—3 solcher Bäder täglich nehmen. Er beginnt gewöhnlich mit 2 Bädern von 40° und 20 Minuten Dauer und steigt rasch auf 3 Bäder von einer Dauer von schließlich 25 Minuten. Abends nach 5 Uhr soll wegen der erregenden Wirkung solcher Bäder nicht mehr gebadet werden.

In neuester Zeit hat Foss (2) die Ursache des Beklemmungsgefühls, der Atemnot, des Herzklopfens und der starken Beschleunigung des Pulses in einem Sauerstoffmangel zu finden gesucht. Es ist ihm angeblich gelungen, durch Inhalation reinen Sauerstoffes diese Symptome zu beseitigen. Nachprüfungen liegen bisher nicht vor.

## 3. Die wärmeentziehenden Bäder.

Sie werden in der ausgesprochenen Absicht, die Temperatur der Kranken zu ermäßigen, bei Fiebernden angewendet.

Da die genauere Indikationsstellung für dieselben, für ihre Dauer, Wiederholung, für die Wirkungen, die sie außer der temperaturerniedrigenden haben, sich erst bei der klinischen Besprechung der fieberhaften Infektionskrankheiten geben läßt, so sollen an dieser Stelle nur die verschiedenen im Laufe der Zeit üblich gewesenen oder noch

---

1) *Bälz, Kongreß f. inn. Med. 1893 p. 402.*
2) *B. Foss, Deutsche med. Wochenschr. 1899 No. 14.*

üblichen Methoden der Applikationen geschildert und im übrigen auf das Kapitel Infektionskrankheiten verwiesen werden.

Gute Uebersichten über die historische Entwickelung der Anwendung der wärmeentziehenden Prozeduren finden sich bei KÜCHEN-MEISTER (1) und bei BRAND (2). Man kann im wesentlichen 4 Formen unterscheiden:

1) Sturzbad nach CURRIE.
2) Kaltes Wannenbad nach v. JÜRGENSEN und BRAND.
3) Langsam abgekühltes Bad nach v. ZIEMSSEN (3).
4) Halbbad.

### 1. Das Sturzbad nach Currie.

Der entkleidete Kranke wird in eine leere Wanne gesetzt und mit 10—20 Liter kalten Wassers (4—12°) begossen.

CURRIE benutzte anfänglich Seewasser, später eine 4-proz. Kochsalzlösung.

BRAND schildert dies Sturzbad folgendermaßen:

Auf den Boden der Wanne wird ein trockenes Laken gelegt, der Kranke hineingebracht und hierauf alle 2—3 Minuten wiederholt übergossen, in der Zwischenzeit aber leicht frottiert. Die Temperatur des Wassers nahm BRAND bis zu 8° herab.

Am Schluß des Bades soll der Kranke unabgetrocknet in das inzwischen geordnete Bett gelegt und leicht zugedeckt werden. Nur die Füße, welche sich am schwersten wieder erwärmen, sollen in eine wollene Decke gepackt werden, und im Notfall eine Wärmflasche an dieselben gelegt werden.

Man soll dann die Fenster öffnen und den Kranken der Ruhe überlassen.

Eine Modifikation dieses Sturzbades stellten die später zu Gunsten der Wannenbäder wieder verlassenen kalten Brausebäder der BARTELS-schen Kieler Klinik dar.

Eine weitere Modifikation ist das sogen. halbe Sturzbad.

Der am Oberkörper entblößte Kranke beugt sich dabei mit Unterstützung durch Wärter aus dem Bett heraus über eine neben das Bett gestellte Wanne und wird nun am Oberkörper (Kopf, Brust und Rücken) begossen. Man kann auch den Kranken über das Kopfende des Bettes hinausziehen und dort begießen.

### 2. Das kalte Wannenbad nach Bartels, v. Jürgensen und Brand.

BRAND beschreibt dasselbe, wie folgt:

„Zum kühlen Vollbade bedarf man einer so großen Wanne, daß der Kranke noch mit den Schultern unter dem Niveau des Wassers zu sitzen kommt, und eines Eimers Eis- oder Brunnenwasser.

Die Badewanne wird parallel dem Bette aufgestellt, etwa 1 m von demselben entfernt. Zwischen Wanne und Bett steht ein Schirm.

Nachdem die Wanne möglichst ohne Lärm mit Wasser gefüllt ist, wird der Schirm weggezogen, der Kranke ins Bad gehoben und sogleich mit ein paar Liter Eiswasser begossen (damit er die Temperatur des Badewassers weniger unangenehm empfinde).

Die Begießung des Kopfes wird in der Mitte und am Ende des Bades wiederholt und in der Weise ausgeführt, daß das Wasser nur ganz sachte und langsam über den Kopf strömt, um möglichst zu seiner Abkühlung beizutragen. Inzwischen wird der Kranke sanft frottiert, ihm etwas Wasser zum Trinken gereicht und ihm freundlich zugeredet, wenn ihm gegen Ende des Bades die Geduld ausgehen sollte.

---

1) *Küchenmeister*, Die therapeutische Verwendung des kalten Wassers bei fieberhaften Krankheiten, Berlin 1869.
2) *Brand*, Die Wasserbehandlung der typhösen Fieber, 2. Aufl. Tübingen 1877,
3) *Ziemssen* und *Immermann*, Die Kaltwasserbehandlung des Typhus, Leipzig 1870.

Nach der Schlußbegießung wird er in das indessen sorgfältig hergerichtete Bett — wenig oder gar nicht abgetrocknet — zurückgehoben. sogleich mit dem Hemd bekleidet. Im übrigen wird wie nach dem Sturzbad verfahren."

Die für das kalte Vollbad verwendeten Temperaturgrade sind von den einzelnen Autoren verschieden angegeben. v. JÜRGENSEN uud BARTELS verwandten Temperaturen von 7—15°, BRAND empfahl eine mittlere Temperatur von 10—20°, LIEBERMEISTER 20—28°.

### 3. Das allmählich abgekühlte Vollbad nach von Ziemssen.

Dieses sollte nach der urspünglichen Vorschrift anfangs nur eine Temperatur von 5—6° unter der jeweiligen Körperwärme haben, also beispielsweise bei 40—41° Temperatur mit 35° beginnen. Es soll dann kaltes Wasser am Fußeude zugegossen werden, bis die Temperatur sich nach 20—30 Minuten auf 20° abgekühlt hat.

Die Herrichtung und Nachbehandluug des Krauken ist dieselbe wie beim kalten Vollbad.

### 4. Das Halbbad.

Das H a l b b a d wird nach BRAND iu folgeuder Weise verabreicht:

„Zum Halbbad braucht man eine möglichst niedrige, aber weite Badewanne, die 20 cm hoch mit Wasser von 28° C gefüllt, neben das Bett des Kranken gestellt wird.

Nachdem man die zu den Begießungen nötigen, mit Wassér von bestimmter Temperatur, 8—15° C, gefüllten Gefäße bereitgestellt, Thüren und Fenster geschlossen und überflüssige Zuschauer entfernt hat, wird der Kranke in die Wanne gebracht und mit dem darin befindlichen lauen Wasser allseitig befeuchtet und sanft frottiert. Hierauf wird er in Zwischenräumen von 3—5 Minuten erst mit dem wärmeren, dann mit immer kälterem Wasser in der Art begossen, daß die Hauptmenge des Wassers den Hinterkopf und den Rücken überströmt. Daß das Wasser hoch von oben herab fällt, ist weder nötig noch nützlich.

Nach 10—15 Minuten schließt man mit einem Ueberguß und bringt den Kranken in gleicher Weise wie nach einem Vollbad zu Bett."

Es leuchtet ein, wenn man die drei letzten Badeformen vergleicht, daß das kalte Wannenbad die ausgiebigsten Reflexe seitens des Cirkulations- und Respirationsapparates erzeugen wird, uud daß die physikalische Wärmeregulation bei demselbeu voll zur Geltung kommt. BRAND giebt denn auch ganz richtig an, daß mau diese Bäder, wenn man erhebliche Temperaturherabsetzungen erzielen wolle, nicht uur bis zum Eiutritt der reaktiveu Hautröte, sondern bis zum Eintritt des zweiten Frostes fortsetzen solle. Das laugsam abgekühlte Vollbad sucht dagegen mit der Wärmeentziehung allmählich einzuschleichen, um unerwünscht heftige Reflexe nach Möglichkeit zu vermeiden.

Das Halbbad will durch Hinzufügen des kräftigen mechanischen Reizes die physikalische Regulation möglichst zeitig brechen und auf diese Weise die Wärmeentziehung zu einer größern machen, ohne daß die Temperatur so excessiv wie beim kalten Vollbade zu seiñ braucht.

Ueber deu wärmeentziehenden Effekt der Halbbäder übrigens liegt eiue Berechnung von IMMERMANN und v. ZIEMSSEN vor. Sie fanden, daß ein Halbbad von 28° und 10—15 Minuteu Dauer, in dem der Kranke mit Wasser von 10—15° übergossen und andauernd frottiert wurde, eine erheblich geringere Wirkung auf die Körpertemperatur habe als ein v. ZIEMSSEN'sches allmählich abgekühltes Halbbad (1).

1) *Immermann u. v. Ziemssen, l. c. p. 113 ff.*

#### 4. Kalte Bäder, bei denen die Wärmeentziehung nicht im Vordergrund steht.

Es gehören dahin Fluß- und Schwimmbäder, auch wohl kurze kühle Wannenbäder mit folgender Frottierung, vor allen aber das Halbbad — das Bad in der halb gefüllten Badewanne — mit gleichzeitiger Frottierung und Bespülung der nicht eingetauchten Körperteile, das trotz mäßiger Temperaturen den prompten Eintritt der Reaktion am besten gewährleistet.

Man kann mit dem Halbbad die meisten Indikationen, die es in der Hydrotherapie überhaupt giebt, ausreichend erfüllen. Kaum eine andere Badeform gestattet derartig feine Abstufungen des mechanischen und thermischen Reizes, und wir werden deshalb den Halbbädern im speziellen Teil fast bei jedem Kapitel begegnen.

Selbstverständlich brauchen Kranke, die aus anderer Indikation wie der einer febrilen Erkrankung Halbbäder nehmen, nachher nicht zu liegen. Im Gegenteil, es wird denselben eine Reaktionspromenade nur nützlich sein.

Man gebraucht die Halbbäder zu dem Zweck, eine erfrischende Reaktion hervorzurufen in Temperaturen von 28—20° und in der Dauer von wenigen Minuten bis zu einer Viertelstunde. Die Frottierungen und Bespülungen der nicht eingetauchten Teile mit dem Badewasser können viele Kranke sich selbst im Halbbad besorgen.

Die Kombination mit Uebergießungen kann man in der mannigfachsten Weise, je nach der Indikation geben.

Soll z. B. die Atmung, wie bei Lungenerkrankungen, kräftiger angeregt werden, so wird man die Uebergießung mit dem Badewasser oder auch mit kälterem den Nacken treffen lassen.

Soll der Reiz vorzugsweise auf die Organe des Unterleibes gerichtet werden, so wird man diesen bei den Begießungen besonders berücksichtigen, und so eine thermische Massage desselben, wie Winternitz sich ausdrückt, vornehmen.

Mehr der Vollständigkeit wegen, als weil ich es für eine unerläßliche Verbesserung errachte, sei einer Modifikation des Halbbades gedacht, die von Lahmann angegeben ist und von Ziegelroth (1) in den Blättern für klinische Hydrotherapie beschrieben ist.

Sie soll gerade zur Bearbeitung der Bauchorgane dienen und besteht darin, daß ein Wasserrad, welches der Patient selbst dreht, im Bade an entsprechender Stelle angebracht ist. Je nach der Richtung der Drehung des Rades trifft das bewegte Wasser den Oberbauch oder den Unterbauch.

Die Halbbäder werden vielfach als langsam abgekühlte Bäder verwendet. Während man sonst die Abkühlung durch einfaches Hinzugießen von kaltem Wasser erreichte, ist neuerdings von Vinay eine komplizierte Vorrichtung angegeben, die eine sehr genaue und beliebig langsame oder rasche Veränderung der Temperatur des Bades gestattet. Vinay wendet diese Bäder meist als Vollbäder an.

Winternitz hält dafür, daß dieser komplizierte Apparat durch Halbbäder ersetzt werden könne.

An die Besprechung des Halbbades, bei dem der mechanische Reiz außer dem Temperaturreiz in Betracht kommt, schließt sich

---

1) *Ziegelroth, Blätter f. klin. Hydrotherapie 1895 No. 11.*

zweckmäßig die Schilderung der Technik der Bäder, die außer dem Temperaturreiz gleichfalls andere Reize verwenden: das faradische und galvanische Bad, die künstlichen kohlensäurehaltigen Bäder, die künstlichen Soolbäder, die Bäder mit anderweitigen Zusätzen (Senf, Schlamm, Fichtennadelextrakt etc.).

## 5. Die hydroelektrischen Bäder.

Sie gehören eigentlich mehr in das Gebiet der Elektrotherapie, da bei denselben das indifferent warme Bad nur als Elektrode benutzt wird und die Wirkung des Wassers und der Temperatur nicht in Frage kommt. Sie sollen hier deswegen nur kurz besprochen werden; ich möchte sie aber nicht ganz übergehen, da ihre Einfügung in einen hydrotherapeutischen Heilplan namentlich bei Nervösen, von Vorteil sein kann und sehr bequem ist.

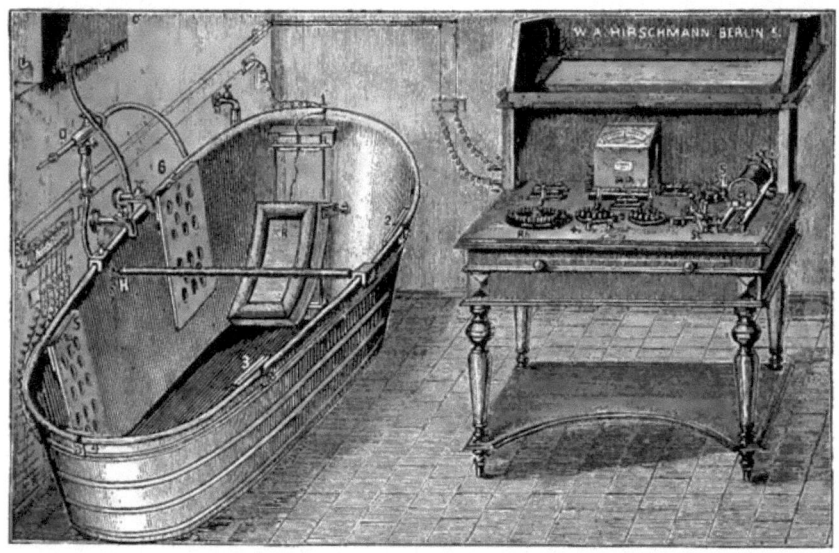

Fig. 21.   Einrichtung eines elektrischen Bades nach EULENBURG.

EULENBURG (1), der sich besonders mit dem Studium der elektrischen Bäder befaßt hat, hebt mit Recht hervor, daß diese elektrischen Bäder eine allgemeine Applikation der Elektricität darstellen, in gleicher Weise wie sie durch allgemeine Faradisation oder centrale Galvanisation nach BEARD und ROCKWELL erstrebt werden, nur sind die elektrischen Bäder um vieles bequemer und namentlich bei weiblichen Patienten decenter.   Für lokale Elektricitätsanwendungen ist dagegen eine Anordnung elektrischer Lokalbäder zwar möglich, aber wohl überflüssig.

Man unterscheidet m o n o p o l a r e und d i p o l a r e Bäder und schließlich noch das Z w e i z e l l e n b a d GÄRTNER's.

---

1) *Eulenburg, Realencyklopädie, Artikel hydroelektrische Bäder.*

Die monopolaren Bäder nennt man solche, bei denen nur die eine Elektrode den Strom dem Wasser zuführt (die Hauptelektrode nach EULENBURG), die andere vom Wasser isolierte dagegen (die Nebenelektrode) direkt auf den Körper des Badenden aufgesetzt wird. Bei dieser Anordnung muß der ganze Strom den Körper passieren. Dipolare Bäder nennt man solche, bei denen beide Pole dem Wasser zugeführt werden. Bei diesen wird der Körper natürlich nur von einem Teilstrom durchflossen, der nur ein geringer sein wird, da der Widerstand des Körpers größer als der des Wassers ist.

Das GÄRTNER'sche Zweizellenbad teilt durch eine Gummidiaphragma, dessen Oeffnung der Körper des Badenden ausfüllt, das Bad in zwei Zellen und zwingt so auch bei dipolarer Stromzuführung den ganzen Strom, den Körper zu passieren.

Dieses Gummidiaphragma besteht zweckmäßig aus zwei in Rahmen übereinander verschiebbaren Teilen; der untere ist bereits eingefügt, wenn der Kranke in das Bad steigt, der obere wird dann, nachdem sich der Patient auf den untern gelegt hat, adaptiert.

Man kann beiden Anordnungen den monopolaren wie den dipolaren, den faradischen und konstanten Strom zuführen, doch scheint mir die Wahl des konstanten Stromes für eine derartige Allgemeinapplikation der Elektricität kaum Vorzüge vor dem faradischen Bade zu haben.

Wir bedienen uns in der medizinischen Klinik ausschließlich der monopolaren faradischen Bäder, und nur diese werde ich in ihrer Technik beschreiben, namentlich weil man dieselben auch in der Privatpraxis ohne Schwierigkeit einrichten kann, während die galvanischen Bäder ein erheblich größeres Instrumentarium, nämlich eine starke Batterie und ein absolutes Galvanometer, erheischen.

Für das monopolare Bad genügt jeder einigermaßen kräftige Induktionsstrom. Man kann sowohl die sekundäre wie die primäre Rolle benutzen. Für den letzteren Fall und namentlich bei dipolaren Bädern empfiehlt es sich allerdings die besonders für elektrische Bäder hergerichtete primäre Rollen mit starkem Draht anzuwenden, wie sie von HIRSCHMANN, GEBHARDT, REINIGER und SCHALL etc. vertrieben werden.

Die Elektrode, welche den Strom dem Wasser zuführt (die Hauptelektrode), wird durch eine Metallplatte gebildet, die man an einen Draht über den Rand der Wanne hängen kann. Man kann, wie aus der Zeichnung leicht ersichtlich ist, dieselbe dann an beliebiger Stelle anhängen, gewöhnlich wird man sie am Fußende anbringen.

Die Nebenelektrode, welche also direkt mit dem Körper verbunden wird, ist in zwei Formen üblich: einmal als mit Flanell überzogene Querstange, auf die der Badende seine Hände legt, und ferner als sogenannte TRAUTWEIN'sche Rückenkissenelektrode.

Diese letztere stellt (s. Zeichnung) eine große Plattenelektrode, dar, die an der Rückseite gegen das Wasser isoliert ist. An der Vorderseite ist sie mit aufblasbaren Gummiröhren umgeben, so daß sie, in Gebrauch genommen, einen Rahmen darstellt, der von den Gummiröhren gebildet wird und dessen Grund die Elektrodenplatte entspricht.

Zweckmäßig hängt man sie in einem Gestell derart auf, daß sie je nach Bequemlichkeit in eine mehr minder schräg geneigte Stellung gebracht werden kann. Sie wird in die Wanne versenkt. Der Badende legt sich mit dem Rücken gegen den Rahmen. Die im Rahmen dadurch eingeschlossene Wassermenge verhindert die direkte Berührung mit der metallischen Elektrode und dient somit als Nebenelektrode. Da bei monopolaren Bädern der Strom zwar an der ganzen im Wasser steckenden Körperoberfläche auf den Körper übergeht, aber nur durch die verhältnismäßig kleine Nebenelektrode den Körper verläßt, so leuchtet ein, daß an der Nebenelektrode die Stromdichte eine unverhältnismäßig große sein muß, und es ist deshalb von Vorteil, die Nebenelektrode möglichst groß zu wählen. Aus diesem Grunde ist die Rückenkissenelektrode, die gewöhnlich 400—500 qcm groß gewählt wird, zweckmäßiger als die Querstange, bei der der Strom in lästiger Dichte Hände und Unterarme passiert. Ich benutze deswegen lieber die Rückenkissenelektrode. Die Stromstärke wird am zweckmäßigsten so gewählt, daß man sie als angenehmes Prickeln am ganzen Körper und nur wenig stärker an der Nebenelektrode empfindet.

Will man galvanische Bäder geben, so dürfte nach EULENBURG mit 4—5 MA. zu beginnen sein. Im letzteren Fall bezeichnet man das Bad nach der Hauptelelektrode als Kathoden oder Anodenbad.

Zweckmäßig sind für elektrische Bäder Holzwannen, doch kann man auch Metallwannen mit einem Holz- oder Linoleumeinsatz für das monopolare Bad gebrauchen, für das dipolare sind Wannen aus nicht leitendem Material unerläßlich. Als solche sind neben Holzwannen z. B. auch Emailwannen und innen lackierte Metallwannen zu gebrauchen. Cementwannen sind nach EULENBURG unzweckmäßig.

Die Badetemperatur wird gewöhnlich als indifferente 35—37° gewählt, doch kann man, da wegen des gleichzeitigen Hautreizes ein Frösteln weniger leicht eintritt, auch mit der Temperatur in geeigneten Fällen bis auf 30° heruntergehen.

Die Dauer der Bäder sei anfangs eine kurze, 5—7 Minuten, später, wenn man sieht, daß dieselben gut vertragen werden, mag sie bis zu 30 Minuten verlängert werden.

Ueber die physiologischen Wirkuugen der elektrischen Bäder liegen eine Reihe von Angaben, namentlich von EULENBURG und LEHR vor, die ergeben, daß die farado-cutane Hautsensibilität z. B. herabgesetzt wird, während der Raumsinn gesteigert ist. Die motorische Erregbarkeit der Muskulatur wird durch dieselben gegenüber dem elektrischen Strom verringert.

Körpertemperatur, Respirationsfrequenz scheinen nicht beeinflußt zu werden. Die Pulsfrequenz soll nach EULENBURG herabgesetzt werden. Der Eiweißstoffwechsel soll nach LEHR gesteigert sein.

Im allgemeinen haben faradische Bäder einen erfrischenden Einfluß, galvanische sollen müde machen.

Es kommt für die Wirkung entschieden auf die Dauer der Bäder an, kürzere werden mehr anregend, längere mehr erschlaffend wirken.

Durchsichtig ist jedenfalls die physiologische Begründung dieser Bäder durchaus nicht, man wird sich vorstellen, daß sie im allgemeinen die eines indifferenten Bades, mit dem ein milder Hautreiz verbunden ist, haben.

Es mögen dadurch Aenderungen in unseren Allgemeingefühlen, also Wohlbehagen, Erfrischung oder Müdigkeit bedingt werden. Nach meiner Ansicht liegt aber die Hauptwirkung dieser elektrischen Bäder in erster Linie auf suggestivem Gebiete, und das rechtfertigt ihre Anwendung und ihre unleugbaren Erfolge auf dem Gebiete der nervösen Allgemeinleiden, wie Hysterie, Neurasthenie etc.

## 6. Künstliche kohlensäurehaltige Bäder.

Die kohlensäurehaltigen Bäder müssen, wenn sie die Wirkungen der natürlichen kohlensauren Thermalquellen haben sollen, die Kohlensäure in ähnlicher Weise abgeben, wie diese, d. h. möglichst feinperlig und nicht großblasig. Der Körper des Badenden muß in einem solchen Bade dicht von feinen Kohlensäurebläschen bedeckt sein.

Man kann sich der flüssigen, komprimierten Kohlensäure bedienen, um derartige Bäder herzustellen, aber dann sind komplizierte Mischapparate nötig, weil beim einfachen Einleiten die Kohlensäure zu großblasig entweichen würde. Derartige Apparate, die die Kohlensäure unter Druck dem Badewasser beimischen, sind in einer Reihe von Kurorten und größeren Krankenhäusern aufgestellt. Der Betrieb ist ziemlich billig, die Anschaffungskosten aber erheblich, durchschnittlich zwischen 500—1500 M. Es erheischen diese Apparate außerdem geübte Bedienung. Da sie für die Praxis deswegen nicht in Betracht kommen, übergehe ich eine detaillierte Beschreibung.

Dagegen kann man künstliche Kohlensäurebäder in der Privatpraxis genügend feinblasig herstellen, wenn man die Kohlensäure im Bade selbst entwickelt.

Es kommen zwei Verfahren in Betracht, d a s ä l t e r e , die Kohlensäure aus einem k o h l e n s a u r e n  S a l z e durch Einwirkung einer s t a r k e n  S ä u r e herzustellen, ist, was die Feinblasigkeit der Entwickelung anlangt, das bessere, in der Handhabung dagegen etwas unbequemer als das n e u e r e , d i e  K o h l e n s ä u r e  d u r c h  U m - s e t z u n g  z w e i e r  s a u r e r  S a l z e (gewöhnlich Natr. bicarb. und Natr. bisulfur.) in Freiheit zu setzen.

Beim ersten Verfahren muß Salz und Säure etwa sich absättigen, die Entwickelung geht erheblich besser von statten, wenn ein geringer Ueberschuß an Säure vorhanden ist. Da Natr. bicarb. und Salzsäure sich in einem Verhältnis von 86 : 36,5 i. e. 100 : 42 verbinden und die zu Bädern verwendete rohe Salzsäure 30—35-proz. ist, so ergiebt sich die einfache Vorschrift, auf 1 Gewichtsteil Natrium-Bikarbonat etwa 1$^1/_2$ Gewichtsteile rohe Salzsäure zu verwenden. Es mag dabei bemerkt werden, daß 100 g rohe Salzsäure 75 ccm sind, so daß man, wenn man die Säure nicht abwiegt, sondern mißt, man also nur $^3/_4$ der Grammzahl nehmen wird.

Vielfach werden die Bäder aber auch so gegeben, daß man gleiche Teile Natr. bicarb. und Säure nimmt. Es ist dann also ein Alkaliüberschuß vorhanden.

Ein den stärkeren Nauheimer Bädern in der Stärke etwa entsprechendes Bad würde 1 kg Natr. bicarb. und 1$^1/_2$ kg rohe Salzsäure erfordern (auf 250 Liter Wasser), doch wird man für gewöhnlich mit schwächeren Bädern beginnen, im Anfang vielleicht nur den 10. Teil dieses Quantums nehmen.

Um eine möglichst gleichmäßige Entwickelung der Kohlensäure durch längere Zeit zu erzielen, verfährt man am besten folgendermaßen: Man löst das Natr. bicarb. im Bad und giebt dann die Salzsäure in der Weise zu, daß man eine mit Säure gefüllte enghalsige,

Brunnenflasche unter den Wasserspiegel taucht und nun langsam im Verlauf von etwa 5—10 Minuten ausfließen läßt. Man führt während dieser Zeit, ohne das Wasser mehr als nötig zu bewegen, die Flasche unter der ganzen Oberfläche her. Innerhalb 5—10 Minuten ist aus der Flasche dann gewöhnlich die Säure hinaus- und entsprechende Mengen Badewasser hineingeflossen. Ganz zweckmäßig ist, nicht einfach rohe Salzsäure zuzugießen, sondern dieselbe vorher mit 2 Teilen Wasser zu verdünnen.

Der Badende soll beim Einsteigen in das Bad das Wasser im Anfang nicht stärker bewegen.

Die Entwickelung geht dann in der gewünschten Weise langsam und sehr feinblasig von statten.

Erwähnt mag das patentierte Verfahren von Quaglio werden. Dasselbe besteht darin, daß die verdünnte Salzsäure mittels Heberschlauches in das bereits mit Natr. bicarb. versetzte Bad geleitet wird. Es wird zu diesem Zwecke am Rande der Badewanne ein Flaschenträger für die Säureflasche angeschraubt.

Das Verfahren ermöglicht einen sehr allmählichen Zusatz der Säure. Der ihm nachgerühmte Vorteil, daß der Patient erst in Laugenlösung baden könnte, ist dagegen wohl deswegen illusorisch, weil dann gerade die specifische Wirkung der Kohlensäureentwickelung im Anfang des Bades noch nicht vorhanden ist. Es soll vielmehr der Kranke, auch wenn man diese Quaglio'sche Modifikation gebraucht, erst dann in das Bad einsteigen, wenn die Entwickelung bereits im Gange ist.

Wendet man ein saures schwefelsaures Salz und kohlensaures Natron an, so müssen die Gewichtsverhältnisse gleichfalls entsprechend gewählt werden, d. h. auf 86 Teile Natr. bicarb. 120 Teile Natr. bisulf., d. h. wie 100 : 140. Fertig dispensiert liefert die Zusätze die Firma Sandow in Hamburg, und zwar enthält ein Vollbad 4 Päckchen Natr. bicarb. à 250 g und 4 Tafeln Kal. bisulfur. von entsprechendem Gewicht.

Diese Tafeln werden zweckmäßig zuerst in das Badewasser gelegt, und zwar verteilt man die Tafeln bez. halben oder viertel Tafeln an verschiedenen Stellen des Bades. Der Kranke steigt dann in dasselbe, und nun wird das Natr. bicarb. in möglichst gleichmäßiger Verteilung dem Bade zugegeben.

Die Entwickelung hält etwa 20 Minuten an, ist aber nicht ganz so feinblasig, wie wenn Salz und Säure verwendet werden.

Beide Arten der künstlichen Kohlensäure-Entwickelung greifen Metallwannen etwas an. Bei der Entwickelung mit saurem schwefelsaurem Salz am meisten an der Stelle, wo die Tafeln liegen. Man schützt daher die Wanne im letzteren Falle ganz zweckmäßig, indem man den Boden derselben mit einem Stück Linoleum bedeckt. Uebrigens sind in beiden Fällen die Beschädigungen der Wanne nur so geringe, daß man immerhin Metallwannen benutzen kann.

Will man die künstlichen kohlensäurehaltigen Bäder auch in Bezug auf den Salzgehalt den natürlichen, z. B. den Nauheimer Quellen ähnlich machen, so kann man, wie Heinemann (1) es vorschreibt, dieselben, bevor man die die Kohlensäure entwickelnden Chemikalien zugiebt, auf 1 Proz. Chlornatrium und 2 pro Mille Chlorcalcium bringen

---

1) *Newton Heinemann, Die physikalische Behandlung der chronischen Herzkrankheiten nach Schott. Deutsche med. Wochenschr. 1896 No. 33.*

und diesen Salzgehalt später auf 2—3 Proz. Kochsalz und $^1/_4$ Proz. Chlorcalcium steigern, oder aber man verwendet das von STRUVE in den Handel gebrachte künstliche Nauheimer Badesalz in entsprechender Menge.

Die Temperatur dieser Bäder wählt man im Anfang indifferent, geht aber später, je nach der Indikation, zu kühleren Bädern über (bis zu 25° herunter).

Die Dauer des einzelnen Bades wird man anfangs auf 7—10 Minuten festsetzen, später kann man damit bis zu 30 Minuten steigen.

Im allgemeinen beginnt man also mit wärmeren, kurzen, kohlensäurearmen Bädern und schreitet langsam zu kühleren, längeren und kohlensäurereicheren fort.

Kohlensäurehaltige Bäder sind für Gesunde und Kranke gewöhnlich sehr angenehm. Auch bei den kühleren Temperaturen tritt eine Empfindung des Fröstelns nur in den ersten Minuten ein, um dann einem behaglichen Wärmegefühl Platz zu machen. Der Grund, warum die Kälte nicht so unangenehm wie im einfachen Wasserbade gefühlt wird, ist einmal darin zu suchen, daß der Reiz der Kohlensäure die Hautgefäße stark erweitert. Die Haut rötet sich im kohlensäurehaltigen Bade gewöhnlich rasch. Dann aber hat GOLDSCHEIDER (1) gefunden, daß die Kohlensäure einen specifischen Reiz auf die Wärmepunkte ausübt. Das prickelnde Gefühl, welches die sich an der Haut ansetzenden und auf derselben fortbewegenden Kohlensäurebläschen erzeugen, wird meist angenehm empfunden.

Mitunter belästigt die sich entwickelnde Kohlensäure und erregt Kopfschmerzen. Da sie schwerer als atmosphärische Luft ist, sammelt sie sich als Schicht an der Oberfläche des Wassers.

Ich habe, wenn die Bäder in einem gut ventilierten und nicht überhitzten Baderaum gegeben wurden, derartige Nachteile eigentlich nie gesehen. Man kann sich zudem bei empfindlichen Personen durch Bedecken des Bades mit einem Laken oder auch durch öfteres Wegwehen der Kohlensäureschicht helfen.

Der Preis der künstlichen kohlensäurehaltigen Bäder stellt sich für die SANDOW'schen gebrauchsfertig dispensierten auf 1 M. pr. Stück. Nimmt man Salz und Säure, so kommen die Ingredienzien zu einem Bade auf etwa 60 Pfg. zu stehen, oder, wenn man die Säure ballonweise, das Natr. bicarb. sackweise bezieht, noch billiger, auf etwa 40 Pfg.

## 7. Anderweitige hautreizende Zusätze.

Es kommen für allgemeine Bäder Zusätze von Salz, von Senfmehl, von einer Terpentinemulsion mit Ammoniak (1 Teil Terpentinöl, 2 Teile offizineller Liquor Ammon. caustici) zur Verwendung, ferner Zusätze von Moorerden und Moorerdensalzen bez. Extrakten, von käuflichen Fichtennadel-Dekokten oder -Destillaten, in der Naturheilkunde und Schäfermedizin auch sogenannte Kräuterbäder, Haferstroh, Heublumen, Zinnkrautabkochungen.

Allen diesen sind mehr oder minder chemische Reizwirkungen auf die Haut eigen.

---

1) *Goldscheider*, *Einwirkungen der Kohlensäure auf die sensiblen Nerven der Haut*, *Verhandlungen der Physiologischen Gesellschaft zu Berlin*, *7. November 1887.*

Es sollen nur die gebräuchlichsten kurz besprochen werden.

Die küustlichen Soolbäder werden 1—5-proz. entweder aus deuaturiertem Steinsalz, sogen. Viehsalz, oder aus Mutterlaugen, z. B. Kreuznacher, hergestellt.

Senfmehlbäder, etwa 100—500 g, und Terpentinemulsionbäder, gleichfalls bis zu 500 g auf das Bad, haben sich mir als billiger, wenn auch nicht vollwertiger, Ersatz der kohlensäurehaltigen bewährt. Senfmehl kommt außerdem vielfach für lokale Bäder zur Anwendung. Es muß möglichst frisch gestoßen sein und wird am besten so angewendet, daß mau es zu einem dicken Brei anrührt und diesen durch einen Leinwandbeutel in das Bad ausdrückt. Man kann als Ersatz auch Senfspiritus, ca. 200 g, auf das Vollbad nehmen, doch verfliegt dabei das Senföl rascher.

In den Fichtennadelbädern ist das Fichtennadelöl, das Ol. pin. fol. silvestr. der Pharmakopöe, ein dem Terpentin nahe stehendes Oel, das wirksame Prinzip.

Gewöhnlich bedient man sich nicht frischer Destillate, sondern der künstlichen Fichtennadelextrakte, die von verschiedenen Firmen geliefert werden und in den Apotheken erhältlich sind. Als Engros-Bezugsquelle für Fichtennadelextrakt führe ich die Firma FRIEDRICH DUFFT Nachfolger in Rudolstadt an.

Die käuflichen Präparate sind verschieden stark und mit Dosieruugsvorschriften versehen.

Die Moorextrakte und Moorsalze sind gleichfalls in den Apotheken zu haben. Man braucht auf ein Bad 1 kg der sich leicht in warmem Wasser lösenden Präparate. Die Wirkung der eigentlichen Moorbäder, die nach GLAX auf der Schwerbeweglichkeit des Moores uud seiner im Vergleich zu der des Wassers geringeren Wärmekapazität zu beruhen scheint, können diesen künstlichen Moorbädern nicht zugeschrieben werden. Immerhin werden dieselben von manchen Seiten, so z. B. von EDINGER, empfohlen.

Engros-Bezugsquelle für Moorpräparate C. G. LÖSSNER & Sohn in Leipzig.

Die Vorschriften für die Kräuterbäder möchte ich kurz anführen, um über diese in der Laienmedizin eine große Rolle spielenden Zusätze zu orientieren. Sie werden meist als warme Bäder verabreicht, aber auch zu Wickeln und Dampfbädern verwendet. Als Kräuterbäder bezeichnet man Bäder mit Zusätzen von species aromaticae (gleiche Teile Pfefferminz, Rosmarin, Thymian, Majoran, Lavendel; je $\frac{1}{2}$ Teil Gewürznelken und Kubeben). Mau uimmt davon 250 g auf ein Bad; ferner kommen als ähnliche Zusätze Flores Chamomillae 0,5—1 kg, Radix Calami 1 kg, Gemenge aus Flores Sambuci, Fol. Menth. pip., Bacc. Juniperi, 250—500 g pro Bad, in Betracht.

Unter Heublumen werden entweder die getrockneten Blüten und Samen unserer Gräser oder auch die Herba Melliloti verstanden. Mau soll davon 1 kg auf das Bad nehmen.

Haferstrohbäder sollen in folgender Weise hergerichtet werden. 500 g gutes, klein geschnittenes Haferstroh wird in 5 Liter Wasser eine Stunde laug gesotten, so daß ein tiefbrauner, angenehm aromatisch riechender Absud entsteht, der dem Bade zugesetzt wird.

Es hat ein KNEIPP'scher Schüler, Dr. BAUR (1), den Salzgehalt

---

1) *Baur, Haferstroh-, Heublumen-, Zinnkraut- und Eichenriude-Abkochungen, Kempten 1899.*

dieser Bäder chemisch untersuchen lassen und sie danach balneologisch eingereiht, z. B. hat derselbe die Haferstrohbäder in die Gruppe der alkalisch-erdigen Thermen gestellt.

Man kann wohl getrost behaupten, daß alle diese Bäder außer dem schwachen Hautreiz keine besonderen Vorzüge haben. Allerdings sind diese Zusätze zum Hervorrufen suggestiver Wirkungen ganz besonders geeignet, da selbst gebildete Menschen mit dem Gedanken an Wald·und Wiese, an die freie schöne Natur, welcher die Fichtennadeln, die Heublumen, die Kräuter entnommen sind, eine mystische Vorstellung von etwas Heilsamem verbinden.

Ich füge schließlich noch zwei medikamentös wirklich wirksame Zusätze zu Bädern hier an, nämlich den der Lohe (Zugabe eines Absudes von 2—3 kg Lohe oder 2—300 g Tannin pro Bad) die bei Hautkrankheiten als bequeme Form einer adstringierenden Medikation hie und da angewendet wird; ferner den von Sublimat 1 : 10000, der bei der Behandlung von hereditärer Lues bei kleinen Kinder nützlich sein kann. Kurz sei auch noch erwähnt, daß man künstliche Schwefelbäder entweder durch Zusatz von 20—30 g Kalium sulfuratum herstellt oder sich dazu der künstlichen Aachener Bäder bedient (Jodkali 1, Kali sulfurat. 2, Sapo 17, davon 50 g auf ein Bad). Wenn Schwefelbäder in Privathäusern gegeben werden, muß man das Silberzeug aus der Nähe entfernen, da dieses sonst schwarz wird.

## 8. Sogenannte mildernde Zusätze.

Man kann den an sich ja geringen Hautreiz des Wassers durch Zusatz schleimiger Dekokte mildern. In Betracht kommen gewöhnlich Kleie, Mandelkleie, Malzabsud.

Kleienbäder werden durch Zusatz eines Dekoktes von 1—3 Pfund Kleie in 4—6 Liter Wasser dargestellt.

Mandelkleie kann direkt dem Bade zugesetzt werden.

Malzbäder werden in folgender Weise hergestellt: 2—3 kg Malz wird mit 4—8 Liter Wasser gekocht, durchgeseiht und die Flüssigkeit zum Bade gegeben.

Ich möchte diese Zusätze nicht für so absolut entbehrlich halten, wie das LEICHTENSTERN thut. Sie sind manchen Patienten mit empfindlicher Haut angenehm. v. ZIEMSSEN empfahl, wie ich mich aus meiner Studienzeit erinnere, namentlich Malzbäder zur Erleichterung der Abschuppung bei Scharlach.

Besonders in Gegenden, wie hier in Jena, wo das Wasser sehr kalkhaltig ist, also einen hohen Härtegrad besitzt, können sich solche Zusätze nützlich erweisen; eventuell kann man, um die Härte abzustumpfen, auch eine geringe Menge kohlensaures oder doppeltkohlensaures Natron dem Bade zusetzen.

## 9. Teilbäder.

Als solche kommen in Betracht das Sitzbad, das Fußbad, das Handbad, das Ellenbogenbad und das Hinterhauptbad.

### 1. Das Sitzbad.

Technik: Da das Sitzbad eine relativ große Körperfläche trifft und da die Erfahrung und das Experiment gelehrt haben, daß nach den kühleren Sitzbädern erhebliche Kopfkongestionen eintreten, so ist eine Vorbauung gegen centrale Wallung in der schon geschilderten Weise zu treffen.

Die Formen der Sitzbadewannen sind so zu wählen, daß ein bequemes Sitzen möglich ist. Armstützen sind zweckmäßig. Patient entkleidet sich am besten bis auf das Hemd und Strümpfe. Die nicht eingetauchten Körperteile werden mit einer wollenen Decke umhüllt.

Die Sitzbäder kommen in Anwendung:

1) als kurze kalte Sitzbäder, Temperatur 10—15°, Dauer 3—5 Minuten;

2) als prolongiertes kaltes Sitzbad, dieselbe Temperatur, Dauer 10—30 Minuten;

3) als prolongiertes temperiertes Sitzbad, Temperatur 18—25°, Dauer bis zu 30 Minuten;

4) als warmes bez. heißes Sitzbad, Temperatur 30—38°, bis zu halbstündiger Dauer.

Im allgemeinen ist es nicht nötig, für Zufluß frischen Wassers während eines Sitzbades zu sorgen, obwohl sich bei prolongierten kalten Sitzbädern das Wasser natürlich etwas erwärmt.

Was die Wirkungen des Sitzbades anlangt, so sind dieselben bereits im allgemeinen Teil erörtert worden. Ich erinnere daran, daß WINTERNITZ das Volumen eines Armes während des Einsetzens in ein kaltes Sitzbad stark anschwellen sah, es aber durch ein sehr lange fortgesetztes kaltes Sitzbad wieder zur Verringerung bringen konnte; ferner sind Blutdrucksteigerungen nach kalten Sitzbädern beobachtet. Ueber die Wirkungen auf die Pulsfrequenz differieren die Angaben, meist ist nach kalten Sitzbädern eine anfängliche Beschleunigung und eine später folgende Pulsverlangsamung beschrieben worden. Es sei des weiteren erwähnt, daß die Achselhöhlentemperatur beim Einsetzen in ein kaltes Sitzbad um ein Geringes steigt, die des Afters fällt, daß beim heißen Sitzbad die Temperatur der Achselhöhle nach kurzem Steigen fällt (WINTERNITZ).

WINTERNITZ folgert aus dieser letzten Thatsache, daß man mittelst der Sitzbäder nicht nur auf die Hautgefäße wirke, weil das betreffende Gebiet zu klein wäre, um namentlich die plethysmographischen Befunde zu erklären, sondern daß das Sitzbad erhebliche Wirkung auf das Splanchnicusgebiet besäße, er nimmt an, daß man durch ein kaltes Sitzbad das Splanchnicusgebiet verengern, durch ein heißes erweitern könne und ebenso durch ein sehr lang prolongiertes kaltes Sitzbad dasselbe zur Erweiterung zwingen könne.

Es läßt sich nicht leugnen, daß für die WINTERNITZ'sche Anschauung einige klinische Thatsachen sprechen, allein genügend bewiesen scheint mir ein solches Verhalten nicht zu sein. Man kommt, wenn man der WINTERNITZ'schen Annahme folgt, nämlich zu der Auffassung, daß das kalte und warme Sitzbad im umgekehrten Sinne wie die Allgemeinapplikationen auf das Splanchnicusgebiet wirken. Wir hatten im theoretischen Teil entwickelt, daß Verengerung des Gefäßgebietes der ganzen Haut durch Kältereiz von einer reflektorischen Erweiterung des Splanchnicusgebietes kompensiert würde. Das kalte Sitzbad würde dagegen das Splanchnicusgebiet zunächst verengern. WINTERNITZ scheint sich auch diesen Vorgang als einen reflektorischen vorzustellen, wenigstens schreibt er p. 389 seines Lehrbuches: „Aus einer reflektorischen Erregung des Nervus splanchnicus sind demnach fast alle, mit dem Einsetzen in das kalte Sitzbad auftretenden Erscheinungen am natürlichsten zu erklären." Er hat diese Annahme ferner durch Messungen der Temperatur des Afters gestützt.

Diese ergeben, daß das kurze kalte Sitzbad die Temperatur des Rectums zunächst herabsetzt; aber schon 10 Minuten nach dem Bade ist die Rectum-Wärme höher als vor dem Sitzbade; die höhere Temperatur hält sich etwa eine Stunde lang und macht dann einer länger dauernden Erniedrigung Platz.

Das prolongierte kalte Sitzbad bewirkte eine tiefe und länger anhaltende Temperaturherabsetzung.

Die reaktive Erhöhung trat später und weniger intensiv ein und war von einer ausgesprochen kompensatorischen Temperaturabnahme gefolgt.

Nach kurzen und langen warmen bez. heißen Bädern war die Temperatur erhöht, fiel dann aber nach Beendigung des Bades kontinuierlich.

Das temperierte 20° Bad erzielte, sowohl wenn es kurz als auch wenn es prolongiert gegeben wurde, nur eine mehr minder dauernde Herabsetzung der Temperatur.

Die gefundenen Temperaturschwankungen waren übrigens gering und betrugen nur wenige Zehntelgrade, außerdem ist nicht ersichtlich, ob das Thermometer in jedem Falle gleichweit in das Rectum eingeführt war. Wie viel sich davon durch direkte Leitung in die Tiefe erklärt, wie viel durch reflektorische Cirkulationsveränderungen, ist meines Erachtens nicht festzustellen.

WINTERNITZ hat auf diese Befunde hin auch die Indikationen der Sitzbäder eingeteilt, das kurze kalte Sitzbad als eine erregende und ableitende, das prolongierte kalte und kühle Sitzbad als eine anämisierende, lokal sedative Prozedur geschildert. Das heiße Sitzbad wird dagegen weniger theoretisch als aus der Erfahrung heraus gegen Krampf und kolikartige Schmerzen, gegen Tenesmus etc. empfohlen.

Wir werden auf die Indikationen im einzelnen im praktischen Teil eingehen.

### 2. Fussbäder.

Technik: Sie werden als kalte und warme Fußbäder in einfachen Wannen angewendet oder, wenigstens für die kalten Fußbäder, besser als sogen. fließende Fußbäder.

Derartige Wannen sind dann so einzurichten, daß auf der einen Seite etwa 3 cm über dem Boden ein Zuflußrohr die Wannenwand durchbohrt und auf der entgegengesetzten Seite sich mehrere Abflußöffnungen finden. Man pflegt im kalten Fußbad die Füße zu frottieren, um den Eintritt der Reaktion zu erleichtern. Im fließenden Fußbade sind die Füße so zu stellen, daß die Zehen dem Zuflußrohr gegenüberstehen.

Es haben derartige kalte Bäder einmal eine direkte Wirkung auf die Cirkulation der unteren Extremitäten, und zwar, wenn eine genügende Reaktion eintritt, im verbessernden Sinne, sie üben ferner erfahrungsmäßig erhebliche Reflexwirkungen auf entfernte Gebiete aus, die vielleicht zum Teil auch auf Gefäßbeeinflussungen beruhen mögen.

Untersucht ist die Frage von WINTERNITZ thermometrisch; er sah bei kalten Fußbädern zuerst ein geringes Ansteigen (0,1°) der Temperatur im äußeren Gehörgange und in der Achselhöhle (0,08°); bei längerer Dauer des Fußbades fiel die Achselhöhlentemperatur wieder bis auf ihre anfängliche Höhe, die des Gehörganges noch bis auf 0,6° darunter (Lehrbuch p. 410). Diese Thatsache scheint mir immerhin interessant, obwohl ich die theoretischen Vorstellungen, die WINTERNITZ an dieselbe knüpft, für zu weitgehend halten muß.

Aehnliche Messungen liegen in einigen russischen Dissertationen sowohl für heiße wie kalte Fußbäder vor. Ich übergehe dieselben, da sie auch keine weiteren Schlüsse als die WINTERNITZ'schen gestatten.

Heiße Fußbäder, namentlich solche mit reizenden Zusätzen, wirken als starker Hautreiz.

Es gehören diese Bäder zu den sogen. ableitenden Prozeduren.

Es wird niemand einfallen, ihre kliuischen Wirkungen leuguen zu wollen, allein zur Erklärung derselben darf man meiner Ansicht nach nicht einseitig nur auf reflektorische, noch dazu höchst problematische Gefäßbeeinflussungen rekurrieren. Es ist schon besser, unsere Unkenntnis einfach einzugestehen und uns an die klinische Erfahrung zu halten.

Das Gleiche gilt von den Handbädern, die gewöhnlich nur als heiße Handbäder in einer einfachen Waschschüssel genommen werden. Auch über sie liegen wiederum in der von STOROCHEFF zugänglich gemachten Litteratur einige Angaben vor, so von WASSILIEFF, über die das Urteil nicht anders als über die oben genannten sein kann.

Daß man endlich durch heiße oder kalte Ellenbogenbäder die Temperatur der Hand wird beeinflussen können, ist nach den Erörterungen im allgemeinen Teil selbstverständlich. Das Hinterhauptbad scheint mir eine recht überflüssige Prozedur zu sein.

Die Technik beider ist höchst einfach. Man steckt den Ellenbogen in kaltes oder warmes Wasser in eine Waschschüssel, auf deren Grund man zweckmäßig etwas Watte oder irgend ein anderes Polster gelegt hat.

Beim Hinterhauptbad legt man den Hinterkopf in eine Wanne mit Halsausschnitt. Neuerdings ist von GRÄUPNER (1) eine Kopfbadewanne angegeben, die im wesentlichen einen Cylinder ohne Boden darstellt. Dieselbe wird durch einen aufblasbaren Gummischlauch dem Kopfe adaptiert, so daß nun die Kopfwölbung den Boden der Wanne darstellt. Sie kann auch als Elektrode benutzt werden. Mir scheint sie gleichfalls entbehrlich.

## II. Methoden, welche das Wasser erst mittelbar auf den Körper wirken lassen.

Zu diesen Methoden gehören die Abwaschungen, Abreibungen, Abklatschungen, die feuchten Einpackungen und Umschläge.

Deu ersten drei Gruppen ist gemeinsam, daß außer dem Temperaturreiz ein mehr minder kräftiger, manueller, mechanischer Reiz wirkt. Man giebt den Temperaturreiz nicht durch das Wasser allein, sondern mit nassen Tüchern, also mit einem anderen Medium. Der mechanische Reiz, den solche Gewebe auf die Haut ausüben, ist nach ihrer jeweiligen Beschaffenheit ein verschiedener. Je gröber gewebt das Tuch ist, um so stärker reizt es die Haut mechanisch; je feiner es ist, um so weniger wird dieser Reiz in Betracht kommen. Es ist damit die Wahl des Gewebes gegeben. Kommt es auf Reizwirkung an, so wählt man gröbere Gewebe; kommt es auf Abhaltung von Reizen an, wird man die feineren vorziehen. Als Material diente der Gräfenberger Schule ausschließlich Leinen von verschiedener Stärke, und dies ist in der That auch außerordentlich zweckmäßig. In neuerer Zeit ist vielfach sogen. Rohseide zur Anwendung gekommen (auch Bourette-Stoff genannt). Es scheint mir derselbe, da er weicher und vielen Leuten angenehmer ist, sich für Einpackungen und Umschläge gut zu eignen. Für die Abwaschungen, Abreibungen und Abklatschungen ziehe ich dagegen Leinen vor.

1) *Gräupner*, *Deutsche med. Wochenschr.* *1896 p. 765.*

## 1. Die Abwaschungen.

Dieselben werden am zweckmäßigsten als sogen. Teilwaschung vorgenommen.

M e t h o d i k : Pat. liegt zu Bett und ist genügend erwärmt. Der Badediener setzt einen Eimer kalten Wassers (10—15 $^0$) an das Bett und legt zwei Handtücher oder ein Handtuch und ein Frottiertuch bereit. Pat. zieht das Hemd aus, bleibt aber unter der Bettdecke. Der Diener taucht ein Handtuch in das Wasser, ringt es aus, zieht einen Arm des Patienten unter der Decke hervor und wäscht mit dem nassen Handtuch denselben, wirft das nasse Handtuch in das Wasser zurück und reibt den Arm mit dem anderen bereit liegenden Tuch trocken. Dieselbe Prozedur wird nun der Reihe nach mit dem anderen Arm, mit beiden Beinen, Brust, Bauch und Rücken vorgenommen. Jedes gewaschene und frottierte Glied wird wieder unter die Bettdecke zurückgelegt. Ein geübter Diener braucht bis zur Vollendung einer allgemeinen Teilwaschung 5—7 Minuten Zeit.

In dieser Weise vorgenommen, gehört die Teilwaschung zu den wichtigsten Prozeduren der Hydrotherapie. Sie wirkt nicht durch wirkliche Wärmeentziehung, dieselbe kommt bei der Flüchtigkeit der Applikation wohl überhaupt kaum in Betracht, sie wirkt vielmehr als reiner Nervenreiz. Sie ist für Gesunde wie Kranke ungemein erfrischend. Sie ist so wenig angreifend, daß sie selbst bei einem Schwerkranken ohne Gefahr angewendet werden kann. Schließlich aber, und das ist nicht das Unwichtigste, ist sie, wie WINTERNITZ mit Recht wiederholt betont, diejenige Prozedur, mittels deren sich der Arzt am leichtesten und ohne Gefahr von der Reaktionsfähigkeit eines Patienten überzeugen kann. Was auch für Kaltapplikationen angewendet werden sollen, immer wird der Rat beherzigenswert bleiben, vorher im Beisein des Arztes eine kalte Teilwaschung ausführen zu lassen und sich von der Art und Weise der Wiedererwärmung der gewaschenen Glieder zu überzeugen. WINTERNITZ hält z. B. das Ausbleiben der letzteren bei einem Fiebernden für einen wichtigen Vorboten eines drohenden Kollapses.

Nach meiner Erfahrung wird diese mildeste Form der Kaltanwendungen auch von sehr anämischen und dekrepiden Individuen fast immer gut ertragen, sie ist besonders geeignet, empfindliche Menschen an den Reiz des kalten Wassers langsam zu gewöhnen. Eine Vorbauung gegen centrale Wallung erweist sich meist nicht nötig, kann aber bei empfindlichen Personen selbstverständlich, durch Applikation eines kühlen Umschlages, vorgenommen werden. Wichtig ist, daß die Teilabreibung an durch Bettwärme oder durch anderweitige kurze wärmestauende Prozeduren vorbereiteter Haut vorgenommen wird.

## 2. Abreibungen und Abklatschungen.

Sie wirken ähnlich, aber bereits intensiver als die Teilwaschung.

T e c h n i k : Der Pat. ist genügend erwärmt, eventuell durch Bettwärme oder wärmestauende Prozeduren. Er hat außerdem zur Vorbauung gegen centrale Wallung den Kopf mit einem kalten Tuche oder mit einer nassen Kappe zu bedecken.

Der Diener taucht ein 2—3 m breites und 150—170 cm langes Badetuch in Wasser, ringt es aus und faßt es so, daß z. B. die rechte Hand
eine Ecke ergreift. Mit der linken Hand wird das Tuch so zusammen-
gefaltet, daß der Diener die breite Seite zwischen seinen ausgestreckten
Armen halten kann (s. Fig. 22).

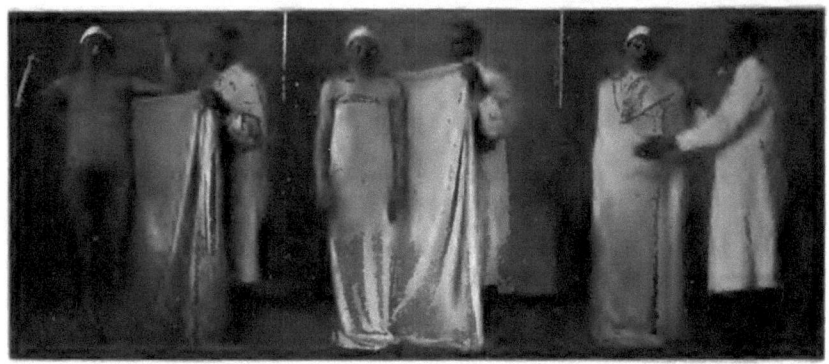

Fig. 22. Ganzabreibung.

Der Pat. entkleidet sich und hebt die Arme zur Horizontalen. Der
Diener tritt mit dem Tuche vor den Patienten, legt den in der rechten
Hand befindlichen Zipfel in die linke Achselhöhle desselben. Der Pat.
schlägt den linken Arm herunter und fixiert so das Ende des Lakens.
Der Diener führt das Laken über die Brust in die rechte Achselhöhle
des Pat., Pat. schlägt den rechten Arm herunter. Das Tuch wird nun
über den Rücken zur linken Schulter, dann über Brust, rechte Schulter,
Rücken zur linken Schulter zurückgeführt. Auf diese Weise ist Pat.
völlig eingehüllt und Arm und Thoraxwand durch eine Lage Tuch
getrennt.

Die Einhüllung muß sehr rasch vorgenommen werden, so daß der
Kaltreiz die ganze Körperoberfläche fast gleichzeitig trifft.

Sobald die Einhüllung beendet ist, streicht der Diener mit langen
kräftigen Zügen in der Richtung der Längsachse des Körpers mit beiden
Handflächen möglichst rasch herauf und herunter, um den den Reaktions-
eintritt befördernden Hautreiz zu geben. Falls ein kräftigerer Hautreiz
gewünscht wird, klatscht der Diener mit beiden Handflächen in ziemlich
kräftiger Weise den Körper von oben bis unten ab. Bei den Abreibungen sowohl wie bei den Abklatschungen bearbeitet eine Hand des
Dieners die Vorderseite, die andere die Rückenseite des Pat.

Nach vollendeter Prozedur muß die Haut des Patienten gerötet
sein, er darf nicht frieren und muß ein angenehmes Erfrischungsgefühl
haben.

Man trocknet dann den Kranken rasch mit trockenen Badetüchern
ab, derselbe kleidet sich an und verschafft sich Bewegung.

Der Raum, in dem Abreibungen oder Abklatschungen vorgenommen werden, darf nicht kühl sein, da sonst die Reaktion erschwert wird. Empfindlichen Personen kann man etwas Wein verabreichen, um die Wiedererwärmung zu erleichtern.

Die Prozedur kann je nach der Stärke des Temperaturreizes und des mechanischen Reizes modifiziert werden. Für die Stärke des ersteren ist die Temperatur des gewählten Wassers das Maßgebende, sie wechselt aber auch, je nachdem man das Tuch stärker ausgerungen hat oder nasser läßt, und zwar steigert die größere Nässe den Temperaturreiz und wird als kälter empfunden.

Man kann den Temperaturreiz auch dadurch noch steigern, daß man nach beendeter Einwickelung den Pat. während des Abreibens oder Klatschens mit Wasser begießt (sogen. Lakenbad).

Die Wahl der Wassertemperatur soll im allgemeinen eine kalte sein. Man pflegt sie 12—15° zu wählen, weil ein energischer Reiz den prompten Eintritt der Reaktion am besten garantiert. Manche Leute, namentlich anämische Nervöse vertragen derartige kalte Abreibungen nicht und bieten danach keine genügende Reaktion.

Wenn in solchen Fällen auch eine der Abreibung vorhergeschickte wärmestauende Prozedur, etwa ein kurzes Heißluftbad oder Dampfbad, eine trockene oder feuchte Einpackung nicht genügt, um die Haut reaktionsfähig zu machen, möchte ich zunächst raten, von der Abklatschung oder Abreibung Abstand zu nehmen und dafür Teilwaschungen zu geben.

Mitunter allerdings kommt man auch dadurch zum Ziel, daß man die Wassertemperaturen anfangs höher wählt, bis zu 30°, und täglich um einen oder mehrere Grade erniedrigt, und zwar ist das gerade bei schlecht ernährten Nervösen der Fall.

Man sollte eigentlich meinen, daß nach derartigen lauen Applikationen die Reaktion noch schwerer einträte, aber thatsächlich werden diese wärmeren Anwendungen mitunter besser ertragen, das lästige Frostgefühl tritt nicht nach der Abreibung auf, und man erzielt mit fortgesetzter langsamer Erniedrigung der Temperatur schließlich durch Gewöhnung genügende Reaktion auch für die kühleren Abreibungen.

Auch die Abreibungen und Abklatschungen wirken in erster Linie als thermischer und mechanischer Hautreiz, die Wärmeentziehung ist gering, wenn auch erheblicher als bei der Teilwaschung.

Da sie auf die ganze Körperfläche gleichzeitig wirken, ist der Reiz größer als bei der oben genannten Prozedur. Es werden also auch die Reflexwirkungen erheblicher sein. Man wird wegen deren Wirkung auf Herz und Gefäße bei Herz- und Lungenkranken eine gewisse Vorsicht üben müssen, und ebenso ist die Vorbauung gegen centrale Wallungen unerläßlich.

Sonst ist höchstens das mangelhafte Eintreten der Reaktion als Kontraindikation zu bezeichnen, dem man aber in der eben geschilderten Weise begegnen kann.

### 3. Einpackungen und Umschläge.

Während die Wirkungsweisen der Abwaschungen, Abreibungen, Abklatschungen verhältnismäßig durchsichtig sind, dieselben bestehen im wesentlichen in einem mit mechanischem Reize kombinierten flüchtigen Kaltreize, so bedürfen die Wirkungen der längere Zeit liegenden Umschläge und Packungen einer kurzen Besprechung. Dieselben kommen in 3 Formen zur Anwendung: 1) als einfache kalte oder heiße Umschläge ohne Bedeckung; 2) als Umschläge, bei welchen das nasse Tuch von einem

t r o c k e n e n bedeckt ist und zwar entweder von derselben Beschaffenheit, z. B. von Leinen oder aus anderem Materiale, z. B. Wolle; bei
diesen wird Wärmeabgabe und Wasserverdunstung zwar eingeschränkt,
aber nicht hintangehalten; 3) a l s U m s c h l ä g e, die mit einer für
Wasser völlig i m p e r m e a b l e n Schicht und über derselben mit einem
schlechten Wärmeleiter bedeckt sind.

Wenn wir ein nasses kaltes Tuch auf die Körperoberfläche bringen,
so wird zunächst ein Kaltreiz ausgeübt; kommt unter der Wirkung
dieses Reizes die Reaktion zustande, so steigt die Temperatur der
Haut bis zu einem gewissen Maximum, und es erwärmt sich das Tuch
rasch, da die in ihm enthaltene kalte Wassermenge sehr gering ist.
Wir haben dann also nicht mehr die Wirkung eines kalten, sondern
die eines warmen Umschlages. Dieselbe wird nun verschieden sein,
je nachdem das Wasser frei verdunsten kann und die Wärmeabgabe
ungehindert oder mehr weniger eingeschränkt ist.

Fehlt jede Bedeckung des nassen Tuches, so wird es in verhältnismäßig kurzer Zeit trocknen; ist es z. B. mit Wolle bedeckt, so
wird es erst in mehreren Stunden trocknen; ist es mit impermeablem
Stoff bedeckt, so wird es feucht bleiben.

Es ist der Gang der Hauttemperatur und auch der zwischen den
einzelnen Schichten von WINTERNITZ (1) und seinen Schülern genauer
studiert worden. Ich füge die Schlüsse dieser Autoren, die auch die
Wirkung trockener Umschläge zum Vergleich mit heranzogen, der
Wichtigkeit des Gegenstandes halber ein.

1) Es zeigte sich, daß die Temperaturzunahme in den ersten 5 Minuten unter
einer Bedeckung der verschiedensten Art und unter trockenen und feuchten Umschlägen eine höchst variable ist, innerhalb gewisser Grenzen von annähernd 1—3,5°
schwankt. (Es sind dabei für die kalten Prozeduren Anfangstemperaturen bis 24,5°
herab notiert.)

2) Das Maximum der Temperatur auf der Hautoberfläche wurde am schnellsten
und zwar schon nach 5 Minuten unter einer trockenen Wattebinde erreicht.
Nach feuchter, trocken verbundener Kreuzbinde und feuchten mit Flanell bedeckten Leibbinden stieg die Hauttemperatur in einzelnen Fällen noch nach
150 Minuten.

3) Ein Absinken der Temperatur erfolgt dann, wenn die feuchte Leinenbinde
nicht bedeckt ist und ferner zwischen der feuchten Leinenbinde und der Haut,
wenn die Binde zu trocknen beginnt, und nur mit Leinen, nicht aber mit einem
impermeablen Stoffe bedeckt ist.
Die Temperatur sinkt auch zwischen den Lagen der bedeckenden trockenen
Leinenbinde. Dieses Absinken erfolgt jedoch erst, nachdem durch längere Zeit, 65
und mehr Minuten, die Temperatur hier höher war als die Hauttemperatur. Ist
hingegen die feuchte Leinenbinde mit impermeablem Stoffe bedeckt, so sinkt die Hauttemperatur nicht ab. (Beobachtungszeit 150 Minuten.) Unter einem heißen 40° warmen
unbedeckten Umschlage begann schon nach 15 Minuten die Hauttemperatur wieder
abzusinken.

4) Die höchsten Hauttemperaturen erscheinen unter trockenen Umschlägen
und zwar bei trockener Leinwand sowohl, wie bei Flanell und bei impermeableu
Stoffen.

Im direkten Widerspruch zu dem dritten Satze hat WINTERNITZ
selbst in seinem Lehrbuch p. 429 angegeben, daß die Hauttemperatur
unter einem mit impermeabler Hülle versehenen Bauchumschlage
bereits nach 120 Minuten, ebenso wie unter mit Leinen oder Flanell
bedecktem Umschlage, abzunehmen begann, ja daß sogar im weiteren
Verlauf dieselbe unter der impermeablen Hülle am schnellsten und
tiefsten sank.

1) *W. Winternitz*, *Zur Pathologie und Therapie der Lungenphthise, Töplitz und Deu-
dicke 1887.*

Es ergiebt sich demnach selbst innerhalb der WINTERNITZ'schen Schule keine Uebereinstimmung und Gesetzmäßigkeit. WINTERNITZ leitet daher die Wirkung der Umschläge nicht aus den Temperaturveränderungen an der Oberfläche und Tiefe unter solchen Dunstumschlägen allein her, sondern schreibt: „Es kommt hier offenbar auch die Einwirkung des feuchten, fast blutwarmen Dunstes auf die unter dem Umschlag liegenden Gewebe, auf die vegetativen Vorgänge in denselben zur Wirkung." Ob mit einer solchen etwas mystischen Hypothese irgend etwas genützt ist, dürfte wohl fraglich erscheinen*).

Wir wollen lieber gestehen, daß die Indikationen der verschiedenen Umschlagsformen sich nicht auf physiologische Deduktionen, sondern auf klinische Erfahrung gründen. Immerhin ergeben sich aus dem Besprochenen folgende Vorschriften und Ueberlegungen:

Will man Umschläge, allgemeine sowohl wie lokale, als wärmeentziehende Prozeduren anwenden, so muß man die Erwärmung derselben verhüten. Dies kann durch häufigen Wechsel der Umschläge geschehen oder auch durch Verbindung mit Kühlapparaten, die weiter unten beschrieben sind.

Die trocken, aber nicht impermeabel verbundenen kalten Umschläge, die bekannten PRIESSNITZ'schen Umschläge, von WINTERNITZ wegen ihrer wechselvollen Wirkung auf das Gefäßsystem erregende Umschläge genannt, stellen Prozeduren dar, die nach anfänglicher Kältewirkung eine mäßige Wärmestauung hervorrufen, die beim langsamen Trocknen des Umschlages in gleichmäßiger Weise abklingt.

Die mit impermeablen Decken versehenen kalten Umschläge, welche feucht bleiben, entziehen dem Körper nicht durch Wasserverdunstung Wärme, sondern sind in ihrer Temperatur außer von den durch Leitung und Strahlung an der Oberfläche bedingten Veränderungen nur vom Zustande der Haut abhängig. Sie kühlen sich mit der Haut ab, wenn die auf den Kältereiz folgende Reaktion nachläßt, und das wird ja natürlich nach einigen Stunden der Fall sein.

Ihnen fehlt also im Gegensatz zu den erregenden Umschlägen der bei diesen durch die allmähliche Wärmeentziehung beim Trocknen des Umschlages auftretende eigentümliche neue Hautreiz.

Infolgedessen wirken diese mit impermeablen Stoffen bedeckten Umschläge nach dem Abklingen der Reaktion unangenehm und werden besser nach dieser Zeit, also nach 2—4 Stunden, gewechselt. Sie macerieren, wenn sie lange liegen. wegen der andauernden Feuchtigkeitswirkung die Haut stärker und geben gern zum Auftreten von Miliaria oder Acne Veranlassung. Die erregenden Umschläge haben diese Eigenschaften nicht in dem Maße.

Die heißen Umschläge kommen schließlich nur als wärmestauende Prozeduren zur Anwendung. Sie müssen entweder dann rasch, ehe sie sich abkühlen, gewechselt werden, oder mittels konstant Wärme zuführender Apparate auf ihrer Temperatur erhalten werden. Man kann die heißen Umschläge auch als sogen. Dampfkompressen anwenden. Man versteht darunter einen möglichst heißen, nassen Umschlag, der in Flanell gehüllt ist. Für diese Dampfkompressen

---

*) STRASSER hat neulich eine Arbeit über den Wirkungswert der Umschläge publiziert. Ich übergehe diese Arbeit, da dieselbe nichts Neues enthält.

wählt man Stoffe, die gut Wasser aufsaugen, z. B. sehr zweckmäßig
Marinescheuertuch.

Länger gebrauchte Umschläge nehmen leicht einen üblen Geruch
an. Derselbe wird in der Laienmedizin gewöhnlich als Beweismittel
für das Heraustreiben der schlechten Säfte durch die Umschläge betrachtet. Man kann diesen hintanhalten, wenn man die nassen Tücher
auskocht oder, wie Quincke (1) rät, dadurch, daß man nicht Wasser,
sondern 2-proz. Borsäurelösung zum Anfeuchten benutzt.

## 1. Die feuchte Einpackung.

Sie ist in ihrer Technik verschieden zu handhaben, je nach dem
Zweck, den man mit derselben verfolgt, und zwar kann sie aus
zweierlei Gründen angewendet werden: 1) als wärmeentziehende und
hautreizende Prozedur, 2) als beruhigende, wärmestauende Prozedur.

In der ersteren Form kommt sie als Ersatzmittel der wärmeentziehenden Bäder bei febrilen Erkrankungen in Betracht. Da sie
die Wärme entziehen soll, so muß der Umschlag gewechselt
werden, sobald er sich am Körper erwärmt hat, d. h. also ziemlich häufig, je nach der Reaktionsfähigkeit alle 5—15 Minuten.
Der Effekt von 4 hintereinander applizierten Einwicklungen ist nach
Liebermeister gleich dem eines kalten Vollbades von $20-25^0$ und
10 Minuten Dauer.

Technik: Man breitet ein in möglichst kaltes Wasser getauchtes
Leinen- oder Bourrettetuch von entsprechender Größe auf einer wollenen
Decke aus, entkleidet den Kranken und hebt ihn etwas auf, so daß
man den Umschlag unterschieben kann, hüllt den Kranken erst in das
feuchte Laken und schlägt die wollene Decke dann darüber. Man
wechselt das nasse Tuch, sobald es sich erwärmt hat. Es genügt für
gewöhnlich 3—4 maliger Wechsel, um bei Fiebernden eine ausreichende
Temperaturherabsetzung zu erzielen.

Das wollene Tuch ist nicht einmal unerläßlich, aber bequem, um
die Durchnässung des Bettes zu vermeiden.

Man kann die Einpackung auch in der Weise ausführen, daß man
Arme und Unterschenkel nicht mit einwickelt, also nach Art eines
Stammesumschlages. Es wird die Wärmeentziehung zwar dadurch
etwas geringer, aber man hat den Vorteil, daß die sich am schwersten
wieder erwärmenden Extremitäten der Wirkung der Kälte nicht ausgesetzt sind.

Hat man zwei Betten zur Verfügung, so kann man die Wicklung
auf einem Bette vorbereiten und den Kranken herüberheben, die
zweite Wicklung dann auf dem ersten Bette herrichten; doch wird
man bei Schwerkranken, die man wenig bewegen will, wohl meist
darauf verzichten.

Den Schluß der wiederholten Wicklungen macht zweckmäßig eine
kalte Abreibung.

Bei kräftigeren Kranken, die stehen können, kann man natürlich
die Wärmeentziehung auch durch wiederholte Uebergießungen des in
Leinen eingewickelten Kranken nach Art des Lakenbades zu einer
intensiveren machen.

---

1) *Quincke, Berl. klin. Wochenschr. 1896 No. 11.*

Es hat die feuchte Einpackung folgende Vorzüge vor den Bädern. Der Eintritt der Reaktion kann durch Hinzufügen des mechanischen Reizes einer Abreibung leicht erzwungen werden, man braucht den Kranken nur wenig zu bewegen, nämlich nur so weit zu heben, daß die nassen Laken darunter gebreitet werden können. Auch wird durch den wiederholten Wechsel des Reizes zweifellos eine sehr kräftige Wirkung auf die Cirkulation erzielt, ohne daß die Gefahr eines Kollapses in gleicher Weise wie bei den Bädern besteht.

Nachteile sind dagegen der Umstand, daß man die Umschläge mehrfach wiederholen muß, also der Kranke mehrmals belästigt wird, und ferner der, daß der Umschlag doch nur eine relativ geringe Wärmeentziehung im Verhältnis zum Bade darstellt.

Viel exakter als diese wärmeentziehenden Wicklungen muß die längere Zeit liegen bleibende wärmestauende, feuchte Wicklung appliziert werden.

Es soll die feuchte Wicklung dabei durch eine Wolldecke zuverlässig bedeckt sein.

Technik: Man richtet ein Bett so her, daß man es mit einer genügend langen und breiten Wolldecke bedeckt (mindestens 1,50 m breit und 2 m lang). Die wollenen Bettdecken haben die richtige Breite und Länge. Ganz zweckmäßig kann man zwei derartige Decken mit den

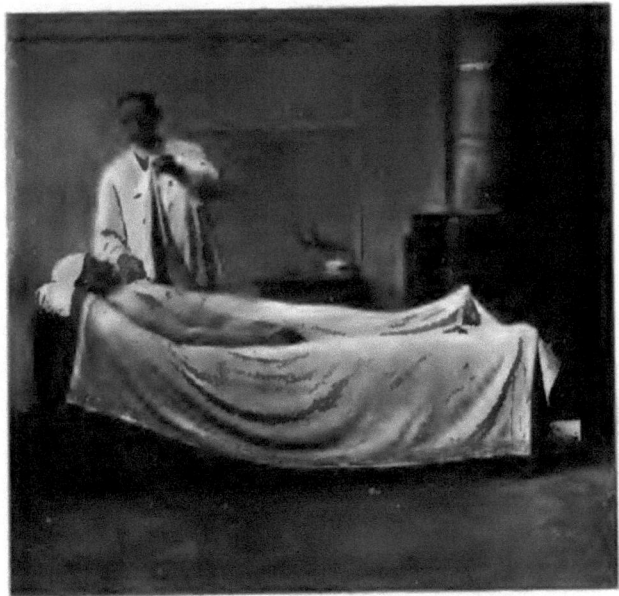

Fig. 23. Ganzeinpackung. Einschlagen des Zipfels am Hals.

kurzen Seiten aneinandernähen und auf diese Weise ein sehr langes wollenes Tuch erhalten. Die wollene Decke bedeckt das Kopfkissen mit und hängt mit ihrem freien Ende über das Fußende des Bettes hinaus. Auf diese wird ein in 12—15° getauchtes ausgerungenes Laken gebreitet. Gewöhnliche leinene Bettlaken sind dazu ganz geeignet, doch kann man auch Rohseide verwenden.

Das nasse Tuch soll am Kopfende etwa handbreit vom wollenen Tuch überdeckt werden und soll bis an das Fußende reichen. Will man die Füße, die sich mitunter schlecht erwärmen, nicht mit in die Wicklung einbeziehen, nimmt man das nasse Tuch entsprechend kürzer oder faltet es in der nötigen Weise.

Der entkleidete Kranke, dem vorher Kopf und Gesicht mit kaltem Wasser benetzt sind, steigt auf das Bett bez. wird auf dasselbe gehoben. Der Diener schlägt nun zunächst das nasse Laken um ihn, so daß es glatt anliegt. Man sucht auch zwischen Arm und Thorax und zwischen die Beine von dem nassen Tuch zu schieben, daß möglichst alle Körperteile davon umhüllt sind. Namentlich am Halse soll es gleichmäßig liegen; man erreicht das dadurch, daß man die beiden oberen Zipfel sich an der Vorderfläche kreuzen läßt (s. Fig. 23).

Es wird nun die wollene Decke über den Patienten von beiden Seiten geschlagen und möglichst straff angezogen, namentlich wiederum auf guten Schluß am Halse geachtet. Man zieht dann am Fußende die Decke straff und schlägt bei kürzerem Tuche die Decke nach unten um und

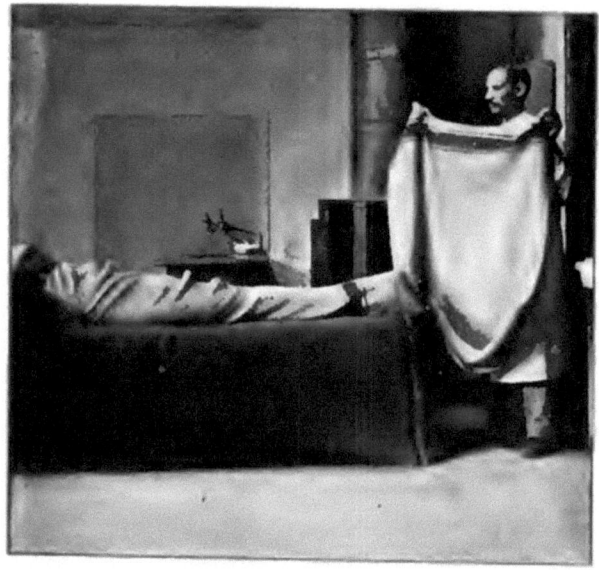

Fig. 24. Ganzeinpackung. Ueberschlagen der herabhängenden Wolldecke.

steckt sie unter die Füße des Patienten. Hat man zwei aneinandergenähte Decken, so schlägt man sie vom Fußende her über den Patienten und steckt sie an den Seiten fest unter. Es wird dadurch die Wicklung noch fester. Man bedeckt den Kopf des Patienten, um lästiges Hitzegefühl zu vermeiden, zweckmäßig noch mit einem Tuche (Fig. 24).

Man kann, worauf WINTERNITZ aufmerksam gemacht hat, den Gang der Erwärmung, ohne die Wicklung zu lüften, erkennen, da die rauhe Wolle eine beträchtliche Wärmestrahlung besitzt. Man fühlt, wenn man die Wollkotze berührt, ganz gut, ob sich z. B. die Füße genügend erwärmt haben.

Sollte die Wiedererwärmung nicht recht von statten gehen, so kann man die kühler gebliebenen Teile durch Frottierung oder selbst durch Anwendung von Wärmflaschen in derselben unterstützen. Es ist zu raten, bei Patienten, deren Reaktion keine ausreichende ist, die Füße nicht mit in den nassen Wickel zu nehmen.

Da, wie bemerkt, die Wolldecke zwar schlecht Wärme leitet, aber durch Strahlung Wärme abgiebt, und außerdem die Wasserverdunstung nur stark einschränkt, aber nicht ganz hintanhält, so ist die Wärmestauung in einer einfachen Wicklung keine sehr beträchtliche; will man dieselbe verstärken, so kann man den in der Wicklung liegenden Patienten noch mit anderen Bedeckungen, Betten, Decken u. s. w. versehen. Immerhin pflegt es nach verschieden langer Zeit, meist nach $^3/_4$—1 Stunde, zum Schweißausbruch zu kommen.

Will man es dazu nicht kommen lassen, so hat man, wie WINTERNITZ gelehrt hat, in der Beobachtung der Pulsfrequenz einen guten Anhaltspunkt. Dieselbe muß natürlich an der Art. temporalis erfolgen. Der Puls wird im Anfang des Wickels durch den Kältereiz und auch wohl durch die absolute körperliche Ruhe stark in seiner Frequenz herabgesetzt, später steigt er wieder bis zur normalen Frequenz, kurz vor Ausbruch des Schweißes wird er beschleunigt, und an dieser Beschleunigung kann man das Herannahen des Schweißausbruchs erkennen. Man wird also, wenn man letzteren vermeiden will, dann die Wicklung unterbrechen.

Für gewöhnlich schließt man die Wicklung mit einer kühlen Prozedur, einem flüchtigen Regenbad, das mit einer Gießkanne vollkommen genügend ausgeführt werden kann, oder mit einer kalten Abreibung oder mit einem kurzen kühlen Bade ab. Es ist dies unerläßlich, wenn der Patient nach der Wicklung außer Bett sein soll, da sonst leicht Erkältungen eintreten.

Durch den allgemeinen Kältereiz setzt man die Haut wieder in einen Zustand, daß sie von unkontrollierbaren und nur bestimmte Teile treffenden Kältewirkungen, wie sie z. B. der Zugwind ausübt, nicht mehr geschädigt werden kann. Die kühle Prozedur kann dagegen unterbleiben, wenn Patienten direkt nach der Wicklung das Bett aufsuchen, und man wird sie namentlich unterlassen, wenn man die Wicklung als Schlafmittel gebrauchen will, um den müden Patienten nicht wieder zu ermuntern.

Die Einpackung immobilisiert den Patienten natürlich während ihrer Dauer vollständig, und deswegen sind noch einige, eigentlich selbstverständliche Dinge zu beachten. Zunächst sollen die Patienten vor der Wicklung den Urin entleeren oder wenigstens nicht mit gefüllter Blase sich einpacken lassen. Es ist höchst unangenehm, eine solche Einpackung wegen Urin- oder Stuhldranges vorzeitig unterbrechen zu müssen.

Ferner ertragen manche Menschen die feste Umhüllung nicht und werden ängstlich und unruhig. Man darf deswegen Patienten in einer Wicklung nicht ohne Aufsicht liegen lassen. Ganz zweckmäßig ist es, die Schnur eines Zimmertelegraphen oder eines Glockenzuges mit einzuwickeln. Jedenfalls muß ein Diener so in der Nähe sein, daß ihm der Patient Zeichen von Unbehagen geben kann. Angenehm ist, wenn der Kopfumschlag öfter gewechselt wird und wenn der Patient, falls er trinken will, dazu Gelegenheit hat. Wichtig ist auch, dem Patienten genügend frische Luft zuzuführen. Es ist deswegen ein alter Rat, die Fenster während der Dauer der Wicklung zu öffnen. Beim Auspacken schließt man dieselben natürlich.

Für Kranke, die in der Wicklung unruhig werden, sich beängstigt fühlen, hat BUXBAUM (1) eine ganz zweckmäßig scheinende Modifikation vorgeschlagen, indem er den Wickel nur bis zu den Achseln reichen läßt, also den Oberkörper frei läßt. Dieser wird dadurch versorgt, daß er in eine Kreuzbinde gehüllt wird. Es wird so ein sehr guter Abschluß des Wickels erreicht, und Patient behält die Hände frei.

Die richtig ausgeführten Wicklungen haben in erster Linie einen sehr beruhigenden und müde machenden Einfluß, sie werden ferner ebenso wie die trockene Wicklung zur Vorbereitung nicht genügeud reaktionsfähiger Haut auf eine Kaltapplikation und zur Unterstützung der eigentlich Schweiß erregenden Prozeduren angewendet.

Kontraindikationen giebt es kaum; die einzigen sind unüberwindliche Angstzustände, wie sie z. B. Dyspnoische oder Herzkranke in solcher Wicklung bekommen können. Wegen der Indikationeu sei auf den speciellen Teil verwiesen.

## 2. Lokale Umschläge.

Es kommen in Betracht: 1) der Stammesumschlag; 2) der Kopfumschlag; 3) der Halsumschlag, 4) Brustumschläge und sogenannte Kreuzbinden; 5) Bauchumschläge, Leibbinden, Neptunsgürtel; 6) Hämorrhoidalbinden; 7) Wadeu-, Fuß- und Armbinden. Longettenverband.

Mau wähle für die kalten und erregenden Umschläge die Temperatur etwa 10—15⁰.

Die erregenden Umschläge etwa mit lauem Wasser anzufeuchten, empfiehlt sich nicht, da dann der Eintritt der Reaktion und der Erwärmung des Umschlages nicht gesichert ist.

Man wechselt die mit impermeablen Stoffen und die erregenden Umschläge gewöhnlich auf der Höhe der Reaktion, d. h. nach 2—3 Stunden. Die letzteren kann man auch länger bis zum vollständigen Trocknen liegen lassen.

Auch bei den Lokalumschlägen wird man, falls man sie nicht erneuert, sondern endgiltig aufgiebt, eine kalte Waschung zweckmäßig das Ende der Prozedur bilden lassen.

### 1) Stammesumschlag.

Das nasse Tuch wird so groß gewählt, daß es von der Achselhöhle bis zur Höhe der Symphyse den Körper bedeckt. Das trockene Tuch ist etwa 10 cm länger, so daß oben wie unten 5 cm desselben über das nasse Tuch hinwegragen.

Der Umschlag wird auf einem Bette hergerichtet, unten das trockene Tuch, darüber das feuchte. Es wird erst das feuchte fest umgeschlagen und über demselben dann das trockene. Als trockenes Tuch kann man entweder gleichfalls Leinen oder Flanell wählen.

WINTERNITZ legt Wert darauf, daß bei Stammesumschlägen das nasse Tuch nicht in einfacher, sondern in drei- bis vierfacher Schicht angelegt

---

1) *Buxbaum, Modifikat. der Einpackung zu praktischen und wissenschaftlichen Zwecken, Blätter für klin. Hydrotherapie 1896 No. 12.*

wird. Das in dieser Weise gefaltete Tuch soll mindestens so breit sein, daß es 1¹/₂ mal den Körper umspannen kann.

Man wendet den Stammesumschlag gewöhnlich als erregenden Umschlag an, läßt ihn also mehrere Stunden bis zum völligen Trocknen liegen.

Als Temperaturherabsetzendes Mittel kommt er bei Fiebernden, deren Extremitäten sich schlecht wieder erwärmen, in Betracht, wie bereits erwähnt wurde.

2) **Der Kopfumschlag** kommt als kalter und als erregender Kopfumschlag zur Anwendung.

Man verwendet zweckmäßig Mützen oder Kappen für denselben, kann ihn aber auch aus Kompressen herstellen.

Soll er als kalter Umschlag verwendet werden, so kombiniert man ihn, um den häufigen Wechsel zu vermeiden, mit Kälte zuleitenden Apparaten.

Die Hauptindikationen bilden Kopfschmerz, und zwar wird gewöhnlich gelehrt, daß bei den Formen, die auf Hyperämie beruhen, kalte, bei den anämischen Formen erregende Umschläge am Platze seien. In Bezug auf die genaue Indikationsstellung sei auf den klinischen Teil verwiesen.

3) **Halsumschlag.** Derselbe wird entweder aus Leinen oder Flanell oder als impermeabler Umschlag angewendet. Als Träger der Feuchtigkeit Wasser stark aufsaugende Stoffe, wie Moose, zu verwenden, ist zwar üblich, hat aber keine Vorzüge. Vielen Leuten ist dagegen Rohseide angenehmer als Leinen.

Will man den Umschlag über Nacht, ohne ihn zu wechseln, liegen lassen, so empfiehlt es sich aus den oben erörterten Gründen, ihn nicht mit impermeablen Stoffen zu versehen, sondern als erregenden Umschlag anzulegen. Man kann den Umschlag selbstverständlich auch als kalten anwenden und ihn durch Kühlvorrichtungen kalt erhalten.

Die Halsumschläge dürfen nicht so fest angelegt werden, daß sie die Cirkulation in den Halsgefäßen beeinträchtigen.

4) **Brustumschläge:** Giebt man dieselben einfach mit einem nassen Handtuch und Flanellstreifen oder mit impermeabler Bedeckung, wie vielfach üblich ist, so muß man sie zweckmäßigerweise mit Schulterbinden versehen, die an der Flanellbedeckung zu befestigen sind, weil die Umschläge sonst leicht nach unten rutschen, und dann die durchfeuchtete Haut an den oberen Partien entblößt wird, außerdem aber der Umschlag gar nicht an der beabsichtigten Stelle wirkt.

Recht praktisch sind die sogenannten Kreuzbinden.

Technik: Man bedarf eines Leinen- oder Rohseide-Streifens von 20—30 cm Breite und 2¹/₂ m Länge, ferner eines etwa 6—8 cm breiteren, ebenso langen Flanellstreifens.

Der in Wasser von 10—15⁰ getauchte und gut ausgerungene Streifen wird nun in der Weise angelegt, daß man, von einer (z. B. der rechten) Achselhöhle beginnend, die Binde zur anderen Schulter und von dort zur rechten Achselhöhle zurückführt, man geht dann quer über die Brust zur andern (linken) Achselhöhle, von dieser über den Rücken zur entgegengesetzten Schulter und von dieser zur linken Achselhöhle zurück.

Auf diese Weise kreuzt sich die Binde sowohl auf der Brust, wie auf dem Rücken. Die trockene Binde wird nun in gleicher Weise

darübergelegt. Es wird so eine recht vollständige und festsitzende Umhüllung der Brustorgange erreicht.

Ganz ähnlich der Kreuzbinde, nur etwas weniger fest ist der sogenannte schottische Umschlag der Naturheilkundigen, den man z. B.

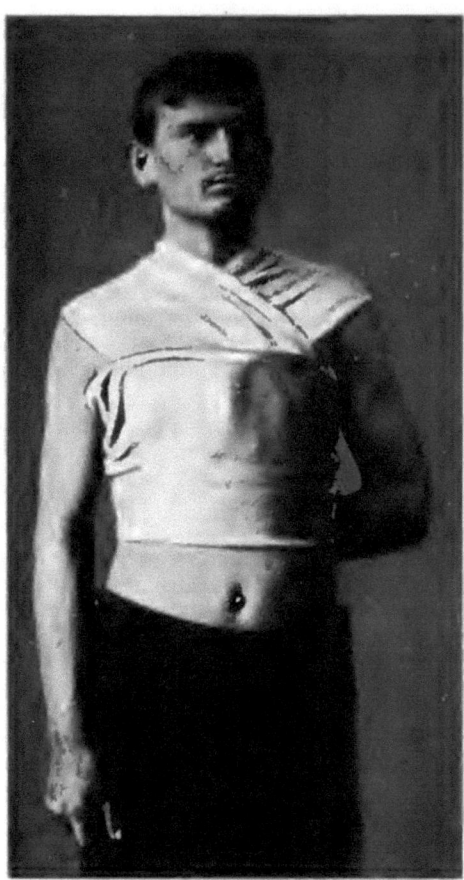

aus zwei mit den kurzen
Seiten aneinander ge-
nähten Handtüchern im-
provisieren kann, wenn
die geeigneten Binden
nicht zur Hand sind.

Man legt die Naht-
stelle bez. die Mitte der
Binde auf die Mitte der
Brust, schlägt beide Enden
unter den Armen nach
hinten, läßt sie sich auf
dem Rücken kreuzen, führt
sie über die Schulter und
steckt sie in den Brust-
umschlag.

Von hinten sieht die
schottische Packung ge-
nau wie die Kreuzpackung
aus, vorn ähnlich, nur ist
die Kreuzung der End-
zipfel keine vollkommene.

Man kann für diese
Umschläge auch eigens
angefertigte Jäckchen an-
wenden, so ist z. B.
von Chelmonski (1)
ein derartiges hydriati-
sches Leibchen angegeben
worden.

Eine ähnliche Form
hat auch der von Silber-
stein kürzlich beschrie-
bene Brustumschlag, der
aus zwei Westen, einer
von Flanell und einer
aus Rohseide gefertigten,
besteht.

Fig. 25. Fertig angelegte Kreuzbinde.

Von Winternitz liegt eine Messung vor, die den Gang der Temperatur dicht
an der Pleura costalis unter einem erregenden Brustumschlage in einer Brustwand-
fistel zeigt.

Es sank die Temperatur in der Tiefe anfangs um 0,1° und stieg dann mit der
Erwärmung des Umschlages im ganzen um 0,4°. Diese Steigerung hielt an, solange
der Umschlag warm und feucht blieb.

Es ist daher nicht abzustreiten, daß diese Umschläge bis zu einem
gewissen Grade eine Tiefenwirkung äußern.

Dagegen muß ich die von Clar geäußerte Ansicht, daß die
Wirkung der Kreuzbinden auf der durch dieselben hervorgerufenen

1) *Chelmonski, Klinische Blätter für Hydrotherapie 1894 No. 8.*

kollateralen Hyperämie in der Lunge beruhe, welche sogar bis zur vorübergehenden Hämoptoe führen könne, als eine hypothetische bezeichnen.

Dasselbe gilt von den WINTERNITZ'schen Erklärungsversuchen, die unter Bezugnahme auf die HEYMAN-KREBS'sche Erklärung (vergl. p. 89) den Einfluß der Bähung auf die sensiblen Hautnerven als eine Quellung der peripheren Nervenendigung deuten oder gar die Beschränkung der Haut- und Lungenperspiration, die nicht einmal exakt nachgewiesen ist, in dem Sinne verwerten wollen, daß das zurückgehaltene Wasser genüge, um zur Verflüssigung der Auswurfstoffe zu dienen.

Durch umschreibende Ausdrücke, die sich in der Litteratur vielfach für die Wirkung der Brustumschläge finden, wie z. B. Schaffen von Treibhausverhältnissen, dürfte ein exaktes Wissen gleichfalls nicht gefördert werden, im Gegenteil, es werden dadurch allerlei mystische Vorstellungen erweckt.

5) **Die Leibbinde, sogenannter Neptunsgürtel.** Sie soll nach der Gräfenberger Tradition aus einem 40—50 cm breiten Leinenstreifen von etwa 3 m Länge bestehen. An einem Ende derselben, und zwar, wenn die Binde aufgerollt ist, am innern, sollen zwei Bändchen von solcher Länge angebracht sein, daß man damit die Binde um den Leib befestigen kann.

Man rollt nun den ersten Meter auf, taucht ihn in kaltes Wasser, legt ihn um den Leib und bedeckt ihn unter weiterem Abrollen der Binde mit trockenen Lagen. Schließlich bindet man mit den erwähnten Bändchen die Binde fest.

Man kann derartige Umschläge natürlich auch aus zwei Stücken herstellen, als obere Lage Flanell wählen oder einen impermeablen Stoff einschalten.

Betreffs der Wirkungsweise hebt WINTERNITZ mit Recht hervor, daß die Berührung des Epigastriums, speciell der Magengrube, mit einem kalten Tuche sehr empfindlich sei und lebhafte Reflexe sowohl auf die Atmung als auch auf die Cirkulation auslöse.

Wie die Leibbinde bei längerem Liegen, wenn sie sich erwärmt hat, wirkt, läßt sich exakt nicht beantworten. Es sei auf die KOWALSKI-schen Versuche (p. 68) sowie auf die Kapitel Sekretion der Verdauungsdrüsen und Peristaltik (p. 78 u. 86) verwiesen.

Sehr beachtenswert sind die Beobachtungen von WINTERNITZ, daß Menschen, welche wochenlang Leibbinden getragen und dieselben stets bis zur völligen Abtrocknung an ihrem Körper zu erwärmen vermochten, bei einer akuten Indisposition dies nicht mehr leisten konnten. Doch scheinen mir die daran geknüpften Erörterungen, die eine Wirkung auf die tieferen Gefäße im Sinne der primären Rückstauungskongestion wahrscheinlich machen sollen, nicht zutreffend zu sein.

Erwähnen möchte ich dagegen als praktisch wichtig die von WINTERNITZ angegebenen Maßnahmen, die bei mangelnder Erwärmung des Umschlages von Vorteil sind. WINTERNITZ nimmt das Wasser dann sehr kalt, bedeckt den Umschlag besonders gut oder auch impermeabel, um den Wärmeverlust durch Wasserverdunstung hintanzuhalten; er schickt ferner unter solchen Verhältnissen einen kräftigen allgemeinen thermischen oder mechanischen Reiz dem Umschlag voraus und schlägt als solchen eine naßkalte Abreibung mit einfachem kalten Wasser oder mit einer Kochsalzlösung oder mit einem Zusatz von Essig oder Franzbranntwein vor.

Die Indikationen sind bei unserer ungenügenden Kenntnis der Wirkung rein empirisch-klinische.

6) **Hämorrhoidalbinden.** Dieselben werden aus einer T-förmigen Binde als äußere Bedeckung hergestellt, deren horizontaler Schenkel den Leib umfaßt, während der vertikale zwischen den Beinen durchgeführt und an dem horizontalen Ring befestigt wird. Das feuchte Tuch kommt als vertikaler Streifen unter den vertikalen Schenkel und wird meist mit einer impermeablen Bedeckung versehen.

Ganz zweckmäßig ist es, das vertikale Stück zweiblätterig anzulegen und das innere Blatt zu befeuchten.

7) **Wadenbinden** werden als erregende Umschläge von entsprechender Breite um die Unterschenkel gelegt; sie werden vielfach dadurch ersetzt, daß man über feuchte Zwirn- oder Baumwollstrümpfe trockene wollene zieht, sogenannte hydropathische Stiefel. Sie gehören, da sie die Cirkulation der Unterschenkel und Füße beeinflussen, zu den ableitenden Prozeduren.

8) **Der Longettenverband.** WINTERNITZ versteht darunter einen aus feinfädigen Rollbindenstücken möglichst glatt an Extremitäten angelegten Verband, der durch Berieselung feucht erhalten werden kann, und dann natürlich, wenn er nicht bedeckt ist, erheblich Wärme entzieht.

Man kann den feuchten Umschlag auch mit Wattebinden decken und ihn so als erregenden Umschlag anwenden.

## III. Kälte- und Wärmeträger.

Man bedient sich außer den Umschlägen als Träger der Temperaturen und vielfach in Verbindung mit denselben verschiedener Apparate. Wir wollen mit den Kälteträgern beginnen.

1) **Eisbeutel.** Dieselben stellen bekanntlich Säcke von Gummi oder Gummituch dar, die mit zerkleinertem Eis gefüllt werden und durch wasserdichte Verschraubung verschlossen sein sollen. Sie werden in drei Formen fabriziert: 1) als runde oder ovale Säcke von verschiedener Größe; 2) als Halskravatten; 3) als CHAPMAN-Beutel. Der letztere ist ein Gummibeutel von etwa $^{1}/_{2}$ m Länge und 15 cm Breite, der durch Querklammern in mehrere Abschnitte zerlegt werden kann oder aus mehreren übereinander geordneten, verschieden langen Abschnitten besteht. Er ist für den Rücken, besonders für die Wirbelsäule bestimmt und mit Tragbändern versehen, so daß man ihn wie einen Tragkorb auch im Herumgehen tragen kann. Man hat auch Konstruktionen, welche die Kälteanwendung an beiden Seiten der Dornfortsätze ermöglichen, so daß die letzteren nicht gedrückt werden (s. Fig. 26). Der CHAPMAN-Beutel kommt namentlich bei Rückenmarkskrankheiten (s. dort) zur Anwendung.

Daß eine Applikation von Eis auf die Nackengegend nach WINTERNITZ die Frequenz der Pulsschläge herabsetzt, ist bereits erwähnt worden.

Die theoretischen Erwägungen, die KINNEAR (1) anstellt, und die im wesentlichen eine Wirkung auf die Ganglien des Sympathicus annehmen, sowie eine Lösung einer übermäßigen Spannung der kleinen

---

1) *Kinnear, Blätter für klin. Hydrotherapie 1892 No. 10, übersetzt von Fodor.*

Arterien wahrscheinlich machen sollen, scheinen mir recht hypothetisch zu sein.

Die Eisbeutel dürfen, wenn sie auf dem Körper liegen, nicht zu stark gefüllt sein, damit sie nicht zu schwer werden. Eventuell müssen sie, wo eine Druckwirkung lästig wäre, an geeigneten Vorrichtungen aufgehängt werden, so daß sie nur berühren.

Sie werden meist mit einem Leinentuch wegen des Beschlages mit Feuchtigkeit umgeben oder über einem Umschlag angelegt.

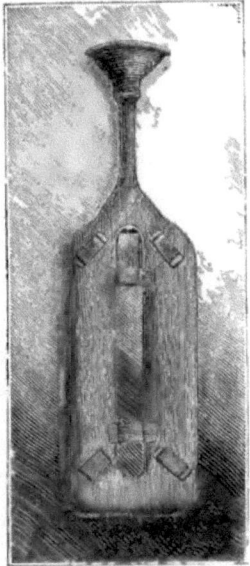

Sie kühlen sehr energisch, doch braucht man auch bei stundenlangem Gebrauch Erfrierungen der Haut nicht zu fürchten.

Es dürfte vielleicht angebracht sein, zu bemerken, daß man das Eis am besten mit einer Stopfnadel zerkleinert. Giebt man auf dieselbe einen leichten Schlag, so kann man, ohne daß das Eis splittert, leicht nußgroße Stücke absprengen.

Man kann die Eisbeutel auch mit kaltem Wasser füllen, doch müssen sie dann rasch gewechselt werden, da die immerhin geringen Wasserquantitäten sich rasch erwärmen. Die gewöhnlichen Eisbeutel und die Kravatten kann man auch durch tierische Blasen oder Darmstücke ersetzen, doch fühlen sich dieselben unangenehm an und riechen leicht übel.

Fig. 26. CHAPMAN-Beutel.

### 2) Eiskataplasmen.

Man stellt dieselben in folgender Weise her. Auf eine Serviette giebt man eine etwa 1—2 cm dicke Schicht Leinmehl, auf diese eine Lage nußgroßer Eisstücke und über diese dann wieder eine Schicht Leinmehl. Ueber das Ganze schlägt man die Serviette zusammen, so daß ein Eiskissen entsteht.

Diese Eiskissen können direkt aufgelegt werden. Sie kühlen nicht so intensiv wie die Eisblasen und sind vielen Patienten angenehmer. Besonders zweckmäßig sind sie zur Kühlung des Kopfes, namentlich des Hinterkopfes, da man sich bequem mit dem Kopf auf dieselben legen kann.

Es dauert übrigens ziemlich lange, bis das Eis schmilzt und das Leinmehl durchfeuchtet. 2 Stunden halten solche Eiskissen bequem vor.

### 3) Kühlschläuche oder Röhren.

Die aus Gummi bestehenden Kühlschläuche sind von WINTERNITZ, die aus Blech gefertigten Röhren von LEITER angegeben. Neuerdings hat LEITER die Röhren auch aus Aluminium, der größeren Leichtigkeit wegen, hergestellt. Ich ziehe im allgemeinen die Kühlschläuche trotz der Vergänglichkeit des Materials, weil sie sich der Körperform besser adaptieren lassen, vor.

Diese Röhren- und Schläuchesysteme werden in verschiedenen Formen ausgeführt, kappenartig für den Kopf (Fig. 28), rund oder oval für Applikationen am Thorax (Fig. 27), in länglicher Form in verschiedener Größe als Ersatz für die Eiskravatte und den CHAPMAN-Beutel.

9*

Für den Kopf ist von WINTERNITZ auch eine doppelwandige, aus wasserdichtem Stoff bestehende Kühlkappe angegeben, die durch Matratzennähte in verschiedene kleinere, untereinander kommuni-

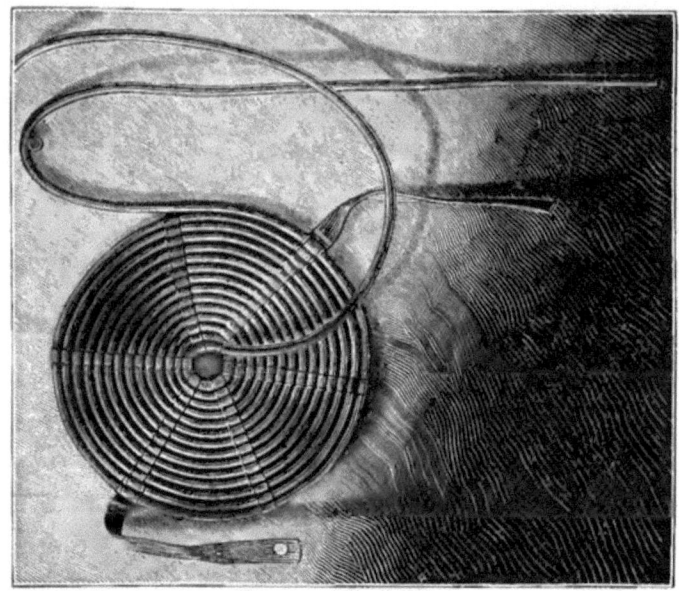

Fig. 27. Herzkühler.

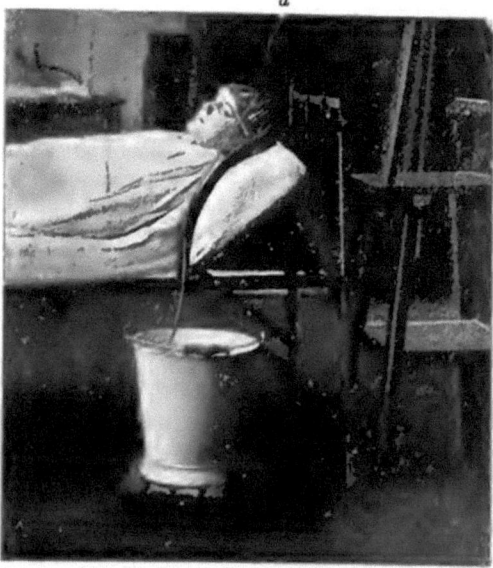

Fig. 28. Kühlkappe für den Kopf (bei *u* Zufluß).

zierende Abteilungen zerlegt ist.

Alle diese Vorrichtungen können, je nachdem man sie mit kaltem oder heißem Wasser speist, als Kälte- oder Wärmeträger benutzt werden.

Die Bedienung ist sehr einfach und nach meiner Erfahrung für das Personal leichter als die Bedienung der Eisbeutel. Man setzt einen mit dem entsprechend temperierten Wasser gefüllten Eimer etwas höher als das Niveau, in dem sich der Patient befindet, einen anderen leeren Eimer an den Fußboden, steckt das eine

Ende des Kühlschlauches, das zweckmäßig in einer aus Blei her-
gestellten Rinne liegt, in den oberen Eimer, das andere, am Ende
durch eine Bleikugel beschwerte läßt man in den unteren münden
und saugt dann mittels
eines kleinen Gummi-
ballons, den man mit dem
unteren Ende in Verbin-
dung gesetzt hat, an, bis
das Wasser läuft. Ein
Eimer von 8 bis 10 Liter
hält etwa $^3/_4$ Stunde vor.

Will man heißes
Wasser durchleiten, so
kann man eine von
LEITER beschriebene
Heizvorrichtung in die
obere Leitung einschalten.
Dieselbe besteht aus
einer durch eine kleine
Lampe geheizten Wärm-

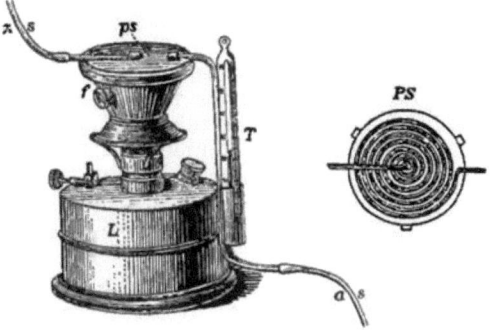

Fig. 29. Wärmevorrichtung nach LEITER.

schlange (s. Fig. 29), deren Abbildung ich GLAX's Balneologie entnehme.

Man kann diese Kühl- oder Wärmapparate in mannigfacher Form
mit den Umschlägen verbinden; so kursiert beispielsweise in der

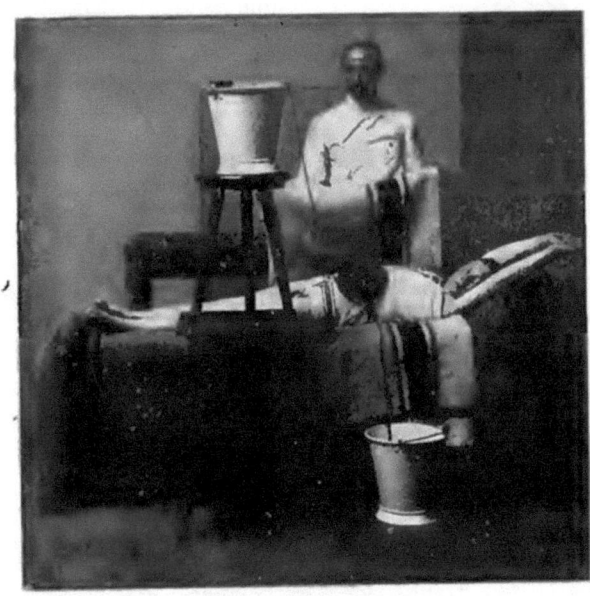

Fig. 30. WINTERNITZ'sches Magenmittel.

hydriatischen Litteratur eine Verbindung mit dem Stammesumschlag
oder der Leibbinde, bei welcher der Wärmapparat zwischen trockenem

und feuchtem Tuche eingefügt ist, unter dem Namen WINTERNITZ-
sches Magenmittel (von WINTERNITZ auf dem Balneologenkongreß
1891 beschrieben) (Fig. 30).

Auf demselben Prinzip beruhen einige für besondere Regionen
konstruierte Apparate, deren ältester der ARZBERGER'sche Mastdarmkühler ist. Er stellt eine in den Mastdarm einzuführende
Olive dar, die durch durchfließendes Wasser gekühlt wird.

WINTERNITZ hat denselben nach Art einer Mantelkanüle verbessert, deren Konstruktion aus der beigegebenen, dem WINTERNITZ-
schen Lehrbuch entnommenen Zeichnung (Fig. 31) deutlich ist. Es
ist eine Art Katheter à double courant, bei welchem das durch ein
Rohr aufsteigende Wasser sich am
oberen Ende entleert und durch die
Oeffnungen des das Rohr umgebenden
Mantels abströmt. Durch Regulierung
von Ab- und Zufluß kann man die
darüber gebundene Fischblase oder
den Gummicondom beliebig spannen.
Man erreicht damit ein sehr exaktes
Anliegen an die Wand des Rectums.

Ein ähnlicher Apparat ist von
KISCH für die Vagina angegeben.

In diese Kategorie gehört auch
der Psychrophor von WINTERNITZ,
der einen oben geschlossenen Katheter
à double courant darstellt und zur
Kühlung der Harnröhre bestimmt ist.

Die Temperatur des durch diese
Apparate strömenden Wassers wählt

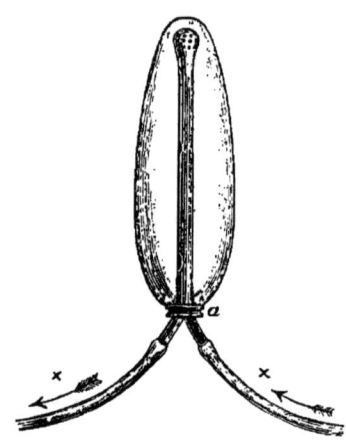

Fig. 31. WINTERNITZ'scher Mastdarmkühler.

man für die Warmapplikationen
etwa zu 40—50°, für die Kaltapplikationen genügt gewöhnlich zimmer-
warmes Wasser, das man, wenn niedere Temperaturen erwünscht sind,
durch Einlegen einiger Eisstücke beliebig abkühlen kann.

4) Außer diesen aus Röhren mit cirkulierendem warmen Wasser
konstruierten Apparaten wendet man Warmapplikationen in Form von
Wärmflaschen, Wärmsteinen und Kataplasmen an. Namentlich die
Kataplasmen aus feuchtem Leinmehl erfreuen sich noch immer einer
großen Verbreitung. Sie halten die Wärme recht gut und werden
am besten in kleinen Kataplasmaöfen erhitzt, die, wie Fig. 32 zeigt,
einen Wassermantel haben, um das Anbrennen der Kataplasmen zu
verhüten. Man legt dem Patienten ein heißes Kataplasma auf, ein
zweites kommt in den neben dem Bette stehenden Kataplasmawärmer.
Patient tauscht die beiden, wenn das erste sich abzukühlen beginnt.

Die Kataplasmen werden aus einem dicken Leinmehlbrei, der in
Leinwand geschlagen ist, hergestellt.

Lange fortgesetzte Kataplasmierung hat unangenehme Braun-
pigmentierungen der Haut zur Folge. Man kann sich dadurch, daß
man die betreffende Hautpartie etwas einfettet, davor schützen.

Ich habe öfter den Eindruck gehabt, daß die Kataplasmierung, die
der Patient auf diese Weise selbst besorgt, neben ihren sonstigen
Wirkungen den Patienten etwas beschäftigt und auch suggestiv beeinflußt.

Vor Kurzem hat QUINCKE (1), um das häufige Wechseln der Kataplasmen zu vermeiden, eigene Wärmapparate für die bereits applizierten Kataplasmen konstruiert, die natürlich je nach dem Ort, an den das Kataplasma gelegt wird, verschiedene Formen haben müssen. Sie bestehen im wesentlichen aus Blechflaschen mit Wasserab- und -zufluß. Die Heizung wird durch einen kleinen, mit Spiritus zu heizenden Cirkulationsofen besorgt, dessen Konstruktion aus der Figur 33, die der

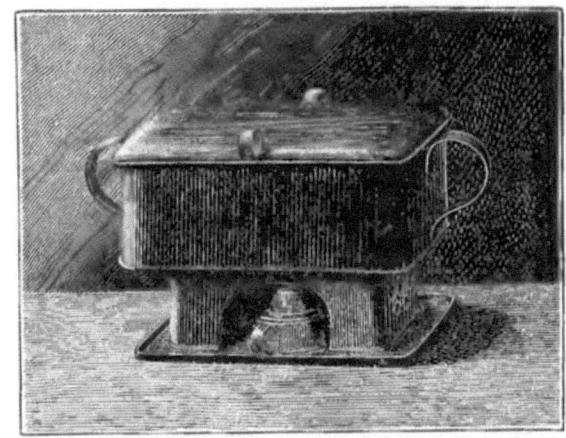

Fig. 32. Kataplasmaöfchen.

QUINCKE'schen Publikation entnommen ist, leicht ersichtlich sein wird. Die Verbindung zwischen Ofen und Thermophor wird durch

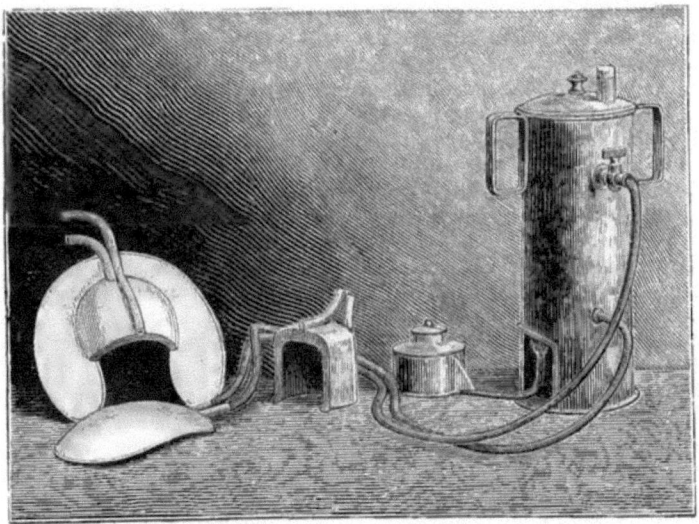

Fig. 33. QUINCKE'scher Kataplasmawärmer mit Cirkulationsofen.

Gasschläuche hergestellt. Das ganze System muß mit Wasser gefüllt sein und soll keine Luftblasen enthalten. Man erreicht das, indem man den Thermophor unter das Niveau des Oefchens senkt. Ist die

Luft aus dem Thermophor verdrängt, muß man, damit die Cirkulation vor sich geht, den Ofen tief, also auf den Erdboden setzen.

Die Regulation der Wärme überläßt QUINCKE dem subjektiven Ermessen der Kranken. Bei den von ihm gewählten Dimensionen betrug die Temperatur im Kataplasmabrei 58°.

Der Heizkörper kann erheblich kleiner als das Kataplasma sein. Das letztere kann ihn um etwa 4—6 cm rings überragen und wird doch genügend erwärmt.

Der Kataplasmabrei wird leicht sauer. Man kann dies übrigens nach QUINCKE's Vorschlag durch Borzusatz verhindern.

Man kann den Umschlag bis zu 12 Stunden unberührt liegen lassen; um diese Zeit pflegt er einzutrocknen.

Man hat neuerdings die alten Kataplasmen, die ja manche Uebelstände haben, aber eine sehr gleichmäßige und den Patienten angenehme Wärme geben, durch andere Wärmeträger zu ersetzen versucht.

Zunächst möchte ich der j a p a n i s c h e n  W ä r m d o s e n gedenken. Es sind das Blechdosen, welche mit Tuch umhüllt sind, und in denen man eine aus einer besonders präparierten Kohle gefertigte Patrone verbrennt. Die Wärme wird durch die Heizung mehrere Stunden gehalten. Dagegen haben diese Wärmdosen, die es je nach dem Körperteil, auf dem sie zur Anwendung gelangen, in verschiedener Form giebt, folgende Uebelstände, die eine Verwertung im Krankenzimmer fast ausschließen: einmal sind sie ziemlich schwer anzuzünden, ferner macht man sich bei der Reinigung sehr schmutzig, und drittens verbreiten sie einen unangenehmen Geruch.

5) Außerordentlich praktisch dagegen sind die kürzlich (von der Deutschen Patent-Gesellschaft Berlin, Friedrichstraße) in den Handel gebrachten **Thermophorkompressen**, die aus einem durch Verschraubung geschlossenen Gummisacke bestehen. Sie sind mit einem Salz (wohl essigsaures Natron) gefüllt oder vielmehr mit übersättigter Salzlösung, aus der in der Kälte reichlich Salz auskrystallisiert ist. Kocht man den Gummibeutel, so löst sich das Salz völlig und giebt beim langsamen Auskrystallisiren reichlich latente Wärme frei.

Auf jeder Kompresse ist angegeben, wie lange dieselbe zu kochen sei. (Ein längeres Kochen schädigt die Krystallisation. Man muß die Kompresse dann öffnen und mit einem Hölzchen hineinfahren, um die Krystallisation anzuregen.)

Diese Kompressen sind, da sie immer frisch ausgekocht zur Anwendung kommen, außerordentlich sauber. Die großen, z. B. für den Bauch berechneten halten die Wärme sehr gut durch mehrere Stunden. Die kleineren, z. B. für den Hals, kühlen sich sehr rasch ab. Im Anfang, wenn sie aus dem kochenden Wasser genommen werden, sind diese Kompressen sehr heiß, man muß dann Tücher unterlegen. Später wird die Wärme gleichmäßiger.

Wenn man heiße Umschläge oder heiße Kataplasmen und Aehnliches appliziert, wird man sich im allgemeinen betreffs der Temperatur von dem Auftreten von Wärmeschmerz leiten lassen können. An anästhetischen Partien muß man, um Verbrennungen hintanzuhalten, vorsichtig sein.

In einigen wenigen Fällen, nämlich wenn man die Wärme benutzen will, um Mikroorganismen zu töten, wird man bis an die Grenze des Ertragbaren durch längere Zeit zu gehen haben.

## IV. Uebergiessungen und Douchen.

### 1. Uebergiessungen.

Wir beschreiben zunächst die in der Praxis ausführbaren Uebergießungen, zu denen man sich einer gewöhnlichen Gießkanne bedienen kann.

Sie kommen fast nur kalt in Anwendung und stellen eine flüchtige Kaltapplikation mit geringem Hautreize dar. Man benutzt sie als bequeme Endprozedur nach wärmestauenden Applikationen oder selbständig mit folgender Frottierung als Ersatzmittel für die Abklatschungen und Abreibungen oder das kurze kühle Halbbad. Will man dieselben mit geringem mechanischen Reiz ausüben, so bedient man sich der Brausen, will man den Reiz stärker haben, des Strahles, und läßt denselben aus größerer Höhe herabfallen.

Man kann sich auch eines Schwammes bedienen und denselben mehrfach über den ganzen Körper oder einen Teil ausdrücken. Dieses sogenannte Schwammbad, das man sich leicht ohne fremde Hilfe applizieren kann, eignet sich namentlich für Gesunde zur Abhärtung. Man bedarf außer des Schwammes und des Wassers nur einer flachen Abreibwanne, die neuerdings auch aus Gummi oder als zusammenlegbare, als Koffer zu benutzende viereckige Eisenblechschalen angefertigt werden. Beim Schwammbad drückt man erst einigemal den vollgesogenen Schwamm über sich aus und reibt dann mit demselben sich möglichst rasch und vollständig ab.

Die Uebergießungen können selbstverständlich auch als Teilapplikationen angewendet werden; der Pfarrer KNEIPP hat dieselben bekanntlich mit allerlei Namen, wie K n i e g u ß , R ü c k e n g u ß , U n t e rg u ß , O b e r g u ß zu benennen für nötig erachtet.

Der mechanische Reiz des auffallenden Wassers ist bei allen diesen Applikationen nicht sehr bedeutend und, wie oben bereits erwähnt wurde, leicht abstufbar, nur erneut er sich fortwährend, wie WINTERNITZ mit Recht bemerkt. Die Wärmeentziehung durch Ausgleich der Temperatur des Wassers und der Haut ist gleichfalls nur eine geringe. Dagegen mag die Wärmeentziehung durch Wasserverdunstung namentlich bei den Applikationen, die den ganzen Körper treffen, in Frage kommen.

Man soll daher die Begießungen als flüchtige Prozeduren, die höchstens einige Minuten dauern, anwenden.

### 2. Die Douchen.

Sie erheischen, wenn sie allen Indikationen gerecht werden sollen, einen großen Apparat. Es ist nämlich erwünscht, daß man sowohl den Druck wie die Temperatur des Wassers beliebig regeln kann. Druckregulatoren für kalte Leitungen lassen sich, wenn nur der Druck, den die Leitung überhaupt hat, ein genügender ist, leicht herstellen, für die warme Leitung, die aus einem Reservoir gewöhnlich entnommen ist, bedarf man komplizierter Einrichtungen (gewöhnlich nach Art der Windkessel konstruiert).

Als höchster verwendeter Druck wird ziemlich allgemein 5 Atmosphären bezeichnet, doch dürfte man für die meisten Fälle mit etwa der Hälfte auskommen. Die Temperaturregulierung bietet gewöhnlich die Schwierigkeit, daß sie nicht rasch genug sich ermöglichen läßt, es sind Mischkessel fast immer notwendig.

Ich verzichte im Rahmen dieses Buches auf eine ausführliche Beschreibung dieser technischen Einrichtungen und möchte nur kurz als Forderung für eine ideale Doucheeinrichtung folgendes aufstellen. Die Temperatur muß rasch von 10—50° gewechselt werden können, der Druck ebenso von 0—5 Atmosphären. Schließlich ist es von Vorteil, wenn die Douchen vereinigt sind, daß sie von einer Douchekanzel aus bequem dirigiert werden können. Manche Doucheeinrichtungen ermöglichen es auch, Dampfdouchen zu geben, d. h. Douchen von auf 40° abgekühltem Wasserdampf.

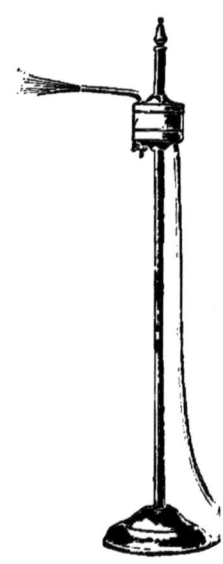

Fig. 34. Dampfdouche-apparat nach MOOSDORF und HOCHHÄUSLER.

Ein brauchbarer und nicht teuerer Dampfdoucheapparat wird von der Firma HOCHHÄUSLER und MOOSDORF vertrieben. Derselbe kann an einen beliebigen Dampfentwickler angeschlossen werden (s. Fig. 34).

Die Länge des Weges, welchen der Dampf zurücklegen muß, genügt, um ihn soweit abzukühlen, daß Verbrennungen ausgeschlossen sind. Die Einschaltung eines Kondensators verhindert das Ueberspritzen von heißem Wasser.

Die Angaben, daß der Dampf auf 40° abgekühlt werden solle, sind dahin zu verstehen, daß ein in den Dampfstrahl hineingehaltener Thermometer keine höheren Temperaturen anzeigt.

Dampfdouchen fühlen sich sehr weich an.

Es kann keinem Zweifel unterliegen, daß die Douche in kundiger Hand die bequemste und eleganteste Methode ist, um den meisten Indikationen der Hydrotherapie zu genügen; thatsächlich werden in den französischen Anstalten fast ausschließlich Douchen verwendet, und auch bei uns, wenigstens in den größeren Instituten, bürgert sich diese Behandlungsweise mehr und mehr ein. Dieselbe hat bei richtiger Handhabung zweifellos nicht mehr und nicht weniger Gefahren wie jede andere hydriatische Methode, freilich läßt man heutzutage nicht wie bei der PRIESSNITZ'schen Douche im Walde einen Gießbach aus beträchtlicher Höhe auf den Patienten fallen.

Der mechanische Reiz der Douche wird außer vom Druck von der Verteilung des Wassers, d. h. also vom Ansatzstück der Douche, abhängig sein.

Man kann je nach der Form desselben unterscheiden:

1) Die Regendouche, bei welcher das Ansatzstück eine Brause mit mehr minder feinen Löchern ist. Sind diese letzteren sehr fein, und wird das Wasser unter starkem Druck gegeben, so daß es verstäubt wird, so spricht man von einer Staubdouche. Sind nicht einzelne Löcher im Brausekopf, sondern ein feiner, runder oder schneckenartig gewundener Spalt, so nennt man derartige Douchen Glockendouchen, weil das herabfallende Wasser eine Glocke bildet.

2) Die Strahldouche, bei der das Ansatzstück einfach durchbohrt ist und der fest gebundene Strahl mit großer Gewalt den Körper trifft.

Ist der Strahl sehr fein und der Druck sehr groß, wie dies durch einen besonderen Apparat als sogenannte douche filiforme erreicht wird, so kann man damit wirkliche Moxen setzen. Schon WINTERNITZ selbst bezeichnet diesen Apparat als recht überflüssig. Eine andere Abart der Strahldouche ist die vielfach gebrauchte Fächerdouche, bei der der Strahl durch eine geeignete Vorrichtung in die Breite gequetscht werden kann und infolgedessen nicht ganz die Kraft des gebundenen Strahles hat.

Man unterscheidet ferner, je nachdem die Douche fest steht oder mit ihrem Ansatzstück beweglich ist, **fixe** und **bewegliche Douchen.**

Als fixe Douchen werden namentlich die Regendouchen und ihre Abarten angewendet. Zweckmäßig wird der Brausekopf dabei etwas schräg gestellt. so daß das herabfallende Wasser nicht senkrecht von oben den Kopf trifft, sondern mehr gegen den Nacken bezw. Brust gerichtet wird.

Ist die Anordnung so getroffen, daß von mehreren Seiten gleichzeitig Regendouchen in einem kapellenartigen Raum wirken, so spricht man von einer Kapellendouche.

Als bewegliche Douchen werden beide Formen, vorzugsweise aber Strahl- und Fächerdouchen benützt.

Je nach der Richtung der Douche unterscheidet man aufsteigende, absteigende und Ringdouchen.

Unter letzterer Bezeichnung versteht man eine bewegliche Regendouche in Ringform, in deren Mittelpunkt der Patient steht, und die entlang seinem Körper an einem Gestell auf und nieder geführt werden kann.

Die Douchen kommen als allgemeine und als lokale Prozeduren in Anwendung. Die Technik einiger specieller Douchen, wie der Uterusdouchen, der Augendouchen, wird bei den betreffenden Kapiteln beschrieben werden.

Die Temperatur der Douchen kann eine kalte, 10—15° eine laue und eine warme bis heiße, bis 50°, sein. Man kann auch in sehr vorteilhafter Weise die Wirkung verschiedener Temperaturen kombinieren. Da in der Nomenklatur hierbei eine gewisse Verwirrung herrscht, werde ich mich an die Bezeichnungen der französischen Schule, insbesondere BENI BARDE's (1) halten und als **schottische Douche** folgende Anwendung bezeichnen.

Man benützt zuerst einen warmen Wasserstrahl von längerer oder kürzerer Dauer, dem unmittelbar eine kalte, kurze Douche folgt. BENI BARDE bezeichnet ihre Wirkungen als ähnlich der der einfach heißen Douche, aber als intensivere.

Von anderen Seiten wird unter schottischer Douche, wie ich noch bemerken möchte, eine solche verstanden, die mit heißem Wasser beginnt, deren Temperatur dann allmählich bis auf kalt (10°) absinkt, bei welcher also ein plötzlicher Wechsel vermieden wird.

Unter **Wechseldouche** versteht BENI BARDE folgende Art:

Man richtet auf den kranken Körperteil während einiger Sekunden einen Strahl heißen Wassers, dem ein Strahl kalten Wassers während ebenso kurzer Zeit folgt, und wiederholt diese abwechselnde Erwärmung

---

1) *Beni Barde*, *Die Anwendung der Douchen, Balneolog. Centralblatt Bd. 1, April 1892, No. 14, und L'hydrothérapie dans les maladies chroniques, Paris 1894.*

oder Abkühlung 5- bis 6mal. BENI BARDE meint, daß diese Douche ebenso anregend wirkt wie die kalte Douche, aber besser ertragen wird. Sie bringt jedenfalls eine sehr ausgiebige Reaktion der Haut an der getroffenen Stelle zu Wege.

Die Douchen werden je nach dem Ort der Applikation bezeichnet. BENI BARDE unterscheidet außer den mit specielleren Vorrichtungen vorgenommenen 14 Formen, wie Kopf-, Hals-, Brust-, Wirbelsäulen-, Sohlendouche etc.

Wir werden ihre Anwendungsweisen besser im klinischen Teil kennen lernen. Hier möchte ich in Bezug auf die Wirkungen der Douche auf die Cirkulation nur nochmals an die im allgemeinen Teil ausführlich besprochenen Untersuchungen HEGGLIN's erinnern (p. 39) und ferner hervorheben, daß es eine alte, schon von RUNGE betonte Regel ist, daß man Douchewirkungen auf den Kopf wegen des Chocs ganz vermeidet.

Für die die ganze Körperoberfläche treffenden Douchen gilt dasselbe wie für die Uebergießungen, sie sollen wegen des stetig sich erneuernden Hautreizes nur kurz dauernde Applikationen sein und eignen sich deshalb nicht als wärmeentziehende Prozeduren bei Fiebernden, während man einfache Begießungen dafür eher anwenden kann und in Verbindung mit dem Bade sogar gern anwendet.

Auch die Douchen werden mit Badeprozeduren gern verbunden, so z. B. die aufsteigenden Damm- und Hämorrhoidaldouchen mit dem Sitzbade. In Frankreich sind besonders dazu konstruierte Badewannen gebräuchlich.

Auch an kalte Fußbäder schließt man gern Sohledouchen, die stark reflektorische Wirkungen haben, an.

Die Douchebehandlung wird natürlich im wesentlichen immer nur als Anstaltsbehandlung durchgeführt werden können.

# V. Schwitzprozeduren.

Man kann sowohl durch einfache Wärmestauung, indem man den Körper mit schlechten Wärmeleitern umgiebt, als auch durch Wärmezufuhr, und zwar von feuchter oder trockener Wärme, den Körper veranlassen, die physikalische Regulation gegen Ueberhitzung, den Schweißausbruch, erfolgen zu lassen.

Bei den allgemeinen Prozeduren ist das selbstverständlich, es tritt aber auch bei den lokalen ein, und zwar schwitzt dann der der Prozedur ausgesetzte Körperteil entweder allein, oder wenigstens am stärksten.

Bei allen Schwitzprozeduren treten erfahrungsgemäß leicht Kopfkongestionen ein, die man durch kalte Umschläge zweckmäßig bekämpfen kann. Es erfolgen diese Zustände von Hitzegefühlen etc. gewöhnlich erst, wenn man die Wärme schon eine Zeitlang hat einwirken lassen; sie können also keineswegs im WINTERNITZ'schen Sinne als Rückstauungskongestion gedeutet werden, denn die Hautgefäße sind um diese Zeit schon weit.

Man kann den Eintritt von Schweiß durch vorhergehendes Trinken von heißem Wasser oder heißem Thee unterstützen.

Während des Schwitzens selbst ist es zweckmäßig, den sich einstellenden Durst durch kühle Getränke zu löschen, doch wird man, wenn man den Körper entwässern will, in der Flüssigkeitszufuhr das richtige Maß zu halten haben.

Man schließt schweißerregende Prozeduren aus denselben Gründen, wie feuchte Einpackungen, mit einer flüchtigen Kaltapplikation (Uebergießung, Abreibung, Halbbad oder dergl.), um die Haut gleichmäßig abzukühlen und sie vor unkontrollierbaren und unregelmäßigen Abkühlungen zu schützen.

## Allgemeine Schwitzprozeduren.

### 1. Trockene Einpackung.

Als einfach die Wärmeabgabe beschränkendes Mittel ist die trockene Einpackung zu nennen, die entweder direkt in Wolldecken oder auch etwas sauberer mit Leinen und Wolldecken vorgenommen werden kann. Bei letzterer Modifikation fällt allerdings der Hautreiz, den die Wollhaare ausüben, weg oder wird nur unvollkommen durch den Reiz des möglichst grob zu wählenden Leinen ersetzt.

Allein für sich wird die trockene Einpackung mit Vorteil wohl nur bei Leuten angewendet, die vorher durch Gehen in der Sonne, durch mäßiges Steigen sich erhitzen können, da sonst der Schweißausbruch recht lange auf sich warten lassen kann. Dagegen ist die trockene Einpackung ein vorzügliches Mittel, um einer der noch zu beschreibenden eingreifenderen Prozeduren zu folgen und ein ergiebiges sogen. Nachschwitzen zu bewirken.

Wir benutzen sie auch, wie gleich geschildert werden soll, gern in Verbindung mit dem heißen Luftbade.

Die Technik ist dieselbe wie die der feuchten Einpackung, die übrigens zu dem letzteren Zwecke auch mit Vorteil angewendet werden kann.

### 2. Heisse Luftbäder.

Die Beschreibung des römisch-irischen Bades, in welchen Temperaturen von 60° angewendet, solche bis über 100° wenigstens kurze Zeit ertragen werden, übergehe ich, da dazu komplizierte Einrichtungen, die nur Anstalten zur Verfügung stehen, nötig sind.

Die zweckmäßigste Form des Heißluftbades für die Praxis ist das Heißluftbad im Bett. Es giebt verschiedene käufliche Einrichtungen, die als phénix à l'air chaud im Handel sind; am bequemsten ist die von QUINCKE angegebene Form. Doch kann man das Heißluftbad vollständig ausreichend in folgender Weise improvisieren.

Man benötigt einiger Reifengestelle (s. Fig. 35), die aus Eisen, aber auch aus Rohr leicht herzustellen sind. Es wird Pat. nun eine trockene Wickelung appliziert, über denselben werden die Reifenbahren gestellt und nun mit wollenen Decken bedeckt. Der Abschluß am Hals ist leicht durch Stopfen zweier Zipfel einer wollenen Decke unter den Nacken des Patienten zu erzielen. Am Fußende stellt man einen möglichst guten Abschluß um das einzuleitende Rohr her. Der zwischen Reifenbahre und dem eingewickelten Pat. befindliche Luftraum wird nun durch ein kleines Spiritusöfchen, dessen Rohr oben am Fußende einmündet, geheizt. Man kann faute de mieux das Oefchen ganz gut aus einem Ofenrohrknie improvisieren. Zweckmäßig ist auch der von QUINCKE ange-

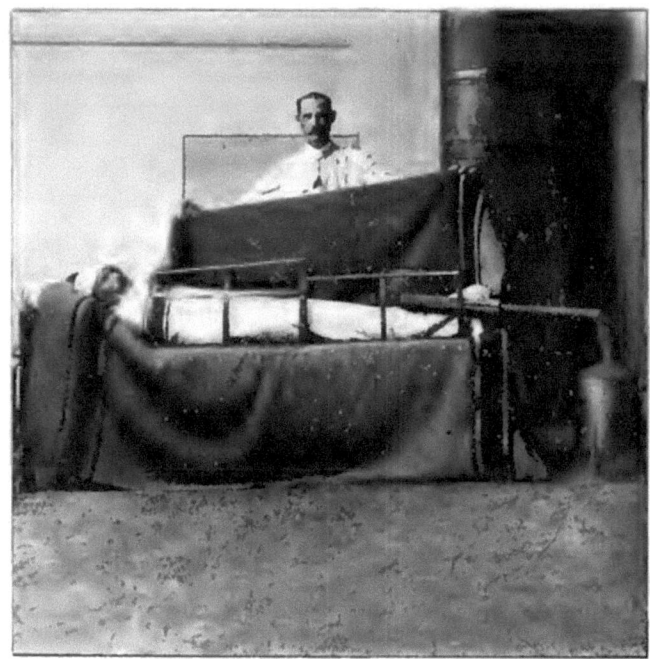

Fig. 35.  Improvisiertes Heißluftbad im Bett.

gebene Schornstein (vergl. Fig. 40). Zu achten ist darauf, daß das Rohr die Decken nicht anbrennt, man umgiebt es, um dies zu verhüten, mit einer Holzverschalung oder einem Asbestmantel, in Ermangelung solcher thut es schließlich auch ein feuchtes Handtuch.

Die Temperatur in dem durch die Reifen abgeschlossenen Raum steigt leicht bis auf 55°, und das Schwitzen erfolgt sehr ausgiebig.

Ist der Schweißausbruch erfolgt, was gewöhnlich ziemlich bald eintritt, so kann man entweder den Pat. bis zu einer Stunde in dem Apparat lassen, oder wenn irgend welche Indikationen bestehen, ihn nicht so lange der Wirkung der Wärme auszusetzen, kann man die Reifen und die Umhüllung entfernen und den Pat. in der trockenen Packung nachschwitzen lassen. Ist die trockene Einpackung von Anfang an dem Pat. lästig, so kann man sich auch damit begnügen, dieselbe ganz wegzulassen und direkt den Pat. im erhitzten Luftraum schwitzen zu lassen, doch ist mir das im allgemeinen wenigstens für ein so improvisiertes Schwitzbad nicht so gut erschienen, wie die Kombination mit der trockenen Packung.

Die Vorschläge, eine Spirituslampe direkt zwischen die Füße des Patienten unter einem solchen Schwitzbett zu stellen und dadurch die Heizung desselben zu bewirken, ist mir immer recht feuergefährlich erschienen.

Das Schwitzbett, in der geschilderten Weise angewendet, darf selbst recht schwer Kranken zugemutet werden.

Eine Unterart des Schwitzverfahrens in trockener Luft bildet das sogen. elektrische Lichtbad, das gewöhnlich nach Art der Dampfkastenbäder eingerichtet ist, und bei dem die Wärme von mehreren Reihen im Innern des Kastens angebrachter Glühlampen hergegeben wird. Man wird vorläufig in diesem elektrischen Lichtbade nichts anderes als ein elegantes Schwitzbad sehen können, da eine specifische Wirkung des Lichtes als solche auf den Körper uns unbekannt ist. Doch halte ich eine solche durchaus für denkbar.

Man wird verstehen, daß ein solches elektrisches Lichtbad hervorragend auf suggestivem Wege zu wirken geeignet ist.

### 3. Dampfbäder.

Ich übergehe gleichfalls die ausführliche Beschreibung der nur in Anstalten möglichen russischen Bäder und will nur kurz bemerken, daß die Temperaturen in denselben erheblich niedriger als in den römisch-irischen Bädern gewählt werden müssen und 50° nicht überschreiten sollen. Es wird die feuchte Wärme des Dampfbades, da die mächtige physikalische Regulation durch Wasserverdunstung in demselben aufgehoben ist, weit leichter zu einer Ueberhitzung des Körpers führen als die Anwendung trockener Wärme. Es ist auch der Wasserverlust des Körpers deshalb geringer (vergl. Kapitel Schweiß).

In der Praxis vielfach üblich sind dagegen die sogen. Dampfkastenbäder, bei denen sich der Kopf ebenso wie bei den Heißluftbädern im Bette außerhalb des dampferfüllten Raumes befindet.

Sie werden entweder aus stabilen Holzkästen hergestellt (siehe Fig. 36), oder auch aus Wachsleinwandsäcken.

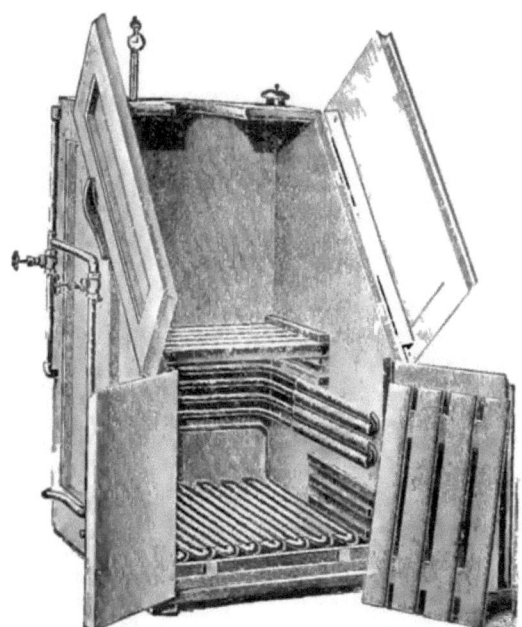

Fig. 36. Kastendampfbad nach MOOSDORF und HOCHHÄUSLER.

Der bekannte Apparat von MOOSDORF und HOCHHÄUSLER (Fig. 37) ist mit einem Wachstuchhandschuh versehen, so daß sich der Pat. selbst den Schweiß im Gesicht trocknen kann. Bei beiden Formen ist auf einen guten Abschluß am Halse zu achten, den man leicht durch ein Handtuch genügend herstellen kann.

Dampfkastenbäder sollen beaufsichtigt werden und immer mit Thermometern versehen sein, da bei zu starker Dampfentwickelung Verbrühungen in denselben und starke Ueberhitzungen des Körpers ᕱ vorkommen können.

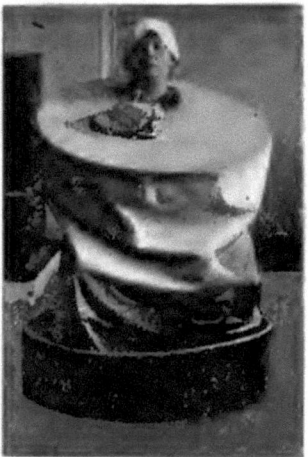

Die Dampfentwickelung wird gewöhnlich in kleinen geschlossenen Kesseln, deren Ausführungsrohr in den Dampfkasten mündet, vorgenommen. Diese Apparate sind um billiges Geld (etwa 10 M.) von allen Firmen, die sich mit Badeeinrichtungen beschäf-

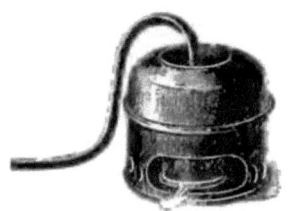

Fig. 37.  Fig. 38.

Fig. 37. Dampfbad nach MOOSDORF und HOCHHÄUSLER.
Fig. 38. Dampfentwickler nach MOOSDORF und HOCHHÄUSLER.

tigen, leicht zu haben. Es ist darauf zu achten, daß kein kochendes Wasser mit überspritzt (s. Fig. 38).

WINTERNITZ (1) hat eine Vorrichtung angegeben, ein Dampfbad in der Badewanne zu improvisieren, bei welcher ein Dampfentwickler nicht nötig ist.

Es wird vielmehr der Pat. auf einen in die Badewanne gestellten Holzrost gelegt und unter denselben kochendes Wasser geleitet. Wenn die Wanne von Metall ist, müssen Decken hineingehängt werden, damit man sich an dem sich leicht erhitzenden Metall nicht verbrennt.

Bei der Billigkeit der kleinen Dampfentwickler wird diese Methode eine größere Verbreitung kaum finden können, ich erwähne sie als Improvisation.

Auch bei den Dampfkastenbädern legt man zweckmäßig kalte nasse Kompressen auf den Kopf.

Falls man die Wahl hat, ob man die Heißluft- und Dampfapplikationen in einer gut eingerichteten Anstalt, als römisch-irisches bez. russisches Bad geben soll oder in einem der beschriebenen Apparate, dem Heißluftbad im Bett oder dem Dampfkasten, so hat beides Vorzüge, beides Nachteile.

Der Vorzug der römisch-irischen und russischen Bäder ist, daß der Patient frei in einem solchen herumgehen, sich selbst helfen kann,

---

1) *Winternitz, Das Dampfbad in der Badewanne, Blätter f. klin. Hydrotherapie 1895 No. 1.*

der Nachteil, daß er gezwungen ist, heiße Luft bez. Dampf einzuatmen, während man bei den Kastenbädern für Zufuhr von frischer Luft sorgen kann. Die letzteren haben dagegen den Nachteil, daß sich viele Menschen in ihnen beengt fühlen.

Im allgemeinen ziehen übrigens Gesunde oder nicht schwer Kranke die wirklichen römisch-irischen und russischen Bäder vor.

#### 4. Das Sandbad.

Eine sehr zweckmäßige und entschieden viel zu wenig eingebürgerte Schwitzprozedur stellt das Sandbad dar. Es ist als künstliches erhitztes Sandbad namentlich durch STURM (1) in Köstritz und FLEMMING (2) in Blasewitz eingebürgert werden.

Als natürliches Sandbad ist es in den wärmeren Klimaten seit alter Zeit in Anwendung; z. B. erwähnt BELOW (3), daß die Eingeborenen im Golf von Mexiko und auf Haiti den von der Sonne erhitzten heißen See- und Flußsand zu Schwitzprozeduren gegen Lues benutzen, auch JAMES LIND (4) wies bereits auf einen ähnlichen Gebrauch in Indien zur Behandlung der Beri-beri hin.

Aber auch in Deutschland waren derartige Bäder üblich, so hat EDMUND FRIEDRICH (5) daran erinnert, daß in der Haide bei Dresden am Priestnitzbache sich die Kranken, namentlich skrofulös-tuberculöse und rhachitische Kinder in den Sand eingruben und zum Schluß in der Priestnitz badeten. Auch bestand schon jahrzehntelang, vor der Gründung der FLEMMING'schen Anstalt für künstliche heiße Bäder in Dresden eine Kuranstalt von Dr. RUSCHPLER für natürliche Sandbäder im Prießnitzbade bei Dresden. Für uns kommen nur künstliche Sandbäder in Betracht.

Sie werden in flachen, fahrbaren hölzernen Wannen hergerichet (s. Fig. 39). In dieselben wird eine ca. 20—30 cm hohe Schicht erwärmten Sandes gegeben. Es legt sich der Patient auf denselben und wird nun mit Sand so weit bedeckt, daß nur der Kopf, Hals und obere Teil der Brust frei bleibt.

Es wird die Wanne dann mit wollenen Tüchern bedeckt und ins Freie gefahren.

Die Patienten bleiben dort etwa eine Stunde liegen, sie werden dann mit der Wanne in einen Baderaum gefahren und nehmen ein Bad von 34—37 °.

Es haftet nämlich der Sand, der durch den hervorquellenden Schweiß im Anfang des Bades feucht wird, als mehr minder feste Kruste am Körper. Diese Kruste wird durch das Reinigungsbad entfernt.

Die Temperatur des Sandes soll etwa 47—50 °, höchstens 53 ° betragen, wenigstens hat STURM in Köstritz. der wohl die größten Erfahrungen über diese Badeform besaß, eine derartige Temperatur als die passendste bezeichnet.

1) *Sturm, Zeitschr. f. Med. u. Chirurgie 1868; Korrespondenzblatt des Thüringer Aerztevereins 1891; Bad Köstritz und seine Kurmittel 1893.*
2) *Flemming, Ueber warme Sandbäder, Deutsche Klinik 1868; Wiener med. Wochenschr. 1868; Deutsche Klinik 1874; Wiener med. Zeitung 1876; Petersburg. med. Wochenschr. 1878. — Vergl. auch Cordes, Berlin. klin. Wochenschr. 1868 No. 24.*
3) *Below, Diskussion im Verein f. inn. Med. Berlin, 20. Dezember 1897.*
4) *James Lind, Essay on the diseases incident to Europeans in hot climates, London 1768.*
5) *Edmund Friedrich, Zeitschr. f. diätetische u. physikal. Therapie Bd. 1, 3 p. 268.*

GRAWITZ schreibt für das erste Bad eine Temperatur von 43⁰ vor, weil bei tieferen Temperaturen der Sand als kühl empfunden wird. Erst später steigert GRAWITZ die Sandwärme, je nach der individuellen Empfindlichkeit, bis auf 60—70⁰.

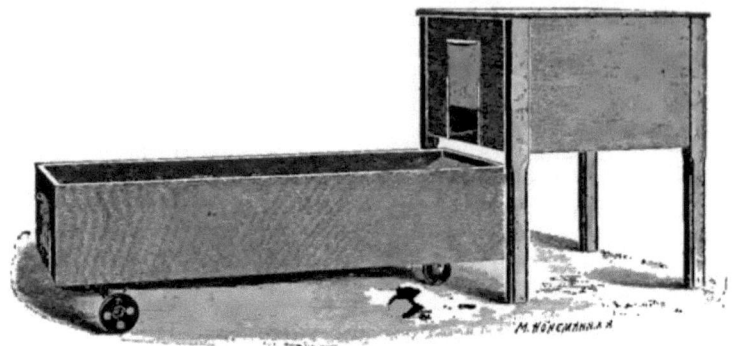

Fig. 39. Sandbadewanne.

Man stellt die richtige Temperatur am besten durch Mischen von heißem und kaltem Sand her, doch ist diese Mischung höchst sorgfältig vorzunehmen und muß durch Thermometrierung der verschiedenen Schichten des Sandes kontrolliert werden, denn man kann gerade mit Sandbädern sonst außerordentlich leicht Verbrennungen erleben.

In Köstritz wird der durch Heizschlangen erwärmte Sand mit dem kalten durch Schaufeln gemischt und der richtig temperierte Sand in große Becken gefüllt, unter die die Wannen geschoben werden können und aus deren Bodenöffnungen er in die letzteren eingelassen wird.

Es giebt übrigens auch verschiedene Sandmischungsapparate, die gewöhnlich gleich mit dem Heizkörper verbunden sind, z. B. v. HÖSSLIN in Neu-Wittelsbach und von KRUTWIG in Bonn. Sie sind aber sämtlich sehr kostspielig (500—800 M.).

Nicht sehr zweckmäßig scheinen mir dagegen die Sandbäder, die mehrfach in Kliniken und Krankenhäusern eingeführt sind, bei welchen die Erhitzung des Sandes in der Wanne selbst vorgenommen wird. Derartige Wannen haben gewöhnlich eiserne Böden, unter denen Heizschlangen verlaufen. Die sorgfältige Durchmischung des Sandes ist nicht sehr leicht möglich, ich weiß, daß gerade bei diesen Construktionen mehrfach dadurch Verbrennungen vorgekommen sind, daß die unteren Partien des Sandes heißer als die oberen waren.

GOLOVINE (1) läßt die Sandbäder in folgender Weise herrichten: Ein gewöhnliches Bett wird mit einem Leintuch bedeckt und eine 3 Zoll dicke Schicht Sand, welcher auf dem Herde auf 65⁰ erhitzt ist, gleichmäßig auf demselben ausgebreitet. Man bedeckt diese Sandschicht mit einer leinenen Decke und darüber mit einer Wolldecke, legt den Kranken auf dieselbe und wickelt ihn ein. Es ist das dann also eine Kombination der trockenen Packung mit der Hitzewirkung des Sandes.

---

1) *Vergl. Journal d'hygieine 1896, p. 435* **Besrodnoff,** *Les bains de sable artificiels.*

Das Sandbad ist wohl die augeuehmste Form einer Schwitzprozedur, und zwar hauptsächlich deswegen, weil ein Aufenthalt in freier Luft möglich ist. In Köstritz werden die Kranken in den Park hinausgefahren und unter einen schattigen Baum gestellt. Man begreift, wie viel angenehmer das ist, als eine Schwitzprozedur im Badezimmer durchzumachen. Es ertragen deshalb die Kranken auch Sandbäder iu viel längerer Dauer als andere Formen von Schwitzbädern. Allerdings fühlt man im Anfang eines Sandbades den Druck des Sandes sehr deutlich, und wenn die Brust etwa zu weit mit Sand bedeckt ist, wird das Atmen erschwert.

Kranke in Sandbädern müssen, wie bei allen Schwitzproceduren, beaufsichtigt werden. Bei Kopfkougestionen ist es zweckmäßig, häufig gewechselte kalte Umschläge anzuwenden.

Die Sandbäder haben, wie schon im allgemeinen Teil erwähnt ist, eine sehr ergiebige Schweißsekretion zur Folge. Der Schweiß verdunstet am Körper selbst, allerdings etwas weniger vollkommen als im Luftbad, er wird aber vom Sand sehr gut aufgesaugt und verdunstet dann im Sande ausgiebig. STURM beobachtete bis zu 3 kg Körpergewichtsverlust.

Die Körperwärme der Kranken steigt im länger dauernden Sandbad etwas an, doch bei weitem nicht so stark wie im heißen Wasserbad oder im Dampfbad.

GRAWITZ (1) giebt an, daß die Erhöhung durchschnittlich 0,5°, selten bis zu 1° betrage.

WEILAND (2) fand für ein Sandbad von 50° und 50 Minuten Dauer 1,5° Temperaturerhöhung als Durchschnitt. Auch Atmung und Puls werden frequenter. Die Zahl der Atemzüge ist im Mittel um 10, die der Pulse um 20 vermehrt (3).

## Lokale Schwitzbäder.

Lokale Schwitzprozedureu können in all den Formen, die bei den allgemeinen Schwitzbädern geschildert sind, in Anwendung kommen, also sowohl als lokale Dampfbäder, Sandbäder und Heißluftbäder, endlich auch in Form der schon besprochenen heißen Umschläge, z. B. der Dampfkompressen. Allen diesen Applikationen von lokaler Wärme ist es eigentümlich, daß sie die Körpertemperatur nicht steigern, da die physikalische Regulation an dem größten Teil der Körperoberfläche, die der Wärme nicht ausgesetzt ist, ungestört von statten geht. Der Schweißausbruch ist an dem erwärmteu Gliede aber immer am stärksten, an den übrigen, wenn überhaupt vorhanden, nur unbedeutend.

Am verbreitetsten sind die lokalen Dampfbäder, die im wesentlichen ebenso wie die allgemeinen konstruiert sind, d. h. aus einem Dampfentwickler und einem passenden Recipienten für das betreffende Glied bestehen. Am bekanntesten ist das GÄRTNER'sche Lokaldampfbad geworden. Man findet aber jetzt gute Konstruktionen für solche Bäder in den Katalogen fast aller Fabriken von Badeartikeln. Die Recipienten bestehen entweder aus kräftigen Holzkisten oder aus Kisten, deren Wände von Wachstuch gebildet sind.

1) *Grawitz, Zeitschr. f. physik. und diätet. Therapie Bd. 1 p. 45.*
2) *Weiland, Ueber Temperaturerhöhung im Sandbad, Dissert. Würzburg 1885.*
3) *Blümchen, Ueber Sandbäder, Dissert. Berlin 1895.*

Es ist bei diesen lokalen Dampfbädern mit besonderer Sorgfalt auf die Temperatur im Recipienten zu achten, die 50° nicht überschreiten soll, da sonst leicht Verbrühungen vorkommen. Ebenso darf nicht etwa kochendes Wasser mit überspritzen.

Lokale Sandbäder sind sehr bequem in jedem passenden Gefäß herzurichten. Die Temperatur derselben kann eine höhere sein als bei den allgemeinen und bis zu 65° herauf gewählt werden. Man kann den Sand auch in Leinwandsäcke nähen und diese dann als Wärmeträger benutzen.

Während die erwähnten lokalen warmen Prozeduren allgemein bekannt und eingeführt sind, haben sich die lokalen Heißluftbäder erst in neuerer Zeit eingebürgert und sollen etwas detaillierter besprochen werden.

Die Temperatur derselben kann sehr hoch, bis 150°, gewählt werden, vorausgesetzt, daß die Konstruktion des Apparates einen Kontakt mit den heißen Wänden des Recipienten ausschließen läßt und daß die Luft möglichst vollständig trocken ist. Bei dem bekanntesten dieser Apparate, dem TALLERMAN'schen, um dessen Einführung in Deutschland sich namentlich MENDELSOHN (1) bemüht hat, wird dies dadurch erreicht, daß mittels einer einfachen Ventilvorrichtung die Luft sich andauernd erneut.

Der Apparat hat zu diesem Zweck eine dauernd offen zu haltende untere Oeffnung und zwei verschließbare obere. Läßt man aus den letzteren heiße, mit Schweiß gesättigte, feuchte Luft entweichen, so strömt durch die untere trockne nach.

Der Apparat besteht aus einem an einer Seite offenen kupfernen Kessel, der Abschluß der Oeffnung ist durch einen luftdichten Stoff gegeben, durch dessen mittlere Oeffnung das einzuführende Glied gesteckt wird. Im Innern sind Asbestsicherungen angebracht, um den Kontakt der Haut mit den heißen Metallwänden zu vermeiden. Außerdem ist ein Thermometer angebracht.

Der TALLERMAN'sche Apparat wird mit untergestellten Gasflammen geheizt.

LINDEMANN (2) hat einen ähnlichen Apparat vor kurzem beschrieben und E l e k t r o t h e r m genannt, bei dem die Heizung elektrisch betrieben wird.

NICOLAUS REICH (3) endlich hat an einer neuen Konstruktion eine Luftpumpe angebracht, welche Luft in den Heizkörper einpreßt, so daß heiße, trockne Luft zuströmt. Dieser Apparat führt den Namen T h e r m o - A e r o p h o r.

Die in diesen lokalen Heißluftbädern verwendeten Temperaturen betragen 100--140°. Die Zeitdauer ihrer Einwirkung 30—80 Min.

Bei der Applikation sollen sie nach MENDELSOHN's Vorschriften zuerst auf 60° angeheizt werden, dann wird das mit loser Leinwand umhüllte Glied eingebracht und nunmehr die Temperatur gesteigert. Die Umhüllung ist notwendig, um die Haut vor der Einwirkung der strahlenden Wärme, welche von der konkaven Innenfläche des Apparates ausgeht, zu schützen. Nach dem Bade wird das betreffende

1) *Mendelsohn*, *Ueber die therapeutische Verwendung sehr hoher Temperaturen.* Verh. d. Kongress. f. inn. Med. p. 209—216; *Ueber Heifsluftbehandlung*, Zeitschr. f. diätet. und physikal. Therapie Bd. 1 Heft 1, 1898, p. 52 ff.

2) *Lindemann*, *Ein elektrischer Heifsluftapparat*, Elektrotherm 1469, Münch. med. Wochenschr. 1898 No. 46.

3) *Nicolaus Reich*, *Der Thermo-Aerophor*, Verh. d. Kongress. f. inn. Med. 1899 p. 628—632.

Glied abgetrocknet und eingehüllt. Der Patient soll $^1/_2$—1 Stunde ruhen.

Die in diesen Heißluftapparaten verwendeten hohen Temperaturen werden überraschend gut ertragen und meist nur als warm, nicht aber als unangenehm heiß empfunden. Augenscheinlich ist das deshalb der Fall, weil eine sehr starke Schweißsekretion einsetzt. So beobachtete MENDELSOHN binnen 1—1$^1/_2$ Stunde. Gewichtsverluste von 0,6—0,77 kg, wenn z. B. der rechte Vorderarm im TALLERMAN-schen Apparate lag. Es läßt sich natürlich nicht unterscheiden, wie viel davon der Arm, wie viel die übrige Körperoberfläche und die Lungen Wasser abgegeben haben, wenigstens sind bisher exakte Bestimmungen darüber nicht ausgeführt. Sie würden sich mit Gasuhr und Hygrometern oder nach VOIT und PETTENKOFFER mit Schwefelsäure-Bimssteinkölbchen allerdings unschwer ausführen lassen.

MENDELSOHN hat die schützende Eigenschaft der Schweißverdunstung dadurch zu erweisen gesucht, daß er Kranken, deren Vorderarm im Apparat lag, einen Thermometer in die geschlossene Faust gab. Dasselbe stieg nur von 37,2—38,2°, trotzdem die den Arm umgebende Temperatur 120° erreichte.

Eine Einwirkung dieser hohen Temperaturen auf die allgemeine Körpertemperatur beobachtete MENDELSOHN nicht, es traten wenigstens nur unbedeutende Schwankungen um wenige Zehntelgrad ein. Ebenso ist eine Einwirkung auf den Puls und die Herzthätigkeit nicht vorhanden.

Erwähnt mag werden, daß REICH angiebt, daß die Haut blonder Menschen in den Apparaten wie von der Sonne gebräunt würde.

Die Wirkung dieser hohen Temperaturen liegt nicht in der Schweißsekretion, sondern wie BIER (1) sehr überzeugend dargethan hat, in dem Hervorrufen einer starken arteriellen Hyperämie.

Die bisher beschriebenen Heißluftapparate haben den Nachteil, daß sie ziemlich kostspielig sind und deswegen eigentlich nur in Anstalten aufgestellt oder reichen Patienten zur Anschaffung empfohlen werden können.

Da nun aber diese Apparate bei chronischen Krankheiten (Arthritis chronica z. B.) Verwendung finden und es Bedürfnis ist, dieselben den Patienten mit nach Haus geben zu können, so hat BIER (2) einfachere und billigere Heißluftkasten herstellen lassen.

Dieselben bestehen aus Holzkisten, die mit entsprechenden Oeffnungen für das zu behandelnde Glied versehen sind. Die Dichtung an diesen Oeffnungen wird bei den neuen BIER'schen Apparaten durch eine Polsterung mit dickem Filz erreicht. In den Holzkasten ist außer den beiden erwähnten für den Austritt und Eintritt des zu behandelnden Körperteiles ein drittes Loch eingeschnitten, in welches eine kurze eiserne Röhre eingepaßt ist, die das Abzugsrohr eines QUINCKE-schen Schornsteines aufnimmt. Man kann das letztere übrigens auch lose durch das Loch stecken, so daß die Aufnahmeröhre nicht unumgänglich notwendig ist. Außerdem ist eine Oeffnung für das Thermometer angebracht. Mittels eines zweckmäßigerweise an einem schweren Bürettenstativ verstellbaren QUINCKE'schen Schornsteins wird der

1) *Bier*, *Heilwirkung der Hyperämie*, *Münch. med. Wochenschr. 1898 No. 36; Die Entstehung des Kollateral-Kreislaufes, Virchow's Archiv Bd. 147, 1897.*
2) *Derselbe*, *Ueber verschiedene Methoden, künstliche Hyperämie zu Heilzwecken hervorzurufen, Münch. med. Wochenschr. 1899 No. 48 p. 1598, No. 49 p. 1049.*

Apparat beheizt und zwar entweder mit Spiritus oder mit einer Gas-
flamme.

Damit die heiße eintretende Luft die Haut nicht direkt trifft, ist
vor der Eintrittsöffnung in einem Abstand von 3—5 cm ein Brett befestigt, welches dieselbe nach allen Seiten überragt (die Befestigung
ist dadurch erreicht, daß durch seitliche Kastenwand, Brett und einen
zwischen beide eingeschobenen Holzklotz von entsprechender Dicke
ein langer Nagel getrieben wird). Da die heiße Luft Sprünge in Holz
machen würde und außerdem ein einfacher Holzkasten immerhin etwas
feuergefährlich erscheint, hat BIER das Holz präpariert und zwar in
der Weise, daß er der Innenwand des Kastens einen Anstrich von
Wasserglas gab, die
Außenseite mit Pack-
leinwand überzog und
diese dann gleichfalls
mit Wasserglas
tränkte. Ebenso ist
die eintretende Heiz-
röhre bez. die oben
erwähnte, dieselbe auf-
nehmende kurze Röhre
gleichfalls mit Watte
oder Mull, welche in
Wasserglas getränkt
sind, einzudichten.

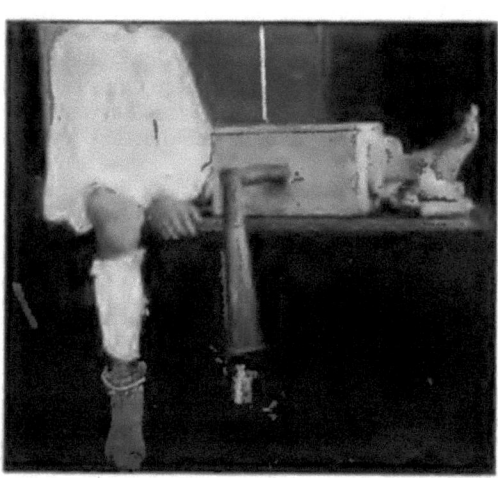

Fig. 40. Heißluftapparat nach BIER für das ·Knie.

BIER hat der-
artige Apparate für
verschiedene Körper-
teile (Fig. 40 zeigt
einen solchen für das
Knie) angegeben; sind
die Eintrittsöffnungen
für den Körperteil sehr
groß, so kann man sie
in ähnlicher Weise wie bei dem TALLERMAN'schen oder den von
KRAUSE improvisierten Apparaten mit einem undurchgängigen Stoff,
z. B. MOSETTIG-Battist, abschließen.

Die BIER'schen Apparate haben zweifellos den Vorzug, daß sie
sehr einfach herzustellen sind. Jeder Tischler kann sie machen. In
BIER's Klinik fertigen sie die Wärter. Ein Ventil zur Regulierung
der Temperatur ist an denselben durch einen einfachen Schieber leicht
anzubringen, doch ist das nicht nötig, wie BIER selbst angiebt.

Leicht werden Temperaturen bis 100° erreicht. Darüber hinauszugehen hält BIER für unnötig und giebt sogar ausdrücklich an, daß
eine Reihe seiner Kranken höhere Temperaturen nicht ertragen hätten.

# III. Specielle Hydrotherapie.

Es sollen in diesem Teile die hydrotherapeutischen Maßnahmen, die bei den einzelnen Erkrankungen angezeigt sind, besprochen werden. Man wird sich freilich vor Augen zu halten haben, daß es im Rahmen eines kurzen Lehrbuches nicht möglich ist, jedes Detail zu besprechen, so daß eine absolute Vollständigkeit nicht gefordert werden darf.

Wir haben uns aber bemüht, die Indikationen zu einem hydriatischen Eingreifen überall so präcis wie möglich hervortreten zu lassen. Die Form desselben kann, wie bei der Besprechung der Technik ja bereits auseinandergesetzt ist, eine sehr wechselnde sein und wird vielfach von äußeren Umständen, die mit der Indikationsstellung nichts zu thun haben, abhängig sein müssen.

Wir bitten daher, die gegebenen Vorschriften über die Form der Applikationen nicht als absolut giltige, unabänderliche zu betrachten. Jeder, der Hydrotherapie praktisch treibt, wird in Bezug auf die Form der anzuwendenden Prozedur gewisse Liebhabereien haben, und deswegen wird sich hie und da in die Darstellung ein subjektiver Zug mischen.

Bei allen Kapiteln, über die uns eigene Erfahrung in größerem Maßstabe fehlte und wir mehr auf die Litteratur angewiesen waren, ist dieser Umstand hervorgehoben worden.

## I. Specielle Hydrotherapie in der inneren Medizin.

### A. Die hydriatische Behandlung der fieberhaften Infektionskrankheiten.

#### Allgemeines.

Gemeinsam ist diesen Erkrankungen der Symptomenkomplex Fieber. Es läßt sich dieser Komplex, der sich durch Temperatursteigerung, Veränderung der Cirkulation, des Sensoriums, des Stoffumsatzes u. s. w. charakterisiert, zwar im einzelnen Falle nicht scharf von den Erscheinungen der specifischen Infektion abgrenzen, aber trotzdem ist seine Einheitlichkeit durch neuere Untersuchungen sehr wahrscheinlich geworden (1).

---

1) Vergl. *Krehl u. Matthes, Untersuchungen über den Eiweifszerfall im Fieber u. s. w.,* Archiv f. exper. Path. u. Pharm. Bd. 40, 1898, p. 486 ff.

So darf man denn auch heute noch von einer einheitlichen Behandlung des Fiebers durch hydriatische Maßnahmen, von der Bäderantipyrese sprechen.

Außer dieser ergeben sich bei den Infektionskrankheiten Indikationen für eine Reihe anderweitiger, nicht direkt oder wenigstens
nicht in erster Linie antipyretisch wirkender Wasseranwendungen, die
wir gesondert von der Bäderbehandlung bei] der Schilderung der
Therapie in den einzelnen Erkrankungen berühren werden.

Es kann nicht die Aufgabe sein, hier die moderne Fieberlehre ausführlich zu erörtern, immerhin aber erscheint es mir nützlich, einige
Dinge hervorzuheben, die zum Verständnis der Bäderbehandlung unerläßlich sind.

Wir sind über den Wärmehaushalt im Fieber durch eine Reihe
von neueren, mit exakter und einwandsfreier Methodik ausgeführten
Arbeiten, wenigstens in den experimentellen Fiebern, ausreichend unterrichtet und können danach als sicher betrachten, daß die meisten
Fieber mit einer Erhöhung der Wärmeproduktion einhergehen und
daß dieselbe sich zu der normalen etwa wie 120—130 : 100 verhält *).

Da nun ein Teil davon auf erhöhte Muskelarbeit durch raschere
Respiration und ein weiterer Teil auf die im allgemeinen Teil p. 56
besprochene Mehrzersetzung bei gesteigerter Körpertemperatur entfallen würde, so erscheint eine derartige Steigerung eine recht geringe. In einigen, aber sicher konstatierten Fällen kann selbst diese
geringe Steigerung übrigens fehlen.

Bemerken möchte ich jedoch ausdrücklich, daß ausgedehnte
kalorimetrische Untersuchungen an fiebernden Menschen mit wirklich
exakter Methodik noch sehr erwünscht wären.

Die Wärmeproduktion ist in den verschiedenen Stadien des Fiebers
eine verschieden hohe; sie kann sehr hoch werden, wenn im Beginn
des Fiebers, z. B. im Schüttelfrost zu der durch den fieberhaften Prozeß
gesteigerten Wärmebildung sich noch die durch das Muskelzittern bedingte hinzugesellt. Diese letztere ist als eine regulatorische, durch
die Abkühlung der Oberfläche hervorgerufene anzusehen.

Die Wärmeabgabe wechselt mit der Wärmeproduktion, bleibt aber
stets so hinter ihr zurück, daß eine Erhöhung der Eigentemperatur
zustande kommt. Unsere Untersuchungen (1) haben es wahrscheinlich
gemacht, daß die Wasserverdunstung nicht in demselben Maße gesteigert
ist wie bei Gesunden mit künstlich erhöhter Temperatur, so daß vielleicht die Insufficienz der Wasserverdunstung für die Erklärung der
mangelnden Wärmeabgabe und der Temperatursteigerung von Bedeutung ist. Damit stimmen gut die älteren Untersuchungen von
Botkin (2), v. Leyden (3), Glax (4), die eine Wasserretention im
Fieber nachwiesen.

Wie dem auch sein mag, jedenfalls ist die Wärmeabgabe also

---

*) Eine Zusammenstellung der bislang am Menschen und Tier ausgeführten
kalorimetrischen Untersuchungen, sowie eine Kritik derselben nach unseren heutigen
Anforderungen findet sich in einer von Krehl und mir ausgeführten Untersuchung
„Wie entsteht die Temperatursteigerung im Fieber?" Archiv f. exper. Path. u.
Pharm. Bd. 38.

1) *Krehl u. Matthes, l. c.*
2) *Botkin, Mediz. Klinik, Berlin 1867.*
3) *Leyden, Untersuchungen über das Fieber, Deutsches Archiv f. klin. Med. Bd. 5.*
4) *Glax, Die Wasserretention im Fieber, Festschr. f. Rollett, Jena, 1893.*

beim Fieber verhältnismäßig eingeschränkt, und es erscheint daher rationell, dieselbe künstlich durch wärmeentziehende Prozeduren zu steigern.

Nun haben LIEBERMEISTER's Untersuchungen bereits festgestellt, daß die Wärmeregulation gegenüber solchen Maßnahmen im Fieber keineswegs erloschen ist. Auch der Fiebernde reguliert sowohl physikalisch, wie chemisch im kalten Bade, er kontrahiert seine Gefäße in der Peripherie und steigert seine Wärmeproduktion, allein augenscheinlich ist die Wärmeregulation des Fiebernden eine nicht so vollkommene, wie die des Gesunden.

Die Temperatur des Fiebernden wird viel ausgiebiger schon durch mäßige Wärmeentziehungen herabgedrückt als die des Gesunden.

Fragt man nach den Gründen dieses Verhaltens, so kann man nicht in Abrede stellen, daß die chemische Regulation im Fieber zwar erhalten, aber insufficient sein kann.

Es sei an eine Arbeit LUDWIG SCHRÖDER's (1) erinnert, der den Stoffwechsel Fiebernder nach Bädern untersuchte und in kurzen, 5 Minuten lang dauernden Respirationsversuchen eine Herabsetzung der Kohlensäureexhalation und ferner eine ebensolche der Harnstoffausscheidung fand. Er schließt daraus auf eine Verlangsamung des Stoffwechsels.

In neuerer Zeit ist diese Frage in vielen Analysen von ROBIN (2) und BINET untersucht worden, es ist gleichfalls mit einer Methode, die Stichproben der Atmung bestimmt, von ihnen gearbeitet worden.

Sie sind zu dem merkwürdigen Resultate gekommen, daß die respiratorischen Umsetzungen an sich im Typhus gegen die Norm vermindert seien und durch die Wirkung der Bäder erhöht würden.

Sie schließen mit folgendem Satze: „La balnéation froide diminue la température en amoindrissant les actes d'hydratation et de dédoublement, première étape de la désintégration cellulaire, et producteurs de toxines, qui sont des sources importantes de la chaleur febrile.

Elle exagère les actes d'oxydation qui transforment les produits solubles facilement éliminables, peu toxiques, les toxines bactériennes et celles qui proviennent de la désintégration morbide des tissus."

Die Arbeit kann nur den Anspruch einer vorläufigen Mitteilung machen. Aehnliche von KREHL ausgeführte Untersuchungen sind zur Zeit noch nicht abgeschlossen.

Allein man wird nach dem heutigen Stande unserer Kenntnisse für das labilere Verhalten der Temperatur Fiebernder eine Aenderung in der Beschaffenheit der Hautgefäße verantwortlich machen. Schon LIEBERMEISTER (3) schreibt: „Alle Verhältnisse weisen darauf hin, die Ursache dieses Verhaltens darin zu suchen, daß bei Fiebernden bei starken Wärmeentziehungen die Kontraktion der Haut und ihrer Gefäße nicht ganz so energisch erfolgt wie bei Gesunden", und NAUNYN (4), der eine ausführliche Besprechung des Verhaltens der Gefäße im Fieber in seiner bekannten Arbeit „Fieber und Kaltwasserbehandlung" giebt, schreibt: „Es ist berechtigt, diese Eigenschaft (nämlich die leichtere Abkühlung) des fiebernden Organismus auf eine Atonie des Gefäßsystems zurückzuführen, wenigstens können wir durch Lähmung der Gefäße einen ähnlichen Zustand herbeiführen."

1) Schröder, Deutsches Archiv f. klin. Med. Bd. 6 No. 4, 1869.
2) Vergl. dazu auch M. A. Robin, Der respiratorische Gaswechsel beim Typhus unter dem Einflufs der Bäderbehandlung, Acad. de méd., 1896, 27. Oktbr. p. 496 ff.
3) Liebermeister, Pathol. u. Therapie d. Fiebers, p. 353.
4) Naunyn, Fieber und Kaltwasserbehandlung, Archiv f. exp. Pathol. u. Pharm. Bd. 18, 1884, p. 49.

In Bezug auf die ziemlich ausgedehnte Litteratur über das Verhalten der Gefäße im Fieber sei auf die NAUNYN'sche Arbeit und die Arbeiten ROMBERG's verwiesen (MADER, BÄUMLER, SENATOR, MAREY, MARAGLIANO, KRAUS, QUINCKE etc.).

Auch KREHL (1) hält es für möglich, daß sich die Hautgefäße nach Bädern bei Fiebernden abnorm stark und anhaltend erweitern.

Wir können jedenfalls also durch Wärmeentziehungen die Temperatur Fiebernder herabsetzen.

Allein dies ist keineswegs die einzige Indikation für die Bäderbehandlung im Fieber. Man ist im Gegenteil mit Recht allgemein neuerdings von der einseitigen Ueberschätzung der durch eine fieberhafte Ueberhitzung gesetzten Gefahren eher zurückgekommen und hat den anderen Symptomen des Fiebers eine mehr selbständige Stellung eingeräumt, indem man sie als direkte Infektionswirkung und nicht allein als Folge der Temperatursteigerung anzusehen geneigt ist.

Es ist zunächst der Cirkulationsstörungen zu gedenken, die wir ja eben schon berührten.

In Bezug auf diese haben nun die exakten Arbeiten der Leipziger Schule (2) ergeben: „daß im Beginn und auf der Höhe des durch die verschiedenen Infektionen beim Tiere verursachten Fiebers weder die Herzkraft, noch die Erregbarkeit und Funktionsfähigkeit des vasomotorischen Apparates eine Schädigung erleiden, daß dagegen im Kollaps der Kreislauf des Kaninchens dadurch geschädigt wird, daß das Vasomotorencentrum des verlängerten Markes einer Lähmung verfällt". Das Herz ist an dieser Schädigung primär nicht beteiligt. Im allgemeinen wird es erst sekundär infolge der durch die Vasomotorenlähmung auftretenden mangelhaften Durchblutung geschädigt.

„Nicht Herzschwäche, sondern Vasomotorenschwäche ist die Hauptursache des Versagens der Cirkulation."

Experimentell nachweisbar wird diese Vasomotorenschwäche freilich erst im Kollaps, aber es kann kaum einem Zweifel unterliegen, daß sie der Grund für manche am Krankenbett beobachteten Erscheinungen ist.

Es erhellt, daß diese durch experimentelle Belege gestützte Auffassung sich mit der älteren NAUNYN'schen Anschauung deckt, welche die Einförmigkeit der Blutverteilung im fiebernden Organismus als charakteristisch hinstellt, während normalerweise durch die Thätigkeit der Vasomotoren (bez., um mit BIER zu sprechen, durch das Blutgefühl) das gerade arbeitende Organ hauptsächlich mit Blut versorgt wird, die ruhenden dagegen im Verhältnis blutleerer sind.

Auch hier ist jedoch bei aller Anerkennung der ROMBERG'schen Arbeiten und Resultate, ebenso wie vorher bei der Besprechung der Wärmeökonomie im Fieber, anzufügen, daß diese Annahmen nur in einer Reihe experimenteller Tierfieber wirklich klar bewiesen sind, und daß die Möglichkeit einer direkten und primären Herzschädigung für den Menschen bislang nicht ausgeschlossen erscheint.

Es ergiebt sich nun ohne weiteres, daß wir durch Kaltreize, indem wir die Gefäßgebiete der Haut, und mittelbar die der inneren Organe,

1) *Krehl*, Pathol. Physiolog. Leipzig 1898 p. 431.
2) *Pässler* u. *Romberg*, Verhandlungen d. Kongress. f. inn. Med. 1896; ferner Untersuchungen über die allgem. Pathol. u. Therapie der Kreislaufstörung bei akuten Infektionskrankheiten; v. *Romberg*, *Pässler*, *Bruhns*, *Müller*, Dtsch. Archiv f. klin. Med. Bd. 64 p. 652 ff.

in ihrem Kontraktionszustand verändern, die Cirkulation werden günstig beeinflussen können, und zwar wird diese Wirkung sowohl durch vasomotorische Reflexe, solange dieselben noch gangbar sind, als auch durch direkte Einwirkung der Kälte auf die Gefäßwandungen zustande kommen. Es kommen ferner für eine günstige Beeinflussung der Cirkulation des weiteren alle die im allgemeinen Teil geschilderten Momente in Betracht, also z. B. die Einwirkung der Kälte auf das Herz selbst, die Verbesserung der Cirkulation durch vertiefte Atmung.

Daß im allgemeinen wirklich eine Verbesserung der Cirkulation durch die Bäderbehandlung erreicht wird, dafür läßt sich, abgesehen von dem rein klinischen Bild des Geringerwerdens der Cyanose, der Pulsverlangsamung und -kräftigung, als Beweis anführen, daß, wie allgemein bekannt ist, die Diurese durch die Kaltwasserbehandlung vermehrt wird; außerdem lassen sich wohl auch die Resultate BREITENSTEIN's, der nach kalten Bädern bei Typhuskranken eine erhebliche Zunahme der roten Blutkörperchen sah, kaum anders deuten, vergl. p. 70.

NAUNYN führt übrigens für das erste Faktum einen instruktiven Fall an, aus dem erhellt, daß die Vermehrung der Diurese nicht etwa auf vermehrte Flüssigkeitsaufnahme geschoben werden darf, denn man könnte sonst daran denken, daß der durch die Bäderbehandlung weniger soporöse Kranke mehr trinkt.

Unbestreitbar sind die günstigen Wirkungen der Hydrotherapie im Fieber auf die Respiration. Die Kranken werden zum tiefen, ausgiebigen Atmen angeregt, und auf diese Weise werden Hypostasen vermieden, Bronchitiden günstig beeinflußt und der Entstehung von Bronchopneumonien vorgebeugt.

Von außerordentlicher Wichtigkeit ist ferner die Wirkung der Kälte auf das Nervensystem, die zu einer Aufhellung des Bewußtseins führt und den Sopor mit seinen Folgezuständen unterbricht oder nicht zur Entwickelung kommen läßt. Als solche Folgezustände seien nur die Austrocknungserscheinungen auf der Schleimhaut der Mundhöhle, die fuliginösen Zungen- und Zahnfleischbelege erwähnt, die man bei mit Bädern behandelten Kranken sehr viel seltener sieht, dann ferner sei der durch die Aufhellung des Bewußtseins ermöglichten besseren Nahrungsaufnahme gedacht. Gerade nach Bädern sind hochfiebernde Schwerkranke geneigt, zu trinken, während sie sonst wegen des Sopors schlecht schlucken.

Es sind, abgesehen von diesen der klinischen Beobachtung zugänglichen Erfolgen der Hydrotherapie, neuerdings, auf modernen Ansichten fußend, noch einige andere Wirkungen der Wasseranwendungen bei fieberhaften Infektionskrankheiten behauptet worden. Ich führe dieselben hier an, möchte aber das Hypothetische dieser Anschauungen nicht verdunkeln. Am besten begründet und jedenfalls geistreich ist noch die Ansicht von LIEBERMEISTER, daß der durch die Wärmeentziehung stark beschleunigte Stoffwechsel auch für die Unschädlichmachung und Vernichtung der bakteriellen Gifte in Betracht käme. LIEBERMEISTER schreibt wörtlich: „Welche Bedeutung aber die Intensität des Gesamtstoffwechsels hat, wenn es sich um Widerstand gegen pathogene Mikroorganismen handelt, wird am deutlichsten, wenn man sich den äußersten Fall vergegenwärtigt und berücksichtigt, wie der menschliche Körper sich verhält, wenn einmal mit dem Tode aller lebendige Stoffumsatz aufgehört hat: dann erhalten sofort die Mikrobien

die Oberhand und führen zu schnellem Zerfall." Der Hinweis ist
zwar nicht ganz zutreffend, da auch dann nicht die pathogenen Mikroorganismen, sondern einfache Fäulniserreger besonders gedeihen, aber
immerhin erschien mir die LIEBERMEISTER'sche Anffassung erwähnenswert. Natürlich kann es aber auch ganz anders sein und ebensogut
lebhafte Zersetzungen im Körper einem bakteriellen Wachstum besonders förderlich sein. Jedenfalls aber lassen sich so komplizierte
biologische Fragen gemeinhin nicht so einfach lösen.

Fernerhin hat WINTERNITZ die nach Kälteapplikation nachge-
wiesene vorübergehende Leukocytose als einen für die Elimination
mikrobischer Schädlichkeiten besonders wichtigen Vorgang hingestellt
und sogar von einem Heilserum der Hydrotherapeuten gesprochen. Ich
verweise auf die im allgemeinen Teil über diese Leukocytose gegebenen
Erörterungen, aus denen hervorgeht, daß das Wesen derselben denn
doch wohl noch zu unklar ist, um solche Schlüsse wenigstens wissenschaftlich zu erlauben.

Aber abgesehen von diesen hypothetischen Anschauungen sehen
wir jedenfalls, daß der Indikationen für die Badebehandlung eine ganze
Reihe sind; wie sie sich praktisch gestalten, wird sich bei der Schilderung der einzelnen Krankheiten ergeben.

Eines muß man sich aber gerade bei der hydriatischen Behandlung fieberhafter Erkrankungen vor Augen halten, daß wir uns nicht
allein der Wärme entziehenden, sondern vor allem auch der Reizwirkungen der hydriatischen Maßnahmen zu bedienen haben.

Bevor wir nun auf die einzelnen Infektionskrankheiten eingehen,
wollen wir eine Schilderung des heute bei fieberhaften Erkrankungen
üblichen Badeverfahrens nnd der dabei zu beachtenden Regeln im
allgemeinen geben.

Es ist dasselbe durchaus nicht immer das gleiche gewesen. Im
technischen Teil sind die Hauptformen, welche in Betracht kommen,
das Sturzbad nach CURRIE, das kühle Vollbad, das abgekühlte Vollbad nach v. ZIEMSSEN nnd das Halbbad, bereits geschildert worden.

Man kann aber sagen, daß heute in deutschen Kliniken wohl das
kühle Bad mit Frottierung und Bespülnng bez. Uebergießungen des
in halbsitzender Stellung im Bade gehaltenen Patienten das allgemein
geübte Verfahren ist.

Ich halte es wirklich nicht für einen prinzipiellen Unterschied
dabei, ob die Wanne etwas mehr gefüllt ist, ob man also mehr Vollbäder oder Halbbäder verabreicht. Das Wesentliche ist jedenfalls die
Kombination mit den Friktionen und Bespülungen der das Wasser-
niveau überragenden Teile.

In der Jenaer Klinik werden Fiebernde so gebadet, daß das
Wasser dem in halb liegender Stellung mit etwas erhöhtem Oberkörper
im Bade gehaltenen Kranken etwa bis an die Brustwarzen reicht nnd
die aus dem Bade hervorragenden Teile fortwährend mit dem Badewasser bespült und die gesamte Körperoberfläche leicht frottiert wird.
Wir begießen im Bade Kopf nnd Rücken des Kranken mit
kühlerem Wasser (15°) bei stärkerem Sopor nnd bei heftigerer Bronchitis, nnd zwar gewöhnlich mehrmals, bei fast allen Kranken aber
einmal am Schluß des Bades. Das Wasser darf dabei nicht aus
größerer Höhe herabfallen.

Die Wahl der Temperatur und der Dauer des Bades richtet sich
nach dem Gesamtzustand des Kranken nnd zwar in der Weise, daß

man bei kräftigen Männern die Temperatur niedriger und die Badedauer kürzer wählt, während man bei Frauen und weniger kräftigen
Männern höhere Temperaturen und längere Badedauer anwendet.
Jedenfalls aber ist es nützlich, v. ZIEMSSEN's und CURSCHMANN's
Rat zu folgen und, solange man die Empfindlichkeit der Kranken
gegen Wasseranwendungen noch nicht kennt, mit höheren Temperaturen von etwa 28—30° zu beginnen und dann, während der Kranke
sich im Bade befindet, durch Zugießen kalten Wassers bis auf 22°
abzukühlen.

Sieht man, daß der Kranke die Bäder gut verträgt, so beginnt
man dann das nächste Mal gleich mit 25°. Unter 22° sind wir in
der medizinischen Klinik zu Jena höchst selten mit der Temperatur
herabgegangen.

Ich halte auch den von WINTERNITZ gegebenen Rat, daß man
sich vor dem Bade durch die Vornahme einer kalten Teilwaschung
von der Reaktionsfähigkeit des Patienten überzeugen soll, für durchaus beherzigenswert und habe denselben oft mit Nutzen befolgt.

WINTERNITZ (1) schreibt darüber: „Bleibt nach der Waschung die Haut blaß
und kalt, die Temperatur im Körperinnern sehr hoch, so werden wir mit höheren
Temperaturen, länger dauernden Bädern, kräftigeren mechanischen Eingriffen die
weitere Antipyrese zu erzielen bemüht sein. Zeigt nach der Waschung die Haut
sehr charakteristische alveolar cyanotische Injektion, sind die peripheren Temperaturen
sehr niedrig, das Körperinnere sehr hoch temperiert, so darf man auf Wärme-
retention, Herzschwäche, drohenden Kollaps schließen. Hier muß man oft der
Peripherie Wärme zuführen, dem Stamm solche entziehen. Trockene Erwärmung
der Extremitäten mit gleichzeitigem Stammesumschlage, flüchtige Begießungen mit
kräftigen Friktionen werden hier ihre Anzeige finden".

Die Dauer der Bäder ist für die kühleren Bäder (unter 25°) auf
10—15 Minuten, für die gewöhnlich gegebenen allmählich abgekühlten
auf 15—25 Minuten festzusetzen (vergl. unten).

Selbstverständlich ist, daß die Kranken ins Bad und wieder aus
demselben herausgehoben werden. Keinesfalls darf ein fiebernder
Kranker selbst ins Bad steigen.

Wir geben regelmäßig dem Kranken im Bade Reizmittel, einen
Schluck Wein, Cognac oder dergl. Besonders aber sind nach dem
Bade derartige Reizmittel angezeigt, um die Reaktion zu erleichtern
und die Cirkulation anzuregen.

Wir legen den Kranken unabgetrocknet auf ein Wechselbett,
schlagen ihn in ein Leinentuch ein, wie v. ZIEMSSEN und BRAND
vorschreiben, und bedecken ihn leicht. Nur wenn er heftig friert,
helfen wir mit Wärmflaschen und stärkerer Bedeckung nach.

So lassen wir den Kranken nach dem Bade eine Stunde und
länger ungestört und betten ihn erst um, wenn er aus dem gewöhnlich nach dem Bade eintretenden Schlafe erwacht ist.

Bei soporösen Kranken, bei denen die Ernährung schwierig ist,
soll man versuchen, unmittelbar nach dem Bade reichlicher Nahrung
zuzuführen. Sie sind dann, wie schon vorhin bemerkt, gewöhnlich
etwas munterer und leichter zum Trinken geneigt.

Dasselbe Badewasser mehrmals zu benutzen, sollte man bei Typhuskranken überhaupt vermeiden, da man das Wartepersonal dadurch
gefährdet; bei anderen febrilen Erkrankungen, z. B. bei Pneumonie,

---

1) *Winternitz, Mißgriffe bei hydriatischer Behandlung, Blätter f. klin. Hydrotherapie
1897 No. 1.*

ist es unbedenklich, falls es nicht durch Stuhl oder Urinentleerung verunreinigt ist.

In der poliklinischen Praxis wird man allerdings auch bei Typhus mitunter gezwungen sein, dasselbe Badewasser mehrfach zu benutzen und das zimmerwarme Wasser in der Badewanne durch Nachgießen von heißem Wasser auf die nötige Temperatur zu bringen.

Bei Benutzung der unter p. 97 beschriebenen, leicht transportablen Wanne mit tiefer stehendem Kopfende wird dieser Fall, da man sehr wenig Wasser braucht, gewiß seltener eintreten.

Streng ist endlich darauf zu sehen, daß unnützes Lärmen, namentlich in der Zeit nach den Bädern, vermieden wird.

Wie verhält sich nun ein Fiebernder in solchem Bade?

Eine ganze Reihe von Kranken fühlen sich in demselben nach Ueberwindung des ersten Kälteschreckes ganz behaglich, ihre Haut wird nicht wesentlich blasser oder cyanotisch, ja manche zeigen bereits im Bade eine ganz gute Reaktion. Derartige Kranke verlangen häufig selbst die Wiederholung der Bäder, und man kann bei ihnen dreist kühlere Temperaturen nehmen, man soll sie aber nicht über den Eintritt des zweiten Frostes hinaus im Bade lassen und danach die Badedauer bestimmen.

Eine andere Gruppe von Kranken friert während des Bades fortwährend bis zum Zähneklappern, sie sehen dabei etwas livid aus, haben einen kleinen, ziemlich raschen Puls und atmen beschleunigt. Von einem Eintritt einer Reaktion im Bade ist nichts zu sehen, auch nach dem Bade erwärmen sich solche Kranke schwer wieder, ja sie liegen oft noch lange zähneklappernd im Bett. Es sind diese Erscheinungen bei sonst gesunden Kreislaufsorganen nicht Grund, das Bad abzubrechen, aber immerhin soll der Arzt mit Reizmitteln zugegen sein und das Bad überwachen. NAUNYN hält dafür, daß bei solchen Kranken die Temperatur der Bäder zu niedrig gewählt sei, und rät dann wärmer und häufiger zu baden. Gewöhnlich genügt es bereits, um 2° mit der Temperatur hinaufzugehen.

Das wird namentlich angezeigt sein, wenn bei sehr erregbaren Individuen nach dem kalten Bade die Temperatur mit großer Schnelligkeit wieder ansteigt, so daß sie nach weniger wie einer Stunde hoch oder selbst höher als vor dem Bade steht. Man sieht, wie NAUNYN trefflich beschreibt, eine bessere Nachwirkung auf die Körpertemperatur, wenn man das Bad etwas wärmer nimmt, das stürmische Wiederansteigen derselben unmittelbar nach dem Bade fällt fort.

Mir hat sich in letzter Zeit bei solchen Patienten, die im Bade stark frieren, ganz ausgezeichnet die Anwendung kohlensaurer Bäder bewährt. Man kann, wenn man etwa 1 Pfd. Natr. bicarb. und $^5/_4$ Pfd. rohe Salzsäure in der unter Technik beschriebenen Weise dem Bade zufügt, getrost mit 25° die Bäder beginnen lassen, die Kranken frieren nicht darin.

Es ist dabei der temperaturherabsetzende Effekt dem der gewöhnlichen Wasserbäder gleich. Die Wirkung auf die Respiration, die Cirkulation, den Sopor ist durchaus eine gute, wenigstens keine schlechtere als die der einfachen Bäder.

Man kann, wenn man will, auch die kohlensäurehaltigen Bäder langsam abkühlen und selbstverständlich mit einer Schlußbegießung verbinden.

Frottieren dagegen und überhaupt heftigere Bewegungen des Wassers werden besser vermieden.

Gut thut man bei diesen Bädern, möglichst keinen Säureüber-
schuß zu nehmen, um die Haut bei der Wiederholung der Bäder nicht
zu reizen. Ich habe einmal, ehe ich das wußte, Klagen über heftiges
Brennen der Haut nach dem vierten Bade gehört. Später jedoch, als
ich in dieser Beziehung vorsichtig war, sind derartige Beschwerden
mir nicht wieder zu Ohren gekommen.

Ich hatte Gelegenheit, in einer Typhusepidemie von ca. 60 Fällen
vor kurzem ausgiebig diese kohlensäurehaltigen Bäder anzuwenden,
und da ich sonst in der Litteratur Angaben darüber nicht gefunden
habe, sei erlaubt, hier beispielsweise einige Vergleichszahlen anzuführen. Der Blutdruck ist, wo angeführt, mit dem RIVA ROCCI'schen
Instrument vor und nach dem Bade gemessen. Es wurden abwechselnd
einfache Wasserbäder und kohlensäurehaltige gegeben. Die kohlensäurehaltigen Bäder hatten, wo nicht anders bemerkt, 27,5 ⁰ Temperatur
und dauerten 20 Minuten, die Wasserbäder wurden von 27,5 ⁰—22,5 ⁰
abgekühlt bei einer Dauer von 20 Minuten.

| | Temperatur | Puls | Respiration | Blutdruck |
|---|---|---|---|---|
| 1) Typhus 9. Tag: | | | | |
| vor dem Bade | 40,2 | 102 | 24 | 130 mm Hg |
| kohlensaures Bad | | | | |
| 10 Min. nach dem Bade | 38,8 | 100 | 13 | 155 mm Hg |
| 1 Stunde nach dem Bade | 37,6 | | | |
| Derselbe Fall 11. Tag: | | | | |
| vor dem Bade | 40 | 112 | 24 | |
| Wasserbad | | | | |
| 10 Minuten nachher | 38,4 | 90 | 20 | |
| 1 Stunde | 38,7 | 96 | 22 | |
| 2) Typhus 10. Tag: | 40,4 | 132 | | 125 mm Hg |
| kohlensaures Bad | | | | |
| 10 Minuten nachher | 40,2 | 128 | | 145 mm Hg |
| Derselbe Fall 11. Tag: | | | | |
| vor dem Bad | 40,6 | 132 | 30 | |
| Wasserbad | | | | |
| 10 Minuten nachher | 39,8 | 124 | 28 | |
| 1 Stunde | 40,6 | | | |
| Derselbe Fall 11. Tag: | | | | |
| (4 Stunden später) | 40,6 | 136 | 30 | 98 mm Hg |
| kohlensaures Bad | | | | |
| 10 Minuten nachher | 40 | 132 | 28 | 139 mm Hg |
| 3) Typhus, 12-jähr. Kind I, 9. Tag | | | | |
| vor dem Bade | 40,2 | 108 | 32 | |
| kohlensaures Bad | | | | |
| 10 Minuten nachher | 36,9 | | | |
| 1 Stunde | 38,4 | 100 | 28 | |
| Vor dem Bade derselbe Fall und Tag: | 39,7 | 116 | 26 | |
| Wasserbad | | | | |
| 10 Minuten nachher | 36,6 | | | |
| 1 Stunde | 37,5 | 96 | 24 | |
| 4) Typhus, 10-jähr. Kind II, 12. Tag: | | | | |
| vor dem Bad | 39,7 | 136 | 32 | |
| kohlensaures Bad | | | | |
| 10 Minuten nachher | 37,3 | | | |
| 1 Stunde | 38 | 128 | 24 | |
| Dasselbe Kind, derselbe Tag: | | | | |
| vor dem Bade | 40,1 | 100 | 32 | |
| Wasserbad | | | | |
| 10 Minuten nachher | 37,9 | | | |
| 1 Stunde | 38,9 | 96 | 24 | |

Diese Beispiele, die ohne Wahl aus einer großen Reihe derartiger Messungen herausgegriffen sind, mögen genügen.

Sie zeigen außer der Wirkung auf Temperatur, Puls und Respiration, daß der Blutdruck meist, wie auch sonst bei kohlensäurehaltigeu Bädern, ansteigt. Einigemal habe ich übrigens auch eine Senkung (139/128) beobachtet, wie ich nicht verschweigen will.

Jedenfalls möchte ich in allen den Fällen, in welchen die Kranken stark im Bade frieren, zu einem Versuch mit kohlensäurehaltigen Bädern raten. Mitunter genügt es, wenn man 2—3 solche Bäder verabreicht, man kann dann wieder zu einfachen Wasserbädern zurückkehren und sieht, daß die Kranken nun nicht mehr so stark darin frieren.

Manche Kranke, und diese würden die dritte und unaugenehmste Gruppe darstellen, reagieren auf die Kaltwasserbehandlung mit Kollaps.

Man versteht unter dem klinischen Bilde des Kollapses einen jähen Temperatursturz bis tief unter die Norm, verbunden mit sichtbarem Verfall, Kühlwerden der Extremitäten und kleinem flatternden, rasch unfühlbar werdendem Puls.

Es ist oben bereits geschildert, daß nach den Untersuchungen ROMBERG's und PÄSSLER's eine Lähmung des vasomotorischen Centrums die Ursache dieses klinischen Bildes ist.

Beiläufig mag erwähnt werden, daß KREHL und ich kalorimetrisch konstatieren konnten, daß beim tödlichen Kollapse die Wärmeproduktion erheblich herabgesetzt ist, so daß sie sich bis 59 : 100 der Norm verhalten kann. Die Wärmeabgabe ist dabei häufig gleichfalls vermindert, wenn auch nicht in ebenso starkem Maße, und zwar betrifft die Herabsetzung derselben wesentlich die durch Leitung und Strahlung bedingte, während die durch die Wasserverdunstung prozentarisch wenigstens gesteigert ist.

Zum Kollapse überhaupt neigen geschwächte Individuen mit starker Infektion.

Klinisch darf man ferner als sichergestellt halten, daß Kranke mit Schädigungen der Cirkulationsorgane, sei es des Herzens selber, sei es der Gefäße, bei fieberhaften Erkrankungen gern kollabieren, wenn man sie einer Badebehandlung aussetzt.

Man wird für die Kollapse im Bade annehmen dürfen, daß die an sich schon geschwächte Cirkulation den Anforderungen nicht mehr genügt, welche die beim Baden nicht ganz zu vermeidende körperliche Anstrengung einerseits und andererseits die durch die primäre Kälteanämie der Haut gesetzte Widerstandsvermehrung mit sich bringen.

Bei der direkten Lebensgefährlichkeit eines Kollapses halten deswegen wohl fast alle Autoren bei drohendem Kollaps die Bäderbehandlung für streng kontraindiziert. Jedenfalls aber wird man, wenn man in oder nach einem Bade einen Kollaps erlebt hat, dasselbe nicht so bald wiederholen. Hält man den Patienten für Kollaps verdächtig, so wird man im einzelnen Falle freilich die Gefahr und den zu erwartenden Nutzen des Bades sorgfältig gegeneinander abzuwägen haben. Man wird vielleicht mit der Aetherspritze in der Hand noch ein Bad wagen, darf dann aber weder sich noch der Umgebung der Kranken die Gefahr verschleiern.

Daß auch der von WINTERNITZ vorgeschlagene, oben erwähnte Modus der peripheren Wärmezufuhr bei Wärmeentziehung am Stamm gelegentlich sich nützlich erweisen kann, will ich durchaus anerkennen, doch werden derartige Maßnahmen nur ein Notbehelf für ein Bad sein, und es scheint mir zu weit gegangen, wenn WINTERNITZ „lokale und allgemeine Applikationen kalten Wassers für ein geeignetes Mittel hält, den Herzkollaps siegreich zu bekämpfen" (1).

Speciell für die Bäder hat man sich vor Augen zu halten, daß zweifellos ja die Cirkulationsvorgänge durch dieselben gebessert werden können, aber sicher nur bei nicht allzu schwer geschädigter Cirkulation. Eine gewisse Resistenz ist erforderlich, um ein Bad ertragbar erscheinen zu lassen.

Nicht unterlassen will ich schließlich zu bemerken, daß bei manchen Fieberkranken, namentlich bei solchen mit gesunden Cirkulationsorganen, die Neigung zum Kollaps nur eine vorübergehende sein kann und einer späteren vorsichtigen Wiederaufnahme der Bäderbehandlung nicht mehr im Wege zu stehen braucht.

Die Temperaturherabsetzungen, die durch die wärmeentziehenden Bäder erzielt werden, fallen je nach der Schwere der Infektion, je nach dem Kräftezustand der Patienten und auch je nach dem Stadium der Erkrankung verschieden aus. So sieht man z. B. beim Typhus in der 3. Woche stärkere Remissionen als in der 1. Woche.

Auch die Art der fieberhaften Erkrankung ist für die Größe der Temperaturherabsetzung nicht gleichgiltig. Während es z. B. bei dem Hauptobjekt für die Bäderbehandlung, dem Typhus, meist gelingt, einen erheblichen Temperaturabfall herbeizuführen, bleibt derselbe beim Erysipelas weit geringer oder tritt gar nicht ein. Es ist deswegen nicht angängig, bestimmte Zahlen anzugeben, um wie viel Grade die Temperatur herabgesetzt werden soll, wenigstens werden sich derartige Angaben erst bei der Besprechung der einzelnen Erkrankungen machen lassen.

v. Liebermeister's bekannte Untersuchungen (2) haben des weiteren sichergestellt, daß die Bäder quoad Temperaturherabsetzung am besten wirken, wenn sie in der Remissionsperiode der Tagesschwankungen gegeben werden, also in den Nachtstunden von 7 Uhr abends bis 7 Uhr morgens und in den Mittagsstunden von 12—2 Uhr.

Ich habe absichtlich bisher nur die jetzt allgemein geübte Methode der Kaltwasserbehandlung bei Infektionskrankheiten geschildert, die also mit keiner der in der Technik geschilderten Badearten sich vollkommen deckt.

Aeltere Arten, wie die von Riegel (3) vorgeschlagene Form der Wärmeentziehung durch auf Brust und Bauch applizierte Eisblasen, und ebenso der v. Leube'sche (4) Vorschlag, die Patienten auf mit Kältemischungen gefüllte Wasserkissen zu legen, werden wohl heute kaum noch geübt.

Die Sturzbäder nach Currie werden allein für sich wohl selten noch angewendet, sie entziehen außerdem verhältnismäßig wenig Wärme. In Form der Uebergießungen mit kälterem Wasser im Bade selbst werden sie von uns, wie oben geschildert, namentlich bei schweren Erscheinungen von seiten des Nervensystemes oder bei

1) *Die Wasserbehandlung des Unterleibstyphus auf der Klinik von W. Winternitz, Blätter f. klin. Hydrotherapie 1898 No. 12.*

2) *Vergl. darüber auch Immermann, Zur Theorie der Tagesschwankungen im Fieber des Abdominaltyphus, Arch. f. klin. Med. Bd. 6, 1869, p. 561 ff.*

3) *Riegel, Ueber Hydrotherapie und lokale Wärmeentziehung, Deutsch. Arch. f. klin. Med. Bd. 10, 1872, p. 515 ff.*

4) *Leube, Ueber Abkühlung bei fieberhaften Krankheiten durch Eiskissen, Deutsch. Arch. f. klin. Med. Bd. 8, 1871, p. 355 ff.*

Komplikationen von seiten der Respirationsorgane regelmäßig angewendet.

Nur die häufig gewechselten kalten Wicklungen als Ersatzmittel für Bäder kommen, sei es mit oder ohne Wärmezufuhr, an den peripheren Teilen, praktisch noch in Betracht.

Ueber dic Vorteile und Nachteile derselben ist das Erforderliche bereits unter Technik im allgemeinen besprochen worden, hier möchte ich nur noch hinzufügen, daß sie WINTERNITZ namentlich bei unverhältnismäßig gesteigerter Pulsfrequenz und furibunden Fieberdelirien empfiehlt und daß man sie gelegentlich gerade bei Kranken mit Kollapsgefahr wegen ihrer weniger eingreifenden Wirkung wird verwenden können.

Andere Maßnahmen, wie einfache kalte Waschungen, die Anwendung von lokalen Umschlägen und Eisbeuteln, können nicht als eigentlich antipyretische Verfahren bezeichnet werden. Sie sollen bei der Besprechung der einzelnen Erkrankungen. zu welcher wir uns nunmehr wenden, abgehandelt werden.

## 1. Typhus.

Gemäß der langen Dauer der fieberhaften Erkrankung ist die Badebehandlung dringend indiziert und jeder anderen überlegen. Sie ist durch eine große Reihe von klinischen Arbeiten auf das sicherste in ihren Wirkungen untersucht, und man kann heute sagen, daß sie die arzneiliche Antipyrese vollständig verdrängt hat.

Die Litteratur über diese Bäderbehandlung ist eine sehr große. Gute Zusammenstellungen derselben finden sich iu dem bereits erwähnten Buch von KÜCHENMEISTER, ferner in der 2. Auflage der Wasserbehandlung des typhösen Fiebers von BRAND und in LIEBERMEISTER's Handbuch der Pathologie und Therapie des Fiebers. Ich will, um nicht zu ausführlich zu werden, von einer Darstellung der historischen Entwickelung absehen und möchte nur so viel bemerken, daß die an CURRIE's Lehren anknüpfende Behandlung des Typhus mit kaltem Wasser in Deutschland wieder fast völlig vergessen war oder doch nur sehr vereinzelt, so namentlich von GIETL in München noch ausgeübt wurde. Das Verdienst, dieselbe wieder eingeführt zu haben, ist in erster Linie BRAND zuzuschreiben, die klinische und theoretische Begründung derselben knüpft sich an die Namen JÜRGENSEN, LIEBERMEISTER, HAGENBACH, ZIEMSSEN, IMMERMANN, um nur die bekanntesten zu nennen.

Von manchen Seiten, so namentlich von Militärärzten, wird auch heute noch die ursprüngliche strenge BRAND'sche Methode, d. h. die Verabreichung von Bädern von 20—16° und ¹/₄ Stunde Dauer, sobald die Körpertemperatur auf 39,5 in recto steht, als diejenige empfohlen, die allein imstande sei, die Mortalität auf 5—6 Proz. herabzudrücken, während das oben geschilderte individualisierende Verfahren mit höheren Temperaturen eine Mortalität von 10—12 Proz. ergäbe. Für diese Anschauung ist in mehreren Arbeiten der Generalarzt VOGL (1) in München warm eingetreten, der das mildere Verfahren nur bei komplizierten Fällen geübt wissen will.

---

1) *Vogl, Ueber Typhustherapie im Münchner Garnisonslazarett, Deutsch. Arch. f. klin. Med. Bd. 36 p. 542, Bd. 37 p. 151; Arch. f. klin. Med. Bd. 44 p. 49; Ueber den heutigen Stand der Typhustherapie, Blätter f. klin. Hydrother. 1895 No. 6.*

Man wird die Zweckmäßigkeit eines solchen Vorgehens bei kräftigen, sonst gesunden jungen Männern, bei einem, ich möchte sagen,
so erlesenen Material, wie es junge Soldaten darstellen, durchaus anerkennen und wird dasselbe auch unter gleichen Verhältnissen üben.
Für weniger widerstandsfähige Menschen, wie sie die Mehrzahl der
Patienten sind, hat die Erfahrung das vorhin geschilderte Verfahren
als das zweckmäßigere erkennen lassen.

Wenn wir nun die Durchführung der Wasserbehandlung im Typhus
besprechen wollen, so ergiebt sich zunächst die Frage: wie oft und
wann soll man baden?

BRAND hatte die Regel aufgestellt, daß ein Bad indiziert sei,
wenn die ·Rectaltemperatur der Typhösen (bei dreistündlichen Messungen) 39,5 überschritte, und diese Regel ist jedenfalls als allgemeine
Anweisung für das Wartepersonal, wenn man den Kranken nicht zu
jeder Zeit sehen kann, ganz nützlich, weil sie einfach und präcis ist.
Aber natürlich kann eine solche Regel nicht absolut gelten.

Man wird beim schweren Status typhosus, bei beginnenden Bronchopneumonien, bei sehr beschleunigtem und stark dikrotem, kleinem
Pulse bereits bei Temperaturen auch unter 39,5 zu baden genötigt sein.

NAUNYN hat sogar besonders betont, daß man bei solchen Fällen,
die bei niederen Temperaturen einen recht schweren Eindruck machen,
mitunter durch eine hydriatische Behandlung eine Steigerung der
durchschnittlichen Körpertemperatur erreicht, obgleich die Behandlung
augenscheinlich günstig wirkt.

Man wird andererseits bei klarem Sensorium, bei geringer oder
fehlender Bronchitis und gutem Pulse sich nicht einseitig von der
Höhe der Temperatur leiten lassen und ohne Not die Zahl der Bäder
häufen. Bereits v. LIEBERMEISTER hatte diese Schwierigkeit empfunden
und die Zahl der Bäder dadurch einzuschränken gesucht, daß er in
den Perioden, in welchen die Körpertemperatur normalerweise Neigung
zum Ansteigen hat, in den Vormittags- und Nachmittagsstunden, dem
Fieber seinen Lauf ließ und hauptsächlich nachts badete. Er geht
dabei von dem Gesichtspunkte aus, daß es nicht so sehr Aufgabe ist,
die Temperaturen dauernd niedrig zu halten, als möglichst genügende
Remissionen zu erzielen. Ich möchte die Zweckmäßigkeit dieses Rates
ganz besonders hervorheben, so unbequem auch das Baden nachts für
das Personal sein mag.

Man kommt bei Beachtung dieser Regel mit 3—5 Bädern auf der
Höhe des Fiebers in mittelschweren Fällen aus, wenigstens ist das die
Zahl, die sich als Durchschnitt aus unseren Krankengeschichten ergiebt.
Bei leichten Fällen werden weniger, bei schwereren höchst selten mehr
Bäder nötig. Ueber 6 Bäder in 24 Stunden sind wir kaum jemals
hinausgegangen. Früher freilich, als man noch nach LIEBERMEISTER
die meisten der typhösen Erscheinungen auf die Ueberhitzung zurück-
führte, hat man konsequenterweise vielfach häufiger gebadet; so giebt
NAUNYN noch an, daß er in schweren Fällen alle 2 Stunden gemessen
hätte und auf 12 Bäder gekommen sei, aber CURSCHMANN, der übrigens
von je her in der Bäderbehandlung einen etwas zurückhaltenden Standpunkt eingenommen hat, macht in seiner neuen Monographie des Typhus
wiederum, meiner Ansicht nach mit Recht, darauf aufmerksam, daß
Ruhe und Gleichmäßigkeit nicht minder wichtige Heilfaktoren seien als
die Temperaturherabsetzung und sich nicht ungestraft ignorieren ließen.

WINTERNITZ führt sogar eine große Steigerung nervöser Sym-

11*

ptome, das Bild der Febris nervosa versatilis mit Sehnenhüpfen, Flockenlesen etc. auf zu gehäufte kalte Bäder zurück.

Er empfiehlt übrigens, die Wiederholung der Bäder bei Typhus nicht so sehr vom Gange der Temperatur, als von dem Wiedererscheinen eines hochgradigen Dikrotismus der Pulswelle und einer großen Steigerung der Pulsfrequenz abhängig zu machen. Es ist dies natürlich nur unter einer steten, in praxi wohl oft unmöglichen, ärztlichen Beobachtung denkbar. Aber auch dann halte ich die Vorschrift für zu eng gegriffen; so wichtig und beachtenswert der Zustand der Cirkulationsorgane auch ist, so darf man ihn nicht nur allein berücksichtigen. Eine excessive Temperatursteigerung, wie tiefer Sopor können ebenso gut die Wiederholung des Bades indizieren. Man wird überhaupt die letztere vom Allgemeinzustand und . nicht nur vom einzelnen Symptome abhängig zu machen haben. Nur das Bedürfnis der Praxis rechtfertigt schematische Anordnungen, und von diesen ist die alte BRAND'sche die beste, weil sie die einfachste ist.

So sehr man nun auch die Berechtigung des CURSCHMANN'schen ne quid nimis für die Badebehandlung im Typhus wird anerkennen müssen, so sind doch gegen den Standpunkt, den CURSCHMANN insofern einnimmt, als er nur die schwer einsetzenden Fälle von vornherein einer Badebehandlung unterzieht, für die leichten und mittelschweren dieselbe aber für unnötig erklärt, Einwendungen von verschiedenen Seiten gemacht worden. Ich möchte nur NAUNYN wiederum in dieser Richtung citieren, der schreibt: „Ich gebe gern zu, daß man in den meisten Fällen von leichtem und selbst mittelschwerem Typhus sich die hydriatische Behandlung ersparen kann, doch ist es mir, wie auch anderen, zu häufig vorgekommen, daß solche mittelschwere oder selbst leichte Fälle plötzlich — ohne Komplikation — eine schwere Wendung nehmen und daß man dann den Eindruck gewinnt, es wäre leichter gelungen, den Fall dem guten Ende zuzuführen, wenn man schon früher mit hydriatischer Behandlung begonnen hätte."

Auch von ZIEMSSEN (1) ist der Meinung, daß die Badebehandlung unter allen Umständen zu beginnen hat, sobald die Diagnose nur einigermaßen feststeht, „denn die Erfahrung lehrt, daß die Wirkung der Hydrotherapie auf den Infektionszustand und den Gesamtverlauf der Krankheit um so besser ist, je früher damit begonnen wird".

Wir haben in Jena fast alle Typhen gebadet und höchstens in ganz leichten Fällen, in denen 39,5 ° nie erreicht wurde und auch sonst der Zustand ein günstiger war, davon abgesehen (natürlich auch ausgenommen die Fälle, in denen die unten zu besprechende Kontraindikation für Bäderbehandlung bestanden).

Mir erscheint es im allgemeinen richtig, die leichten und mittelschweren Fälle, gerade weil man mit verhältnismäßig wenigen Bädern auskommt und ein Zuviel in dieser Richtung nicht zu fürchten steht, auch zu baden.

Fragen wir nunmehr, wie sich der Verlauf eines Typhus unter einer zweckentsprechenden Wasserbehandlung gestaltet, so zeigt erstens zunächst die Temperaturkurve einen intermittierenden Typus und keine continua. Das tritt bei schwereren Fällen natürlich nur hervor, wenn verhältnismäßig kurz nach dem Bade gemessen wird, da nach 3 Stunden

---

1) *Penzoldt-Stintzing's Handb. d. Therapie Bd. 1 p. 389.*

die ursprüngliche Höhe der Temperatur bereits wieder erreicht sein kann. Mißt man aber etwa $^1/_4$ Stunde nach dem Bade, so sieht man die Senkungen sehr deutlich.

Die Größe des Ausschlages ist je nach dem Stadium der Erkrankung verschieden. In der 2. Woche braucht sie nur 0,5—1° oder noch weniger zu betragen, in der späteren Zeit können die Ausschläge viel bedeutender sein; so sah ich z. B. am 24. Tage eines schweren Typhus einen Temperaturabfall um volle 4°, von 40,7 auf 36,7 ohne Kollaps nach einem ZIEMSSEN'schen Bade von 20 Min. Dauer.

Es erhellt daraus, daß in den späteren Wochen der Körper gegen Kälteentziehungen empfindlicher wird, und man kommt deswegen dann häufig mit wärmeren Bädern aus. Im allgemeinen soll die Badewirkung 3—4 Stunden anhalten; dauert sie nur kürzere Zeit, so soll man nach NAUNYN die Bäder kälter nehmen. Werden diese nicht ohne weiteres gut ertragen, so möchte ich nochmals sehr anraten, sie mit der Wirkung der Kohlensäure zu kombinieren.

Für übertrieben und den heutigen Anschauungen über die Gefahr der Temperatursteigerung nicht mehr entsprechend halte ich die Ansicht VOGL's, daß die Badebehandlung sich zum Ziel setzen soll, nie wieder die Anfangstemperatur des Aufnahmetages erreichen zu lassen, im Gegenteil, wie bereits bemerkt, ist es kein übles Zeichen, wenn bei einem adynamischen, mit niederen Temperaturen verlaufenden Typhus durch die Bäderbehandlung die Temperatur später höher geht.

Zweitens wird der Puls nach den Bädern im allgemeinen langsamer und gespannter, namentlich wenn die Badebehandlung zweckentsprechend mit Reizmitteln kombiniert wird.

Drittens wird der Sopor keine höheren Grade annehmen. Ich möchte dabei nochmals betonen, daß in den nicht seltenen Fällen von schwerem Sopor mit relativ gutem Pulse kühlere Temperaturen der Bäder bis zu 22° herab als Anfangstemperatur und wiederholte Uebergießungen angezeigt sind, um die Reizwirkung möglichst intensiv zu gestalten.

Viertens gelingt es bei soporösen Kranken durch die Badebehandlung, den Kranken besser zu ernähren. Auch sieht man die fuliginösen Belege des Mundes und der Lippen nicht häufig, meist behalten die Kranken eine ganz gut aussehende Mundschleimhaut.

Fünftens werden bei den mit Bädern behandelten Typhen Komplikationen weit seltener als sonst. Es ist da zunächst zu erwähnen, daß schwerer Decubitus durch die durch die Bäder bedingte bessere Hautpflege vermieden wird, daß ferner die Entwickelung der Bronchopneumonien gehindert wird und daß endlich auch anderweitige Komplikationen seltener werden.

· Wenden wir uns nunmehr den Kontraindikationen für eine Badebehandlung zu, so werden wir zwischen absoluten und relativen mit CURSCHMANN unterscheiden. Für absolute Kontraindikationen gelten übereinstimmend Komplikationen, die eine strikteste körperliche Ruhe des Patienten erheischen und jede Bewegung desselben verbieten. Als solche sind in erster Linie Darmblutungen und Perforativperitonitiden allgemein anerkannt, ebenso sind bei stärkeren peritonitischen Reizungen und frischen Thrombosen, die die Gefahr einer Embolie bieten, Bäder kontraindiziert.

Als eine weitere Kontraindikation hat, wie schon v. LIEBERMEISTER hervorgehoben hat, die Neigung zum Kollaps zu gelten, über die wir bereits ausführlich gesprochen haben. CURSCHMANN stellt zu dieser Gruppe als kollapsverdächtig die Alkoholisten und die Fettleibigen, selbst die jugendlichen, namentlich blühende, üppige junge Frauen. Man wird bei der großen Erfahrung CURSCHMANN's in der Typhusbehandlung diesen Rat sicher zu beherzigen haben und wenigstens bei solchen Personen Vorsicht üben müssen, um nicht von dem unerwarteten Eintritt eines Kollapses überrascht zu werden.

Ich möchte in Bezug auf Komplikationen seitens der Cirkulationsorgane, die ja gerade zum Kollaps prädisponieren, übrigens nicht unerwähnt lassen, daß ich vor einigen Jahren Gelegenheit hatte, einen Typhus bei einer Kranken mit hochgradigem Morb. Basedowii zu beobachten, die wegen der letzteren Erkrankung früher bereits auf meiner Abteilung gelegen hatte. Es bestand eine erhebliche Herzhypertrophie.

Wir haben die Kranke, die einen schweren Typhus mit Temperaturen über 40,5 und ausgeprägtem Status typhosus hatte, regelmäßig gebadet, ohne Nachteil davon zu sehen.

Interessant war in diesem Falle das Verhalten der Pulsfrequenz. Auf der Höhe des Fiebers war dieselbe nur 108—120, während sowohl vor dem Typhus wie in der Rekonvalescenz und noch wochenlang später die Patientin bis zu 150 Pulsen hatte.

Als strikte Kontraindikation für eine Badebehandlung hat CURSCHMANN das Bestehen größerer pleuritischer Exsudate aufgestellt.

WINTERNITZ dagegen will diese Kontraindikation nicht gelten lassen.

Es ist dies natürlich eine Frage, die nur aus der Erfahrung und klinischen Beobachtung heraus entschieden werden kann, und es ist jedenfalls unberechtigt, wenn WINTERNITZ einem Kliniker wie CURSCHMANN „Mangel an Erfahrung in der Typhusbehandlung" vorwirft. Die Pleuritiden bei Typhus fallen übrigens am häufigsten in die späteren Wochen, so daß man schon deswegen selten nötig haben wird, eine Badebehandlung noch fortzusetzen.

Ich habe in den letzten Jahren 3mal die Komplikation mit Pleuritis erlebt, die Fälle endeten sämtlich günstig. In den ersten beiden ist nicht gebadet worden, im letzten, einem hämorrhagischen Exsudat, das etwa bis zum 7. Brustwirbel reichte (und Typhusbacillen führte), haben wir gebadet, ohne Schaden davon zu sehen.

In Bezug auf Komplikation mit Pneumonien kann man folgendes sagen: Bronchopneumonien und Hypostasen indizieren eine Badebehandlung sicherlich, echte croupöse Pneumonien kontraindizieren sie jedenfalls nicht, worauf schon FISMER aufmerksam gemacht hat. Ich habe übrigens seltsamerweise diese Komplikation nur einmal in einem tödlich verlaufenden Falle in den letzten Jahren gesehen.

Als eine relative Gegenanzeige betrachtet CURSCHMANN auch ein höheres Lebensalter: „Von älteren Personen über 50 Jahre werden die Bäder meist nicht vertragen, selbst zwischen 40 und 50 sind nur wenige günstige Objekte für sie."

Wir sind in dieser Richtung in Jena etwas dreister gewesen, und haben nur sehr alte Kranke von der Bäderbehandlung ausgeschlossen. Bei diesen verläuft übrigens selbst bei schwerem Typhus die Erkrankung öfter völlig fieberlos.

So habe ich 2 Fälle, welche beide letal endigten, im Alter von 80 und 75 Jahren gesehen, die keine erhöhten Temperaturen hatten. [Im ersten Falle war eine Embolie der Arter. mesaraica im Anfang der 2. Woche, im zweiten Falle eine Perforativperitonitis die Todesursache.] In beiden Fällen ist nicht gebadet worden, allerdings die Diagnose Typhus bei Lebzeiten auch nicht gestellt worden.

Kinder dagegen, bei denen CURSCHMANN die Badebehandlung nur für die Fälle mit stärkerer Beteiligung des Nervensystems reserviert haben will, haben wir in Jena regelmäßig gebadet.

Das jüngste, an sicherem Typhus erkrankte [Widal positiv, Mutter und zwei Geschwister typhuskrank] war 7 Monate alt und ertrug die Bäder gut. Nur wird man sich zu erinnern haben, daß man bei jüngeren Kindern wegen der stärkeren Wärmeentziehung die Bäder höher temperieren muß. Wir haben im citierten Falle Bäder von 30° mit kühleren Uebergießungen gegeben.

Schließlich gelten noch schwere typhöse Kehlkopferkrankungen für eine Kontraindikation der Bäder. Ich kann aus eigener Erfahrung darüber nichts aussagen. Daß man endlich bei Personen, die außer an Typhus noch an chronischen Krankheiten leiden (CURSCHMANN führt besonders Tuberkulöse und Bronchiektatiker mit Neigung zu Blutungen und hochgradige Emphysematiker an) mit der Bäderbehandlung vorsichtiger und möglichst schonend vorgehen wird, ist sicher ein zu beherzigender Ratschlag.

Im allgemeinen ist also die Zahl der strikten Kontraindikationen für die Bäderbehandlung eine geringe, die der relativen jedenfalls auch keine häufige, und es hat vorläufig die Behandlung mit kühlen Bädern als die typische Typhusbehandlung zu gelten, ohne daß natürlich darüber die diätetischen und andere Vorschriften vernachlässigt werden dürfen.

Von anderweitigen hydriatischen Maßnahmen beim Typhus kommen zunächst warme Bäder von 33—34° in Betracht, die bei Kranken, welche sehr unruhig sind und lebhaft delirieren, dabei Flockenlesen, Subsultus tendinum etc. zeigen, indiziert sind. NAUNYN empfiehlt, solchen Kranken abends zwischen 6—8 Uhr und in den Vormittagsstunden zwischen 11 und 12 Uhr ein warmes Bad statt eines kalten zu geben, und rühmt, daß die Kranken danach ruhiger werden und schlafen. Es werden also diese wärmeren Bäder zwischen die kühleren eingeschoben. [WINTERNITZ rät, in ähnlichen Zuständen die Bäder seltener, nur alle 5—6 Stunden von 22—20° und höchstens 15 Minuten Dauer zu geben.]

Feuchte, häufig gewechselte Einpackungen wird man im allgemeinen nur dann anwenden, wenn sich eine Badebehandlung nicht ermöglichen läßt; so haben wir einmal im Hochsommer, weil die Wasserleitung kein Wasser hergab, eine Reihe Typhuskranker ausschließlich mit Wicklungen behandeln müssen.

Es sei daran erinnert, daß eine Reihe von vier aufeinander folgenden Einwicklungen, zu denen recht kaltes Wasser genommen wird, nach LIEBERMEISTER ungefähr den gleichen Effekt hat wie ein Bad von 22° und 10 Minuten Dauer und einen beträchtlich größeren Effekt als eine gewöhnliche kalte Uebergießung.

Einfache kühle Waschungen wendet CURSCHMANN bei fast allen Typhuskranken an, und ebenso appliziert er Eisblasen auf den Kopf und event. auf das Herz bei schweren Fällen während der Fieberzeit. Wir haben, weil wir häufiger badeten, diese Maßnahmen seltener angewendet, die kalte Waschung wenigstens meist nur, wie schon angegeben, zur Prüfung der Reaktion auf den Kaltreiz.

Von RIESS zuerst, dann von AFANASSIEF MANASSEIN, sowie von UNVERRICHT ist das prolongierte warme Bad für die Typhusbehandlung empfohlen worden (vergl. unter Technik), und diesen Empfehlungen hat sich EICHHORST (1) kürzlich angeschlossen.

Man verzichtet meiner Ansicht nach dabei auf die so wichtigen Reizwirkungen und braucht die Wasserbehandlung nur als temperaturherabsetzendes Mittel, was den heutigen Anschauungen zweifellos nicht entsprechend ist.

Eingebürgert hat sich das Verfahren jedenfalls trotz der schwerwiegenden Empfehlungen bisher nicht.

Mehr lokale Applikationen endlich können bei Komplikationen in Betracht kommen. So kann die lästige starke Tympanie durch PRIESSNITZ-Umschläge um den Bauch gelegentlich günstig beeinflußt werden.

Lokale Kaltapplikationen auf den Leib, sei es als Eisbeutel, sei es als Kühlschläuche in Verbindung mit Umschlägen, dürften bei peritonitischer Reizung und Peritonitis sowie Darmblutungen zu versuchen sein.

## 2. Typhus exanthematicus.

In Bezug auf die hydriatische Behandlung dieser Erkrankung kann kurz gesagt werden, daß dieselbe durchaus nach den beim Typhus abdominalis angegebenen Prinzipien einzuleiten ist.

## 3. Variola.

Im initialen, hoch fieberhaften Stadium der Variola würden an sich Bäder angezeigt sein; allein dasselbe dauert bekanntlich nur kurze Zeit, und deswegen wird übereinstimmend geraten, von einer methodischen Antipyrese in diesem Stadium abzusehen, namentlich da, wie besonders IMMERMANN (2) hervorhebt, ein irgendwie erkennbarer bleibender Nutzen der im Initialstadium methodisch durchgeführten Bäderantipyrese für den weiteren Verlauf nicht zukommt.

Immerhin bestehen auch keine Kontraindikationen gegen ein kühles Bad. Im allgemeinen aber wird man mit der Verordnung einer Eisblase auf den Kopf bei starkem Kopfschmerz, mit öfter wiederholten kalten Waschungen, namentlich wenn die Patienten über starkes Hitzegefühl klagen, auskommen, und höchstens bei schweren Erscheinungen von seiten des Nervensystems baden. WINTERNITZ (3) rät besonders flüchtige, sehr kalte Eintauchungen und Begießungen an.

In der Zeit des Suppurationsfiebers wird man dagegen einer Bäderantipyrese das Wort reden dürfen, wenn die Temperaturen sehr hoch gehen. Wir haben wenigstens in den letzten Fällen von Variola in Jena gebadet und immerhin Temperaturherabsetzungen bis zu 2° durch ein abgekühltes ZIEMSSEN'sches Bad von 20 Minuten Dauer erreicht. So namentlich in einem schließlich an schwerer Phlegmone tödlich verlaufenden Fall, bei dem Temperaturen bis zu 40,8° auf der Höhe des Suppurationsfiebers erreicht wurden.

Allerdings scheinen so erhebliche Temperaturherabsetzungen nicht die Regel zu sein, wenigstens giebt IMMERMANN an, daß gewöhnlich

---

1) *Eichhorst, Lehrbuch 1897, Bd. 4 p. 430.*
2) *Immermann, Variola in Nothnagel's Handbuch der speciellen Therapie.*
3) *Winternitz, Mißgriffe bei hydriatischer Behandlung, Blätter f. klin. Hydrotherapie 1897 p. 9.*

nur unbedeutende Remissiouen durch die Bäder erzielt würden, und macht darauf aufmerksam, daß Variolakrauke im Eiterungsfieber ausnahmslos kalte Bäder mit großer Abscheu empfinden. Auch CURSCH-MANN (1) schreibt, daß er im allgemeinen einen günstigen Effekt von kühlen Bädern im Suppurationsstadium nicht gesehen habe. Beide Autoren empfehlen dagegeu feuchte, kalte Einpackungen und flüchtige, kalte Waschungen.

Von mehreren Seiten wird auch der Gebrauch von permanenten Wasserbädern angeraten, die man, je nachdem man temperaturherabsetzende Wirkungen haben will oder nicht, auf 30 oder 34—36⁰ temperiert, und es scheint mir bei der Empfindlichkeit der Kranken ein derartiger Versuch wohl angezeigt.

WINTERNITZ rät, längere feuchte Einpackungen 1—2 Stunden vor höher temperierten Halb- oder Vollbäderu (25—20⁰) zu geben, und will davon große Erfolge gesehen haben.

Im Suppurationsstadium kommen dann nicht so sehr des Fiebers wegen als zur Behandlung der eiternden Flächeu nach HEBRA's Vorschlag häufig gewechselte Eiswasserkompresseu auf die vorwiegend von den Pockenpusteln betroffenen Partien (Gesicht und Hände) in Betracht, die die Eiterung einschräuken und die Narbenbildung geringer macheu sollen.

CURSCHMANN hält dafür, daß sie allen anderen zur Behandlung des Ausschlages empfohlenen Methoden bei weitem überlegen seien, und auch IMMERMANN rühmt dieselben sehr, rät aber, sie nur bis zur Höhe der Entzüudung anzuwenden, später jedoch durch länger liegen bleibeude feuchtwarme Kompressen mit impermeabler Bedeckung zu ersetzen.

Nützlich und geboten erscheint es, wenn der Eiter sich zersetzt und übel riecht, zur Anfeuchtung dieser Umschläge Desinfizientien, 2-proz. Borlösung oder Kalipermanganatlösungeu zu verwenden.

In der Desiccationsperiode endlich, besonders wenn die Patienten durch starkes Jucken gequält werden, siud indifferent warme Bäder mit einem Zusatz vou Mandelkleie, gewöhnlicher Kleie oder Malzabsud anzuraten. Dieselben können dann täglich einmal bis zu 30 Minuten Dauer verabreicht werden.

## 4. Masern.

Die Masern siud bei uns in deu letzten Jahren eine so leicht verlaufende Erkrankuug gewesen, daß dieselben zumeist ein exspektatives Verfahren indizierten.

Man wird allgemeine hydrotherapeutische Maßuahmen bei Maseru daher uur in schweren Formen anzuwenden haben, und zwar bei diesen aus zwei verschiedenen Indikationen, erstens bei sehr schwerer Infektion mit hohen Temperaturen und schweren Hiruerscheinungen, wie Unbesinulichkeit bez. Bewußtlosigkeit und Krämpfe oder Delirieu sie darstellen, und ferner bei komplizierender Capillarbronchitis.

Es gehen über die aus der erstgenannten Indikatiou zweckmäßigen Anwendungsweiseu die Meiuungen darüber auseinauder, wie kühl man die Bäder und anderweitigen Applikationen nehmen soll, über die Notwendigkeit der Einleitung einer hydriatischen Therapie dagegen kaum.

---

1) *Curschmann, Variola in Ziemssen's Handbuch der speciellen Pathologie.*

Die Temperatursteigerung selbst wird, da sie eine excessiv hohe gewöhnlich nur kurze Zeit ist, und Kinder, um die es sich ja meist handelt, leichter und höher fiebern als Erwachsene, nur selten an sich Veranlassung zum Einschreiten geben — VIERORDT (1) hält etwa 40,5 ° für die Grenze, bis zu der man exspektativ verfahren kann — dagegen sind es die nervösen Erscheinungen, namentlich im Anfang der Erkrankung, die eine aktive Therapie erfordern.

Sind die Kinder nur unruhig, wollen sie nicht schlafen und sind vielleicht etwas unklar, so genügt meist eine lokale Kaltapplikation auf den Kopf in Form kühler Umschläge, eines Eisbeutels oder Kühlers oder auch eine flüchtige Waschung mit kaltem Wasser, um sie zu beruhigen. Anders aber bei schwereren Störungen, bei anhaltender Benommenheit, bei Delirien und Krämpfen. v. JÜRGENSEN (2) giebt unter solchen Umständen eine Begießung mit kaltem Wasser — nicht über 15 ° — von kurzer Dauer, etwa $1/_2$—2 Minuten, besonders auf Kopf und Nacken, und geht, wenn er dadurch nicht genügenden Erfolg hat, zu kühlen Bädern über, deren Temperatur er bei jüngeren Kindern 20—25 ° wählt und die er 5 Minuten dauern läßt. Bei älteren Kindern und Erwachsenen dagegen rät er, die Bäder noch kühler zu nehmen und auch länger baden zu lassen. Während des Bades wird stark frottiert. Zum Schluß erfolgt eine kalte Uebergießung und dann eine kräftige trockene Abreibung.

v. JÜRGENSEN macht ausdrücklich auf die Kollapsgefahr aufmerksam, die durch Reizmittel (für Kinder 25—40 ccm schweren Südweines 25—30 Minuten vor und nach Beendigung des Bades) zu bekämpfen ist, und läßt aus demselben Grunde wenigstens nach dem ersten Bade die Temperatur bereits nach $1/_4$ Stunde bestimmen. Aber er hält dies eingreifende Verfahren bei schweren, bösartigen Infektionen für das einzige, welches vielleicht Rettung zu bringen vermag.

WINTERNITZ schreibt: „Masern und Scharlach erfordern oft mit Rücksicht auf den lähmungsartigen Zustand der Hautgefäße häufige und sehr kalte Bäder. Hier wird man die Dauer der Prozedur ohne Rücksicht auf die Temperatur sehr verkürzen, oft nur auf flüchtige Eintauchungen und Begießungen beschränken.

Andere Autoren, so namentlich FÜRBRINGER, aber auch VIERORDT, sind vorsichtiger, besonders mit kalten Bädern, und verwenden höhere Temperaturen (27—30°) mit allmählicher Abkühlung oder wiederholt gewechselten kalten Einpackungen. VIERORDT widerrät, unter 27 ° mit der Temperatur des Bades herabzugehen.

Wir haben uns in solchen Fällen gewöhnlich der wiederholten kalten Uebergießungen im indifferent warmen oder jedenfalls nur wenig kälteren (30°) Bade bedient und das Wasser zur Uebergießung meist direkt der Leitung entnommen (etwa 15°). Das Bad wird dadurch natürlich ein allmählich abgekühltes. Die Badedauer ist auf höchstens 10 Minuten zu bemessen. In den prognostisch günstigen Fällen kommt man damit wohl immer aus.

Die Wiederholung der Bäder ist von dem Wiederauftreten der nervösen Symptome, weniger vom Fieber abhängig zu machen, wie gleichfalls v. JÜRGENSEN betont.

Kontraindikationen für diese Eingriffe gehen namentlich vom Zu-

---

1) *Vierordt, Masern in Penzoldt-Stintzing's Handbuch der speciellen Therapie.*
2) *v. Jürgensen, Masern in Nothnagel's Handbuch der speciellen Therapie.*

stand des Gefäßsystems aus, obwohl Kinder gewöhnlich einen auffallend leistungsfähigen Cirkulationsapparat besitzen. Bei den septischen, hämorrhagischen Formen der Masern, auch bei der wenigstens hier häufigeren Komplikation mit echter Diphtherie wird man mit den Bädern vorsichtig sein müssen. In solchen Fällen haben auch wir sie öfter durch häufiger gewechselte Wicklungen ersetzt oder wenigstens die Bäder nicht unter 34⁰ begonnen.

Auch HENOCH läßt bei diesen asthenischen Formen heiße Bäder mit kalten Affusionen geben. Man wird dies um so eher thun können, als die Temperatur bei diesen Formen gar nicht so hoch zu sein braucht.

VIERORDT rät ferner namentlich bei andauernden Konvulsionen zur Vorsicht mit hydrotherapeutischen Verfahren, da dieselben leicht einen Krampfanfall erzeugen könnten. Er wendet dann lieber kalte Uebergießungen des Kopfes allein oder auch Blutentziehungen bei kräftigen Kindern an.

Ich habe diesen Zufall nicht erlebt, möchte aber wenigstens auf diesen Ratschlag VIERORDT's hinweisen.

Die schweren Masernfälle, die aus den besprochenen Gründen ein hydriatisches Verfahren erfordern, sind nun glücklicherweise recht selten. Anders jedoch steht es mit den Komplikationen von seiten der Respirationsorgane. Dieselben erfordern auch bei sonst gutartigen Fällen ein möglichst frühzeitiges Eingreifen, wie allgemein anerkannt wird.

Bei stärkerer Laryngitis, um von dieser zunächst zu sprechen, haben wir meist in dem akuten Stadium den Eisschlauch oder sonst eine Kältevorrichtung über einen nassen Umschlag appliziert und darüber trocken verbunden; später dagegen, wenn die entzündlichen Erscheinungen im Abklingen sind, haben wir einfache PRIESSNITZ'sche Umschläge ohne impermeable Schicht verwendet, die 3-stündlich gewechselt wurden und nachtsüber bis zum Trocknen liegen blieben. v. JÜRGENSEN empfiehlt dreimal im Laufe von 24 Stunden zu wechselnde Umschläge an, die so heiß aufgelegt werden sollen, als die Haut es irgend verträgt; er bezeichnet dieselben als PRIESSNITZ'sche Umschläge.

Bei schwereren Stenosenerscheinungen rät derselbe Autor zu einem Versuch mit einem heißen Bade von 40⁰ und 15 Minuten Dauer, ohne Rücksicht auf die Körpertemperatur zu nehmen. In demselben soll die Haut frottiert werden und Kopfkongestionen durch kalte Umschläge bekämpft werden. Außerdem verabreicht er Brechmittel.

Ich habe diese Komplikation leider ziemlich häufig gesehen und kann nur sagen, daß, während in den früheren Jahren Pseudocroup bei Masern hier nicht selten beobachtet wurde, es sich in den letzten Jahren fast regelmäßig um Komplikation mit echter Diphtherie handelte. Ich habe deswegen gewöhnlich in der letzten Zeit tracheotomieren müssen, möchte aber nicht verschweigen, daß die Prognose der mit Masern komplizierten Diphtherie meiner Erfahrung nach eine fast absolut letale ist, und daß weder die Injektion von Heilserum noch Tracheotomie oder eine Bäderbehandlung daran etwas ändert*).

---

*) Die Litteratur darüber sowie ein Teil unserer Fälle sind in einer Dissertation von KRATZSCH, Jena 1898, beschrieben. Ich erwähne daraus nur, daß KRATZSCH bei 72 Morbillenkranken der hiesigen Poliklinik 6mal, also in 8,3 Proz. der Fälle die Komplikation mit echter Diphtherie fand.

Häufiger und deshalb wichtiger als die Erscheinungen seitens des Larynx ist die Komplikation mit schwereren Capillarbronchitiden und Bronchopneumonien. Die souveräne Behandlung derselben ist, wie unter Lungenerkrankungen geschildert werden soll, die den Nacken besonders treffende Uebergießung mit kaltem Wasser im Bade. Die Begießungen sollen in kurzen Zwischenräumen (etwa $1/_2$ Minute) und mehrfach wiederholt vorgenommen werden. Das Bad mit den Uebergießungen kann 3-stündlich bis 2-stündlich, ja noch häufiger wiederholt werden. So berichtet FÜRBRINGER, daß er in schweren Fällen mit günstigem Erfolg Tage und Nächte hindurch 1—2-stündlich derartige Bäder, bis zu 70 in einer halben Woche, verabreicht habe.

Die Temperatur des Bades richtet sich nach der Höhe des Fiebers. Besteht höheres Fieber, so haben wir, wie oben erwähnt, meist mit 30⁰ begonnen und durch die Uebergießungen abgekühlt. Sind aber Kollapstemperaturen vorhanden, wie häufig bei stärkeren Bronchopneumonien, so sind die Bäder warm bis heiß, etwa 34−40⁰, zu wählen und die Begießung in denselben nach v. JÜRGENSEN mittels eines nur centimeterdicken Strahles vorzunehmen, der gegen den Nacken (wie v. JÜRGENSEN will, auf die Gegend, in der die Medulla oblongata liegt) gerichtet werden soll. Diese Behandlung mit Uebergießungen wirkt, wie wohl kaum hinzugefügt zu werden braucht, reflektorisch durch Auslösen tiefer Atemzüge, welche die Atelektasenbildung verhindern. Wärmeentziehung oder -zufuhr hat man dabei ja durch die Temperatur des Bades in der Hand.

Außer den Bädern haben wir regelmäßig in der Zwischenzeit PRIESSNITZ'sche, 3-stündlich gewechselte Umschläge um die Brust angewendet und haben uns auch bei Masernbronchitis die diesen Umschlägen zugeschriebenen günstigen Wirkungen versprochen. Allein angewendet, stehen sie natürlich weit hinter der Wirksamkeit des Bades mit Uebergießungen zurück. VIERORDT bezeichnet sie sogar als völlig wirkungslos, was aber wohl etwas zu absprechend ist.

Ich möchte nochmals betonen, daß diese hydriatische Behandlung bei jeder nur einigermaßen heftigeren Bronchitis indiziert ist, damit sich eben keine Bronchopneumonien ausbilden. Es ist durchaus Pflicht des Arztes, durch wiederholte Untersuchungen den Zeitpunkt, in welchem die Badebehandlung einzusetzen hat, zu bestimmen, denn wenn sie auch in vernachlässigten Fällen noch Großes zu leisten imstande ist, so liegt doch ihr Hauptwert in der Möglichkeit, durch sie Pneumonien hintanzuhalten.

Von sonstigen Wasseranwendungen bei Masern möchte ich noch auf die bei stärkeren Diarrhöen oft mit gutem Erfolg verwendeten feuchten Leibbinden und auf die einfach indifferenten Bäder hinweisen; letztere sind namentlich in der Periode der Abschuppung zu empfehlen, können aber auch bei leichtem Verlauf nach v. JÜRGENSEN schon im Anfang der Erkrankung in den Abendstunden gegeben werden, um ruhigen Schlaf zu erzeugen und den Hustenreiz zu mildern. v. JÜRGENSEN wählt die Temperatur derselben dann zwischen 28 und 33⁰.

Schließlich möchte ich noch erwähnen, daß neuerdings eine systematische Behandlung der Masern mit warmen bis heißen Bädern (32—38⁰) von Anfang an vorgeschlagen ist (1). Diese heißen Bäder

---

1) *C. J. Rix*, *British Medical Journal 1896 No. 7.*

sollen alle 12 Stunden wiederholt werden, bis der Ausschlag voll entwickelt ist, und dann täglich einmal abends fortgegeben werden. Mir
fehlt über dieses wohl nur für leichtere Fälle sich eignende und überflüssige Verfahren bisher die Erfahrung.

## 5. Scharlach.

Für die allgemeine hydriatische Behandlung des Scharlachs gilt der
gleiche Gesichtspunkt wie für die der Masern, d. h. leichte Fälle, auch
wenn sie mit hohen Temperaturen verlaufen, indizieren eine Wasserbehandlung nicht oder rechtfertigen höchstens das Auflegen eines Eisbeutels oder die Anwendung flüchtiger Waschungen.

Die Behandlung mit dem permanenten 30° Wasserbad ist deswegen nicht angezeigt. LEICHTENSTERN (1) giebt ausdrücklich an, daß die von ihm so behandelten
Scharlachkinder permanent geschrieen hätten trotz äußerst bequemen Lagers, so daß
er sie mit Rücksicht auf den anhaltenden Erregungszustand wieder aus dem Bade
hätte herausnehmen müssen.

Scharlach ist bekanntlich zur Zeit eine sehr viel bösartigere Erkrankung als Masern, und deshalb wird man sowohl wegen schwerer
Erscheinungen des Nervensystems wie auch wegen unverhältnismäßig
gesteigerter Pulsfrequenz schließlich auch wegen exorbitanter Temperatursteigerung öfter zur Anwendung des Wassers greifen müssen.
Wenn wir zunächst einen mittelschweren Scharlachfall mit Temperaturen gegen 40° und starkem Kopfschmerz, nervöser Unruhe,
leichten Delirien, hoher Pulsfrequenz betrachten, so ist zweifellos eine
Bäderbehandlung desselben angezeigt, und zwar haben wir in der
medizinischen Klinik zu Jena dann allmählich abgekühlte ZIEMSSEN'sche
Bäder (30° Anfangstemperatur bis 25 bez. 22° abgekühlt, 10—15 Min.)
gegeben und sind gewöhnlich mit einem Bade täglich ausgekommen,
nur in wenigen Fällen wurde das Bad 2—4 mal wegen der nervösen
Erscheinungen wiederholt. Namentlich ist abends ein Bad zu geben.
Wir stimmen in der Verordnung dieser Bäder mit VIERORDT (2)
und v. ZIEMSSEN überein. LEICHTENSTERN dagegen, v. JÜRGENSEN (3)
und v. LIEBERMEISTER baden kälter. LEICHTENSTERN schreibt Bäder
von 10 Minuten (bei Kindern 5 Minuten) Dauer und 17—20° vor und
scheint auch häufiger gebadet zu haben; er giebt wenigstens an, daß
er bei einer Continua, die sich den ganzen Tag zwischen 39 und 40°
bewegte, oft 8—10 kalte Bäder [in 24 Stunden gebraucht habe. Wir
haben in den letzten 10 Jahren nie so häufig gebadet, allerdings wohl
auch durchschnittlich weniger schwere Epidemien als diejenige
LEICHTENSTERN's gehabt. Bei Fieber mit spontanen Remissionen
oder Intermissionen badet auch LEICHTENSTERN selten und läßt sogar
in solchen Fällen Abendtemperaturen von 39,5—40° ohne Bad passieren.
Es stammen übrigens diese LEICHTENSTERN'schen Vorschriften aus
dem Jahre 1882, aus einer Zeit also, in der man noch allgemein die
eingreifenden Prozeduren bevorzugte (4). LIEBERMEISTER badet, wie
aus der Dissertation von MAYER (5) hervorgeht, nachts von 8—11 Uhr
bei 40°, nach 12 Uhr bei 39,5° und giebt Bäder von 10 Minuten und 17°.

1) *Leichtenstern*, *Ueber Scharlachtherapie*, *Dtsch. med. Wochenschr. 1882 No. 45, 46, 47.*
2) *Vierordt* in *Penzoldt-Stintzing's Handbuch der speciellen Therapie.*
3) *v. Jürgensen* in *Nothnagel's Handbuch der speciellen Pathol.*
4) *Vergl. Fieberdebatte, Wiesbaden 1882, Verhandlungen d. Kongr. f. innere Medizin.*
5) *Mayer*, *Dissert. Tübingen 1893.*

LEICHTENSTERN giebt an, daß die kalten Bäder die Pulsfrequenz
der Scharlachkranken stark herabsetzen, er beschreibt Fälle, in welchen
der Puls von 132 auf 92 fiel, und zwar trat diese Pulsverlangsamung
bereits vor der Erniedrigung der Temperatur ein und überdauerte dieselbe auch. LEICHTENSTERN führt die Verlangsamung auf einen durch
den Kältereiz gesteigerten Vagustonus zurück. Jedenfalls aber darf
man, solange der Puls noch einigermaßen kräftig ist, gerade bei
Scharlach eine Verbesserung der Cirkulation durch die Bäder erwarten.

Das Exanthem der Scharlachkranken sieht im Bade fein- oder grob-
fleckig oder auch marmoriert aus, da sich einige Capillargebiete
kontrahieren, andere dagegen nicht. LEICHTENSTERN hält es für
zweifellos, daß die Dauer desselben durch eine Bäderbehandlung abgekürzt werde.

Ein ungünstiger Einfluß der Bäder hinsichtlich der Häufigkeit der
Komplikationen, wie Nephritis und Otitis media, darf nach übereinstimmendem Urteil als ausgeschlossen gelten. Dies haben namentlich
wiederum LEICHTENSTERN's Zusammenstellungen gelehrt, aber auch
alle neueren Autoren schließen sich dem an, so daß man in dieser
Richtung unbesorgt sein darf.

Anders, als bisher geschildert, muß jedoch Plan und Aufgabe
hydriatischer Behandlung bei den bösartigen Scharlachformen der
Scarlatina maligna sein.

Bei schwersten Fällen, die unter dem Bilde einer schweren Ver-
giftung in den ersten Tagen gewöhnlich letal enden, wird man sich,
wenn die Temperatur tief steht, namentlich bei schwerer Somnolenz,
mit kurzen kalten Begießungen über den Kopf und Nacken allein zu
helfen suchen und auf kaltes Baden wegen der Kollapsgefahr verzichten;
eher kann man nach v. JÜRGENSEN's Rat, namentlich wenn Krämpfe
vorhanden sind, ein warmes Bad von 34° und viertelstündiger Dauer
versuchen, dem man ein kalte Begießung des Kopfes und Nackens
folgen läßt.

Der Hauptwert ist in solchen Fällen aber nicht auf die hydriatische
Behandlung, sondern auf die Stimulation des Herzens durch Kampfer
zu legen.

Dasselbe gilt auch für die schweren, hochfieberhaften Formen, in
denen zwar der Kern des Körpers Temperaturen bis zu 42° aufweist,
die Peripherie aber kühl ist, die Haut schmutzig-bläulich, marmoriert,
gefleckt aussieht. Es sind dies Fälle, in welchen es augenscheinlich
durch Splanchnicuslähmung zu einer Blutüberfüllung der inneren
Organe und Blutleere der Peripherie gekommen ist, die also im Beginn
des Kollapses stehen. Hier sind kalte Prozeduren kontraindiziert,
vielmehr Stimulantien, zu denen LEICHTENSTERN auch das heiße Sandbad (s. Technik) zählt, anzuwenden, bis die Blutversorgung der
Peripherie eine bessere geworden ist.

Anders dagegen muß das Verfahren sein, wenn bei hyperpyretischen Temperaturen die Haut heiß, die Peripherie gut mit Blut versorgt ist. Hier kann und soll man stärkere Wärmeentziehungen vornehmen. Kurze kalte Bäder bis zu 20° oder selbst bis 18°, kalte
Uebergießungen von derselben Temperatur kommen in Betracht —
„auf Tiger schießt man nicht mit Haseuschrot" sagt v. JÜRGENSEN.
Freilich muß man sich darüber klar sein, daß man ebenso gut durch
ein so gewaltsames Eingreifen den tödlichen Kollaps einleiten kann.
Aber als ultimum refugium halte ich ein derartiges Vorgehen für be-

rechtigt, namentlich wenn, wie gewöhnlich, weniger eingreifende Verfahren, wie abgekühlte Vollbäder, schon vorher, ohne den genügenden Effekt verwendet sind. Gerade bei diesen Formen ist übrigens die Kaltwasserbehandlung seit CURRIE wohl stets ausgeübt worden. Trefflich beschreibt z. B. TROUSSEAU mehrere derartige mit CURRIE'schen Uebergießungen behandelte Fälle.

Die Gegenanzeigen für eine Behandlung mit kalten Bädern sind von LEICHTENSTERN, dem sich auch v. JÜRGENSEN anschließt, in folgender, wohl durchaus richtiger Weise formuliert worden. Es kontraindizieren eine Bäderbehandlung:

1) Kollapsneigung, dagegen nicht Höhe der Pulsfrequenz allein, sondern besonders die schlechte Füllung desselben und die Kühle der Peripherie. Ebenso Komplikationen mit akuten Endocarditiden;

2) Komplikation mit stenosierender echter Kehlkopfdiphtherie wegen der akuten Erstickungsgefahr;

3) starke, die Atmung erschwerende Infiltrationen des Halsbindegewebes;

4) Neigung zu stärkeren Blutungen aus Rachen und Nase;

5) schwere Formen von polyarticulärer Synovitis.

Was die Komplikation mit echter Diphtherie anlangt, so führte dieselbe übrigens in den Fällen, die ich sah, nicht in den ersten Tagen des Scharlachs, sondern erst später zur Larynxstenose und Tracheotomie, als das Fieber von seiten des Scharlachs keine Indikation für die Badebehandlung mehr gab. Doch kann das natürlich Zufall sein. Die im späteren Verlauf des Scharlachs auftretenden, meist durch eiterige Komplikationen bedingten pyämischen Fieber sind für eine Behandlung mit Bädern kaum geeignet.

Die bei einer komplizierenden akuten Nephritis notwendigen hydriatischen Maßnahmen werden beim Kapitel Nephritis geschildert werden.

An lokalen Maßnahmen haben wir im Anfang gegen die scarlatinöse Angina und die Drüsenschwellungen regelmäßig einen Eisschlauch angewendet, der den Pat. meist angenehmer wie ein PRIESSNITZ'scher Umschlag ist. Kann man damit eine Eiterung nicht aufhalten, so ersetzt man die Kälte durch warme Umschläge, bis ein chirurgischer Eingriff angezeigt ist.

Endlich sei noch erwähnt, daß zur Zeit der Abschuppung, um diese zu erleichtern, tägliche oder einen um den anderen Tag verabreichte indifferente Bäder angezeigt sind, die man in der praxis elegans mit Malzabsuden oder Mandelkleie mischen kann und etwa 20 Minuten dauern läßt. Der Pat. wird danach gut abgetrocknet und in das Bett zurückgebracht. Es bewähren sich solche Bäder auch gegen den mitunter bei Scharlachkranken auftretenden heftigen Juckreiz.

Kürzlich ist ferner von SCHILL (1) eine Behandlung des Scharlachs mit warmen Bädern von 34°, 10 Minuten Dauer, in der ersten Woche 2 mal täglich, später 1 mal täglich, empfohlen worden. Es soll dadurch eine gute Hautpflege erzielt und dem Auftreten von Nephritis vorgebeugt werden. Es ist selbstverständlich, daß diese Behandlung nur in leichten Fällen Platz greifen kann. Nachahmung scheint sie nicht gefunden zu haben.

---

1) *Schill, Bäderbehandlung bei Scarlatina, Therap. Wochenschr. 1896 No. 43.*

## 6. Erysipelas.

Im Anschluß an die Beschreibung der Hydrotherapie bei den akuten Exanthemen sei schließlich des Erysipels, der Kopf- und Gesichtsrose, mit kurzen Worten gedacht; das Wunderysipel wird im chirurgischen Teil dieses Buches besprochen werden.

An sich würde das hohe Fieber namentlich bei den länger dauernden Wandererysipelen wohl eine Indikation für eine antipyretische Bäderbehandlung geben, allein ich kann nur sagen, daß man nach dem, was ich gesehen habe, sich nicht allzuviel davon versprechen darf. Es gelingt ja, die Temperatur herabzusetzen; in schweren Fällen sind die Herabsetzungen übrigens nur von kurzer Dauer oder auch gar nicht zu bemerken, aber einen auch nur annähernd so deutlichen günstigen Einfluß wie bei Typhus oder den akuten Exanthemen vermissen wir meist.

Oft empfinden die Patienten das Bad unangenehm und werden erregt darin; ich möchte bemerken, daß ich sowohl abgekühlte v. ZIEMSSEN'sche Bäder als auch kühle Vollbäder von 20° mehrfach angewendet habe, bei beiden Modifikationen kann das eintreten.

Es kommt hinzu, daß wirklich schwere Erysipele fast immer kollapsverdächtig sind und auch deswegen Vorsicht anzuraten ist.

Wir leiten daher bei Erysipel eine systematische Kaltwasserbehandlung gewöhnlich nicht ein, sondern beschränken uns, wenn eine Continua vorhanden ist, auf gegen Abend zu applizierende v. ZIEMSSEN'sche Bäder, um den Kranken möglichst eine ruhige Nacht zu verschaffen. Werden die Kranken im Bade erregt, so wenden wir wohl 3—4 mal gewechselte kalte Einpackungen an, doch habe ich auch davon nur selten befriedigende Erfolge gesehen. Immerhin mag eine nicht übertriebene Bäderbehandlung versucht werden.

LENHARTZ (1) rät bei Unruhe, Schlaflosigkeit und hohem Fieber 2—3 mal täglich wiederholte, 5—10 Minuten dauernde, laue Bäder von 30—34° mit kalten Uebergießungen.

Wohlthuend ist dagegen den Kranken meist ein auf den Kopf gelegter Eisbeutel oder Kühler. Er vermindert die Kopfschmerzen und erweist sich auch gegen schwere nervöse Erscheinungen nützlich. Man richtet sich mit der Dauer der Applikation am besten nach dem subjektiven Gefühl des Kranken. Nur an direkt vom Erysipel ergriffenen Stellen ist einige Vorsicht wegen Gangränes geboten.

In den schweren Fällen, bei denen der Zustand des Herzens besorgniserregend wird, ist auch die Anwendung der Kälte direkt auf das Herz geboten, die nicht dauernd, sondern nur stundenweise vorzunehmen ist.

Oertlich verfahren wir meist rein exspektativ. Kälteapplikationen auf die erkrankten Stellen nützen gewöhnlich nichts. Nach Applikation heißer Breiumschläge haben wir einmal eine ausgedehnte Hautgangrän gesehen und können dieselbe deswegen nicht anraten.

Es verträgt der Streptococcus erysipel. zwar Temperaturen über 40° schlecht, aber augenscheinlich das erysipelatöse Gewebe gleichfalls.

HILSMANN (2) hat vorgeschlagen, das Erysipel in der Weise mit Wärme zu behandeln, daß er die vom Erysipel befallenen Partien mit

1) *Lenhartz, in Nothnagel's Handbuch der speciellen Pathologie.*
2) *Hilsmann, Therap. Monatshefte 1888 April p. 176.*

dickem Filz bedeckt und dann mit einem eben glühenden Eisen rasch über den Filz hin- und herstreicht und so die Haut stark erwärmt. Er will von dieser einer türkischen Kurpfuscherin abgesehenen Methode günstige Erfolge gesehen haben. Nachuntersuchungen liegen nicht vor.

## 7. Pyämie, Sepsis.

Man darf bei diesen, übrigens ja häufig durch irregulären Fieberverlauf sich auszeichnenden Erkrankungen einen wirklichen Nutzen von einer sehr aktiven Hydrotherapie nicht erwarten. Selbst v. JÜRGENSEN, dem man gewiß keine Zaghaftigkeit in der Anwendung von Wasserprozeduren vorwerfen kann, rät von einer regelrecht durchzuführenden Behandlung mit kalten Bädern ab.

Bei den Sepsisfällen mit schweren Intoxikationserscheinungen und hohem Fieber wird man ja wohl meist, ehe man zur sicheren Diagnose kommt, und solange Verwechslungen mit Typhus oder Miliartuberkulose möglich sind, zunächst eine Wasserbehandlung einleiten, man wird sich aber überzeugen, daß dieselbe sowohl auf die nervösen Erscheinungen, wie auf die Temperatur von geringem Einfluß ist. Auch bei den leichteren in Genesung endenden Fällen hat die Bäderantipyrese nicht die Bedeutung wie bei den bisher besprochenen Infektionskrankheiten. Immerhin wird man aus Gründen der Hautpflege und auch bei höherem Fieber mit stärkerer Benommenheit gelegentlich die Kranken baden; es hat aber bei dem geringen antipyretischen Effekt keinen Zweck, die solchen Kranken meist sehr unangenehmen kalten Badeweisen zu wählen, sondern es sind warme Formen bis zu indifferenten Bädern hinauf zu geben, wie sie v. ZIEMSSEN anrät.

Von flüchtigen kühlen Waschungen dagegen und einer Applikation lokaler Kälte darf man gegenüber den subjektiven Beschwerden der Kranken einiges erwarten.

Man wird z. B. den Eisbeutel oder sonst eine Kühlvorrichtung auf den Kopf applizieren, bei starken Schmerzen in der Gegend der Milz gleichfalls dort lokal kühlen.

Man soll sich aber bewußt bleiben, daß die hydriatischen Verfahren bei Sepsis rein symptomatisch indiziert sind, und man darf den Kranken unangenehme Prozeduren nicht wählen.

Besondere Berücksichtigung verlangt höchstens das Herz. Wir wenden wenigstens bei Sepsis regelmäßig lokale Kaltapplikationen auf dasselbe an, in der allerdings höchst unsicheren Hoffnung, den Eintritt einer malignen Endocarditis hintanzuhalten. Diese Eisanwendung kann stundenlang fortgesetzt werden.

Bei Komplikationen mit Bronchitiden und Bronchopneumonien hat die für diese angezeigte Behandlung, also kühle Uebergießungen im lauen Bade und PRIESSNITZ'sche Umschläge oder Kreuzbinden, in ihr Recht zu treten.

Auch für die direkten Eiterresorptionsfieber mit ihrem stark intermittierenden Charakter gilt das Gleiche wie für die septischen Fälle, nur daß man hier noch weniger Veranlassung hat, antipyretisch vorzugehen. Dagegen sind erfrischende Applikationen, wie einfache Waschungen und Lokalanwendungen z. B. auf Gelenkmetastasen oft nützlich.

## 8. Croupöse Pneumonie.

Trotzdem die croupöse Pneumonie unter dem Bilde einer hohen Continua verläuft und so recht zu antipyretischem Eingreifen aufzufordern scheint, so sind über die Nützlichkeit einer Wasserbehandlung bei der croupösen Pneumonie die Ansichten außerordentlich geteilt. Von manchen recht erfahrenen und anerkannt zuverlässigen Autoren, ich nenne nur v. JÜRGENSEN und v. LIEBERMEISTER, ist die Bäderbehandlung bei dieser Erkrankung warm empfohlen, von anderer, gleichfalls durchaus vertrauenswürdiger Seite absolut verworfen worden; ich erinnere nur an die Darstellung, die AUFRECHT im NOTHNAGELschen Handbuch über dieses Kapitel gegeben hat.

Im Gegensatz zu der ausgedehnten Litteratur über die Wasserbehandlung des Typhus findet man, abgesehen von den in den verschiedenen Lehrbüchern der inneren Medizin gegebenen, naturgemäß kurzen Darstellungen größere monographische Bearbeitungen der Frage nur sehr spärlich.

Zunächst ist die bekannte Arbeit von FISMER (1) *) zu erwähnen, der unter v. LIEBERMEISTER's Leitung arbeitete und zu dem Schlusse kam, daß seit Einführung der Kaltwasserhandlung bei der akuten croupösen Pneumonie eine Abkürzung der gesamten Krankheitsdauer, d. h. inkl. der Rekonvalescenz durch die Bäderbehandlung zwar nicht erreicht wurde, daß aber die Mortalität im Verhältnis zu der der vorhergehenden Jahre um 9,6 Proz. gesunken sei.

Es sind ferner von v. JÜRGENSEN's (2) verschiedene Publikationen besonders hervorzuheben, da gerade v. JÜRGENSEN als der Hauptvertreter der Bäderbehandlung bei Pneumonie bezeichnet werden kann.

v. JÜRGENSEN's Statistik, die auf 567 Pneumonien 72 Tode = 12,7 Proz. ergab, ist von NAUNYN bereits umgerechnet, um sie mit dem Material stationärer Kliniken vergleichbar zu machen. Es müssen dazu die bekanntlich sehr leicht verlaufenden Kinderpneumonien abgerechnet worden. Nimmt man aber aus v. JÜRGENSEN's Material nur die Fälle über 20 Jahre heraus, so ergeben sich 201 Fälle mit 34,4 Proz. Mortalität. Diese hohe Mortalität ist zum Teil dadurch zu erklären, daß v. JÜRGENSEN die Terminalpneumonien mitgezählt hat, zum Teil aber auch, wie NAUNYN meint, dadurch, daß es sich um sehr schwere Epidemien unter ungünstigen lokalen Bedingungen handelte.

Endlich ist von v. LIEBERMEISTER's Sohn (3) die Statistik der Tübinger Klinik und Poliklinik kürzlich noch einmal zusammengestellt. Es wurden von 232 Pneumonien 77 der Badebehandlung unterworfen. Von diesen starben 10 i. e. 24,7 Proz.

Diese verhältnismäßig hohe Mortalität erklärt v. LIEBERMEISTER daraus, daß nur die schweren Fälle mit Bädern behandelt wurden.

*) Der Dissertation von MAJOR, die vor der FISMER'schen Arbeit publiziert ist, liegt dasselbe Material, nur noch nicht in gleicher Vollständigkeit, zu Grunde.

1) *Fismer*, *Die Resultate der Kaltwasserbehandlung bei dem akuten croupösen Pneumonie im Baseler-Spitale von Mitte 1867 bis Mitte 1871, Deutsches Arch. f. klin. Med. 1873 Bd. 11 p. 391 ff.*

2) *v. Jürgensen*, *Croupöse Pneumonie, Beobachtungen aus der Tübinger Poliklinik, Tübingen 1883; Croupöse Pneumonie, in Ziemssen, Handbuch; Croupöse Pneumonie in Penzoldt-Stintzing's Specielle Therapie.*

3) *E. Liebermeister*, *Statistik der genuinen lobären Pneumonie, Inaugural-Dissertat. Rostock 1898.*

Man wird nach meiner Ansicht mit einer statistischen Zusammenstellung für die Bäderfrage bei Pneumonien ein endgiltiges Urteil kaum gewinnen.

Denn einmal sind die echten croupösen Pneumonien recht verschieden schwer, je nach Infektion und Ausdehnung, je nach Resistenzfähigkeit und Alter des Patienten, und haben sich vielleicht, worauf FRÄNKEL kürzlich aufmerksam macht, in ihrem Krankheitscharakter geändert, dann kann man die in neuerer Zeit bis zu einem gewissen Grade doch differenzierbaren Pneumokokken-, Streptokokken-, Staphylokokken- und Influenzapneumonien in Bezug auf die Prognose nicht gleichstellen.

Man wird sich daher an die klinische Erfahrung im einzelnen halten müssen, und da decken sich unsere in der Jenaer Klinik gewonnenen Anschauungen im wesentlichen mit der Darstellung, die v. LIEBERMEISTER im EBSTEIN-SCHWALBE'schen Handbuch der praktischen Medizin gegeben hat, d. h. wir baden durchaus nicht jeden Pneumoniker, sondern beschränken die Bäder auf die Fälle mit excessiv hohem oder langem Fieber, ferner auf Fälle mit schweren Erscheinungen von seiten des Nervensystems.

Eine binnen einer Woche ablaufende typische croupöse Pneumonie beim Erwachsenen erfordert dagegen eine Badebehandlung im allgemeinen nicht.

Wenn nicht die Ausdehnung der Pneumonie durch Beschränkung der respiratorischen Fläche dem Patienten verderblich wird, so kommt bekanntlich in erster Linie prognostisch das Verhalten der Cirkulationsorgane in Betracht. Sei es nun, daß man nach der alten Anschauung das Herz selbst, sei es, daß man nach den oben erwähnten neueren Anschauungen die Vasomotoren als den geschädigten Teil ansieht, rein klinisch gesprochen, hängt von dem Verhalten des Pulses nicht nur die Prognose, sondern auch die Zweckmäßigkeit einer Bäderbehandlung ab.

Es ergiebt sich daraus und aus unseren Auseinandersetzungen über den Kollaps, daß man bei gutem Pulse, also gewöhnlich im Anfang der Pneumonie getrost wird baden dürfen, dagegen in den späteren Tagen, wenn der Puls unzuverlässiger wird, mit Vorsicht bei der Bäderbehandlung wird zu Werke gehen müssen. Ferner aber, und darin hat v. JÜRGENSEN unzweifelhaft recht, soll man, wenn man überhaupt bei Pneumonie badet, reichlich Reizmittel geben. v. JÜRGENSEN läßt regelmäßig vor und nach dem Bade 30—50 ccm Rotwein geben und, falls irgend welche Anzeichen von „Herzschwäche" bemerkt werden, schweren südländischen Wein oder Sekt verabreichen.

Es werden also im allgemeinen die schweren Fälle von croupöser Pneumonie der Badebehandlung vorbehalten werden. Für diese gilt nun im einzelnen, daß man baden soll, wenn die Temperatur dauernd 40° im Rectum überschreitet.

Die Badeform ist das kühle Wannenbad, wir haben gewöhnlich 25—27° gewählt und das Bad etwa 15 Minuten dauern lassen. Die Badedauer ist natürlich je nach dem Zustand des Patienten eventuell zu verkürzen. Langsam abgekühlte Bäder werden bei der Pneumonie zwar auch verwendet. Im allgemeinen aber darf man wenigstens im Anfang der Pneumonie eher mit kühlen Temperaturen beginnen als im Typhus.

v. LIEBERMEISTER und v. JÜRGENSEN bevorzugen noch kühlere

Temperaturen, 20° und 10 Minuten Dauer, und in Fällen von Hyperpyrexie giebt v. JÜRGENSEN sogar Bäder bis 6° herunter und von
einer Dauer bis zu 10 Minuten.

Wir sind nur in ganz seltenen Fällen bis auf 15° bei sehr robusten
jungen Männern heruntergegangen und haben, wenn wir starke Reizwirkungen erzielen wollten, dieselben vorzugsweise durch recht kalte
(10°) Uebergießungen im Bade zu erreichen versucht.

Diese Uebergießungen sind nach dem übereinstimmenden Urteil
aller Autoren, die überhaupt bei Pneumonie eine Wasserbehandlung
empfehlen, besonders bei schweren Hirnerscheinungen anzuraten und
sind, falls die Körpertemperatur nicht ein kühles Bad indiziert, eventuell
für sich allein oder im lauwarmen Bade von 30° vorzunehmen und
zwar wiederholt 3—4 mal hintereinander. In den späteren Stadien der
Pneumonie, wenn wir wegen des Verhaltens des Pulses nicht mehr
zu baden wagten, wurden mit gutem Erfolg öfter 3—4 mal gewechselte
kühle Ganzpackungen angewendet.

Ueber kohlensaure Bäder habe ich bisher bei Pneumonie genügende Erfahrungen nicht sammeln können, würde aber bei zweifel-
haftem Pulse dieselben jetzt versuchen, wenigstens haben sie sich mir
in einigen Fälle bewährt.

v. LIEBERMEISTER läßt auch die Pneumoniekranken meist nachts
und zwar im Anfang der Nacht bei 40°, später bereits bei niederen
Temperaturen baden, während er untertags dem Fieber seinen Lauf
läßt. Er beabsichtigt damit ebenso wie beim Typhus nicht die Temperatur möglichst dauernd zu erniedrigen, sondern dem Fieber einen
remittierenden Verlauf zu geben. Es ist unzweifelhaft zweckmäßig,
die Bäder nachts zu geben, doch, da die Pneumoniekranken gemeinhin
nicht wie Typhuskranke isoliert werden, für die anderen Patienten
recht störend. Aber natürlich dürfen solche Rücksichten in dringenden Fällen nicht maßgebend sein. Wir haben zumeist in den späten
Abend- und frühen Morgenstunden gebadet und sind in 24 Stunden
kaum über 2, höchstens 4 Bäder hinausgekommen. Was nun die
Wirkungen des Bades bei schweren Pneumonien anlangt, so sind dieselben nach unseren Erfahrungen günstige, namentlich auf die Pulsbeschaffenheit. Ich habe in einigen Fällen zwar kollapsähnliche Zustände im Bade und nach dem Bade gesehen, aber immer gelang es,
mit Reizmitteln (Aether und Kampfer), dieselben zu beseitigen. Ich
möchte daher v. JÜRGENSEN darin recht geben, daß wenigstens bei
sonst gesunden jüngeren Leuten die Gefahr von seiten des Cirkulationsapparates als Kontraindikation der Badebehandlung gewöhnlich über-
schätzt wird. Oft wird vielmehr der vorher weiche Puls nach dem
Bade gespannter, wie es ja auch, wenn das Bad überhaupt ertragen
wird, zu erwarten steht. v. JÜRGENSEN rät sogar direkt in den Fällen,
wo die Arterien weit und ungenügend gefüllt sind, auch dann von dem
Wasser Gebrauch zu machen, wenn es sich nicht um die Notwendigkeit handelt, stärkere Wärmeentziehungen herbeizuführen. Er empfiehlt
dann zwar kein Bad, aber eine kurz dauernde kräftige Abreibung mit
einem nicht zu viel, aber recht kaltes Wasser enthaltenden Leintuch.
Das gleiche Verfahren hält er für geeignet bei den Zufällen von Herzschwäche, die sich gegen das kritische Ende der Pneumonie einstellen
können, und zwar gleichgiltig, ob Pat. schwitzt oder nicht.

Die Temperaturherabsetzungen sind im Anfang der Pneumonie
nicht viel größer wie 1°, höchstens 2°. Gegen die Krise hin aber

können sie viel tiefer werden und Pseudokrisen vortäuschen. Die Wirkungen auf die vom Nervensystem ausgehenden Störungen sind meist evident gute. Die benommenen Kranken werden im Bade klarer und namentlich bei Pneumonielarven, die unter dem Bilde der Meningitis verlaufen, gehen die Hirnsymptome auffallend zurück, so daß die Diagnose gesichert wird. Die übrigen beim Typhus erwähnten günstigen Wirkungen des Bades kommen bei den doch meist viel rascher verlaufenden Pneumonien weniger in Betracht.

Ich habe bisher bei meiner Schilderung nur die echte, hoch fieberhafte, croupöse Pneumonie im Auge gehabt.

Bei den sogenannten asthenischen, mit niedrigeren Temperaturen verlaufenden Pneumonien, wie sie ältere oder wenig kräftige Individuen durchzumachen pflegen, auch bei den insidiös verlaufenden Influenzapneumonien haben wir nicht gebadet, ich will aber nicht unerwähnt lassen, daß v. JÜRGENSEN bei diesen gerade laue Bäder von 25—30° in einer Dauer von 20—30 Minuten und zwar morgens zwischen 4—7 Uhr warm empfiehlt.

Gegenanzeigen für Bäder gehen bei der Pneumonie in erster Linie von dem Cirkulationsapparat aus. Namentlich dürften Komplikationen, wie Herzfehler oder stärkere Arteriosklerose, dieselben kontraindizieren. Wir haben wenigstens Herzfehlerkranke mit croupösen Pneumonien, die ich mehrfach beobachtet habe, nie gebadet. Ueber die Säuferpneumonien mit Delirium tremens ist meine Erfahrung eine zu geringe, doch würde ich wegen der Kollapsneigung zur Vorsicht raten. Auch eine sehr große Ausdehnung des Prozesses, z. B. wie Drei-Lappenpneumonie, dürfte eine Kontraindikation geben, da man derartige Patienten vor jeder Bewegung hüten wird.

In Bezug auf das Alter der Patienten gelten die für den Typhus bereits geschilderten Bedenken, nur muß man hier noch besonders hervorheben, daß die Pneumonie im höheren Alter eine recht schlechte Prognose bietet (von den Kranken v. LIEBERMEISTER's über 50 Jahre starben 50 Proz.), und daß bei diesen Patienten das Fieber meist nicht so hoch ist, um eine Badebehandlung zu indizieren.

Kinder haben wir in Jena stets gebadet, und bei der Leichtigkeit, mit der man Kindern Bäder herrichten kann, sehe ich auch keinen Grund, die Bäder durch Wicklungen etc. zu ersetzen.

Für übertrieben halte ich dagegen die Befürchtung AUFRECHT's, daß man durch die kalten Bäder die Entstehung der chronischen Lungeninduration unterstütze. Diese Befürchtung gründet sich auf eine Ansicht MARCHAND's (1), welche derselbe in einer Arbeit „Ueber den Ausgang der Pneumonie in Induration" ausgesprochen hat, und die eine Steigerung des Blutzuflusses, wie er durch Bäder zu den inneren Organen bewirkt würde, für diesen Ausgang verantwortlich macht.

MARCHAND schreibt in der That über einen Fall von Induration mit pleuritischen Adhäsionen und einem pericardialen Ergusse: „Ich lasse es dahingestellt, ob die durch v. JÜRGENSEN so warm empfohlene Therapie bei der bestehenden Disposition nicht wesentlich den ungünstigen Ausgang zu unterstützen geeignet war."

Die Erfahrung hat jedenfalls diese Befürchtung nicht bestätigt.

---

1) *Marchand, Virchow's Archiv Bd. 82, 1880, p. 349.*

Ebensowenig kann man die experimentellen Erfahrungen (1), daß gelegentlich nach intensiven Abkühlungen der Oberfläche interstitielle Entzündungsprozesse in inneren Organen gefunden werden, gegen die Bäder verwerten, denn derartigen intensiven Wärmeentziehungen setzt man keine Kranken aus.

Ich teile also AUFRECHT's Ansicht nicht, der sich kein einziges Mal von dem Nutzen der kalten Bäder bei croupöser Pneumonie überzeugen konnte und höchstens eine Vermehrung des Hustenreizes danach sah.

Auch TALAMON's (2) Ausführungen, die sich gegen die Bäderbehandlung bei Pneumonie richten, können wir nicht beipflichten.

Wir glauben vielmehr, daß bei hochfiebernden Pneumonien und bei solchen mit schweren Symptomen von seiten des Nervensystems gebadet werden soll oder wenigstens kühle, gewechselte Packungen angewendet werden sollen, wenn es die Pulsbeschaffenheit irgend noch erlaubt.

Mehr schließlich, um über das in der Jenaer Klinik geübte Verfahren eine Uebersicht zu geben, als weil sich daraus für die Indikationsstellung im einzelnen Falle Schlüsse ziehen ließen, habe ich die Krankengeschichten der letzten 100 croupösen Pneumonien, die ich hier beobachten konnte, in dieser Richtung durchgesehen und bin zu folgenden Zahlen gekommen.

Von 100 Pneumonien sind 31 einer Bäderbehandlung unterworfen worden. Von den Gebadeten sind 6 und im ganzen 18 gestorben.

Ich möchte dazu bemerken, daß ich Terminalpneumonien nicht mitgezählt habe, wohl aber die unter dem Bilde der croupösen Pneumonien verlaufenden Influenzaerkrankungen.

So weit die Bäderbehandlung.

Ueber die sonstige hydriatische Behandlung der croupösen Pneumonien gehen die Ansichten fast aller Autoren übereinstimmend dahin, daß eine Applikation einer Eisblase oder sonst einer Kühlvorrichtung auf die erkrankte Seite dem Pat. subjektiv angenehm ist, da sie das Seitenstechen lindert. Ob man sich außer der subjektiven Erleichterung der Patienten, die wohl durch die direkte Kältewirkung auf die entzündete Pleura bedingt wird, noch irgend einen Einfluß auf die Pneumonie versprechen darf, dürfte mehr als zweifelhaft sein. Man kann sich solche, abgesehen von der Tiefenwirkung der Kälte, wohl nur auf dem Wege der Beeinflussung der Cirkulation vorstellen, doch wissen wir nichts genügend Sicheres darüber. Wir haben Eisblasen und Kühler meist über einen PRIESSNITZ'schen Umschlag gegeben und möglichst dauernd, solange sie dem Patienten angenehm waren, liegen lassen. Ferner haben wir fast regelmäßig 3-stündlich gewechselte PRIESSNITZ'sche Umschläge oder auch Kreuzbinden bei croupösen Pneumonien angewendet. Sie werden meist gut vertragen, und man hört oft von den Patienten, daß sie die Expektoration erleichtern. Nur in wenigen Fällen fühlen sich die Patienten dadurch beengt und geben an, daß die Atemnot größer würde.

Kälteapplikationen, Eisblasen oder Kühler, direkt auf den Kopf appliziert, sind in Fällen von heftigem Kopfschmerz oder stärkerer

---

1) *Litteratur bei Reineboth, l. c.*

2) *Talamon, Médications offensives de la pneumonie, La médecine moderne (Extrait du 8. fascicule du Traité de thérapeutique, Rueff & Co.).*

Somnolenz nützlich und gewöhnlich auch dem Patienten wohlthuend, ebenso in den Fällen, in denen man nicht badet, kühle Teilwaschungen, die morgens und abends vorgenommen werden.

Schließlich können bei stark beschleunigtem Pulse Kaltanwendungen auf das Herz indiziert sein. Man kann diese gleichfalls mit den PRIESSNITZ'schen Umschlägen kombinieren und darf sich davon eine pulsverlangsamende Wirkung versprechen. Man braucht sie nicht ununterbrochen anzuwenden, sondern läßt sie etwa 1 Stunde lang liegen und wiederholt sie nach einer Pause von der gleichen Zeit.

Selbstverständlich ist über der hydriatischen Therapie die anderweitige Behandlung der Pneumonien nicht zu vernachlässigen. Ich kann dieselbe hier nicht ausführlich schildern und möchte nur bemerken, daß wir bei starken Schmerzen und Hustenreiz getrost Morphium geben und vor allem mit Reizmitteln (Wein und Kampfer) nicht sparen. Namentlich ist die frühzeitige und konsequente Anwendung des Kampfers durchaus geboten. Dagegen verwenden wir arzneiliche Antipyretica gewöhnlich nicht.

## 9. Influenza.

An die Besprechung der croupösen Pneumonie mag sich die Schilderung der bei der Influenza verwertbaren hydriatischen Maßnahmen anschließen, weil wenigstens die jetzt zur Beobachtung kommenden sporadischen Fälle meist unter dem Bilde sehr hartnäckiger Bronchitiden mit Neigung zur Pneumoniebildung und schwer gestörtem Allgemeinbefinden verlaufen, während die rein nervösen Formen und die mit ausschließlicher Beteiligung des Verdauungstractus wenigstens bei uns seltener geworden sind.

Man hat zu der Zeit, als wir die Influenza wieder kennen lernten, Schwitzprozeduren, besonders heiße Bäder vielfach im Beginn der Erkrankung angewendet; so rät auch WINTERNITZ (1) eine energische Schwitzprozedur nach vorhergegangener starker körperlicher Bewegung an. Wie ich LEICHTENSTERN's (2) Monographie entnehme, schrieb sogar ein badischer Ministerialerlaß bei dem letzten großen Seuchenzuge der Influenza das Schwitzverfahren in einer auch dem Laien verständlichen Form vor. In neuerer Zeit ist man davon mehr zurückgekommen, weil man sich einerseits von der Wirkungslosigkeit der für einfache Erkältungsbronchitiden so nützlichen Schwitzbäder bei der Influenza überzeugt hat, und weil die Erfahrung gelehrt hat, daß dieselben den Kranken höchst unangenehm sind. LEICHTENSTERN warnt direkt vor einem solchen Versuche und giebt an, daß nach seiner Erfahrung alle einigermaßen schweren Influenzakranken sich energisch gegen das heiße Bad sträubten.

Antipyretische Verfahren, also kühle Bäder, sind im weiteren Verlauf der Erkrankung trotz des bestehenden Fiebers ebensowenig angezeigt, da die Kranken meist auffallend hinfällig sind und oft eine ausgesprochene Kollapsneigung besteht.

LEICHTENSTERN widerrät sogar lokale Maßnahmen, wie kalte Umschläge und Eisblasen auf den Kopf, wenigstens hätten seine

---

1) W. Winternitz, Eine Fieber- und Influenzakur, Internationale klin. Rundschau 1890 No. 1.
2) Leichtenstern, Influenza in Nothnagel's Handbuch.

Kranken dieselbeu regelmäßig als nutzlos und häufig als den Schmerz steigernd verworfen.

SADGER (1) hat dagegen einige Krankengeschichten publiziert, aus denen hervorzugehen scheint, daß im Anfang der Erkrankung applizierte Ganzpackungen günstige Erfolge hatten. Er nahm zu diesen Einpackungen Wasser von 12° und wechselte sie nach 10 Minuten, ließ die zweite dann $1/_2$ Stunde, die dritte Einpackuug 1 Stunde liegeu und schloß mit einer Teilwaschung.

Ganz ähnlich ist das Verfahreu von METTENHEIMER (2), der bei kräftigen jungen Leuten, die über Abgeschlageuheit, Frost, Husten, Schnupfen, Kopf- und Gliederschmerzen klagten, zunächst eine Ganzpackung bis zur vollständigeu Erwärmung applizierte und alsdann Halbbäder von 1—2 Minuteu Dauer und 20—25° Temperatur folgen ließ. Die Kranken wurden dann abgetrocknet, mußten sich ankleiden, frühstücken und sich Bewegung verschaffen. METTENHEIMER rühmt dieses natürlich nur bei jugendlichen Iudividuen anwendbare Verfahren namentlich gegen das Abgeschlageuheitsgefühl. Wir haben gewöhulich nur PRIESSNITZ'sche Umschläge oder Kreuzbindeu um die Brust angewendet, wenn die Bronchitis einigermaßen entwickelt war.

Bei drohenden oder bereits entwickelten Bronchopneumonieu infolge von Influenza haben wir häufiger kühle Uebergießungen im lauen Halbbade gegeben (15—20° die Uebergießung, 34° das Bad) und glauben davou in einigen Fällen Erfolge gesehen zu haben.

Gegen die häufig nach Iufluenza zurückbleibendeu Neuralgien können die unter diesem Kapitel beschriebenen Prozedureu, sowohl Schwitzbäder wie wechselwarme Prozeduren mit Erfolg angewendet werdeu (vergl. BUXBAUM, 3, und FREY, 4).

## 10. Cholera.

Es steht mir eine ausreichende persönliche Erfahrung über die Wirkung hydriatischer Prozeduren bei Cholera uicht zu Gebote, ich werde daher in wesentlicheu referierend verfahren müssen.

SCHWEINBURG (5) und später BUXBAUM (6) haben sich der Mühe unterzogen, die meist aus den 30 er Jahren stammende ältere Litteratur zusammeuzustellen.

Es läßt sich aus derselben das Urteil gewiunen, daß eine große Reihe Autoren der damaligen Zeit, und unter diesen befiuden sich Namen wie ROMBERG (7), vor der kritiklosen Anwendung der Heißapplikationen im Choleraanfall warnten.

Einer methodischen Kaltwasserbehandlung wurde dagegen sowohl

---

1) *Sadger, Zur Kasuistik und Therapie der Influenza, Blätter f. klin. Hydrotherapie 1897 No. 7 p. 128.*

2) *Mettenheimer (Schwerin), Memorabilien 1891, Heft 1 u. 2.*

3) *Buxbaum, Nachkrankheiten der Influenza, Blätter f. klin. Hydrotherapie 1892 No. 10.*

4) *Frey, Die Behandlung der Influenzaneuralgie mit Schwitzbädern, Deutsche med. Wochenschr. 1891 No. 12.*

5) *Schweinburg, Historisches und Methodisches zur Wasserbehandlung der Cholera, Winternitz' Klinische Studien 1887, Wien, Deuticke.*

6) *Buxbaum, Historisches über die Wasserbehandlung der Cholera, Blätter f. klin. Hydrotherapie 1892 No. 8 p. 133 (dort ausführliche Litteraturangaben).*

7) *William Scott's amtlicher Bericht über die Cholera, deutsch von Behrend, bevorwortet und mit Anmerkungen begleitet von Romberg, Berlin 1832.*

von Professor CASPER in Berlin (1), als von dem Direktor des allgemeinen Krankenhauses in Wien, GÜNTHNER (2), das Wort geredet. Die CASPER-sche Methode bestand in der Anwendung kalter Sturzbäder in der leeren oder mit indifferent warmem Wasser halb· gefüllten Badewanne, der dann Einwicklungen in erwärmte wollene Decken folgten, die mit Umschlägen kombiniert wurden. Diese Umschläge sollten eiskalt auf Brust und Unterleib, heiß dagegen auf die Füße appliziert werden. Die GÜNTHNER'sche Methode bestand in Waschnngen mit kaltem Wasser oder Eis mit kräftigen Friktionen, besonders wurden die Extremitäten bedacht. Wenn dieselben anfingen sich zu erwärmen, was meist nach 5--6 Minuten der Fall war, wurden die Kranken mit gewärmten Tüchern getrocknet und eingepackt, bis eine völlige Erwärmung der Körperoberfläche eintrat. Bei beiden Methoden soll für Zuführung kalter Flüssigkeit per os und per rectum gesorgt werden.

Beide Methoden versuchen augenscheinlich eine kräftige Reaktion der Haut zu erzeugen und dann die Kranken durch Einpackungen zum Schwitzen zu bringen. Wurde nach etwa 3 Stunden Schweiß nicht erzielt, so sollte die Prozedur wiederholt werden.

PRIESSNITZ empfahl eine kräftige feuchte Abreibung mit folgendem kalten Sitzbad von 10—12°, und ließ die Patienten in dem Sitzbade unter beständigem Frottieren der nicht eingetauchten Teile, bis Erbrechen und Durchfall aufhörten. Danach erhielt der Kranke eine trocken verbundene Leibbinde und wurde ins Bett gebracht. Außer diesen Applikationen gab PRIESSNITZ bei kräftigeren Kranken vor dem Sitzbade ein kaltes Klystier und ließ im Sitzbade trinken. Bei schwer Kranken mit Krämpfen und bläulicher Hautverfärbung wurden mehrere feuchte Abreibungen vor dem Sitzbade appliziert und zwischen diesen der auf einer Wolldecke liegende Kranke 6—8 Minuten kräftig gerieben (3).

Diese PRIESSNITZ'sche Behandlung, allerdings in modifizierter Form, rät auch WINTERNITZ (4), der sich mehrfach gerade über die hydriatische Behandlung der Cholera, die letzte Abhandlung stammt aus dem Jahre 1892, verbreitet hat.

Nach WINTERNITZ kann prophylaktisch sowohl zur persönlichen Desinfektion als zur Abhärtung eine Wasserbehandlung in Cholerazeiten nützlich sein.

Die entsprechenden Maßnahmen sind kalte Abreibungen, kühle, (20—25°) Halbbäder in der Dauer von 2—5 Minuten, kurze kalte Douchen. Alle diese Applikationen werden am besten morgens aus der Bettwärme heraus vorgenommen und müssen von guter Reaktion gefolgt sein, die am besten durch folgende Körperbewegung unterstützt wird.

WINTERNITZ beruft sich für die Zweckmäßigkeit dieser Vorschläge auf ältere Angaben von WATSON, REGENHARD u. s. w., daß an kalte Waschungen und Bäder Gewöhnte von der Cholera verschont bleiben; so sei von den zahlreichen Mitgliedern des Berliner Wasserheilvereins 1850 kein einziges an Cholera erkrankt.

---

1) *Casper*, *Die Behandlung der asiatischen Cholera durch die Anwendung der Kälte, Berlin 1832.*

2) *Günthner, Jahrbücher der Medizin des österr. Kaiserstaates 1832.*

3) *van der Decken, Die Behandlung der Cholera, Gräfenberger Mitteilungen, Olmütz, Bd. 1 Heft 11.*

4) *Winternitz, Zur Pathologie und Hydrotherapie der Cholera, Klinische Studien Heft 1, Wien, Deuticke, 1837.*

Für die Behandlung der Choleradiarrhöe rät WINTERNITZ (1), kalte Abreibungen mit folgendem, länger dauerndem (20—30 Minuten) kalten Sitzbade unter beständiger Frottierung der nicht eingetauchten Teile. Ich habe die Einzelheiten dieser auch bei anderer Diarrhöeform verwendbaren Methode unter Kapitel Verdauungskrankheiten ausführlich geschildert und verweise auf das dort Gesagte.

Das Stadium algidum der Cholera will WINTERNITZ mit den kräftigsten Kaltreizen, etwa analog der GÜNTHNER'schen Methode behandelt wissen.

Die Urteile, die über diese kalten hydrotherapeutischen Maßnahmen in neuerer Zeit gefällt werden, sind recht verschieden. RUMPF (2) z. B. schreibt: „In der Hamburger Epidemie hat dieses Verfahren meines Wissens kaum Anwendung gefunden. Ich selbst habe immer Bedenken getragen, bei den schwer Kranken mit subnormaler Temperatur noch eine intensive Wärmeentziehung eintreten zu lassen." Dagegen empfiehlt RUMPF ganz besonders im Stadium algidum das heiße Bad bis zu Temperaturen von 43—45⁰ und viertelstündiger Dauer, eventuell unter Zusatz von 100—200 g Senfmehl. Er rühmt die Wirkungen gegen die Beklemmungsgefühle und die Krämpfe, giebt aber zu, daß in einzelnen Fällen trotz deutlicher Rötung der Haut sich der Puls nicht hob und Ohnmachtsanfälle jeden Versuch eines längeren heißen Bades sich anschlossen. Von heißen Luft- und Dampfbädern sah RUMPF geringere Erfolge als vom heißen Wasserbade. Namentlich hat man in Hamburg die heißen Bäder in Verbindung mit subkutaner Infusion physiologischer Kochsalzlösung angewandt und anscheinend günstige Erfolge erzielt.

### 11. Diphtherie.

Es ist zunächst der lokalen Prozeduren der Halsumschläge zu gedenken, die entweder als PRIESSNITZ'sche Umschläge mit und ohne undurchlässige Bedeckung oder als Eiskravatten bez. als Kühlröhren in Verbindung mit feuchten Umschlägen angewendet werden. Ueber die Theorie ihrer Wirkungsweise ist im Kapitel Tiefenwirkung der Kälte und in der Besprechung der Technik das uns Bekannte bereits ausführlich erörtert, sodaß ich darauf verweisen kann. Rein praktisch ist nach meiner Erfahrung anfänglich gewöhnlich die fortgesetzte Anwendung der Eiskravatten den Patienten angenehmer und scheint subjektive Erleichterung zu bringen, während in späteren Tagen, wenn die Belege sich abzustoßen beginnen, dreistündlich gewechselte erregende Umschläge angezeigt sind. Ich kann nicht sagen, daß ich jemals von der Eisanwendung irgend einen Schaden gesehen hätte, selbst bei jauchiger Diphtherie nicht, und die Vorstellung, daß man die Nekrotisierung dadurch fördere, scheint mir wenigstens für die Halsorgane nicht richtig zu sein.

Von allgemeinen Wasseranwendungen kommen sehr häufig alle diejenigen Maßnahmen in Betracht, die man gegen die Entwickelung der komplizierenden Bronchopneumonien rühmt, also laue Bäder mit kühlen Uebergießungen in erster Linie, in zweiter Reihe PRIESSNITZ-sche Brustumschläge.

1) *Winternitz, Choleraschutz und Cholerabehandlung, Blätter f. klin. Hydrotherapie 1892 No. 7 p. 117, und Diarrhöe, Brechdurchfall, Cholera und Wasserkur, ebenda No. 10 p. 173.*

2) *Rumpf, Behandlung der Cholera im Penzoldt-Stintzing'schen Handbuch.*

Eine eigentlich antipyretische Methode einzuleiten, ist wegen der relativ kurzen Dauer hochfieberhafter Temperaturen meist nicht nötig, doch können im einzelnen Falle einige abgekühlte Bäder oder nasse Einwicklungen nützlich sein. Man hat sich dabei, wenn es sich um Kinder handelt, nur daran zu erinnern, daß bei diesen keine zu intensiven Wärmeentziehungen vorgenommen werden dürfen.

Im übrigen ist ja bekanntlich die Temperatursteigerung bei Diphtherie meist keine so hohe, wie bei den einfachen Anginen, und namentlich für die Prognose nicht bedeutungsvoll, denn gerade die schwersten Diphtherien verlaufen häufig völlig fieberfrei oder erreichen nur Temperaturen von ca. 38 °.

W. WINTERNITZ (1, 2, 3) hat mehrfach über die Hydrotherapie bei Diphtherie sich geäußert. Speciell in den Fällen von Croup mit Larynxstenose hat der genannte Autor die Auslösung eines kräftigen Reflexreizes auf das Respirationscentrum empfohlen und sieht in einem kalten kräftigem Regenbad, in einer Uebergießung in einem Halbbade von niederer Temperatur, in einer kalten Lakenabreibung die zweckentsprechenden Prozeduren. Ich bin überzeugt, daß diese bei Pseudocroup und bei bronchopneumonischer Dyspnoe ausgezeichnet wirken können. Bei echter diphtheritischer Stenose verbieten sie sich meist wegen des Zustandes des Herzens. In den ziemlich zahlreichen Fällen, in denen ich sie aber versuchte, habe ich bei echter Diphtherie nie den geringsten Erfolg von derartigen Prozeduren gesehen, ebensowenig von Teilwaschungen, die WINTERNITZ in einem Falle von Stenose bei starker Herzarhythmie gute Dienste geleistet haben sollen.

WINTERNITZ empfiehlt ferner, um die Abstoßung der Membranen, das Aufrollen und das Auswerfen derselben zu erleichtern, feuchte Ganzeinpackungen mit folgenden kühlen Einpackungen. Man kann bekanntlich ziemlich leicht zu dem Gedanken kommen, durch irgend eine Maßnahme die Abstoßung von Belegen erleichtert zu haben. Ich erinnere nur daran, was alles in dieser Beziehung über die Wirkungen des Heilserums behauptet worden ist, trotzdem jeder einigermaßen sorgfältige Beobachter sich leicht davon überzeugen kann, daß auch in rechtzeitig und mit genügend großen Dosen gespritzten Fällen die Belege häufig sich ausbreiten.

Kranke mit irgendwie stärkerer Dyspnoe ertragen zudem Ganzeinpackungen gewöhnlich nicht, sondern werden ängstlich darin.

Man muß also jedenfalls derartige Behauptungen immer mit einer gewissen Vorsicht aufnehmen. Ich persönlich habe mich nicht davon überzeugt, daß die WINTERNITZ'sche Meinung zutreffend wäre. Doch muß ich allerdings hinzufügen, daß in den letzten Jahren jeder Diphtheriekranke Heilserum bekam und deswegen ein sicheres Urteil schwer zu fällen ist.

Endlich ist sogar eine fortgesetzte Anwendung von Schwitzprozeduren zur Behandlung der Diphtherie von PAULI (4) empfohlen worden.

---

1) W. *Winternitz*, Angina diphtheritica und ihre hydriatische Behandlung, Blätter f. klin. Hydrotherapie 1893 Heft 12.

2) *Derselbe*, Mißgriffe bei hydriatischer Behandlung, ebenda 1897.

3) *Derselbe*, Lehrbuch, 1. Aufl., und Zur Pathologie und Hydrotherapie des Kehlkopfcroup, Jahrbuch f. Pädiatrik 1874.

4) *Pauli*, Behandlung der Diphtherie mittels Hydrotherapie nach Erfahrungen im Lübecker Kinderspitale, 1891.

Es sollen die Kinder auf 3 Stunden in eine nasse Vollpackung gelegt werden, darauf werden sie rasch kalt abgerieben und auf 1 Stunde trocken gewickelt. In der 4. und 5. Stunde werden dann je nach der Körpertemperatur viertel- oder halbstündige, nur vom Halse bis zu den Hüften reichende PRIESSNITZ'sche Umschläge gemacht. Alle diese Prozeduren sollen dann in derselben Reihenfolge ein zweites Mal wiederholt werden. Daneben werden während der nassen Vollpackung schweißerregende Getränke, Fliederthee, Grog, gereicht. Die Gesamtmortalität betrug bei dieser Behandlung in 122 Fällen nur 14 Proz.

Es scheint diese Methode verständigerweise von anderen Seiten nicht nachgeprüft zu sein. Wenigstens habe ich nur noch eine Publikation von BRUNNER gefunden, die 1—12 Stunden fortgesetzte Dampfbäder zur Behandlung von Diphtherie und Croup anrät. BRUNNER (1) improvisiert das Dampfbad durch Besprengen heißer Ziegeln mit Wasser unter einem zeltartig zusammengelegten Tuch. Ich hatte einige Male Gelegenheit, Fälle zu sehen, die von der Naturheilkunde fanatisch ergebenen Eltern mit Schwitzprozeduren behandelt waren, und kann danach nur versichern, daß ich bei einer so schweren Infektionskrankheit, wie Diphtherie, dieselben für höchst gefährlich erachten muß.

Schließlich sei noch mit wenigen Worten der hydriatischen Behandlung der postdiphtheritischen Herzlähmung gedacht, bei der ein sehr sorgsamer Beobachter, VERONESE (2), neben den Reizmitteln von sehr heißen Stammesumschlägen Gutes gesehen haben will.

Zusammenfassend läßt sich über die hydriatische Behandlung der Diphtherie nur sagen, daß durch sie gewisse symptomatische Anzeichen zweckmäßig erfüllt werden können, daß sie aber nicht den Anspruch einer wirklichen Heilmethode erheben darf.

## 12. Malaria.

Es steht mir bei der Seltenheit der Malaria hier in Jena eine größere persönliche Erfahrung über die Wirksamkeit der hydriatischen Behandlung derselben nicht zur Seite, und ich beschränke mich deswegen darauf, die Urteile anderer anzuführen.

Von seiten der WINTERNITZ'schen Schule ist neuerdings dieser Behandlung wieder warm das Wort geredet worden. STRASSER (3, 4, 5) hat aus der ziemlich großen Litteratur 272 Fälle, in denen über günstige Erfolge berichtet wird, zusammengetragen. WINTERNITZ (6, 7) schätzt die Zahl in seiner neuesten Arbeit auf 600 Fälle. Es scheint demnach unzweifelhaft, daß es in der That gelingt, sowohl den einzelnen Anfall zu coupieren als auch die Malariakachexie zu bessern.

1) *Brunner*, *Die Behandlung von Diphtheritis und Croup, St. Petersb. med. Wochenschr. 1891.*
2) *Veronese*, *Die postdiphtheritische Herzlähmung, Wiener klin. Wochenschr. 1893 No. 17—22.*
3) *A. Strasser*, *Ueber hydriatische Malariabehandlung, Blätter f. klin. Hydrotherapie 1894 Heft 9.*
4) *Derselbe*, *Die Wirkungsweise der Hydrotherapie bei Malaria, Dtsch. med. Wochenschr. 1895 No. 45.*
5) *Derselbe*, *Zur Hydrotherapie der Malaria, Blätter f. klin. Hydrotherapie 1897 Heft 9.*
6) *Winternitz*, *Hydrotherapie im Wechselfieber, Wiener med. Presse 1865 p. 43.*
7) *Derselbe*, *Ein Mißerfolg der Wasserbehandlung im Wechselfieber, Blätter f. klin. Hydrotherapie 1899 No. 1.*

Wenn wir uns zunächst der Behandlung des einzelnen Anfalles zuwenden, so kann die Prozedur eine verschiedene sein. Schon CURRIE hatte Malariakranke mit kalten Uebergießungen, die er eine Stunde vor dem Anfall anwandte, behandelt, später hat namentlich FLEURY die Behandlung mit Douchen von 15—28° 1—2 Stunden vor dem Anfall eingeführt und sie warm befürwortet. FISCHER (1) hat besonders das kalte Sitzbad mit folgendem Frottieren bevorzugt.

Man kann heute sagen, daß von fast allen Seiten übereinstimmend angegeben wird, daß die Art der Prozedur ziemlich gleichgiltig ist, daß aber zwei Bedingungen erfüllt sein müssen: 1) daß der Kaltanwendung eine lebhafte Reaktion folgt, und 2) daß die Prozedur kurze Zeit vor dem zu erwartenden Anfall ausgeführt wird.

FODOR (2, 3), der die im WINTERNITZ'schen Institute übliche Technik angiebt, hält für am zweckmäßigten $1/4$ Stunde vor dem Anfall einen kurzen kalten Regen mit darauf folgender kräftiger Fächerdouche zu geben, die durch 20—30 Sekunden auf die Milz und bei Lebertumor auch auf diesen gerichtet wird. Danach folgt kräftiges Trockenreiben und ein tüchtiger Marsch oder, wenn dies nicht angeht, Bettruhe.

Wenn keine Douchevorrichtungen zu Gebote stehen, sind 2—3 Minuten dauernde Sitzbäder von 10—18° mit kräftiger Frottierung das zweckmäßigste Verfahren. In neuerer Zeit hat WINTERNITZ dieser Verordnung noch eine naßkalte Einpackung am Morgen hinzugefügt und die Hauptprozedur 2 Stunden vor dem zu erwartenden Anfall gegeben.

Warme und heiße Applikationen, wie FAZIO (4) bei chronischen Formen anwendete, werden von der WINTERNITZ'schen Schule und namentlich von GLAX (5), solange wenigstens Neigung zu Fieberparoxysmen besteht, für unzweckmäßig gehalten, da sie, wie FAZIO und vorher schon ROJIIC (6) beobachtete, schwere Recidive auslösen können.

GLAX stellt deshalb als Regel auf, man solle keinem Malariakranken vor Ablauf der 4. Woche nach dem letzten Fieberanfalle ein warmes Bad gestatten. Durch die beschriebenen Kaltapplikationen soll nun der Anfall entweder sofort coupiert oder wenigstens zunächst hinausgeschoben werden, um dann nach einigen Wiederholungen der Prozeduren definitiv auszubleiben.

Auf die theoretischen Deduktionen, wie man sich diese Wirkung zu denken habe, gehe ich absichtlich nicht ein, weil ich unsere physiologischen und pathologischen Kenntnisse dazu heute noch nicht für ausreichend erachte. Es haben sich STRASSER und ZIEGELROTH (7) in derartigen Hypothesen versucht.

---

1) *Fischer*, *Zur Kaltwasserbehandlung des Wechselfiebers, Blätter f. klin. Hydrotherapie 1893 Heft 10.*
2) *Fodor*, *Die Wasserbehandlung des Wechselfiebers, Blätter f. klin. Hydrotherapie 1892 No. 8 u. 9 (dort ausführliche Angaben über die Litteratur).*
3) *Derselbe*, *Neuer Beitrag etc., Blätter f. klin. Hydrotherapie 1896 Heft 5.*
4) *Fazio*, *Kongreß für Hydrologie und Klimatologie in Venedig 1895, rcf. in den Blättern f. klin. Hydrotherapie 1895 No. 12.*
5) *Glax*, *Ein Beitrag zur balneotherapeutischen Behandlung der Malaria und Malariakachexie, Blätter f. klin. Hydrotherapie 1896 Heft 3.*
6) *Rojiic*, *Reminiscenzen aus den Vorträgen Körner's, Wiener med. Presse 1877 No. 31 u. 32.*
7) *Ziegelroth*, *Zur Hydrotherapie der Malaria, Therap. Monatshefte, August 1897; Blätter f. klin. Hydrotherapie 1897 Heft 9.*

Wenn man die etwas enthusiastisch klingenden Schilderungen der WINTERNITZ'schen Schüler und ihre Krankengeschichten 'liest, so muß man zu der Ansicht kommen, daß jedenfalls jeder Malariaanfall zunächst hydrotherapeutisch zu behandeln wäre. Zwar berichtet WINTERNITZ von einem Mißerfolg, allein dieser wird durch die mangelhafte, auch durch vorhergehende kurze Dampfbäder nicht zu bessernde Reaktionsfähigkeit des Pat. erklärt.

Hören wir nun andere Urteile über die Wasserbehandlung. LAVERAN erklärte sie für einen guten Behelf, der noch Erfolge haben könne, wo andere Mittel versagten, nur müsse man sich vor Augen halten, daß die ersten Prozeduren einen Rückfall hervorrufen könnten, daher sei vorsichtig vorzugehen und nicht gleich zu Anfang der Wasserstrahl auf die Milzgegend zu leiten.

Nach HERTZ (1) hat sich die Anwendung der kalten Strahldouche bei Leber- und Milztumoren nach Intermittens in Verbindung mit einer Chininmedikation selbst in veralteten Fällen trefflich bewährt.

MARIGLIANO (2) schreibt: „Die Erfahrung hat gezeigt, daß die Hydrotherapie trotz des Enthusiasmus ihrer Anhänger (CURRIE, der sie zuerst anwendete, PRIESSNITZ und HENRI, welch letzterer ihren Wert ganz besonders rühmte) keine besondere und gut spezifizierte heilende Kraft für die Malaria besitzt, sie kann jedoch gute Dienste leisten als tonisches Mittel, ist nützlich in der Kachexie und dient als gutes Unterstützungsmittel des Chinins in den hartnäckigen Formen mit unregelmäßigen Anfällen und Kachexie".

MANNABERG (3) äußert sich: „Heute kann man wohl die Bestrebungen, das Chinin durch Wasserbehandlung zu ersetzen, als abgethan bezeichnen, damit soll aber die Mitwirkung hydriatischer Prozeduren als symptomatisches Hilfsmittel nicht verworfen werden. Im Gegenteil, es empfiehlt sich dringend, in Fällen mit Hyperthermien, nervöser Depression, Algidität etc. die betreffenden Applikationen, wie sie bei anderen akuten Infektionskrankheiten mit großem Nutzen angewendet werden, entsprechend auch hier zu gebrauchen." Besonders über die Behandlung mit Milzdouchen giebt MANNABERG an, daß Nachprüfungen nichts weniger als ermunternde Resultate ergeben hätten, daß sogar ASCOLI (4) Recidive danach gesehen habe.

Man sieht also, so ganz uneingeschränkt klingt das Lob der Hydrotherapie von anderer Seite nicht.

Besondere Wirkungen hat man sich namentlich von den hydriatischen Prozeduren in der Richtung versprochen, daß es gelänge, den Milztumor zu verkleinern. Hatte doch MOSLER (5) gezeigt, daß thatsächlich Kaltanwendungen auf die Milz durch Kontraktion ihrer Muskelfasern zu einer Verkleinerung des Organes führen, wenn auch nach MOSLER die milzverkleinernde Wirkung der kalten Douche, sowie ihr Einfluß auf den Intermittensprozeß und auf die Verhütung der Recidive dem des Chinins nachsteht.

Es ist eine derartige Wirkung auch wohl nicht bestreitbar, ich glaube auch z. B. bei pseudoleukämischen Milztumoren mich von einer

1) *Hertz, Malariainfektion im Ziemssen'schen Handbuch.*
2) *Marigliano, Therapie und Malaria bei Penzoldt-Stintzing.*
3) *Mannaberg, Malaria in Nothnagel's Handbuch.*
4) *Ascoli, Sull' utilità etc.. Bull. d. Soc. Lancisiana 1891.*
5) *Mosler, Ueber die Wirkung des kalten Wassers auf die Milz, Virchow's Archiv Bd. 57, 1873.*

solchen überzeugt zu haben. Ob dieselbe eine dauernde ist, ob bei Malaria Infektionserreger dadurch mobilisiert werden können, mag dahingestellt bleiben.

Erwähnen möchte ich, daß in neuester Zeit MOCUCCI (1) es auf andere Weise versucht hat, durch örtlich angewandte Kälte Malaria-milztumoren zu verkleinern. Derselbe ließ 2 mal täglich den Aether-spray gegen die Milzgegend spielen und setzte diese Behandlung 4 Wochen lang fort. Er berichtet in 12 Beobachtungen über günstige Resultate.

Anzuraten ist, wenn wir zusammenfassen, das hydriatische Be-handlungsverfahren des Malariaanfalles jedenfalls, wenn man auch nicht so weit gehen wird, das Chinin als überflüssig zu erklären. Die Haupttriumphe scheint die Wasserbehandlung in den länger bestehen-den Formen, die schon viel mit Chinin behandelt sind, zu feiern. Wenn man dieselbe anwendet, wird man sie in der besprochenen Form ausführen.

Die Vorschläge, den Anfall mit heißen Bädern oder Dampfbädern zu bekämpfen (FINKELSTEIN), haben sich nicht bewährt, ebenso kann man das von PRIESSNITZ angegebene Verfahren — während des Frostes kalte Abreibungen, während der Hitze Abreibungen im Halb-bad, in der Intermission Einpackungen, Leibbinden, ferner innerlich viel kaltes Wasser — heute als verlassen bezeichnen; es ist vielmehr daran festzuhalten, daß die Wasserapplikation vor dem Anfall zu ge-schehen hat.

Bei der Malariakachexie wird man, solange noch ein Milztumor vorhanden ist, gleichfalls von den geschilderten Prozeduren Gebrauch machen können, sonst aber ein roborierendes hydriatisches Verfahren, flüchtige Kälteapplikationen, Halbbäder, wenn Fieberanfälle fehlen, auch warme Bäder verwenden.

### 13. Einige hydropathische Massnahmen bei seltenen Infektionskrankheiten.

An den Schluß des Kapitels über Infektionskrankheiten seien noch Bemerkungen über die hydriatische Behandlung der Trichinosis und des Tetanus gesetzt.

Bei dem die Trichinosis im akuten Ausbruch begleitenden typhusähnlichen Fieber hat LEICHTENSTERN (2) eine der Typhus-behandlung gleiche Form der Bäderantipyrese warm empfohlen.

Zur Behandlung der enormen Muskelschmerzen in den späteren Stadien bewähren sich nach CORTUM (3) besonders prolongierte laue Bäder, die eventuell selbst als permanente eingerichtet werden können.

Diese Bäder empfehlen sich auch bei Beschwerden von seiten der Haut, wie anhaltendes Jucken, Parästhesien und gegen die oft heftigen Schweiße.

Bei Tetanus kommen als die anderweitige Behandlung unter-stützende Maßnahmen allgemein gleichfalls protrahierte, stundenlang

1) *Mocucci, Riforma med. 1898 p. 208.*
2) *Leichtenstern, Ueber eine Trichinenepidemie im Bürgerspital zu Köln, Deutsche med. Wochenschr. 1883 p. 755.*
3) *Cortum, Ueber eine unter den Truppen der Garnison Köln vorgekommene Trichinen-epidemie, Deutsche militärärztl. Zeitschr. 1883 No. 1.*

dauernde indifferent warme Bäder in Anwendung, die den Kranken subjektiv wenigstens hier und da Erleichterung bringen.

v. STRÜMPELL (1) rät auch eine fortgesetzte Behandlung mit Schwitzprozeduren und zwar mit im Bett applizierten Heißluftbädern an und will wenigstens in einem Falle davon Gutes gesehen haben.

Endlich seien noch einige Bemerkungen erlaubt über die thermischen Applikationen, die direkt die Krankheitserreger töten oder wenigstens in ihrem Wachstum hemmen wollen. Ich habe in dieser Richtung wirklich gute Erfolge vor kurzem bei zwei Anthraxfällen in der Jenaer Klinik gesehen; dieselben sind von STRUBELL (2) publiziert worden.

Allerdings wurden außerdem Karbolinjektionen in die geschwollene Drüse gemacht, so daß ein ganz sicheres Urteil über den Wert der thermischen Application, die wir in Gestalt sehr häufig gewechselter heißer Umschläge (55—60°) anwandten, unmöglich ist. In beiden Fällen handelte es sich um sehr große Karbunkel (der Nase und des Orbitalrandes), die überraschend gut und fast ohne Substanzverlust heilten.

Die Behandlung mit Hitze in irgendwelcher Form (DAVAINE empfahl z. B., einen eisernen Hammer auf 60° zu erwärmen und gegen die Fistel zu drücken) erscheint auch theoretisch durchaus gerechtfertigt. Der Milzbrandbacillus wächst über 40° nicht mehr und geht bei $^1/_4$-stündiger Einwirkung von Temperaturen über 50° zu Grunde.

Eine Temperatur von 40° wird sich aber, nach dem, was über die Tiefenwirkung von Wärme und Kälte im theoretischen Teile gesagt ist, wohl durch eine Wärmeapplikation in der nicht tief unter der Oberfläche sich ausbreitenden Bacillenansiedelung erreichen lassen. Weniger empfehlenswert erscheint eine dauernde Eisapplikation, da das Wachstum der Milzbrandbacillen erst bei 12° sistiert.

In ganz ähnlicher Weise wie beim Milzbrand hat QUINCKE (3) versucht, durch die leicht mögliche Durchwärmung der Urethra die Gonokokken abzutöten. Die Einzelheiten dieses Verfahrens sind unter Kapitel Geschlechtskrankheiten geschildert.

## B. Die hydriatische Behandlung der Erkrankungen der Respirationsorgane.

### 1. Akute Erkrankungen.

Da die akuten katarrhalischen Erkrankungen der Respirationsorgane gemeinhin als der Typus der Erkältungskrankheiten gelten, so seien einige Worte über das Wesen der Erkältung und über die Prophylaxe derselben, die Abhärtung, an die Spitze dieses Kapitels gestellt.

Es ist neuerdings von RUHEMANN (4) auf Grund einer sehr fleißigen

---

1) v. Strümpell, Artikel Tetanus in Penzoldt-Stintzing's Handbuch.
2) Strubell, Ein kasuistischer Beitrag zur Pathologie nnd Therapie des Milzbrandes beim Menschen, Münchener med. Wochenschr. 1898 No. 48 p. 1526.
3) Quincke, Berliner klin. Wochenschr. 1897 No. 49 p. 1065.
4) Ruhemann, Ist Erkältung eine Krankheitsursache und inwiefern? Leipzig, Thieme, 1898.

Statistik die Behauptung, daß jede Erkältung eine Infektion sei, mit aller Schroffheit vertreten worden.

Es scheinen mir aber die Ausführungen RUHEMANN's, welcher die Cirkulationsveränderungen als etwas ganz Gleichgiltiges und in keiner Beziehung zu den Erkältungskrankheiten stehendes Moment betrachtet, zu weitgehend zu sein.

Man kann RUHEMANN zugeben, daß jede Erkältung eine Infektion ist, aber das Haften der Infektion scheint nach unseren heutigen Kenntnissen durchaus im engen Zusammenhange mit der jeweiligen Blutversorgung bestimmter Gebiete zu stehen.

Ich möchte dabei an eine Beobachtung KLEMPERER's erinnern, der sah, daß Pneumokokken, auf Speichel gezüchtet, ihre Virulenz einbüßen, dagegen sofort wieder hochvirulent werden, wenn man sie auf eiweißreicherem Substrat, z. B. auf sterilisiertem pneumonischen Sputum züchtete. Man braucht also gar nicht zu so künstlichen Hypothesen wie SCHENK (1) zu greifen, der den in der Luft befindlichen Mikroben thermotaktische Eigenschaften zuschreibt und sie in einem kalten Raume nach dem warmen Körper hinstreben läßt.

Es ist durchaus wahrscheinlich, daß cirkulatorische Veränderungen nicht ohne Einfluß auf die Lebensbedingungen von sonst vielleicht als harmlose Saprophyten lebenden Bakterien sind. Giebt man aber den Einfluß cirkulatorischer Schwankungen überhaupt für die Erkältung zu, dann erklären sich die nicht zu bestreitenden Thatsachen, daß namentlich lokale Abkühlungen zu Erkältungskrankheiten entfernt liegender Schleimhäute führen, ungezwungen, und es erscheint nicht mehr wunderbar, daß der eine Mensch, z. B. nach einer Durchnässung der Füße, mit einer gewissen Regelmäßigkeit einen Schnupfen oder sonst eine entzündliche Erkrankung der Schleimhaut des Respirationstraktus, der andere wiederum leicht eine Magenverstimmung oder eine Diarrhöe bekommt.

Es scheinen nun solche in letzter Linie auf reflektorischen Veränderungen der Cirkulation und dadurch ermöglichter Infektion beruhenden Erkrankungen besonders dann einzutreten, wenn auf einen Kältereiz die physikalische Regulation der Haut entweder nicht prompt genug einsetzt oder die Gefäße der Haut abnorm lange im Stadium der Kontraktion verharren. Ich kann RUHEMANN nicht zustimmen, wenn er das Frösteln im Moment der Erkältung bereits als Ausdruck der stattgehabten Infektion, also als Fiebersymptom ansehen will.

Wenn aber mangelnde Reaktion der Hautgefäße gegenüber Kältereizen mit dem Zustandekommen der Erkältung in Beziehung steht, dann ergiebt sich ohne weiteres, daß wir durch Uebung des Hautorgans imstande sind, einer Neigung zu Erkältungen vorzubeugen und eine Abhärtung zu erreichen.

Eine solche Abhärtung gegen thermische Reize läßt sich nun anerkanntermaßen am besten durch systematische hydrotherapeutische Prozeduren bewerkstelligen. Das Ziel derselben hat in allen Fällen in der Auslösung einer prompten Reaktion im hydriatischen Sinne zu bestehen.

Die Maßnahmen selbst müssen daher streng individualisiert werden, und es müssen alle das Eintreten der Reaktion erschwerenden oder erleichternden Momente sorgfältig berücksichtigt werden. Es kann

---

1) *Schenk, Centralblatt f. Bakteriologie 1893.*

Matthes, Hydrotherapie.

sonst die Form der Kaltanwendung eine beliebige sein. Am meisten empfiehlt sich mit Teilwaschungen zu beginnen, dann, wenn diese gut vertragen werden, zu Schwammbädern, zu Abreibungen und Abklatschungen überzugehen. Ferner können, wenn man Doucheeinrichtungen zur Verfügung hat, sowohl kühle Regen- wie Strahldouchen angewendet werden. An Bädern sind wohl in erster Linie Halbbäder von 5 Minuten Dauer, deren Temperatur allmählich niedriger bis zu 20° herab gewählt wird und in denen sich der Badende selbst frottieren soll, ferner aber auch Schwimmbäder zu empfehlen.

Man kann aus diesen Applikationen leicht eine Kur zusammensetzen. Im allgemeinen genügt es aber, eine kalte Prozedur täglich unmittelbar aus der Bettwärme heraus in gut durchwärmtem Zimmer vornehmen zu lassen, und nur bei sehr empfindlichen Menschen wird man die Haut durch besondere Warmapplikation auf den Kaltreiz vorzubereiten haben.

Bei einem ausgebrochenen akuten Schleimhautkatarrh, sei es ein Schnupfen, eine Angina, Laryngitis oder Bronchitis, darf man sich anfangs in vielen Fällen von einer energischen Schwitzprozedur rasche Besserung versprechen. Die Theorie der Wirkung einer solchen ist natürlich rein hypothetisch, aber die klinische Erfahrung hat ihren Erfolg bewiesen. Die Form der Schwitzprozedur ist gleichgiltig. Hat man russische Bäder zur Verfügung, so sind diese mit folgender einstündiger, trockener Packung den anderen Anwendungsarten vorzuziehen, da die Inhalation des Wasserdampfes namentlich bei Larynxkatarrhen angenehm zu sein pflegt.

Wird man durch eine solche Schwitzprozedur des Katarrhes nicht Herr, so treten dann die Umschläge und zwar die erregenden PRIESSNITZ'schen Umschläge in ihr Recht. In Bezug auf ihre Wirkungsweise verweise ich auf das unter Technik Gesagte. Im allgemeinen sind aus den früher erörterten Gründen die nicht impermeabel verbundenen, sondern die nur mit einfacher Flanellbedeckung versehenen Umschläge vorzuziehen. Man wechselt dieselben am Tage 3—4-stündlich und läßt sie über Nacht bis zur völligen Abtrocknung liegen.

Zweifellos sind diese Umschläge den Patienten meist angenehm und erleichtern wenigstens subjektiv die Expektoration.

Nur bei den Anginen bevorzuge ich anfangs, namentlich wenn dieselben ausgesprochen infektiöser Art sind, mit folliculärer Pfropfbildung und starker Drüsenschwellung einhergehen, gewöhnlich die Eiskravatte. Nach meiner Erfahrung erleichtert dieselbe anfangs den Patienten die Schluckbeschwerden und die lästigen Reizerscheinungen mehr wie die erregenden Umschläge. Dagegen sind nach Abklingen der akutesten Entzündungserscheinungen die letzteren angenehmer.

Gegen das Fieber, das gerade bei den nicht-diphtheritischen Halsentzündungen gewöhnlich höher zu sein pflegt als bei echter Diphtherie, ist eine hydriatische Therapie wegen seiner kurzen Dauer unnötig. In den schweren Formen der Angina Ludovici wird man, weil das Fieber als ein septisches bez. pyämisches anzusehen ist, meist auch vom antipyretischen Verfahren absehen. Ueber Diphtherie und ihre hydriatische Behandlung ist bereits beim Kapitel Infektiouskrankheiten gesprochen worden. Miliariaausschläge, die gerade nach Halsumschlägen gern auftreten, sind bei nicht impermeabel verbundenen Umschlägen nicht häufig. Treten sie bei sehr empfindlicher Haut doch auf, so genügt es meist, den Hals mit einer dünnen Salbenlage zu bedecken und erst über derselben das nasse Tuch umzulegen.

Für die akuten Bronchitiden ist die Kreuzbinde oder die schottische Packung dasjenige Verfahren, welches am besten garantiert, daß die Umschläge auch da liegen bleiben, wo sie liegen sollen und nicht nach unten sich verschieben. Ueber tags läßt man diese Umschläge gewöhnlich 3—4-stündlich wechseln, wodurch dann jedesmal tiefe Atemzüge ausgelöst werden, über Nacht läßt man sie liegen bis zur völligen Abtrocknung.

Eine besondere Besprechung verlangen noch die aus kapillären Bronchitiden sich entwickelnden Pneumonien, insbesondere die Kinderpneumonien.

Es kommt sowohl prophylaktisch zur Hintanhaltung der Pneumonien, als auch wenn sie schon ausgebildet sind, um sie zu beschränken, vor allem darauf an, möglichst tiefe Atemzüge auszulösen.

Das souveräne Verfahren in dieser Beziehung ist nach allgemeinem Urteil (1) die kalte Uebergießung des Nackens im Halbbade, in welchem die Körperoberfläche tüchtig frottiert wird. Die Temperatur des letzteren hängt natürlich davon ab, ob man antipyretisch wirken will oder nicht.

Da bei den Bronchopneumonien einerseits oft das Fieber nicht excessiv ist, andererseits weitaus die Mehrzahl der Patienten Kinder oder alte Leute sind, bei welchen Vorsicht mit Wärmeentziehung geboten ist, so kann man häufig auf diese Wirkung verzichten und die Patienten im lauen (33°) Bade kalt übergießen. Auch die Begießung selbst kann je nach Kräftezustand modifiziert werden und vom kräftigen Guß aus einem Eimer bis zu bleistiftdünnem Strahl herab verändert werden.

Gerade bei Kranken mit Kollapstemperaturen, denen man wenig Wärme entziehen will, wird man die Begießungen in dünnem Strahl vornehmen und die Temperatur der Bäder selbst höher als 33° wählen, um sowohl Wärme zuzuführen, als auch den Reflexvorgang auszulösen. Bei hohem Fieber dagegen wird man die Badetemperatur auf 25—22° herabsetzen dürfen. Die Dauer dieser Bäder wird man im allgemeinen kurz bemessen und nur auf 5—10 Minuten ausdehnen, jedoch wird man auch in dieser Beziehung je nach der Wirkung, die man beabsichtigt, je nachdem man also die temperaturherabsetzende oder die Atmung anregende mehr in den Vordergrund stellt, verändern dürfen.

Die Wiederholung der Bäder wird man gleichfalls vom Zustand des Patienten abhängen lassen. Bei Kinderpneumonien haben wir häufig 3-stündlich gebadet; namentlich wenn man die Bäder warm wählt und nur den Kältereflex der Uebergießung benutzt, braucht man sich nicht vor einer Häufung der Bäder zu fürchten.

Die günstigen Wirkungen dieser Bäder sind evident und anerkannt. Die Patienten, namentlich Kinder, pflegen tief zu inspirieren, auch wohl zu husten, die Atmung wird nach dem Bade sichtlich freier, die Atelektasen lösen sich, es wird kräftig expektoriert.

---

1) *Vergl. dazu aus der speciell hydriatischen Litteratur: W. Winternitz, Hydrotherapie bei Erkrankungen der Respirationsorgane, Blätter f. klin. Hydrotherapie 1881 No. 8; Buxbaum, Hydrotherapie bei Pneumonien im Kindesalter, ibid. 1896 No. 8; Baruch, Gefahren der Kaltwasserbehandlung bei Pneumonie im Kindesalter, ibid. 1896 No. 12.*

Es existiert über die günstige Wirkung eine große Zusammenstellung (2200 Fälle), die allerdings auch croupöse Pneumonien mit umfaßt, von PENZOLDT (1) und ZINN (2), aus welcher man zahlenmäßig das Herabgehen der Mortalität der Bronchopneumonien von 33 bis auf 14 Proz. erkennen kann.

Nicht unerwähnt will ich endlich lassen, daß namentlich BAELZ (3) die Behandlung der Bronchopneumonien mit heißen Bädern von 40° und darüber empfohlen hat. Es unterliegt keinem Zweifel, daß auch diese einen erheblichen Reflexreiz auf die Atmung ausüben, auch der Gesunde muß in solchem Bade tief und beschleunigt atmen. Wir haben aber, wie schon oben bemerkt, von heißen Bädern gewöhnlich nur bei Kollapstemperaturen Gebrauch gemacht.

In der Zeit zwischen den Bädern haben wir gewöhnlich PRIESSNITZ'sche Umschläge oder Kreuzbinden angelegt.

Von verschiedenen Seiten, zuerst von BARTELS, in neuerer Zeit namentlich von AUFRECHT (4), sind für die Behandlung der katarrhalischen Pneumonie besonders häufig gewechselte kalte Ganzpackungen mit und ohne Flanellumhüllung empfohlen worden. Dieselben sind zweifellos nützlich, da sie wiederholt einen Reflexreiz auf die Atmung auslösen und auch bei richtiger Anwendung antipyretisch und die Expektoration erleichternd wirken. Es sind aber wenigstens bei Kindern, die man leicht baden kann, meiner Ansicht nach die Uebergießungen im Halbbade ein bei weitem wirksameres Verfahren und können nicht durch die Wicklungen ersetzt werden. Man darf wohl sagen, daß die Unterlassung der Uebergießungen im Halbbade direkt als Kunstfehler bezeichnet werden kann.

## 2. Pleuritis.

Es ist nicht zu bestreiten, daß man sich hydriatischer Maßnahmen bei der Behandlung der Pleuritis mit Vorteil in manchen Fällen bedienen kann, aber immerhin möchte ich an die Spitze dieses Kapitels den dringenden Rat stellen, nicht der hydriatischen Behandlung zu Liebe die indizierte chirurgische oder arzneiliche Behandlung zu vernachlässigen.

Es gilt dies ganz besonders von den exsudativen Formen. Ich habe leider hier in Thüringen, wo die Naturheilkunde an manchen Orten sehr im Schwange ist, mehrfach Gelegenheit gehabt, zu sehen, wie schwere retrécissements thoraciques und ausgedehnte Schwartenbildungen als Folge einfacher seröser Ergüsse eintraten, die der Punktion entzogen waren und monatelangen Wasserkuren ausgesetzt wurden.

Es ist hier nicht der Ort, die Indikationen der Thorakocentese oder der Salicylbehandlung ausführlich zu schildern, ich würde es aber direkt für einen Kunstfehler halten, auf beide Verfahren zu verzichten. Ueber das hydriatische Verfahren läßt sich abgesehen davon folgendes sagen:

1) *Penzoldt, Ueber den Wert der antipyretischen Behandlung bei der Lungenentzündung,* *Münchener med. Wochenschr. 1890 No. 36 p. 619.*
2) *Zinn, Statistische Erhebungen über den Wert der antipyretischen Behandlung bei der Pneumonie, Dissert. Erlangen 1890.*
3) *Baelz in Penzoldt-Stintzing's Handbuch der speciellen Therapie.*
4) *Aufrecht in Nothnagel's Handbuch der speciellen Pathologie, Band Pneumonie.*

Ein direkt antipyretisches Verfahren, eine Bäderbehandlung wie bei den fieberhaften Infektionskrankheiten einzuleiten, ist meist nicht nötig, da die Temperatur weder besonders hoch noch langdauernd gesteigert zu sein pflegt. Zudem verbietet bei größeren Exsudaten der Zustand des Herzens und die schwere Atemnot Bäder. Dagegen pflegen kühle Teilwaschungen den Kranken angenehm zu sein. Bei höheren Temperaturen wird man auch 3—4 mal gewechselte kalte Ganzeinpackungen anwenden dürfen.

Allgemein üblich ist es wohl, akute exsudative Pleuritiden mit Brustumschlägen zu behandeln, die gewöhnlich als PRIESSNITZ'sche Umschläge mit 3-stündigem Wechsel appliziert werden und zweifellos den Kranken Erleichterung verschaffen. Man kann dieselben mit der Anwendung des Eisbeutels oder der Kühlröhren, um schmerzstillend zu wirken, zweckmäßig kombinieren.

Aehnliche Verfahren werden auch von hydrotherapeutischer Seite empfohlen, so von FODOR Kreuzbinden mit 4-stündigem Wechsel in Kombination mit 2 mal täglich wiederholten Teilwaschungen von 17 —15°. Die letzteren sind nach meiner Erfahrung namentlich fiebernden Kranken angenehm und dürften weitere Verbreitung verdienen.

Außerdem empfiehlt FODOR (1) Ganzeinpackungen von der Temperatur der Teilwaschungen, die 1 Stunde liegen sollen und von einer Teilwaschung gefolgt werden. Im weiteren Verlauf soll dann mit diesen Einpackungen und Abreibungen in nassen Laken von 15° gewechselt werden, so daß einen Tag die Einpackung, den anderen die Abreibung vorgenommen wird.

MUDROWSKY (2) läßt am Morgen eine Abwaschung (mit Seifenwasser bei spröder Haut) von 22—17° applizieren, er giebt ferner außerdem 2 mal täglich halbe nasse Einpackungen von je 3-stündiger Dauer und läßt die Patienten nachts über in solcher Einpackung liegen.

Die Ganzeinpackungen darf man wohl zu den diaphoretischen Verfahren rechnen und sie als resorptionsbefördernd ansehen. Früher, bevor die Thorakocentese Gemeingut der Aerzte war, ist die Behandlung mit diaphoretischen Maßnahmen, namentlich mit ausgiebigeren Schwitzprozeduren, eine verbreitetere gewesen. Man ging dabei natürlich von dem Gedanken aus, den Geweben Wasser zu entziehen und so die Resorption von Ergüssen zu unterstützen. Heute werden sie nur noch wenig benutzt. Am meisten geeignet erscheinen dafür fieberfreie, körperlich nicht zu sehr herabgekommene Patienten. Frische fiebernde Fälle sind besser davon auszuschließen.

Wenn wir überhaupt Schwitzverfahren anwandten, so ist das meist in Form von Heißluftbädern im Bette geschehen von 1 Stunde Dauer mit folgenden leichten Abwaschungen. Im allgemeinen können jedenfalls die hydriatischen Maßnahmen bei den akuten exsudativen Brustfellentzündungen höchstens als Unterstützungsmittel neben der chirurgischen Behandlung gelten. Die Vorstellungen aber, die BUXBAUM (3) jüngst über ihre Wirkungsweise geäußert hat, nämlich daß durch die Behebung der Cirkulationswiderstände in der Haut infolge der

1) *Fodor*, *Zur Behandlung pleuritischer Exsudate*, *Blätter für klinische Hydrotherapie 1893 No. 2 p. 25; Pleuritis exsudativa sinistra, ebenda 1894 No. 1 p. 12.*

2) *Mudrowsky*, *Zur hydriatischen Behandlung pleuritischer Exsudate, ebenda 1893 No. 10 p. 193.*

3) *Buxbaum*, *Zur Behandlung der Pleuritis exsudativa, ebenda 1893 No. 11.*

Waschungen die Cirkulation gebessert und so die Resorption eingeleitet würde, scheinen für eine frische fiebernde Pleuritis durchaus
uuzutreffend zu sein.

Etwas mehr dagegen darf man von der Hydrotherapie der chronischen Formen erwarten. Wenn nach Punktionen z. B. kleine Ex-
sudatreste zurückgeblieben sind, die sich nicht resorbieren wollen
oder bei Exsudaten, die im frischen Stadium uicht punktiert sind,
sich dicke Schwarten gebildet haben, so scheinen mir die von
FODOR empfohlenen Applikationen eines Versuches wert. Dieselben
bestehen neben allgemeinen Prozeduren, wie Halbbädern, Dampfkastenbädern, Douchen, namentlich iu der Anwendung einer kräftigen
Strahl- oder Fächerdouche auf die befallene Seite, der man zweckmäßig, um den Choc zu vermindern, eine kalte Ganzabreibung vor-
hergehen läßt. Man wird die Temperatur für Abreibuug und Douche
etwa 20—15° wählen uud die Douche etwa 20—30 Sekuuden dauern
lassen. Auch der Wechseldouche kann mau sich zu demselben
Zwecke bedienen.

Es kommt für die Wirkung neben dem thermischen Reiz wohl
auch der mechanische, der mit einer Vibrationsmassage verglichen
worden ist, in Betracht. Von besonderer Wichtigkeit erschienen mir
auch die durch das hydriatische Verfahren erzielten tiefen Inspirationen
zu sein.

FODOR will mit dem von ihm empfohleneu Verfahren in 2 Fällen
sehr lange bestehende Exsudate im Zeitraum von 2—4 Wochen beseitigt haben.

Aehnlich günstige Erfolge habe ich freilich nie gesehen, doch kann
ich so viel sagen, daß ich bei chronischeren Fällen wenigstens keinen
Schaden vou einer derartigen Behandlung bemerkt habe, bei den
akuteren Formeu würde ich die Douchenbehandlung nicht anzuwenden
wagen. Es schweben Kranke mit größeren pleuritischen Exsudaten in
der Gefahr, sowohl Luugenembolien als akute Herzinsufficienzen zu
bekommen und dürfen deswegen so chocartig wirkenden Verfahren
nicht ausgesetzt werden.

Daß in der Rekonvalescenz von einer exsudativen Pleuritis eud-
lich hydriatische Maßnahmen im Sinne eines allgemein roborierenden
Verfahrens am Platze sind, wird unbedingt zuzugeben sein. Als
solche kommen Teilwaschungen, Abreibungen, Halbbäder u. s. w.,
wie schon mehrfach geschildert ist, in Betracht.

Für die trockenen Pleuritiden kann man, wenn sie frisch sind,
und keine andere Ursache als eine Erkältung sich nachweisen läßt,
zunächst ein diaphoretisches Verfahren einleiten, das in beliebiger
Form als trockene oder nasse Packung, Dampf- oder Heißluftbad angeweudet werden kann und hin und wieder schmerzlindernd wirkt.
In einigen Fällen habe ich von einer Douchebehandlung der befallenen
Seite Erleichterung der Beschwerden der Krauken gesehen. Ob die
Wirkung derselben mit dem ableitenden Verfahren, wie Senfteigen etc.
identisch ist — es rötet sich namentlich nach Wechseldouchen die be-
troffene Haut intensiv — oder ob die oben geschilderten Momente
mit in Betracht kommen, dürfte schwer zu entscheiden sein. Für
die traumatisch bedingten trockenen Pleuritiden endlich dürfte neben
möglichster Ruhigstellung eine lokale Kälteapplikation nützlich sein.

### 3. Lungentuberkulose.

Die hydrotherapeutischen Verfahren sind ein integrierender Bestandteil der modernen Behandlung der Lungentuberkulose geworden. Es ist dementsprechend auch in den neueren Monographien, von denen ich nur beispielsweise die von PENZOLDT (1) und CORNET (2) nennen möchte, ihrer detaillierten Darstellung ein breiter Raum gewidmet. Nur VOLLHARDT (3, 4) hat sich neuerdings etwas zurückhaltend über ihre Zweckmäßigkeit ausgesprochen und vor dem Zuviel gewarnt, doch ist seine Vorsicht vielleicht etwas zu weit getrieben.

Unsere Darstellung wird sich bemühen, sowohl einen übergroßen Enthusiasmus als unberechtigte Aengstlichkeit zu vermeiden.

Man kann zweckmäßig zwischen den zur allgemeinen Abhärtung, zur Anregung des Appetits, zur Erfrischung bei Tuberkulösen verwendbaren Maßnahmen und zwischen den Prozeduren unterscheiden, die zur Behandlung der Lungenaffektion selbst, im fieberhaften Stadium brauchbar sind.

Fieberfreie, an nur unbedeutenden tuberkulösen Infiltrationen Erkrankte, kurz Anfangstuberkulöse, wird man so hydrotherapeutisch behandeln, wie geschwächte Individuen überhaupt, nur ist bei denselben mit doppelter Vorsicht auf die Vermeidung von Erkältungen zu achten. Im Interesse der Hautpflege ist es zunächst nützlich, wöchentlich 1—2 mal indifferent warme Reinigungsbäder (33 °, $1/_4$—$1/_2$ Stunde Dauer) zu verabreichen, außerdem aber kurze, kalte Prozeduren, die mit möglichst kräftigem mechanischen Reiz kombiniert werden. Also kühle Abreibungen oder kurze, leichte Regendouchen, wie sie zuerst von BREHMER (5) in größerem Maßstabe bei kräftigen Patienten (etwa 40 Sekunden lang bei einer Temperatur von 30—20 °) angewendet wurden. Auch die Form der Ringdouchen, die CLAR (6) namentlich anrät, dürften empfehlenswert sein.

Derartige Maßnahmen, wie die geschilderten, sind wenigstens das Ziel, das die Hydrotherapie bei Anfangstuberkulösen zu erstreben hat.

Im einzelnen Fall freilich wird man, namentlich bei verzärtelten Personen, damit nicht beginnen, sondern wird unter steter Berücksichtigung der Reaktion mit einer hautreizenden Behandlung gewissermaßen einzuschleichen haben.

Zunächst ist es nötig, daß alle intensiveren Prozeduren erst nach gehöriger Vorbereitung der Haut vorgenommen werden. Die Morgenprozedur wird man aus der Bettwärme heraus vornehmen, für eine eventuelle zweite Prozedur eine kurze Wärmestauung, am zweckmäßigsten in Form einer Ganzeinpackung oder eines kurzen Dampfbades vorausschicken. Empfehlenswert ist ferner, $1/_2$ Stunde vor der

1) *Penzoldt, Die Behandlung der Lungentuberkulose in Penzoldt-Stintzing's Handbuch der speciellen Therapie.*

2) *Cornet, Lungentuberkulose in Nothnagel's Handb. der spec. Pathol.*

3) *Vollhardt (Davos), Ueber Uebertreibungen bei der heutigen Behandlung der Lungenschwindsucht, Therap. Monatsh. 1895 Sept.*

4) *Derselbe, Ueber Luftkur, Gymnastik, Wasserkur bei Schwindsüchtigen, Therapeut. Monatshefte 1899 No. 1; vergl. auch Buxbaum, Kritische Bemerkungen zur Arbeit Dr. Vollhardt's, Blätter f. klin. Hydrotherapie 1895 No. 11.*

5) *Hermann Brehmer, Die chronische Lungenschwindsucht und Tuberkulose der Lunge, ihre Ursache und ihre Heilung, Berlin, Enzlin, 1869 p. 269.*

6) *Clar, Erfahrungen über Hydrotherapie bei der Lungenphthise, Blätter f. klin. Hydrotherapie 1892 No. 2.*

Prozedur dem Kranken einen kleinen Imbiß, etwa ein Glas Milch oder auch etwas Wein, zu verabreichen.

Am besten geht man dann gradatim vor und beginnt zunächst noch nicht mit Wasserprozeduren, sondern mit trockenen Frottierungen, die bis zur kräftigen Hautrötung fortgesetzt werden. Sie sind namentlich von DETTWEILER (1) eingeführt worden. Alsdann läßt man Abreibungen mit Alcoholicis, etwa Franzbranntwein mit Salz, folgen.

Auch Abreibungen mit Essigwasser ($^1/_3$ Essig, $^2/_3$ Wasser), das zunächst 30—25 ⁰ genommen wird, kann man anwenden.

Nachdem man sich auf diese Weise von der Reaktionsfähigkeit der Haut unterrichtet und dieselbe geübt hat, geht man zu kühlen Teilwaschungen über. Wir haben dazu gewöhnlich Wasser von 15 —20 ⁰ benutzt und stets gefunden, daß die Patienten die Waschung gut vertrugen, nach derselben warm wurden und sich erfrischt fühlten. Man kann nach diesen 2 mal täglich vorzunehmenden Teilwaschungen zweckmäßig eine kurze Reaktionspromenade machen lassen.

Erst wenn sich die Patienten an die Teilwaschungen gewöhnt haben, geht man dann zu Applikationen über, die den ganzen Körper treffen. Ich bevorzuge der Einfachheit wegen die kühlen Ganzabreibungen, deren Temperaturen man gleichfalls je nach dem Zustande des Patienten von 25—15 ⁰ abstufen wird. Man kann zu denselben Soole oder Salz bis zu 5 Proz. Gehalt setzen, um die Reizwirkung kräftiger zu machen.

Es versteht sich, daß man nicht bei allen Phthisikern die ganzen eben geschilderten Verfahren der Reihe nach durchführen wird. Bei kräftigeren Personen wird man rascher vorgehen können, bei empfindlicheren vielleicht bei der trockenen Abreibung oder bei der Teilwaschung stehen bleiben. Nur die fortgesetzte klinische Beobachtung kann darüber entscheiden, niemals aber irgend welche für Gesunde zwar richtigen Vorstellungen, wie die, daß besonders kalte Applikationen die Reaktion leichter eintreten lassen.

Man soll auch nie vergessen, daß diese abhärtenden Prozeduren nur ein Teil der diätetisch-hygienischen Behandlung sind. Man wird bei vorsichtigem Verfahren dann die Freude haben, vielen seiner Kranken die gar nicht zu unterschätzenden Vorteile einer kräftigen hydrotherapeutischen Behandlung in Bezug auf Abhärtung, Erfrischung, Hebung des Appetites u. s. w. zu teil werden zu sehen. Aber man muß sich davor hüten, etwas erzwingen zu wollen.

Bei aller Vorsicht giebt es aber selbst gegen die Reinigungsbäder gewisse strikte Kontraindikationen, und dazu zählt in erster Linie die Hämoptoe, die eine strenge körperliche Ruhe indiziert. Wenigstens 8 Tage müssen vergangen sein, ehe man nach einer Haemoptoe mit Waschungen, die dann am besten zuerst indifferent mit Seifenwasser (CORNET) vorgenommen werden, beginnt. Dies gilt natürlich nur von wirklicher Haemoptoe; durch eine geringe Beimengung von Blut im Sputum braucht man sich nicht von dem eingeschlagenen Verfahren abhalten zu lassen. Ich verweise auf die später citierten Worte BREHMER's in dieser Richtung.

Als Kontraindikation für hydrotherapeutische Verfahren hat WOLF (2)

---

1) *Dettweiler, Bericht über 72 seit 3—9 Jahren völlig geheilte Fälle von Lungensucht, Frankfurt a. M., Alt, 1896; Die Therapie der Phthisis, Verhandlungen d. Kongresses f. innere Med. 1887.*

2) *Wolf, Die moderne Behandlung der Lungenschwindsucht mit besonderer Berücksichtigung der physikalisch-diätetischen Heilmethode, Wiesbaden 1894.*

ferner eine Beteiligung des Kehlkopfes an der tuberkulösen Erkrankung aufgestellt. Für Leute mit schweren Veränderungen im Kehlkopf bei eben nachweisbarer Lungentuberkulose trifft das meiner Erfahrung nach zu, für einfachen Kehlkopfkatarrh halte ich die Vorschrift für übertrieben.

Soviel über die allgemein abhärtende Behandlung, deren Objekt vorzugsweise Anfangsphthisen sein werden, die aber, wenigstens in ihren milderen Prozeduren, auch bei schon vorgerückteren Fällen zur Erfrischung und als Roborans noch verwertbar ist.

Für diese letzteren erfordert zunächst die Bekämpfung des Fiebers eine Besprechung. Im allgemeinen ist das hektische Fieber Tuberkulöser, wegen seiner geringen Tenacität und wegen der Schwäche der Kranken, kein Objekt für eine antipyretische Badebehandlung, wie bei den akuten Infektionskrankheiten. Einfache Waschungen in der beschriebenen Weise, Teil- oder Ganzabreibungen genügen meist, um höhere Temperaturen hintanzuhalten.

BREHMER empfiehlt besonders Regenbäder, die er direkt ein specifisches Mittel gegen das hektisches Fieber nennt und von denen er angiebt, daß sie, zur richtigen Zeit verordnet, namentlich das Froststadium des Fiebers weiter hinausrücken, in der Zeitdauer verkürzen und gänzlich beseitigen (p. 269).

Mehr direkt auf das erkrankte Organ beabsichtigt eine Behandlung zu wirken, die WINTERNITZ (1) namentlich für fiebernde Phthisiker vorgeschlagen hat und in mehrfachen Publikationen ausführlich erörtert hat.

Dieselbe besteht aus folgenden Prozeduren: Morgens und abends wird eine Teilwaschung von 15° gegeben. Der Teilwaschung folgt das Anlegen von Kreuzbinden, die untertags 3-stündlich gewechselt werden, über die Nacht dagegen liegen bleiben. Außerdem läßt WINTERNITZ, um auf die erregte Herzthätigkeit beruhigend zu wirken und die Herzaktion zu mäßigen, zweimal täglich auf je 1 Stunde einen Herzschlauch, durch der Wasser von 12° läuft, anlegen. Selbstverständlich sind die übrigen hygienisch-diätetischen Maßregeln, wie reichlicher frischer Luftgenuß, namentlich Schlafen bei geöffneten Fenstern und eine zweckmäßig geleitete Ueberernährung, nicht zu vernachlässigen.

Ich will die von WINTERNITZ ausführlich gegebene theoretische Begründung dieser Prozeduren nicht kritisieren; es ist möglich, daß eine bessere Blutversorgung der Lunge wichtig für die Wirkung ist; ich halte unsere physiologischen Kenntnisse nicht für ausreichend, um Behauptungen zu erlauben, wie sie WINTERNITZ aufgestellt bez. nach RHODEN (2) citiert hat, „daß käsige Depots durch Flüssigkeits-

1) *Winternitz,* Die Aufgabe der Hydrotherapie bei Lungenphthise, Wien. Klinik 1881; Zur Pathologie und Hydrotherapie der Lungenphthise. Klin. Studien aus der hydriatischen Abteilung der allgemeinen Poliklinik 1887 Heft 2; Die Hydrotherapie bei Erkrankungen der Respirationsorgane, Blätter f. klin. Hydrotherapie 1892 Heft 3—6; Die Hydrotherapie der Lungentuberkulose und Schwindsucht, Blätter f. klin. Hydrotherapie 1895 Heft 7; Zur Hydrotherapie der Lungenschwindsucht, Blätter f. klin. Hydrotherapie 1895 Heft 8; Die Hydrotherapie der Lungenphthise, Blätter f. klin. Hydrotherapie 1896 Heft 5; Die Hydrotherapie der Lungenphthise, Vortrag in der balneolog. Gesellschaft in Berlin 1896, Deutsche med. Wochenschr.; Die Hydrotherapie der Lungenphthise, Deutsche med. Wochenschr. 1896 No. 16.

2) *Rhoden,* Balneotherapie und Klimatotherapie der Lungenschwindsucht in Braun's Lehrbuch der Balneologie, Berlin 1873.

retention erweicht und bis zur Demarkationsliuie ausgeworfen werden, so daß man binnen wenigen Wochen zur Vernarbung teudierende Kavernen nachweisen kann." Aber anderseits glaube ich mich durch klinische Beobachtung in einer ganzen Reihe von Fällen überzeugt zu haben, daß diese WINTERNITZ'sche Behaudlung nützlich ist.

Es ist ja natürlich kaum zu sagen, ob fiebernde Phthisiker durch irgend einen therapeutischen Eingriff fieberfrei werden, oder ob das Verschwinden der Temperatursteigerungen unter guter Pflege von selbst eintritt. Ich habe aber in einer Reihe von Anfangsphthisikern, aber auch bei vorgeschritteneren Tuberkulösen den bestimmten Eindruck gehabt, daß sie unter der WINTERNITZ'schen Behandlung rascher fieberfrei wurden, als ohne dieselbe. Unleugbar ist der günstige Einfluß dieser Behandlung ferner auf akute Bronchitiden, die bei Tuberkulösen oft eine Verschlimmerung des Prozesses vortäuschen. Ich sah vor kurzem bei einem Phthisiker, der sich auf der Rückreise von les Avants erkältet hatte und nunmehr auf der bis dahin weniger befallenen rechten Spitze zahlreiche kleinblasige Rasselgeräusche zeigte, dieselben binnen wenigen Tagen nach Applikation von Kreuzbinden zurückgehen.

Daß die Kreuzbinden subjektiv den Hustenreiz mildern und die Expektoratiou erleichtern, ist gleichfalls durch die Erfahrung sichergestellt.

Ich kann demnach die WINTERNITZ'sche Behandlung für nicht ganz desolate fiebernde Kranke, sowie für Kranke mit starkem Hustenreiz nur dringend empfehlen. Schaden thut man damit sicher nicht.

Es kommt allerdings vor, daß Kranke über Nacht die feuchte Binde nicht völlig abzutrocknen vermögen und gegen Morgen zu frösteln beginnen. Man thut dann gut, dieselbe herunterzunehmen, den Kranken flüchtig kalt zu waschen, dabei kräftig zu frottieren und einige Stunden Pause bis zur Anlegung der nächsten Kreuzbinde zu machen, aber man wird nur selten Fälle treffen, in denen die Kreuzbinden den Kranken direkt unerträglich sind. In diesen Fällen gilt dasselbe, wie für die übrigen hydropathischen Prozeduren, man soll dann davon Abstaud uehmen und sich hüten, etwas erzwingen zu wollen.

Ueber die Anleguug des Herzschlauches, die ich häufig erprobte, kann ich nur sagen, daß sie den Kranken meist nicht unangenehm war; besondere und namentlich dauernde Wirkungen auf die Herzthätigkeit habe ich bei Tuberkulösen meist nicht davon gesehen. Ich glaube, daß man diese WINTERNITZ'sche Vorschrift nicht in allen Fällen einzuhalten brauche.

Zweifellos hat diese kombinierte Behandlung auch einen günstigen suggestiven Effekt auf die Kranken, die sehen, daß man sich therapeutisch um sie bemüht. Auch vorgeschritteue Phthisiker, bei denen ich dieselbe als ergebnislos später aufgab, unterlageu oft diesem Eindruck und baten um Fortsetzung der Wasserprozeduren.

In den günstiger liegenden Fällen, in denen die Behandlung längere Zeit durchgeführt ist und die Kranken kräftiger und fieberfrei geworden sind, kann man zu dem abhärtenden Verfahren um so leichter übergehen, als die Kranku an Teilwaschungen schon gewöhnt siud. Bei einigermaßen stärker ausgebildeten Lungentuberkulosen habe ich meist nach einigen Wochen die Kreuzbinden weggelassen und habe mich auf die kalten Teilwaschungen beschränkt, Ganzabreibungen aber vermieden.

Eine andere, nach unseren Begriffen heroische Behandlung hat ABERG (1) vorgeschlagen, die ich mehr der Vollständigkeit wegen anführe. Sie besteht zunächst aus einer flüchtigen Waschuug mit einem Schwamm, der in Wasser von 0° getaucht ist. ABERG behauptet, daß höhere Temperaturen unaugeuehm wären.

Die Waschuug wird zunächst nur morgens, später 2 mal täglich vorgenommen, besonders wird der Nacken dabei berücksichtigt, nach derselben wird gut abgerieben, und der Kranke soll noch 1 Stunde ruhen.

Es folgt als zweiter Grad die Begießung mit Eiswasser für kräftigere Patienten, und zwar soll der Kranke täglich 2 mal mit 7 Liter Eiswasser so, daß anfangs hauptsächlich der Nacken getroffen wird, begossen werden. Es folgt wiederum sorgfältige Abtrocknung und Abreibung. Der Patient soll nach der Begießung sich Bewegung verschaffen.

Als dritter Grad kommen dann Vollbäder von 13—7° in Betracht, die nur einen Augenblick dauern und in gleicher Weise wie die Uebergießungen von Abreibungen und körperlicher Bewegung gefolgt werden.

Es ist mir nicht bekannt, daß sich diese Methode in Deutschland eingebürgert hätte.

Es ist dann noch einiger Verfahren zu gedenken, die mehr lokal auf die erkrankte Lungenspitze wirken sollten. So hat BREHMER in Verbindung mit den Regenbädern eine kräftige Strahldouche (eine Angabe über die Temperatur derselben macht er nicht) auf die käsige Infiltration der Lunge selbst angewendet und will in vielen Fällen „die Aufsaugung derselben und die Heilung" befördert haben. Er rät dazu, die Anwenduug derselben sehr zu individualisieren, uud verlangt, daß der Patient jede etwa bemerkte Veränderung seines Befindens dem Arzte mitteile.

Erwähnenswert scheinen mir seine Ausführungen über die Ungefährlichkeit dieser Prozeduren in Bezug auf Haemoptoe: „In den fast 100 000 Douchen, die ich bisher gegeben habe, schreibt er, habe ich nie Blutsturz danach entstehen sehen, wohl aber habe ich oft genug die glänzendsten Erfolge damit bei Blutspuckern erzielt."

Eine weitere Methode, die sich zur Aufgabe gemacht hat, direkt die Lungenspitzen hyperämisch zu machen und damit dem tuberkulösen Prozeß entgegenzuwirken, ist von JACOBY 1896 (2) angegeben worden. Sie will ein Analogon der BIER'schen Behandlung der Gelenktuberkulose mit Stauungshyperämie sein und ist in ihrer theoretischen Begründuug z. B. von BUCHNER gebilligt worden.

Es wird dieser Zweck durch heiße Teilbäder der oberen Brustpartie erreicht, die in einem eigens dazu konstruierten Bade — einer Gummiweste — mit 8 Zuleitungen für heißes Wasser bez. Dampf verabreicht werden. Es trifft das heiße Wasser bei der Anorduung JACOBY's zunächt die Lungenspitzenregion als Douche und umspült dann die übrigen Thoraxpartieu als heißes Bad. Unterstützt soll die thermisch hervorgerufene Hyperämie durch eine Autotransfusion werdeu. Dieselbe wird durch Hochlageruug der Extremitäten und des Beckens erzielt. JACOBY schlägt vor, diese Brustbäder 2 mal täglich zu verabreichen, die Temperatur derselben allmählich auf 50° zu

---

1) *Prof. Dr. Aberg's Eiswasserkur bei Lungenphthise*, Bericht von *K. Winkler, Blätter f. klin. Hydrotherapie 1895 No. 7 p. 146.*

2) *Jacoby, Thermo-Therapie der Lungentuberkulose auf Grund der baktericiden Wirkung des Blutes, Verhandl. des 14. Kongresses f. inn. Med. 1896 p. 576 ff.*

steigern, und will davon subjektive Erleichterung der Patienten gesehen haben. Er rät, daneben die gesamten modernen physikalischen Behandlungsmethoden anzuwenden.

Ausgedehntere klinische Erfahrungen liegen bisher über die JACOBY'sche Methode nicht vor.

Es bleiben schließlich noch einige hydriatische Maßnahmen zu besprechen, die sich gegen einzelne Symptome oder Komplikationen der Lungenphthise richten.

Es sei da zunächst der Nachtschweiße gedacht. Gegen dieselben haben sich mir öfter kalte Teilwaschungen, am Abend vorgenommen, bewährt. Bei Personen, die dieselben nicht vertragen, kann man mitunter mit Erfolg lauwarme Waschungen mit Essigwasser anwenden. Häufig werden auch die Nachtschweiße weniger lästig, wenn man die Patienten über Nacht in Kreuzbinden oder PRIESSNITZ'schen Umschlägen liegen läßt.

Bei stärkerer Haemoptoe wendet man neben Morphium wohl allgemein den Eisbeutel oder die Kühlschlange auf die befallene Seite an, und namentlich oft mit gutem Erfolg gegen dabei vorhandene Schmerzen. WINTERNITZ rät, die Eisapplikation besonders auf die Supraclaviculargruben wirken zu lassen, und glaubt, daß „hier eine große Anzahl von Nervenfasern von dem Kältereiz ziemlich direkt getroffen wird, durch deren Vermittelung zu den Gefäßnerven der Lungenarterien anregende Impulse geleitet werden". Es scheint mir, daß die Wirkung des Eisbeutels gegen Lungenblutungen nach der klinischen Erfahrung eine ziemlich unsichere ist, und daß man nicht allzuviel davon erwarten darf. Ich halte jedenfalls die Applikation einer Morphiumspritze zur Beruhigung des Patienten für wichtiger.

Gegen die Verdauungsstörungen Phthisiker, auch gegen die Diarrhöen kann man PRIESSNITZ'sche Umschläge um den Leib in Verbindung mit Wärmeträgern, etwa nach der Art des „WINTERNITZschen Magenmittels", oder direkte Wärmezufuhr durch Thermophore und Kataplasmen gelegentlich mit gutem Erfolge anwenden.

Die Behandlung der tuberkulösen Pleuritis kann, wenn das Exsudat nicht die Punktion erheischt, gleichfalls mit Kreuzbinden und Teilwaschungen versucht werden. Es giebt also das Auftreten eines Ergusses, namentlich eines serösen Ergusses, keinen Grund, eine derartige Behandlung zu unterbrechen.

Die hydriatischen Manipulationen, die SCHÜTZE (1) vorgeschlagen hat, nämlich kräftige Frottierung der befallenen Seite mit harter Bürste bis zur starken Hauthyperämie und dann Applikation eines Uebergusses von 10⁰, scheint mir unnötig gewaltsam und wird sich bei einigermaßen Schwerkranken wohl kaum durchführen lassen.

Für tuberkulöse Empyeme hat derselbe Autor die dauernd fortgesetzte Applikation von Brustwickeln mit höchstmöglicher Temperatur vorgeschlagen. Er läßt diese Wickel in Wasser von einer Temperatur von 60⁰ tauchen. Um ein Verbrühen der Haut zu hindern, soll dann von dem bindenartig aufgewickelten Leintuch etwa 1 m weit abgerollt werden. Man soll denselben dann einmal durch die Luft schwenken, um die Temperatur des abgerollten Teiles herabzusetzen. Alsdann legt man den Wickel an, so daß der abgerollte weniger heiße Teil zunächst

---

1) *Schütze, Die Hydrotherapie der Lungenschwindsucht, Archiv f. Balneotherapie u. Hydrotherapie Bd. 1 Heft 4 u. 5.*

mit der Brustwand in Berührung kommt und darüber der heißere, aufgerollt gebliebene. Der ganze Wickel wird dann mit einem wenig durchlässigen Stoff, z. B. Wolle, überdeckt.

Ich besitze über diese Behandlung keine persönlichen Erfahrungen, kann mir aber von ihrer Wirkung keine rechte Vorstellung machen.

Bezüglich der bei Phthisikern dann und wann auftretenden Neuritiden gelten die für die Behandlung dieser üblichen Regeln; ich würde aber nicht raten, von der seitens SCHÜTZE empfohlenen Behandlungsmethode mit Frottierbädern von 20—15° Gebrauch zu machen, da diese wohl für die meisten Phthisiker zu viel Ansprüche an den Kräftezustand stellen; dagegen kann man Teil- und Ganzeinpackungen im Sinne eines milden diaphoretischen Verfahrens mit folgender kühler Waschung wohl anwenden.

Alles in allem kann ich nur empfehlen, der hydriatischen Behandlung in der Therapie der Phthise einen breiteren Raum zu gewähren, als es bisher, wenigstens in Krankenhäusern und in der Privatpraxis, üblich war.

Man wird den Kranken in vielen Fällen subjektiv sowohl wie auch thatsächlich nützen und bei einiger Sorgfalt und klinischer Beobachtung leicht ungerechtfertigte Uebertreibungen vermeiden können.

### 4. Emphysem, chronische Bronchitis, Asthma.

Ueber die hydriatische Behandlung der übrigen chronischen Lungenerkrankungen sind nur wenige Worte hinzuzufügen.

Außer allgemein roborierenden und abhärtenden Verfahren, die ganz ähnlich wie bei den tuberkulösen Erkrankungen individualisiert werden müssen, ist die Behandlung mit PRIESSNITZ'schen Umschlägen wohl allgemein verbreitet.

WINTERNITZ rät, diese Kranken ähnlich, wie die Tuberkulösen, mit Teilwaschungen, Kreuzbinden und lokaler Kälteapplikation auf das Herz zu behandeln.

Einer seiner Schüler, KRAUS (1), berichtet über sehr günstige Erfolge bei Emphysem mit sekundärer Cirkulationsinsufficienz. Binnen 14 Tagen waren danach Patienten mit schwerem Oedem entlassungsfähig.

Ich habe bei einer ganzen Reihe ähnlicher Fälle das WINTERNITZ'sche Verfahren, ohne arzneiliche Herzmittel zu verordnen, durchgeführt; die Erfolge waren gute, wenn auch nicht so rasche, wie KRAUS sie beschreibt. Freilich dürfte in der Hauptsache die Bettruhe die Besserung bedingt haben und erst in zweiter Linie die hydriatischen Prozeduren.

Erwähnt soll ferner werden, daß WINTERNITZ heiße ·Handbäder bei asthmatischen Anfällen als nützlich gefunden hat. Ich habe bei essentiellem Asthma keinen Erfolg davon gesehen, wohl aber bei cardialem.

RUNGE (2) endlich giebt an, daß er bei anämischen Asthmatikern

---

1) *Kraus*, *Beitrag zur hydriatischen Behandlung der Erkrankungen der Respirationsorgane*, *Blätter f. klin. Hydrotherapie 1897 Heft 7 p. 186.*

2) *Runge*, *Kurmethoden und Kurerfolge in der Badeanstalt zu Nassau a. d. Lahn*, *Frankfurt, Adelmann, 1870.*

eine vorsichtige und lange fortgesetzte Kaltwasserkur, bei sehr robusten und fettleibigen das römische Bad als ausgezeichnete Mittel gegen das Eintreten asthmatischer Anfälle schätzen gelernt habe.

## C. Die hydriatische Behandlung der Herz- und Gefässkrankheiten.

Es galten bis vor verhältnismäßig kurzer Zeit Erkrankungen des Cirkulationsapparates, und namentlich organische Erkraukungen desselben als eine Gegenanzeige für eine allgemeine hydriatische Behand-. lung. Ganz besonders ist stets, und zwar mit Recht vor allen eingreifenden Prozeduren, kalten sowohl wie warmen, gewarnt worden.

Dagegen haben sich die lokalen Anwendungen stets einer durch den klinischen Erfolg gerechtfertigten Vorliebe erfreut, und diese sollen daher zunächst besprochen werden.

### 1. Lokale Anwendungen auf das Herz direkt und ableitende Verfahren.

a) **Kälte** kommt meist in Form des Eisbeutels oder der Kühlröhren zur Anwendung.

Verwendet man den ersteren, so ist darauf zu achten, daß er nicht zu schwer ist, man soll also den Eisbeutel nicht zu stark füllen und ferner ihn nicht auf die bloße Haut legen, sondern ihn entweder mit Leinwand umhüllen oder in Verbindung mit Umschlägen anwenden. Belästigt sein Druck den Patienten, so muß man ihn zweckentsprechend, z. B. an einer Reifenbahre, aufhängen. Ich habe in der letzten Zeit fast ausschließlich Kühlschläuche aus Gummi benutzt und möchte dieselben, da sie sehr leicht, nicht so intensiv kalt wie Eisbeutel sind und auch von einem ungeübten Personal bedient werden können, sehr empfehlen. Sie sind übrigens nur wenig teurer wie Eisbeutel. Es kommen ferner Herzflaschen, die, mit Eis oder kaltem Wasser gefüllt, auch im Herumgehen zu tragen sind, zur Anwendung. Schließlich kann man sich natürlich auch durch kalte, häufig gewechselte Umschläge helfen.

Man hat dieser lokalen Anwendung der Kälte einmal einen antiphlogistischen Einfluß auf entzündliche Vorgänge zugeschrieben. Derselbe kann fraglos, da die Kältewirkung sich mehrere Centimeter in die Tiefe erstreckt, z. B. bei Pericarditis, wenigstens soweit sie an der Vorderfläche des Herzens sich abspielt, in Betracht kommen. (Ich verweise auf die p. 68 citierte Arbeit SILVA's.)

Viel wichtiger aber ist der durch klinische Beobachtung über allen Zweifel sichergestellte beruhigende Einfluß der lokal angewendeten Kälte auf eine stürmische Herzthätigkeit. Wir wollen hier noch einmal besprechen, wie weit diese Wirkung reflektorisch, wie weit sie direkt bedingt ist, und ob sie die Herzarbeit zu verbessern geeignet scheint oder nicht, es sind die für die Beeinflussung der normalen Cirkulation in Frage kommenden experimentellen Thatsachen im allgemeinen Teil ja bereits ausführlich erörtert worden. Es soll hier nur gesagt werden, daß dadurch eine erregte und beschleunigte Herzthätigkeit gebessert, und namentlich das subjektiv lästige Gefühl des

Herzklopfens beseitigt oder verringert werden kann. Es ergiebt sich daraus ohne weiteres die Indikation für diese direkte Kälteapplikation auf das Herz. Dieselbe ist, da eine stürmische Herzthätigkeit natürlich aus mannigfachen Gründen eintreten kann, eine sehr weite, und wird ebensowohl bei einem insufficienten Herzen, wie bei einem rein nervösen, toxisch oder durch Infektion beschleunigten Pulse gegeben sein. Ueber die Anwendungsweise ist zu bemerken, daß dieselbe keine ununterbrochene sein soll. Wird dem Patienten der Herzkühler unangenehm, so darf man denselben ruhig entfernen, um ihn nach Pausen von $1/2$ — 1 Stunde wieder aufzulegen. Die so unterbrochene Anwendung der Kälte kann tage- und wochenlang fortgesetzt werden. Namentlich haben wir z. B. frische Endocarditiden so behandelt. Erfrierungen der Haut hat man bei unterbrochener Applizierung des Eisbeutels kaum zu fürchten, doch tritt natürlich nach einigermaßen langem Gebrauch eine Rötung der betreffenden Stellen auf.

Gegenanzeigen für die Verwendung lokaler Kälteapplikationen auf das Herz giebt es wenig. Mitunter vertragen namentlich sehr anämische Menschen wenigstens den Eisbeutel schlecht. Bei Verwendung der Kühlröhren sind mir derartige Klagen kaum vorgekommen.

Ferner wird vielfach bei Coronararteriensklerose vor der Applikation von Kälte gewarnt; so schreibt z. B. v. LEYDEN (1) in seiner bekannten Arbeit über diese Erkrankung betreffs der Anwendung des Eisbeutels: „Sie ist bei einer Erkrankung mit Verengerung und Verstopfung der arteriellen Gefäße kontraindiziert. Wärmflaschen sind besser.“

Aus eigener Erfahrung kann ich bestätigen, daß wenigstens im Anfall von Angina vera Kälte gewöhnlich nicht vertragen wird, und ableitende Prozeduren bessere Wirkung haben.

Man soll endlich daran festhalten, daß die Indikation für die lokale Kälteanwendung auf das Herz eine erregte Herzthätigkeit ist. Bei ruhiger Herzthätigkeit, z. B. bei einer mit strenger Bettruhe behandelten akuten Endocarditis, dürfte ihr Nutzen problematisch sein, höchstens wird der Patient veranlaßt, ruhig zu liegen. Die Besorgnis, durch die Kälteapplikation ein Recidiv des Gelenkrheumatismus zu erzeugen, dürfte wohl übertrieben sein.

Eine lokale Kühlung der Nackengegend, wie sie namentlich von WINTERNITZ aus gleicher Indikation wie die des Herzens empfohlen wird, kann sich häufig nützlich erweisen. Wir werden auf dieselbe bei der Besprechung der WINTERNITZ'schen Vorschriften zurückkommen.

b) Wärme, direkt auf das Herz appliziert, wird, wie schon oben bemerkt, bei der Angina vera von manchen Seiten empfohlen. Auch ROMBERG (2) giebt an, daß solchen Kranken warme oder laue Umschläge auf die Herzgegend angenehm seien.

Sonst sind mir nur noch wenige Empfehlungen warmer Applikationen direkt auf das Herz bekannt geworden, und zwar von BAMBERGER bei Pericarditis. Es läßt BAMBERGER nicht zu schwere Kataplasmen bei den akuten Stadien dieser Erkrankung anwenden: „nur bei der traumatischen Form dürfte wenigstens im Beginn die Anwendung der Kälte vorzuziehen sein“, und ferner will BAMBERGER, wenn Fieber und Schmerz bei Pericarditis verschwunden ist und die

---

1) *v. Leyden*, Die Sklerose der Coronararterien und davon abhängige Krankheitszustände. Zeitschr. f. klin. Med. Bd. 7, 1884, p. 579.
2) *Romberg* in Ebstein-Schwalbe's Handbuch d. prakt. Medizin, Enke, 1899.

wesentlichste Indikation darin besteht, die Resorption des Exsudates zu fördern, dies in erster Linie durch fortgesetzte Anwendung der feuchten Wärme erreichen.

Da wir akute Pericarditiden stets mit Kälte behandelt haben, besitze ich eigene Erfahrungen in dieser Richtung nicht.

Endlich hat in neuerer Zeit HEITLER (1) angegeben, daß er von Applikationen des GÄRTNER'schen Lokaldampfbades oder heißer Tücher in der Dauer von höchstens 40 Minuten eine Einwirkung auf den Tonus des Herzmuskels gesehen habe, die sich durch ein Einrücken der Herzdämpfung nachweisen ließ.

Ebenso anerkannt wie die Wirkung der auf das Herz direkt applizierten Kälte sind die Wirkungen der sogen. ableitenden Prozeduren, und zwar insbesondere bei den Anfällen von Angina pectoris sowohl auf arteriosklerotischer als auch auf nervöser Basis. Es kommen in erster Linie heiße Hand- und Fußbäder in Betracht, die man gern mit reizenden Zusätzen, wie Senfmehl, Pottasche oder Salzsäure, versieht und so heiß giebt, als sie eben ertragen werden. Ich möchte die Anwendung dieser einfachen Prozeduren, von denen ich öfter in diesen qualvollen Zuständen Gutes gesehen habe, sehr empfehlen; natürlich sind darüber nicht die übrigen Verordnungen (Kampfer, schwerer Wein, schwarzer Kaffee, eventuell Nitroglycerin, Amylnitrit, Morphium) zu vernachlässigen.

Auch v. LEYDEN lobt diese Applikationen sehr: „Warme Bäder, besonders warme Hand- und Fußbäder, sind in den schweren Fällen von Angina pectoris indiziert und fast unentbehrlich."

Die Dauer dieser heißen Hand- und Fußbäder wird sich nach der Dauer des Anfalles richten. Oft bringen sie momentan Erleichterung, in anderen Fällen muß man sie in Pausen von 5 Minuten mehrfach wiederholen.

Wärme sowohl wie Kälte kommen, lokal angewendet, endlich in Betracht zur Bekämpfung der bei Herzkranken so häufigen Erscheinungen von seiten des Nervensystems, bei Kopfschmerz, Kopfdruck, Schwindel u. s. w. Man wird, wenn diese Erscheinungen nicht auf Hirnanämie beruhen, die dann horizontale Lage und Reizmittel erfordern, durch die Applikation einer Eisblase, eines Kopfkühlers oder kalter Umschläge auf den Kopf den Kranken Erleichterung bringen. Ich möchte daran erinnern, daß OPPOLZER (p. 192) für die Beurteilung, ob Hirnerscheinungen durch Anämie oder Hyperämie entstanden seien, die Wichtigkeit der Beobachtung des Zustandes der Jugulargefäße hervorgehoben hat.

In hartnäckigeren Fällen kann man aus der gleichen Indikation auch ableitende Prozeduren, namentlich heiße Fußbäder, verwenden.

## 2. Allgemeine Verfahren.

Die bisher besprochenen lokalen Maßnahmen stehen, so nützlich sie sich im einzelnen Falle symptomatisch erweisen mögen, an therapeutischer Wichtigkeit weit hinter den allgemeinen Badeprozeduren in der Behandlung der Herz- und Gefäßerkrankungen zurück, denen man zum Teil wohl eine specifische Wirkung auf die Herzarbeit zuschreiben darf.

---

1) *Heitler, Ueber die Wirkung thermischer und mechanischer Einflüsse auf den Tonus des Herzmuskels, Centralbl. f. Therapie 1894.*

Es ist die Bäderbehandlung der Herzkranken eine ziemlich moderne Disciplin. Wenn man die älteren bekannten Werke über Herzerkrankungen daraufhin durchsieht, so findet man zwar Bäder keineswegs verworfen. Bereits BAMBERGER, OPPOLZER, DUSCH. STOKES empfehlen namentlich bei leidlich erhaltener Kompensation laue Bäder oder laue Soolbäder auf das angelegentlichste. Sie beabsichtigen damit aber nicht auf das Herz zu wirken, sondern die Bäder werden stets nur zur Anregung der Hautthätigkeit empfohlen.

Allein BAMBERGER (p. 317) spricht davon, daß der vorsichtige Gebrauch lauwarmer Sool- und Eisenbäder der drohenden Atrophie und fettigen Degeneration des Herzens vorzubeugen imstande sei.

Es ist vielleicht bei der Ausbreitung, die die Bäderbehandlung Herzkranker in neuester Zeit gefunden hat, nicht uninteressant, die Ansichten der älteren Autoren durch einige Citate aus den bekannten Monographien über Cirkulationskrankheiten zu belegen.

Z. B. schreibt OPPOLZER (1), p. 184:

Warme Bäder dürfen bei Beobachtung der gehörigen Vorsicht nur zu Reinlichkeitszwecken, jedoch nicht als Kur gebraucht werden, ebenso sind kalte Vollbäder zu verbieten, indem die plötzliche Kälte sehr häufig den Herzkranken übel bekommt, ja mitunter selbst gefahrdrohende Symptome hervorruft.

BAMBERGER (2), p. 223, äußert sich:

Laue oder kühle Bäder können im Anfang (im Stadium der Kompensation) erlaubt werden. Kalte Bäder dagegen und das Schwimmen wirken fast stets nachteilig, ja es kann die plötzliche Einwirkung der Kälte sogar lebensgefährliche Folgen haben, und es passen daher auch Herzkranke durchaus nicht in die Kaltwasserheilanstalten, besonders nicht in jene, wo sehr niedrige Temperaturen angewendet werden. Ebensowenig aber passen sie in Thermen, wohin sie wegen anderer Affektionen geschickt werden.

Nur bei Fettherzen, bei luxuriöser Lebensweise und excedierender Fettbildung wird eine vorsichtig geleitete Kaltwasserbehandlung von BAMBERGER empfohlen. Beim Fettherzen oder, wie wir heute sagen, bei den Herzbeschwerden Fettleibiger rät selbst STOKES (3), der sonst nirgends eine Bäderbehandlung erwähnt, täglich ein kaltes Regenbad mit nachfolgender starker Friktion der Körperoberfläche zu gebrauchen.

Etwas dreister als die bisher citierten Autoren äußert sich dagegen DUSCH (4); er empfiehlt bei Klappenfehlern nicht zu warme Bäder, verwirft aber kalte Vollbäder:

Dagegen können kühle Regenbäder und mit Vorsicht unternommene kalte Abreibungen Nutzen stiften und in vielen Fällen angewendet werden, da sie einerseits die Cirkulation des Blutes in den Kapillaren der Haut befördern, andererseits diese letzteren gegen Temperatureinflüsse abzuhärten vermögen.

Wenn wir nach dieser Abschweifung zu den heute giltigen Anschauungen zurückkehren, so ist zunächst die Frage, wie weit Wasserprozeduren, die zur Hautpflege und Abhärtung dienen, erlaubt sind, dahin zu beantworten, daß bei Herzkranken mit guter Kompensation derartige Maßnahmen durchaus angezeigt sind.

Wir raten Herzkranken ohne Kompensationsstörungen, regelmäßig

1) *Oppolzer's* Vorlesungen über die Krankheiten des Herzens und der Gefäfse, bearbeitet und herausgegeben von *Stoffela*, Erlangen, Ferd. Enke, 1867, p. 184.
2) *Bamberger*, Krankheiten des Herzens, Wien, Braumüller, 1857, p. 134, 223, 317.
3) Stokes, Herzkrankheiten, Würzburg, Stahel, 1855.
4) *Dusch*, Herzkrankheiten, Leipzig, Engelmann, 1868.

1—2 wöchentlich indifferente Bäder zu nehmen (33—34°, 10—20 Minuten Dauer), und namentlich wenn es sich um Leute handelt, die infolge von Gelenkrheumatismus herzkrank geworden sind, so empfehlen wir den Kranken vorsichtige abhärtende Prozeduren, besonders Teilwaschungen von 20°. Dagegen sind alle extremen Prozeduren, Ganzabreibungen mit kälterem Wasser, kalte Bäder, besser zu meiden.

Sind nun Kompensationsstörungen vorhanden, so sind indifferente, nur der Hautpflege dienende Prozeduren unter der Vorsichtsmaßregel zu gestatten, daß die Kranken dabei nicht körperlich angestrengt werden.

Wenn man z. B. die Kranken in das Bad hebt und in den Fällen, wo die Badewanne nicht neben dem Bett aufstellbar ist, zu derselben und zurück tragen läßt, so kann man selbst Patienten mit schweren Kompensationsstörungen den Genuß indifferenter Bäder (33°, 10 bis 20 Minuten Dauer) gestatten; ich habe wenigstens nie davon Nachteile gesehen.

Allein die Hydrotherapie im modernen Sinne hat eine viel größere Aufgabe als nur der Hautpflege Herzkranker zu dienen, sie will und kann auch in vielen Fällen die Insufficienz des Herzens beseitigen.

## 3. Behandlung der Insufficienz des Herzens mit hydrotherapeutischen Massnahmen.

Wir haben im allgemeinen Teil auseinandergesetzt, daß eine physiologische klare Basis für die Anwendung der Warm- und Kaltreize auf die Cirkulation nicht besteht, daß sich wohl im allgemeinen sagen läßt, daß die Herzarbeit durch sensible Reize günstig beeinflußt werden kann, daß wir aber im einzelnen vorläufig auf die klinische Beobachtung angewiesen sind und von einer detaillierten theoretischen Begründung des Herganges der günstigen Wirkungen noch absehen müssen.

### 1. Behandlung mit kohlensäurehaltigen Bädern.

Es hat nun die Erfahrung gelehrt, daß besonders in den kohlensäurehaltigen Bädern ein Mittel gegeben ist, welches eine außerordentlich fein abstufbare sensible Reizung erlaubt.

Es ist bekanntlich das Verdienst der Nauheimer Aerzte, zuerst BENECKE's (1) und dann namentlich von AUGUST SCHOTT (2, 3), dieser specifischen Behandlung Bahn gebrochen zu haben.

Wie schroff anfangs die besten Aerzte einer derartigen Behand-

---

1) *Benecke*, *Ueber die CO₂-haltigen Bäder in Nauheim, Berl. klin. Wochenschr. 1870 No. 22; Zur Therapie des Gelenkrheumatismus und der mit ihm verbundenen Herzkrankheiten, Berlin 1872.*

2) *August Schott, Die Wirkung der Bäder auf das Herz, Berl. klin. Wochenschr. 1880 No. 25 u. 26 p. 372.*

3) *A. u. Th. Schott, Ueber die Nauheimer Sprudel- und Sprudelstrombäder, Berl. klin. Wochenschr. 1884; Theodor Schott, Beiträge zur tonisierenden Wirkung kohlensäurehaltiger Thermalsolbäder auf das Herz, Berl. klin. Wochenschr. 1888 No. 28 p. 423; Realencyklopädie Bd. 21 1890; Ueber die Behandlung chronischer Herzkrankheiten mittels Bäder und Gymnastik, St. Petersburger Wochenschr. 1898 No. 16; Treatment of chronic diseases of the heart in the light of Röntgen rays, New York med. Record. 1898 March; Ueber chronische Herzmuskelerkrankungen, Wien. klin. Wochenschr. 1898 No. 21 u. 22; Ueber gichtische Herzaffektionen und deren Behandlung, Berl. klin. Wochenschr. 1896 No. 21 u. 23.*

lung entgegenstanden, mögen die noch 1880 im ZIEMSSEN'schen Handbuch geschriebenen ironischen Worte LEICHTENSTERN's (1) bezeugen:

„Von anderer Seite erfahren wir in allerneuester Zeit, daß laue oder kühle und zwar speciell kohlensäurehaltige Solbäder — der Autor ist in dieser Beziehung ein Cicero pro domo — ein Tonicum ersten Ranges für das geschwächte Herz seien", und LEICHTENSTERN schließt sein Referat über die allerdings (vgl. unten) manche Unrichtigkeit enthaltende erste Publikation SCHOTT's mit den Worten: „Dies nur eine Probe, sapienti sat." HUCHARD soll sogar, ich habe das Citat nicht finden können, behauptet haben, daß von den in Nauheim Genesenen kein einziger herzkrank gewesen sei.

Die Erfahrung hat diese Ansichten widerlegt. In den letzten 15 Jahren hat eine ausgedehnte Litteratur, in der namentlich englische Autoren und die Nauheimer Aerzte THEODOR SCHOTT, GRÄUPNER, GRÖDEL vertreten sind, die Wirkung und die Indikationen dieser Bäder so gesichert, daß man eine klinische Beschreibung derselben wagen darf.

Ich verzichte darauf, diese Litteratur ausführlich anzuführen, weil sie sich meist mit den in Nauheim an Ort und Stelle gegebenen Bädern beschäftigt, ich werde mich vielmehr, gemäß dem Plane dieses Buches, auf die Besprechung der künstlichen kohlensäurehaltigen Bäder beschränken. Eine ausgezeichnete Schilderung ihrer therapeutischen Verwertung hat ROMBERG im EBSTEIN-SCHWALBE'schen Handbuch vor kurzem gegeben.

Es können diese künstlichen kohlesäurehaltigen Bäder (vergl. Technik p. 109) gleichfalls genügend abgestuft werden, sind bequem einzurichten und entsprechen in ihren Wirkungen auf den Cirkulationsapparat anscheinend durchaus den natürlichen Quellen.

Es sind über die physiologischen Wirkungen der kohlensäurehaltigen Bäder im allgemeinen Teil bereits einige Angaben gemacht worden; soweit dieselben aber den erkrankten Cirkulationsapparat betreffen, wollen wir sie an dieser Stelle im Zusammenhang besprechen.

An objektiv bei Herzkranken nachweisbaren Thatsachen kann folgendes behauptet werden.

Nach kohlensäurehaltigen Bädern, und zwar auch bereits nach solchen von indifferenter Temperatur, ergeben die klinischen Methoden der Blutdruckmessung in der überwiegenden Anzahl der Fälle eine Steigerung des Druckes, die nach A. SCHOTT bis zu 60 mm Quecksilber betragen kann. Messungen, die ich an Herzkranken der Jenaer Klinik mit dem RIVA-ROCCI'schen Instrument mehrfach anstellte, ergaben nur durchschnittlich Steigerungen um 15—30 mm Hg.

In letzter Zeit hat HENSEN (2) an großem Material auf der Leipziger Klinik die Resultate SCHOTT's kontrolliert und hat in der Mehrzahl der Kranken mit dem RIVA-ROCCI'schen Instrument Blutdrucksteigerungen durch die nach SCHOTT's Vorschriften gegebenen Bäder gesehen, die sich allerdings nach der Zeit ihres Eintrittes, ihrer Dauer und ihrem Umfang recht verschieden verhielten.

Nur in 8 Fällen von 55 Bädern wurde ein Sinken des Druckes beobachtet.

Aehnlich lauten die Angaben von STIFTLER (3), HEINE-

---

1) *Leichtenstern*, *Balneologie in Ziemssen's Handbuch p. 262.*
2) *Hensen*, *Die Wirkung kohlensäurehaltiger Bäder auf die Cirkulation, Deutsche med. Wochenschr. 1899 No. 35.*
3) *Stiftler*, *Ueber physiologisch differente Bäderwirkung, 16. Versamml. d. Balneol. Gesellsch. Berlin 1895.*

MANN (1) und LEHMANN (2), die gleichfalls Erhöhungen des Blutdruckes mit dem BASCH'schen Sphygmomanometer fanden.

Ich will aber nicht übergehen, daß von anderen Seiten gegenteilige Angaben vorliegen.

So ist es namentlich ganz interessant, daß A. SCHOTT (3) selbst in seiner ersten Publikation behauptet hat, daß es nach kohlensauren Bädern zum Unterschied von anderen sensiblen Reizen trotz allgemeiner Gefäßverengerung zu keiner bemerkenswerten Blutdrucksteigerung käme. Ebenso hat EWALD (4), der allerdings den Bädern eine Temperatur von $38^0$ gab, keine Steigerung, sondern ein Gleichbleiben oder ein Sinken des Blutdruckes gesehen. Endlich hat GRÄUPNER (5, 6) sich diesen letzteren Autoren angeschlossen.

Man muß sich für die Beurteilung der Wirkungen der kohlensauren Bäder auf den Blutdruck natürlich überlegen, daß zwei Faktoren in Betracht kommen, die Reizwirkung der Kohlensäure und die der Temperatur, und daß diese beiden bei den höher temperierten Bädern sich entgegenwirken, bei den kühleren sich kombinieren werden. So hat schon GLAX mit Recht hervorgehoben, daß in den EWALD'schen Versuchen die hohe Temperatur an der beobachteten Blutdrucksenkung Schuld trage.

Ferner ist es selbstverständlich, daß der Reiz der Kohlensäure einen unteren Schwellenwert hat. Nach STIFTLER muß z. B. das Bad wenigstens 20 Volumprozent Kohlensäure haben, um wirksam zu sein.

Nach dem nach SCHOTT's Vorschriften und mit richtiger, dem jeweiligen Zustande des Herzens angepaßter Dosierung gegebenen Bade ist aber jedenfalls die Steigerung des Blutdruckes als die Regel anzusehen, und infolge dieser Steigerung erscheint der Puls dem palpierenden Finger gespannter.

Meist wird zweitens durch die kohlensauren Bäder die Pulsfrequenz herabgesetzt, doch ist dies nicht so konstant und namentlich läßt sich eine bestimmte Beziehung zur Höhe des Blutdruckes nach HENSEN's Feststellungen wenigstens nicht in allen Fällen finden. Auch für diese Erscheinung kombiniert sich natürlich die Wirkung der Kohlensäure und der Temperatur. Sie wird von den meisten Autoren als durch eine Vaguswirkung bedingt angesehen, es ist aber natürlich nicht zu entscheiden, inwieweit direkte reflektorische Reizung des Nerven und wie weit der erhöhte Blutdruck das ursächliche Moment ist.

Für diejenigen Fälle, in denen die Pulsverlangsamung fehlt oder selbst Beschleunigungen gefunden wurden, macht ROMBERG darauf aufmerksam, daß derartige Variationen auch bei experimenteller sensibler Reizung am Tier unter verschiedenen Verhältnissen sich finden können und daß vielleicht auch für manche Herzkranke eine Unwirksamkeit des Vagus in Betracht käme.

---

1) *H. Newton Heinemann, Die physikalische Behandlung der chronischen Herzkrankheiten nach Schott, Deutsche med. Wochenschr. 1896 No. 33.*
2) *Lehmann, Blutdruck nach Bädern, Zeitschr. f. klin. Med. Bd. 6, 1885.*
3) *A. Schott, Berliner klin. Wochenschr. 1880 p. 372.*
4) *Ewald, Berliner klin. Wochenschr. 1887 No. 35.*
5) *Gräupner, Nauheimer Mineralbäder und einfache Wasserbäder, ihr verschiedenartiger Einfluß auf Blutdruck und Herzthätigkeit, Berliner klin. Wochenschr. 1896.*
6) *Derselbe, Die Balneotherapie der chronischen Herzkrankheiten, ihre Mechanik und ihre Beziehungen zur Dynamik des Kreislaufes, Dtsch. med. Wochenschr. 1896 No. 33.*

Die Ansicht JACOB's (1) dagegen, der, weil er im kühlen Süß-
wasserbade erheblichere Herabsetzungen der Pulsfrequenz als im gleich
temperierten kohlensäurehaltigen fand, der Kohlensäure einen Reiz auf
den Accelerator cordis zusprechen will, scheint mir wenig wahrscheinlich.

Der Puls wird ferner, wenn er irregulär und inäqual war, durch
kohlensäurehaltige Bäder, namentlich durch eine Reihe solcher, regelmäßig und in der Höhe der einzelnen Wellen gleich. Das läßt sich
namentlich in den SCHOTT'schen Sphygmogrammen gut sehen.

Wichtig ist des weiteren, daß man am Herzen selbst eine unmittelbare Wirkung dieser Bäder sehen kann.

Man kann sich nämlich in geeigneten Fällen durch die Perkussion
in einwandfreier Weise überzeugen, daß Stauungsdilatationen des
Herzens zurückgehen, namentlich, wenn man unmittelbar vor und nach
dem Bade untersucht. Das Einrücken der Herzgrenze, besonders die
Verringerung der Breitendimension, kann bis 2 cm betragen.

Es ist von THEODOR SCHOTT und anderen das Röntgenbild benutzt worden, um diese Veränderungen zu beweisen, allein da durch
kleine Verschiebungen der Stellung der Röhre zum Körper bereits
erhebliche Fehler im Schattenbild zustande kommen können, so sind
die Resultate nicht gerade sehr überzeugend.

Dieses Einrücken der Herzgrenzen ist zuerst natürlich nach dem
einzelnen Bade ein temporäres, und erst mit der dauernden Besserung
der Herzthätigkeit schwinden auch die Stauungsdilatationen dauernd.

Endlich steigt die Urinmenge nach den kohlensauren Bädern, und
zwar sowohl die 24-stündige Menge als besonders die Menge in den
dem Bade folgenden Stunden. So fand HENSEN die Durchschnitts-
menge an den Badetagen um 120 ccm höher und gegen eine 3-stündige
Menge von 125 ccm mit einem specifischen Gewicht von 1025 vor
dem Bade, eine solche von 230 ccm und 1018 specifischem Gewicht
nach dem Bade.

Es bleibt schließlich noch zu betonen, daß Herzkranke im kohlensauren Bade gewöhnlich sich wohl fühlen und jedenfalls nicht mit
stärkerer Cyanose oder vermehrter Dyspnoe auf dasselbe reagieren,
falls nur Stärke und Temperatur der Bäder richtig gewählt ist.

Fragen wir nun, wie diese geschilderten klinisch nachweisbaren Erscheinungen, die Blutdrucksteigerung, die Verbesserung des Pulses, das
Schwinden der Stauungsdilatation, die Steigerung der Diurese zustande
kommen, so ist natürlich zunächst an eine Beeinflussung der Hautgefäße
zu denken. Die Haut rötet sich bei vielen Menschen im kohlensauren
Bade. Bei den thermisch indifferenten Bädern scheint das ein rein
reflektorischer Vorgang, der durch den sensiblen Reiz der Kohlensäure bedingt ist, zu sein, bei den kühleren Badeformen kombinieren
sich mit diesem die uns bekannten sowohl direkten wie reflektorischen
Wirkungen der Kälte auf die Hautcirkulation. Man kann sagen, daß
durch diese Kombination der Eintritt der Reaktion in hydriatischem
Sinne wie auch durch anderweitige mechanische oder chemische Reize
erleichtert oder erzwungen wird.

Thatsächlich frieren ja auch die Kranken selbst in kühlen kohlensauren Bädern nicht, oder höchstens in der ersten Minute nach dem
Hineinsteigen. Freilich kommt dabei vielleicht die von GOLDSCHEIDER

---

1) *Jacob, Die Wirkung des lauen bez. kohlensauren Bades auf Blutdruck und Herz,
Verhandl. d. Kongr. f. inn. Medizin 1890.*

festgestellte direkte Reizwirkung der Kohlensäure auf die Wärme-
punkte auch in Betracht, aber jedenfalls ist darin ein sehr wichtiges
Moment zu erblicken, daß die Beimischung der Kohlensäure kühlere
Temperaturen auf längere Zeit ertragbar macht.

Da nun trotz der Erweiterung der Hautgefäße der Blutdruck
steigt, so müssen wir, wie früher ausführlich besprochen ist, annehmen, daß eine kompensatorische Verengerung anderer Gefäßgebiete
eintritt und da ist bei dem bekannten gegensätzlichen Verhalten der
peripheren Gefäße und des Splanchnicusgebietes nach sensiblen
Reizungen wohl in erster Linie an das letztere zu denken.

Allein diese vasomotorische Wirkung der kohlensäurehaltigen
Bäder ist nicht die einzige, vielleicht nicht einmal die wichtigste derselben.

Das Schwinden der Stauungsdilatationen, die Besserung der Pulsbeschaffenheit, besonders das Schwinden der Irregularität und In-
äqualität beweist, daß die Herzarbeit verbessert wird.

Zum Teil würde sich ja nun eine solche Verbesserung, namentlich bei noch leistungsfähigem Herzen sekundär durch die vasomotorisch
bedingte Drucksteigerung erklären lassen. Das Herz arbeitet bekanntlich unter Erhöhung seiner Leistung gegen einen vermehrten Widerstand, es ist aber meiner Ansicht nach durchaus auch berechtigt und
geboten, nach Analogie der früher erwähnten (p. 34) GROSSMANN-
schen Versuche mit sensiblen Reizen eine davon unabhängige direkt
reflektorisch bedingte Steigerung der Herzarbeit, d. h. also eine Vergrößerung des Schlagvolumens anzunehmen.

Betrachten wir nun, welchen Nutzen für den kranken Cirkulationsapparat diese Vorgänge haben, so ist zunächst klar, daß die
vasomotorischen Schwankungen eine Aenderung der Blutverteilung
herbeiführen werden, die gewiß wünschenswert und nützlich ist,
namentlich würden durch die angenommene Kontraktion des Splanchnicusgebietes die inneren Organe entlastet, ferner aber wird auch für
das erkrankte Herz die geschilderte Wirkung wichtig sein, ja ein Heilmittel sein können.

Man hat vielfach gestritten, ob kohlensäurehaltige Bäder dadurch
nützten, daß sie das Herz übten oder ob eine Schonung des Herzens
erzielt würde.

Es ist nun ohne weiteres klar, daß eine Prozedur, die zur Erhöhung des Blutdruckes führt, das Herz nicht schonen kann. Ich
will nicht leugnen, daß im Anfang einer regulär durchgeführten
Bäderbehandlung, die, wie unten geschildert werden wird, mit salz-
haltigen, kohlensäurefreien warmen Bädern beginnt, thatsächlich eine
Herabsetzung des Blutdruckes und somit eine vorübergehende Erleichterung der Herzarbeit erzielbar ist, sobald aber die Behandlung
mit drucksteigernden, kohlensäurehaltigen Bädern einsetzt, kann davon
keine Rede mehr sein *).

Wenn der Blutdruck durch vasomotorische Einflüsse steigt, ist
immer eine Erschwerung der Herzarbeit, modern gesprochen, eine
Uebung des Herzens die Folge.

---

*) Die Meinung GRÄUPNER's, daß nicht eine Blutdrucksteigerung, sondern die
auf diese später folgende Herabsetzung des Druckes das therapeutisch Wichtige sei,
scheint mir durch HENSEN's Ausführungen über den zeitlichen Verlauf der Blutdrucksteigerung widerlegt; so sah HENSEN den erhöhten Druck nach anfänglichem
kürzeren Sinken zum zweiten Male ansteigen.

Nun läßt sich, wie eben geschildert, die Drucksteigerung nach kohlensauren Bädern zum Teil durch vasomotorische Eiuflüsse, zum anderen Teil durch den davon unabhängigen reflektorisch bedingten Antrieb der Herzthätigkeit erklären, und gerade in dieser Kombination liegt der Nutzen der kohlensauren Bäder.

Das Herz wird durch die Ueberwindung der vasomotorisch bedingten Drucksteigerung geübt, es erhält aber gleichzeitig durch den eigenartigen sensiblen Reiz einen reflektorischen Antrieb, der ihm die Uebung erleichtert, wie eine geschickte Sporenhülfe dem Pferd den Sprung.

So scheint mir denn für den Gebrauch der kohlensauren Bäder das Vorhandensein einer gewissen Herzkraft Bedingung zu sein.

Thatsächlich entsprechen auch die durch die klinische Beobachtung gewonnenen Indikationen und Kontraindikationen dieser Bedingung.

Kohlensaure Bäder sind angezeigt bei Herzschwäche, welcher Art auch immer, wenn dieselbe nicht so hochgradig ist, daß man dem Herzen auch nicht die geringste Anstrengung zumuten darf. Ob es sich um Klappenfehler dabei handelt oder um rein muskuläre Erkrankungen, kommt nicht in Betracht. Es kontraindizieren leichte Kompensationsstörungen, mäßige Oedeme der Haut oder Hydrothorax und Hydropericard die Bäder nicht.

Auch leichtere Grade von Arteriosklerose, selbst wenn schon einige Angina-Anfälle da waren, können noch Objekt für eine, allerdings vorsichtig zu leitende, Bäderbehandlung werden: so habe ich erst vor kurzem bei einem Gichtiker mit Arteriosklerose, der allerdings außerdem dem Alkohol und Tabak stark huldigte, nach halbjähriger, in Bezug auf die Anfälle ziemlich erfolgloser medikamentöser Behandlung die Angina nach einer Badekur schwinden sehen. Gichtiker bekommen übrigens, wie namentlich HEINEMANN hervorgehoben hat, gern im Anfang einer Kur mit kohlensauren Bädern einen akuten Gichtanfall.

Am meisten geeignet sind aber die zahlreichen Fälle von noch leidlich kompensierten Herzkrankheiten, bei denen leichte Dyspnoe, geringe abendliche Knöchelödeme, Beschwerden von seiten einer Stauungsleber etc. die einzigen Klagen sind.

Kontraindiziert sind die Bäder aus dem bereits erwähnten Grunde bei starken Kompensationsstörungen. Es sollen die kohlensäurehaltigen Bäder nicht als ein ultimum refugium für solche Fälle gebraucht werden, und namentlich wird man sich zu hüten haben, etwa Kranken mit schweren Kompensationsstörungen noch eine Reise in einen Badeort zu raten. Kontraindiziert sind die Bäder auch bei Neigung zu Embolien. Frische Lungeninfarkte beispielsweise dürften eine absolute Kontraindikation abgeben. Höhere Grade ferner von Arteriosklerose, namentlich solche, bei denen bereits Blutungen durch Gefäßruptur aufgetreten sind, gelten als Gegenanzeigen wegen der Blutdrucksteigerung. Vielleicht sind diese Befürchtungen übertrieben, wenigstens betont HENSEN mit Recht, daß andere viel bedeutendere und nicht vermeidbare Blutdrucksteigerungen, z. B. bei Hustenstößen, Niesen, Pressen u. s. w., — derartigen Kranken viel gefährlicher seien als die immerhin unbedeutenden und gut regulierbaren Blutdrucksteigerungen bei einer Badebehandlung. Die Möglichkeit natürlich, daß ein Arteriosklerotiker im Bade eine Apoplexie bekommt, ist nicht abzustreiten. Man hat aber vielleicht in der Beobachtung des bei dem einzelnen Kranken

bestehenden Blutdruckes einen Anhaltspunkt. Kranke mit stark erhöhtem Druck wird man nicht baden. Arteriosklerotiker mit infolge
von Herzschwäche erniedrigtem Druck wird man dagegen eher einer
solchen Behandlung aussetzen dürfen. Patienten mit schwerer Angina
pectoris würde ich nicht zu baden wagen. Aus demselben Grunde
wie die Arteriosklerose gelten Aortenaneurysmen für eine Kontraindikation.

Widersprechsnd sind die Meinungen über die Komplikation mit
Nephritiden. Von HEINEMANN werden akute und chronische Nephritiden und besonders die Schrumpfniere als Kontraindikation für eine
Bäderbehandlung angegeben. Anderseits hat BAUER neulich gerade
bei Schrumpfniere und dadurch bedingter Herzinsufficienz sehr günstige
Resultate berichtet. Es wird wohl darauf ankommen, ob diese letztere
das Krankheitsbild beherrscht, wie es ja gar nicht selten bei Schrumpf-
nieren ist, oder ob sie gegenüber anderen Erscheinungen, wie z. B.
urämischen, eine nebensächliche Rolle spielt.

Was nun die praktische Durchführung einer solchen Kur
mit künstlichen kohlensäurehaltigen Bädern anlangt, so beginnt man
dieselbe am zweckmäßigsten mit indifferent temperierten Wasserbädern
oder mit künstlichen Soolbädern. Sieht man, daß die beim Baden
nicht ganz vermeidbare körperliche Anstrengung vom Patienten ertragen
wird, so giebt man den Bädern zunächst einen schwachen Kohlen-
säurezusatz, entsprechend etwa 100—200 g Natr. bicarb., und steigert
nun für die Folge systematisch den Kohlensäuregehalt, während man
gleichzeitig die Temperatur des Bades erniedrigt. Als stärkstes Bad
würde etwa ein Bad von 1 kg Natr. bicarb. auf 200 Liter Wasser zu
gelten haben, als untere Temperaturgrenze 25°, gewöhnlich aber kommt
man mit Temperaturen von 30° aus.

Zu vermeiden ist auf jeden Fall, daß die Kranken im Bade frieren,
wenigstens die Kälte längere Zeit und nicht nur unmittelbar nach dem
Hineinsteigen unangenehm empfinden, sie sollen vielmehr nach der
ersten Minute schon sich warm und behaglich fühlen, sonst müssen
die Bäder wärmer genommen werden.

In welcher Weise man, abgesehen von diesem Frostgefühl die
Bäder verstärkt und kühler nimmt, hängt allein von dem Befinden
des Patienten im einzelnen Falle ab.

Es bedürfen daher Herzkranke, die man mit solchen Bädern behandelt, der genauesten ärztlichen Ueberwachung. Man hat im wesentlichen drei Anhaltspunkte für diese Frage, die subjektiven Angaben des
Patienten über sein Befinden, die Untersuchung des Pulses und die
des Herzens.

Fühlen sich die Patienten nach dem Bade erfrischt, atmen sie
leichter, können sie besser gehen und ist dabei der Puls gespannter,
so kann man die Bäder kühler und stärker nehmen.

Sind die Kranken dagegen nach dem Bade müde und abgespannt,
oder sind ihre Beschwerden, z. B. die Dyspnoe, stärker, und ist der
Puls weicher, so ist das Bad seltener und, wenn sich der Mißerfolg
wiederholen sollte, wärmer und schwächer zu nehmen. Durch die
Untersuchung des Herzens selbst wird man, wie schon bemerkt, in
manchen Fällen ein Einrücken der Herzdämpfung wahrnehmen können.
Sollte im Gegenteil durch die Bäder eine Zunahme der Stauungsdilatation hervorgerufen werden, so ist sicher das Bad für den Fall
zu stark und zu kühl gewesen.

Wenn man so vorsichtig die Stärke der Bäder dem Befinden der Patienten anpaßt, gelingt es meist, allmählich zu den kühlen und kohlensäurereichen aufzusteigen. Man wird die Dauer einer solchen Kur gleichfalls ausschließlich nach dem Befinden des Kranken richten, wird aber durchschnittlich doch wohl 25—30 Bäder brauchen, um den wünschenswerten Erfolg zu erzielen.

Endlich mag noch auf einige, eigentlich selbstverständliche Regeln, die Herzkranke bei einer solchen Badekur zu beobachten haben, aufmerksam gemacht werden.

Man beginnt die Bäder mit kürzerer Dauer, 8—10 Minuten, und steigt allmählich auf 20 Minuten. Im Anfang wird man nur 3 Bäder wöchentlich verabreichen, später kann häufiger gebadet werden, sodaß man bis auf 6 Bäder wöchentlich kommen kann.

Besonders ist darauf acht zu geben, daß die Patienten sich beim Bade nicht körperlich anstrengen; so sollen sich die Kranken nicht selbst abtrocknen, sondern es muß dies von einem Badediener besorgt werden. Ganz zweckmäßig ruhen die Kranken vor dem Bade $^{1}/_{4}$—$^{1}/_{2}$ Stunde, nach dem Baden ist eine einstündige körperliche und geistige Ruhe durchaus erforderlich.

Endlich ist mit Sorgfalt auf die Temperatur des Badezimmers zu achten, dasselbe darf weder überhitzt sein, da ein Aufenthalt in solchen Räumen gewöhnlich auf Herzkranke ungünstig wirkt, noch ist dasselbe unnötig kühl zu halten.

Als Zeit der Bäder habe ich in der Klinik der Bequemlichkeit halber meist die Nachmittagsstunden von 5—6 gewählt, doch kann natürlich auch am Vormittage gebadet werden. Man soll nur nicht nüchtern und nicht unmittelbar nach den Mahlzeiten baden lassen.

Beobachtet man die Kranken gut und wählt Stärke, Dauer und Temperatur der Bäder nach den angegebenen Regeln richtig, so wird man manchen schönen und vor allem dauernden Erfolg sehen, namentlich wenn man den Kranken für die der Kur folgende Zeit genügend genaue Vorschriften mitgiebt, die sich besonders auf Vermeidung von Ueberanstrengungen des Herzens zu beziehen haben.

## 2. Behandlung mit anderweitigen hydriatischen Prozeduren.

Es wirken die kohlensäurehaltigen Bäder zweifellos durch eine Kombination des Reizes der Kohlensäure mit dem der Temperatur. Es fragt sich nun, ob man die immerhin unbequeme Kohlensäure nicht durch anderweitige sensible Reize ersetzen kann.

Ich habe mich mehrfach bemüht, durch Zusatz von chemischen Reizmitteln, die auch zu einer Hautreizung führten, ähnliche Wirkungen wie die der kohlensäurehaltigen Bäder zu erzielen.

Ich verwendete dazu z. B. einen Zusatz einer Emulsion von Terpentinöl mit Ammoniak (1 : 2), etwa 150—500 g auf das Bad, oder einen Zusatz von Senfmehl von 100—500 g. (Die Terpentinbäder sind sehr billig, der Zusatz pro Bad kostet etwa 15—20 Pfg.)

Es werden derartige Bäder, namentlich wenn man die empfindlichen Hautpartien des Geschlechtsteils durch eine Vaselinapplikation schützt, gut vertragen und lassen gleichfalls eine Blutdrucksteigerung erkennen. Allein im allgemeinen ziehen die Kranken die kohlensäurehaltigen Bäder doch vor. Es ist der Reiz eben nicht ein so gleichmäßiger wie der der Kohlensäure, sondern ein sich mit der Zeit steigernder.

Ich kann deshalb auch WINTERNITZ nicht ohne weiteres zustimmen, wenn er meint, daß ein erfahrener Hydrotherapeut auf
andere thermische oder mechanische Weise das Gleiche wie mit
kohlensäurehaltigen Bädern erreichen müsse; allein ich will damit
keineswegs den Nutzen einer hydriatischen Kur nach WINTERNITZ-
schen Vorschriften in Abrede stellen oder gering anschlagen, zu deren
Besprechung wir uns nunmehr wenden wollen.

Ich gebe als Beispiel einer solchen Wasserkur bei Herzkranken
einen Plan, der von POSPISCHIL (1, 2), einem WINTERNITZ'schen
Schüler, aufgestellt, und der natürlich modifizierbar ist.

„Frühmorgens in der Bettwärme Ausführung einer Teilabreibung
oder Teilwaschung. Im Laufe des Vormittags einstündige Applikation
eines Herzkühlers von 15°, jeden 2. oder 3. Tag kombiniert mit der
halbstündigen Anwendung eines Nackenschlauches von derselben Temperatur in der Gegend der Medulla oblongata. An den Zwischentagen
Kombination des Herzschlauches mit einem Teildampfbade der unteren
Körperhälfte.

In den späteren Nachmittagsstunden, wenn es der Kräftezustand
erlaubt, eine zweite Applikation des Herzkühlers oder eine zweite
Teilwaschung oder einen Stammesumschlag, für sich allein oder mit
dem Herzkühler kombiniert.

Ueber Nacht eine naßkalte, gut trocken verbundene Leibbinde
oder ein kurzer, bequem angelegter, naßkalter Stammesumschlag,
event. noch die Kombination obiger Umschlagsformen mit Longettenverbänden der unteren Extremitäten (Cirkeltouren von nassen Leinen,
trockener Watte und Calicotbinden, denen POSPISCHIL eine Beförderung
der Perspiration zuschreiben will)."

Man sieht, die Vorschriften POSPISCHIL's sind ziemlich reichhaltig. Man kann für den einzelnen Fall aber auswählen und sich
beschränken.

Ich habe in den letzten beiden Jahren häufig Herzkranke nach
diesen Vorschriften behandelt und nur die Teildampfbäder meist weggelassen, und muß mein Urteil dahin abgeben, daß eine solche kurmäßige Verwendung der Hydrotherapie namentlich bei schweren Herzkranken, die einer Bäderbehandlung nicht zugänglich sind, nützlich
sein kann. Namentlich in den Pausen der arzneilichen Behandlung,
nach dem Aussetzen z. B. von Digitalis, sind derartige Prozeduren
indiziert und verdienten eine weitere Verbreitung.

Sie schaden, da sie eine körperliche Anstrengung für den Kranken
nicht bedeuten, gewiß nichts. Sie nützen aber einmal in suggestiver
Weise. Es ist für die oft deprimierten Herzkranken nützlich, wenn
sie sehen, daß man sich um sie bemüht. Ferner wird man nicht in
Abrede stellen können, und ich glaube mich durch klinische Beobachtung davon überzeugt zu haben, daß man durch solche milde Hautreize die Herzthätigkeit verbessern und anregen kann; wenn vielleicht
auch nicht in so evidenter Weise wie bei den kohlensäurehaltigen
Bädern.

Besonders empfehlen möchte ich die Teilwaschungen, Umschläge

---

1) *Pospischil, Zur hydriatischen und mechanischen Therapie der Herzkrankheiten,
Blätter f. klin. Hydrotherapie 1894 No. 12.*

2) *Derselbe, Hydrotherapie bei organischen Herzkrankheiten, ebenda 1895 No. 4;
vergl. auch Buxbaum, Die hydriatische Behandlung der akuten und chronischen
Endocarditis, ebenda 1899 No. 12.*

und die Applikation der Herzkühler. Man muß sich freilich bei den ersteren von dem Eintreten der reaktiven Hautrötung sorgfältig überzeugen. Dieselbe kann, was man eigentlich nicht erwarten sollte, selbst an hydropischen Gliedern noch ganz leidlich prompt sein. Tritt sie nicht ein und läßt sie sich nicht mit den üblichen Hilfsmitteln, wie vorangehende lokale Wärmezufuhr etc., erzielen, so soll man lieber auf die hydriatische Behandlung solcher Glieder Verzicht leisten.

POSPISCHIL schlägt für Kranke, bei denen man sich überzeugt hat, daß sie gut reagieren, später kräftigere Wasseranwendungen, z. B. bewegliche kalte Fächerdouchen auf die Herzgegend oder auch kühle Halbbäder mit Frottierungen namentlich der eingetauchten Körperteile, vor, um möglichst bald das Strombett zu erweitern, und warnt nur vor allen kalten Applikationen, die den ganzen Körper und große Hautbezirke'treffen, wegen der Gefahr einer stärkeren Blutdrucksteigerung.

Ich habe diese eingreifenderen Prozeduren nur selten angewendet und bin meist, wenn die Kranken dazu fähig waren, zu einer Behandlung mit kohlensauren Bädern übergegangen.

Im ganzen genommen sind die WINTERNITZ'schen Vorschläge als ein brauchbares Unterstützungsmittel anderweitiger therapeutischer Maßnahmen zu bezeichnen. Ohne medikamentöse Anwendungen, für sich allein, nur mit Bettruhe kombiniert, habe ich namentlich bei von Lungenaffektionen, wie Emphysem, chronischer Bronchitis etc., abhängiger sekundärer Herzschwäche ganz günstige Resultate gesehen, doch ist wohl zweifelhaft, wie viel davon der Bettruhe und wie viel der Hydrotherapie zuzuschreiben ist.

Speciell für die Behandlung der Arteriosklerose ist kürzlich von KRAUS (1) die Anwendung von wechselwarmen Regenbädern (40° bis 18°) empfohlen worden. Namentlich sah KRAUS auch von lokalen wechselwarmen Prozeduren Gutes bei nervösen Zuständen und Schmerzanfällen im Ischiadicusgebiet, wie sich solche bis zum vollausgebildeten intermittierenden Hinken gar nicht selten bei Arteriosklerotikern finden.

Diese letzte Angabe kann ich für 2 Fälle bestätigen, welche ich kürzlich sah und in denen Parästhesien sowie plötzlich eintretende Müdigkeit die Hauptsymptome waren.

Allerdings lassen sich in solchen Fällen nervös bedingte Gefäßalterationen gewöhnlich nicht sicher ausschließen.

### Schwitzprozeduren.

Zum Schlusse erübrigt noch, einige Worte über die Schwitzprozeduren bei Herzkranken zu sagen, die gelegentlich zur Beseitigung starker hydropischer Schwellungen in Frage kommen können.

Wir haben dieselben in der Jenaer Klinik nie gern in Anwendung gezogen und uns eigentlich nur dann dazu entschlossen, wenn wir mit Digitalis, Calomel und anderen Diureticis nicht weiter kamen. Man muß sagen, daß dieselben ein zweischneidiges Schwert sind, aber andererseits auch zugeben, daß mitunter schwere Herzkranke Schwitzprozeduren wider Erwarten gut vertragen und Nutzen davon haben. In den letzten Jahren haben wir übrigens die Schwitz-

---

1) *Carl Kraus, Zur Aetiologie und Therapie gewisser Formen der Arteriosklerose, Winternitz' Festschrift 1897.*

bäder weniger verwendet, sondern haben meist den Hydrops durch Kanülen mechanisch entfernt.

In Betracht kommt von den verschiedenen Schwitzprozeduren wohl nur das Heißluftbad im Bett mit freigelassenem Kopf; man muß natürlich die Kranken im Bade genau überwachen und herausnehmen, wenn bedrohliche Erscheinungen auftreten.

Erwähnt mag die Beobachtung von FREY (1) werden, daß der Puls bei Herzkranken nur in den ersten 10 Minuten zunimmt und dann während des Schweißausbruches konstant zwischen 90 und 100 bleibt. FREY will auch ein Einrücken der Herzdämpfung nach Dampfbädern beobachtet haben.

Er empfiehlt dieselben weniger zur Beseitigung schwerer hydropischer Zustände, als vielmehr zur Behandlung leichter Kompensationsstörungen, für die jetzt meist kohlensäurehaltige Bäder angewendet werden.

Er schloß die Schwitzbäder, die er als römisch-irische gab, zu Anfang der Kur mit lauer Uebergießung, im weiteren Verlauf gab er die letztere dann kühler, bis selbst kalt.

Wir haben aus dieser Indikation Schwitzbäder in den letzten Jahren nicht mehr angewendet, sondern, wie schon bemerkt, höchstens zur Beseitigung des Hydrops, wenn die Diuretica versagten.

Einen Fortschritt scheinen mir, wenn man überhaupt Schwitzbäder benutzen will, die von WINTERNITZ angegebenen Modifikationen zu bedeuten, der gleichzeitig den Herzschlauch anwendet und die Heißapplikation auf den unteren Körperteil (Bauch und Beine) zu beschränken rät.

Dagegen sind die Folgerungen, die CERNINA (2) aus der Thatsache, daß das Dampfbad den Blutdruck meist herabsetzt, auf die Verwendung desselben bei Herzkranken zieht, in keiner Weise zu billigen und rein theoretisch konstruiert.

CERNINA meint, daß bei Herzerkrankungen mit erhöhtem Blutdruck — er rechnet z. B. die Aorteninsufficienz dahin — das Dampfbad nicht schädlich sei, ebensowenig bei Kranken, die zu Gehirnblutungen neigen. Bei Herzfehlern mit verringertem Blutdruck sei das Bad erlaubt, wenn keine Kompensationsstörungen beständen.

DEHIO (3) hat demgegenüber ausführlich begründet, daß das Schwitzbad wegen der starken Erhöhung der Pulsfrequenz eher eine Erschwerung der Herzarbeit als eine Erleichterung darstelle. Außerdem kommen, wie FREY und HEILIGENTHAL berichtet haben, anfänglich beim Betreten des Dampfbades erhebliche Blutdrucksteigerungen vor.

Endlich möchte ich noch daran erinnern, daß RIESS das permanente Wasserbad zur Beseitigung hydropischer Stauungen empfohlen hat. Die Methode hat sich nicht einbürgern können (vergl. Technik, p. 100).

## 4. Die hydriatische Behandlung der nervösen Herzstörungen.

Die nervösen Herzstörungen verlaufen bekanntlich entweder unter dem Bilde der Pseudoangina oder es beschränken sich die Beschwerden in den leichteren Fällen auf unangenehme Sensationen in der Herzgegend, auf angioneurotische Symptome, Gefühl des lästigen Klopfens der Arterien, Wallungsgefühle zum Kopf, Kühle und Parästhesien der Extremitäten. Die Pulsfrequenz kann dabei sowohl normal sein als

---

1) *Frey*, *Ueber den Einfluß der Schwitzbäder auf die Kreislaufstörungen, Deutsches Archiv f. klin. Med. Bd. 40, 1887.*

2) *Cernina, Ueber die Wirkung von Dampfbädern auf den Blutdruck, Deutsche Medizinalzeitung 1896.*

3) *Dehio, Ueber die diaphoretischen Heilmethoden, St. Petersburger med. Wochenschr. 1895 No. 44.*

dauernd oder anfallsweise beschleunigt, Bradycardien sind jedenfalls selten und stets auf eine organische Erkrankung des Cirkulations- apparates verdächtig.

Man hat nun versucht (1), diejenigen Formen, bei denen sich ein großer, voller Puls, ein kräftiger Spitzenstoß und eine nur mäßige oder gar fehlende Beschleunigung der Herzaktion findet, als Reizungs- formen, diejenigen Formen dagegen mit kleinem Pulse, schwachem oder unfühlbarem Spitzenstoße und starker Beschleunigung als Läh- mungsformen zu unterscheiden, aber eine derartige Trennung ist, wie ROMBERG mit Recht hervorhebt, eine gekünstelte, und sichere Schlüsse für die Therapie lassen sich nicht daraus ziehen.

In der Behandlungdieser nervösen Herzstörungen können gerade hydrotherapeutische Verfahren Erhebliches leisten. Man thut am besten, wenn man versucht, ätiologisch den Beschwerden nachzugehen. Eine große Anzahl dieser Kranken sind schwere Neurastheniker, bei denen eine hydriatische und anderweitige Allgemeinbehandlung, wie sie unter Kapitel funktionelle Neurosen geschildert werden soll, dringend in- diziert ist.

Bei den toxischen Formen dagegen (Nicotin, Kaffee etc.) und bei den gleichfalls zahlreichen Fällen, in denen entweder die Herzneurose reflektorisch bedingt ist (Menses, Darmerkrankungen, Pubertät, Onanie etc.) oder jedenfalls bei hysterischer bez. neurasthenischer Grundlage das Krankheitsbild vollständig beherrscht, so daß andere Symptome und Stigmata zurücktreten, ist es berechtigt, die Therapie und auch die hydriatischen Verfahren in erster Linie gegen die vorhandenen Herz- beschwerden zu richten.

Es hat sich mir häufig dann eine Therapie ähnlich der oben ge- schilderten der WINTERNITZ'schen Schule bewährt. Namentlich thun Teilwaschungen von 20—15° und das Auflegen des Herzkühlers, sowie Kaltapplikationen im Nacken, etwa zweimal täglich 1 Stunde, diesen Kranken gut.

Außerordentlich zweckmäßig sind ferner bei solchen Kranken Halbbäder, deren Temperatur man anfangs 30° oder noch höher wählt und allmählich auf 25° erniedrigt. Es genügt, sie einen um den anderen Tag in der Dauer von 10—15 Minuten in den Nachmittags- stunden nehmen zu lassen. Man kann sie mit reizenden Zusätzen, z. B. Fichtennadelextrakt, versehen, namentlich ist das zweckmäßig, wenn man suggestiv wirken will. Es kommen für die späteren Wochen der Behandlung auch die Prozeduren in Betracht, die wir als Abend- prozeduren bei der Neurasthenie anwenden, das indifferente Wannen- bad, das faradische Bad, die Ganz- oder Teileinpackungen.

Gegen die Wallungsgefühle können sowohl lokale Kühlungen des Kopfes, als auch ableitende Prozeduren sich wirksam erweisen. Die letzteren werden am besten in Gestalt der fließenden kalten Fußbäder mit tüchtiger Frottierung der eingetauchten Teile oder als kurze, kalte Sitzbäder (5 Minuten, 20—15°), natürlich mit sorgfältiger vorheriger Kühlung des Kopfes verordnet.

Bei den eigentlichen Anginaanfällen thun, wie schon bemerkt, heiße Hand- und Fußbäder oft ausgezeichnete Dienste, ebenso in manchen Fällen auch kalte oder heiße Lokalapplikationen auf das Herz.

---

1) Vergl. *Determann, Ueber Gefäfs- und Herzneurosen, Volkmann's klin. Vorträge N. F. No. 96/97, 1897; ferner Lehr, Die nervöse Herzschwäche und ihre Behand- lung, Wiesbaden 1891, und Rosenbach in Eulenburg's Realencyklopädie.*

In einer Reihe namentlich von leichteren Fällen haben sich mir die künstlichen, kohlensäurehaltigen Bäder außerordentlich bewährt. ROMBERG will besonders bei den Fällen mit schwachem, stark beschleunigtem Pulse Gutes von denselben gesehen haben und widerrät sie eigentlich bei den Kranken mit großem und nicht beschleunigtem Pulse. Ich habe nur selten gefunden, daß sie die Kranken erregen und ihnen unangenehm waren. Man darf natürlich nicht mit den starken Bädern beginnen, sondern muß sie in gleicher Weise wie bei den organischen Herzkrankheiten anwenden, also von schwächeren und wärmeren zu kühleren und kohlensäurereicheren langsam ansteigen.

Für leichte und bereits an Wasseranwendungen gewöhnte Kranke mit nervösen Herzbeschwerden können endlich mit kräftiger reizende Wasserprozeduren oft möglich sein. Kühle Abreibungen oder Abklatschungen, Fächerdouchen event. direkt auf die Brust gerichtet, kühlere Halbbäder mit Frottierung sind solche Maßnahmen, sie wirken wohl als allgemein erfrischende Prozeduren.

Will man Kranke mit nervösen Herzbeschwerden hydrotherapeutisch namentlich mit derartigen Allgemeinapplikationen behandeln, so wird man gut thun, allmählich von den indifferenteren zu den stärkeren aufzusteigen und das objektive und subjektive Befinden des Kranken scharf zu kontrollieren.

Vermehren sich die Beschwerden nach einer Prozedur, so war sie unzweckmäßig und zwar meist zu stark reizend; man kehre dann zu wärmeren mit geringerem mechanischen Reize zurück. Im übrigen sei auf das Kapitel Neurasthenie verwiesen.

## D. Die hydriatische Behandlung der Erkrankungen des Digestionstractus.

### 1. Peritoneum-, Magen- und Darmerkrankungen.

Betreffs unserer physiologischen Kenntnisse über die Beeinflussung der Cirkulation in den Bauchorganen und über die direkte Wärmebez. Kältefortleitung auf tiefer liegende Schichten sowie über die Beeinflussung der Peristaltik verweise ich auf die Erörterungen im allgemeinen Teil.

Ich kann nur wiederholen, daß diese Kenntnisse gerade in Bezug auf die Bauchorgane bisher durchaus unzureichende sind und daß bei den Schwierigkeiten, die sich einer exakten experimentellen Untersuchung dieses Gebietes entgegenstellen, vorläufig kaum eine Aussicht besteht, dieselben so zu erweitern, daß sie als Grundlage für ein therapeutisches Handeln gelten könnten.

Wir sind also nur auf die klinische Erfahrung angewiesen, und selbst diese ist vielfach nicht eindeutig, so z. B. gleich bei der scheinbar einfachsten Frage, ob wir die akut entzündlichen Vorgänge am Peritoneum mit Kälte oder mit Wärme behandeln sollen. Ich stehe nicht an, auszusprechen, daß man bisher kaum einen anderen Maßstab für die Zweckmäßigkeit des eingeschlagenen Verfahrens besitzt, als die subjektiven Empfindungen der Kranken.

Zweifellos erfüllt man aber durch die Verordnung von Eisblasen, in geringerem Grade wohl auch durch die von kalten oder warmen Umschlägen eine Indikation. Man veranlaßt die Kranken, ruhiger zu liegen und sich nicht umherzuwerfen.

Zunächst scheint es ja naheliegend, entzündliche Vorgänge mit Kälte zu behandeln. Die Anwendung derselben darf aber keine ununterbrochene sein, da bei mangelnder Vorsicht in dieser Beziehung doch Erfrierungen der Haut vorkommen können.

Zugegeben aber selbst, was doch zum mindesten fraglich ist, daß die erreichbare Abkühlung in der Tiefe genügen würde, um beispielsweise eine lokale Eiterung, welche durch einen den Appendix perforierenden Kotstein hervorgerufen wird, einzuschränken, so könnte man andererseits sich vorstellen, daß die Kälte die Peristaltik anregen würde und deswegen direkt kontraindiziert sei, oder daß sie dem Zustandekommen der so erwünschten abkapselnden Verwachsungen nicht förderlich sei.

Kurz, man kommt mit theoretischen Voraussetzungen nicht weiter. Thatsächlich ist es üblich, vielleicht mehr aus alter Gewohnheit als berechtigterweise, namentlich die lokale Entzündung des Bauchfelles mit fortgesetzten Eisapplikationen zu behandeln.

Es ist natürlich bei der Empfindlichkeit aller peritonitischen Erscheinungen dringend dafür Sorge zu tragen, daß die Kälteträger nicht drücken, sie also an Reifenbahren aufzuhängen. Wenn wir als Beispiel die Perityphlitis herausgreifen, so haben wir oft in der Jenaer Klinik durch 8 Tage hindurch und länger mit kurzen Unterbrechungen den Eisbeutel auf der rechten Seite des Unterbauches liegen lassen. Ich kann nicht sagen, daß ich den Eindruck gehabt hätte, daß die Kranken dabei geschädigt würden. Ob man genützt hat, dürfte kaum zu entscheiden sein, besonders da eine konservierende Behandlung der Perityphlitis wohl von niemand allein mit Abkühlungen, sondern stets in erster Linie durch Ruhigstellung des Darmes mit Opium gehandhabt werden wird. Man kann aber so viel sagen, daß in vielen Fällen die Eisbehandlung schmerzstillend wirkt.

In anderen Fällen leistet aber bekanntlich in dieser Richtung die Behandlung mit PRIESSNITZ'schen Umschlägen oder geradezu mit heißen Kataplasmen mehr. Man ist also im einzelnen Fall stets auf ein Probieren angewiesen.

Ueber die Zweckmäßigkeit des abkühlenden Verfahrens bei allgemeiner Peritonitis dürften wir erst recht ein optimistisches Urteil nicht gewinnen können. PENZOLDT (1) sagt gewiß mit Recht, daß, wer einmal ein ausgedehntes Peritonealexsudat sich darauf angesehen hat, wohl kaum von der Wirkung eines Eisbeutels etwas erhoffen wird.

Einzig allein die in jedem Fall vorsichtig zu erprobende lindernde Wirkung auf den Schmerz, auf die Spannung der Bauchdecken, kurz auf das Wohlbehagen der Kranken, darf für die Verwendung der kalten oder warmen Applikationen ausschlaggebend sein.

Auf nicht durchsichtigerem, aber durch die klinische Erfahrung weit gesicherterem Boden bewegen wir uns betreffs der schmerzhaften Affektionen des Verdauungstractus, die nicht einer akuten Peritonitis ihren Ursprung verdanken. Die Schmerzen, die ein Magengeschwür macht, die nervösen Gastralgien, die höchst unangenehmen Schmerzen, die durch akute Enteritiden und Gastroenteritiden hervorgerufen werden, bei denen der Leidende direkt den Eindruck der subjektiv fühlbaren schmerzhaften Peristaltik gewinnt, sie werden

1) *Penzoldt* in *Penzoldt-Stintzing's Handbuch der spec. Therapie.*

alle erfahrungsgemäß durch fortgesetzte Warmapplikationen auf den Leib in günstigem Sinne beeinflußt. Die Form der letzteren ist dabei wohl gleichgiltig. Am bequemsten sind die alten Kataplasmen oder PRIESSNITZ'sche Umschläge, die mit Wärmeträgern armiert sind, sei es in Form von durch Röhren cirkulirendem warmen Wasser oder der modernen Thermophore (vergl. Kapitel Technik p. 132—136). In vielen Fällen wird man aber mit PRIESSNITZ'schen Umschlägen, als Leibbinden oder Stammesumschlag angebracht, auskommen.

Speciell für die Behandlung des Ulcus ventriculi rotund. hat v. LEUBE (1) bekanntlich neben der diätetischen der fortgesetzten Behandlung mit Warmapplikationen auf den Leib besonders das Wort geredet. Bei den diagnostisch klaren Fällen rät v. LEUBE, täglich 10—12 Stunden hindurch möglichst heiße Kataplasmen, in der Nacht PRIESS-NITZ'sche Umschläge anzuwenden. Nach dem 10. Tage werden die Kataplasmen fortgelassen und dann noch 3 Wochen lang nachts die PRIESSNITZ'schen Umschläge gemacht, tagsüber liegt der Kranke in Flanellbinden. Den 10. Tag als Grenze hat v. LEUBE deswegen gewählt, weil, wie er schreibt, mit bemerkenswerter Regelmäßigkeit die Magen-schmerzen nach 5 Tagen zu verschwinden pflegen und dann der Sicherheit wegen noch 5 Tage die Breiumschläge fortgesetzt werden sollen. v. LEUBE wendet übrigens, wenn eine Magenblutung auf-getreten ist, Kataplasmen nicht an, sondern beschränkt sich dann auf PRIESSNITZ'sche Umschläge. Mindestens $^1/_4$ Jahr muß nach v. LEUBE's Ansicht nach einer Magenblutung vergangen sein, ehe man die konse-quente Kataplasmenbehandlung einleiten soll.

Es dürfte das v. LEUBE'sche Verfahren in allen den Fällen, in denen man Magengeschwürskranke mit Bettruhe behandeln kann und nicht zu ambulanter Behandlung gezwungen ist, unbedingt zu em-pfehlen sein, wenn man sich auch nicht gerade an die von v. LEUBE innegehaltene Form der Warmapplikation zu binden braucht.

WINTERNITZ (2) hat vor kurzem ein davon gänzlich abweichen-des Verfahren angegeben, das bezweckt, die Cirkulation im Magen zu verbessern. Er rechnet dazu neben den die allgemeine Cirkulation hebenden Methoden einige lokale „mit Wahrscheinlichkeit" die Cirku-lation in der Magenschleimhaut und im Magengewebe beeinflussende Prozeduren. Namentlich rät er kurze, kalte Sitzbäder (Temperatur 10—12 ⁰ in der Dauer von 3—5 Minuten), erregende Umschläge um den Leib, Leibbinden gewöhnlich in Verbindung mit dem Magen-schlauche, der jedoch nur 10—15 Minuten liegen bleiben soll. Manch-mal, schreibt WINTERNITZ, sind es kalte Herzschläuche, die durch Besserung der allgemeinen und der lokalen Cirkulation wirksam werden.

Ich will die von WINTERNITZ selbst nur als „wahrscheinlich" be-zeichnete Wirkung auf die Cirkulation des Magens nicht näher be-sprechen, weil wir keine positiven Kenntnisse in dieser Richtung besitzen. Nur gegenüber dem Versuch, die alte PAVY'sche Theorie von der Bedeutung der Blutalkalescenz für die Entstehung des Ulcus ventriculi wieder aufleben zu lassen, und zwar mit dem Hinweise auf die angeblich die Blutalkalescenz steigernde Wirkung der Kaltwasser-

1) W. v. Leube, Ueber Erfolge der inneren Behandlung des peptischen Magengeschwürs u. s. w., Mitteil. a. d. Grenzgebiet. d. Med. u. Chir. 1897 Bd. 2.
2) W. Winternitz, Die Hydrotherapie des Ulcus ventriculi, Blätter f. klinische Hydro-therapie 1898 No. 5 p. 85 ff.

prozeduren möchte ich bemerken, daß diese Theorie durch meine (1) und die dieselben bestätigenden Arbeiten Fermi's (2) doch wohl definitiv widerlegt sein dürfte.

Ich habe bisher keine Veranlassung gesehen, von den bewährten v. Leube'schen Vorschriften zu Gunsten der geschilderten Winternitz'schen bei Ulcuskranken abzuweichen. Dagegen erscheint mir ein Rat, den Winternitz für die Bekämpfung der Magenblutungeu giebt, durchaus beachtenswert, namentlich da sich Winternitz auf drei selbst beobachtete Fälle beruft. Winternitz schlägt ueben der üblichen in ihrer Wirkung höchst problematischen Eisapplikation auf die Magengrube die Einführung kleiner Eisstückchen in den Mastdarm vor, von denen er sich eine reflektorische Verengerung der Magengefäße verspricht.

Ich würde diesen Rat gegebenenfalls befolgen, wenn ich auch darüber die erste und wichtigste Indikation bei einer Magenblutung, nämlich eine subkutaue Morphiumgabe, darüber nicht zu vernachlässigen rate.

Die ablehnende Meinung Winternitz's über das Schlucken von Eisstückcheu teile ich insofern, als dasselbe nicht übertrieben werden darf, dagegen erscheint es mir, in mäßigem Grade verordnet, zur Bekämpfung der Brechneigung nützlich.

Wenn ich nun auch gerade beim Magengeschwür, wie eben bemerkt, die von Winternitz angegebeneu Applikationen nicht anzuwenden rate, so können dieselben und ähnliche Prozeduren bei den meisten anderen chronischen Magenerkranknngen sich als nützlich erweisen.

Man kanu aus den allgemeinen Anwendungsweisen, wie Abreibuugen, kurzen, kühlen Halbbädern, Douchen u. s. w., die einen erfrischenden und appetitanregenden Einfluß haben, und den erwähnten lokalen Prozeduren, wie Stammesumschläge und Neptunsgürtel mit oder ohne Kombination mit Wärmeträgern, leicht eine Art hydropathischer Kur (3) zusammensetzen und wird damit keineswegs nur bei Beschwerden auf rein nervöser Basis, sondern bei den verschiedeneu Arten der Dyspepsien und chronischem Katarrh, bei Enteroptoseu, bei motorischen Insufficienzen ganz bemerkeuswerte Unterstützungsmittel für die sonstige Behandlung haben.

Man darf, abgesehen von der die Eßlust steigernden und erfrischenden Wirkung dieser Prozeduren, auch nicht übersehen, daß die meisten chronisch Magenkrankeu zu einer hypochondrischen Betrachtung ihres Leidens neigen und infolgedessen an psychischen Depressionen leiden, denen durch ein hydrotherapeutisches Verfahreu entgegengearbeitet wird. Endlich ist es wohl wahrscheinlich, daß namentlich durch lokale, stärker reizende Prozeduren, wie Douchen oder Wechseldouchen, ein Einfluß auf die motorischen Fähigkeiten des Magens und auf die Blutversorgung desselben sich gewinnen läßt. Man muß dieselben natürlich mit Vorsicht anweuden.

---

1) *Matthes, Untersuchungen über die Pathogenese des Ulcus rotundum und über den Einflufs von Verdauungsenzymen auf lebendes und totes Gewebe, Habilitationsschrift u. Ziegler's Beiträge zur pathol. Anatomie 1893.*

2) *Claudio Fermi, Ueber die Wirkung der proteolytischen Fermente auf die lebendige Zelle, Centralblatt f. Physiologie, Bd. 8, 1895, No. 21, p. 657.*

3) *Vergl. dazu Strasser, Ueber Diagnostik und Hydrotherapie der Magenkrankheiten, Blätter f. klin. Hydrotherapie 1895 No. 5 p. 97.*

Im Einzelnen möchte ich noch erwähnen, daß gerade bei der Enteroptose vou der WINTERNITZ'schen Schule, so von BUXBAUM (1), in einer Blutanhäufung im Splanchnicusgebiet die Ursache der bei solchen Patienten öfter zu beobachtenden Anämien gesehen wird. Ohne die Wahrscheinlichkeit dieser Aunahme kritisieren zu wollen, möchte ich die Angaben BUXBAUM's anführen, daß bei solchen Kranken Behandluugen, welche die Peristaltik bessern sollen (kurze, kühle Sitzbäder), einen unverhältnismäßig günstigeren Einfluß auf die Blutverteiluug haben als die allgemeinen, die Cirkulation unterstützenden Prozeduren. BUXBAUM ist zu diesem Resultat auf Grund von Blutkörperchenzählungen gekommen. Er warnt vor hohen Bauchübergüssen im Halbbade, während vou anderer Seite, so z. B. von BOAS (2), gerade kräftige Strahldouchen für Enteroptose empfohlen werden.

Ich glaube bei Magenatonien und bei Gastroektasien ohne Pylorusstrikturen gute Erfolge von der Anwendung der Strahldouche, die man entweder als kalte oder als schottische bez. Wechseldouche geben kann, gesehen zu haben. Es empfiehlt sich, die lokale Douche im Anschluß an eine vorhergehende Magenausspülung zu geben und derselben eine allgemeine kalte Prozedur, z. B. eine Abreibung, vorherzuschicken.

Ferner rührt von BUXBAUM (3) die Empfehlung eines Stammumschlages in Kombination mit einem Heißwasserschneckenschlauch zur Bekämpfung der Hyperemesis gravidarum her. Für die rein nervösen Formen der Verdauungsstörungen, die nervöse Dyspepsie, sei endlich auf das unter Kapitel Neurasthenie gesagte verwiesen.

Von den Auomalien des Darmes sind außer den erwähnten schmerzhaften, die durch lokale Warmapplikation günstig beeinflußt werden, vor allem die chronische Obstipation sowie die Diarrhöen einer hydriatischen Behandlung zugänglich.

Um mit der Besprechung der ersteren zu beginnen, so hat in neuerer Zeit namentlich FLEINER (4) auf den Unterschied der atonischen und spastischen Form aufmerksam gemacht und glaubt durch Beobachtung der Art des Stuhles diese Formen trennen zu können, namentlich seien die kleinkalibrigen, bleistiftdicken Stühle für die spastische Form der Obstipation charakteristisch. NOTHNAGEL (5) hat demgegenüber betont, daß gerade diese Form auch vom Hungerdarm, z. B. im Inanitionsstadium kachektischer Krankheiten geliefert würde. FLEINER vertritt die Ansicht, daß die spastische Obstipation vorzugsweise bei Neurasthenikern als Symptom der Neurasthenie vorkäme, und diese Ansicht wird wenigstens insofern allgemein geteilt, als die meisten Autoren die neurasthenische Obstipation als besoudere Form anerkennen, wenn auch so übertriebene Meinungen, wie sie DUNIN (6) über die Beziehungen der habituellen Obstipation zur Neurasthenie geäußert hat, zurückzuweisen sind.

1) *Buxbaum*, *Zur Pathologie und Therapie der Anämie bei Enteroptose, Festschr. zum 40-jähr. Doktorjubiläum von W. Winternitz.*

2) *Boas, Die Enteroptose, Intern. klin. Rundschau 1894 No. 6.*

3) *Buxbaum, Mitteilungen aus der Praxis, Blätter f. klin. Hydrotherapie 1892 No. 3 p. 36.*

4) *W. Fleiner, Ueber die Behandlung der Konstipation und einiger Dickdarmaffektionen mit großen Oelklystieren, Berl. klin. Wochenschr. 1898 No. 8.*

5) *Nothnagel in Nothnagel's Handbuch der speciellen Pathologie und Therapie; Die Erkrankungen des Darmes und des Peritonaeums.*

6) *Dunin, Ueber habituelle Stuhlverstopfung, deren Ursache und Behandlung, Berliner Klinik 1894 Hft. 84.*

Allgemein anerkannt ist auch, daß man je nach der Aetiologie der Obstipation die Behandlung verschieden leiten müsse. Für die gewöhnlichen, nicht auf Basis der Neurasthenie erwachsenen Obstipationen ist zweifellos ein die Peristaltik reizendes Verfahren angezeigt, und außer den häufig nicht zu entbehrenden Evacuantien, Oel- oder Wassereinläufen, eine kombinierte Anwendung der Massage Faradisation, Gymnastik und Hydrotherapie am wirksamsten (NOTHNAGEL).

Von hydrotherapeutischen Prozeduren kommen zunächst die von FLEINER sehr empfohlenen kühlen Sitzbäder von kurzer Dauer (15 bis 20°, 2—5 Minuten) in Betracht, daneben die Anwendung der nassen Leibbinden über Nacht. In neuerer Zeit bürgert sich mehr und mehr die Behandlung mit auf das Abdomen applizierten Strahldouchen ein. NOTHNAGEL empfiehlt kalte Douchen. Mir haben sich verschiedentlich schottische Douchen zwischen 15 und 50° wechselnd und bis zur lebhaften Hautröte fortgesetzt bewährt. Auch Wechseldouchen in der Form, daß zwischen Wasser von 15° und Dampf von 40° gewechselt wird, werden gerühmt (LÖBEL, 1).

JEANNOT HACKEL (2) rät, die Strahldouche als direktes Ersatzmittel der Massage anzuwenden, und zwar als kleinfingerdicken Strahl unter dem Druck von zwei Atmosphären. Er wählt heiße Temperaturen und läßt dieselben während der Applikation zwischen 38—50° wechseln. Die Douche wird entlang dem Verlauf des Colon ascendeus, Quercolon und descendens geführt und mit einer Fächerdouche auf Brust und Rücken geschlossen.

Es verdient meiner Ansicht nach die Behandlung mit Douchen, die natürlich nicht bis zum Eintreten von kollapsartigen Zuständen fortgesetzt werden darf und wenigstens die ersten Male unter ärztlicher Aufsicht stattfinden soll, weitere Verbreitung.

Die nervösen, spastischen Formen der Obstipation vertragen eine derartig eingreifende Behandlung dagegen nicht.

Man wird bei diesen eher durch die allgemeinen, bei der Besprechung der Neurasthenie ausführlich geschilderten Applikationen eine Besserung erreichen. Im Einzelnen rät KRAUS (3), der die WINTERNITZ'schen Vorschriften kürzlich ausführlich besprochen hat, namentlich einen für 2 Stunden aufgelegten, in kühlem Wasser gut ausgerungenen Stammesumschlag, den man mit einem heißen, 40-grädiges Wasser führenden Schlauch kombinieren kann. KRAUS läßt Stammesumschläge oder Leibbinden event. mehrmals täglich anlegen, rät aber, denselben wenigstens einmal täglich im Interesse des günstigen Gesamteffektes auf das Nervensystem eine allgemeine Prozedur in Gestalt eines lauen Halbbades oder temperierten Regenbades folgen zu lassen, wobei direkte mechanische Eingriffe im Bereich des Abdomens zu vermeiden sind.

Bei sehr erregbaren Menschen wirkt nach KRAUS eine allgemeine Einpackung in der Dauer einer Stunde in Kombination mit einem Wärmeträger auf den Leib, und gefolgt von einem temperierten Halb-

1) *Löbel, Die Hyrotherapie der chronischen Erkrankungen der Verdauungsorgane, Blätter f. klin. Hydrotheropie 1898 Hft. 4 p. 65 ff.*

2) *Jeannot Hackel, Therapie, besonders Hydrotherapie bei chronischer Obstipation, Deutsche med. Wochenschr. 1899 No. 1.*

3) *Kraus, Die spastische Obstipation und ihre Behandlung, Blätter f. klin. Hydrotheropie Bd. 11, 1899, p. 257 ff.*

bade, günstig auf die Stuhlentleerung. Auch Runge (1) hat bereits bei den Obstipationen Hypochondrischer Schwitzeinpackungen empfohlen und davon oft dauernden Erfolg gesehen.

Ich kann die Zweckmäßigkeit dieser Winternitz'schen Vorschriften, ohne Kraus' theoretischen Erörterungen folgen zu wollen, durchaus bestätigen und denselben eine ausgedehntere Anwendung in der Praxis wünschen.

Hackel schlägt folgendes Verfahren bei den spastischen Formen der Obstipation vor, über das mir größere eigene Erfahrung bisher nicht zu Gebote steht. Zunächst wendet auch er, namentlich wenn Schmerzen bestehen, heiße Kompressen an, dann aber rät er besonders zur Applikation eines feinen Regens unter geringem Druck (2¹/₂ kg) und zwar von einer Temperatur von nicht unter 35° und nicht über 39°.

Er giebt diesen Regen aus einer fein durchbrochenen Brause in der Dauer von 2—2¹/₂ Minuten, während deren 96 Rundbewegungen entlang dem Verlauf des Colon mit der Douche ausgeführt werden sollen. Es werden dann die unteren Extremitäten vorn und hinten und schließlich Brust und Rücken abgedouscht. Die Abtrocknung soll im Bereich des Bauches vorsichtig vorgenommen werden. Die Patienten sollen nach der Douche, die eine Hauthyperämie erzeugt, 5—10 Minuten gut zugedeckt liegen und dann ¹/₄ Stunde spazieren gehen. Hackel legt Wert darauf, daß Druck und Temperatur in der beschriebenen Weise angewendet werden, und will, wenn er die Temperatur herabsetzte oder den Druck steigerte, sofort Rückfälle gesehen haben.

Ich führe das Verfahren an, weil bei nervösen Patienten ein möglicher Wechsel in der Prozedur nützlich sein kann und weil auch Kraus angiebt, Erfolge davon gesehen zu haben, stimme aber Kraus darin bei, daß die Winternitz'schen Vorschriften einfacher und zunächst anzuraten sind.

Wesentlich komplizierter als bei der Obstipation liegt die Fragestellung nach der Zweckmäßigkeit einer hydriatischen Behandlung der Diarrhöen. Bei dem sehr verschiedenen Ursprung derselben kann von einer allgemeinen symptomatischen Hydrotherapie nicht wohl die Rede sein.

Es läßt sich aber soviel behaupten, daß erfahrungsgemäß bei den akuten und namentlich den katarrhalischen Formen der Diarrhöe direkte Wärmeapplikationen in jeder Form auf den Leib den Kranken angenehm zu sein pflegen.

Ein mit einem Wärmeträger armierter erregender Umschlag, Kataplasmen und Thermophore, Wärmflaschen, auch einfache Dampfkompressen können angewendet werden. Lang andauernde warme bis heiße Halbbäder und Sitzbäder (¹/₂—1 Stunde 34—37°) können gleichfalls nützlich sein. Man darf, wie wir früher sahen, vielleicht einen die Peristaltik beruhigenden Einfluß von diesen Verfahren erwarten.

Auch ableitende Prozeduren, z. B. heiße Fußbäder, sind namentlich bei akutem Darmkatarrh empfohlen worden (Nothnagel).

Zur Anregung der Peristaltik dagegen, um schädlichen Darminhalt zu beseitigen, raten Buxbaum (2) und Winternitz kurze kühle Sitzbäder (12—22° 1—5 Minuten).

1) *Runge, Ueber die Bedeutung der Wasserkuren in chronischen Krankheiten, Archiv f. klin. Med. Bd. 3, 1878, p. 207 ff.*

2) *Buxbaum, Die hydriatische Behandlung der Diarrhöe, Blätter f. klin. Hydrotherapie 1895 No. 9.*

Immerhin können diese Maßnahmen nur als die sonst angezeigte arzneiliche Therapie unterstützende gelten. Ich würde wenigstens nicht auf Opium einerseits, Calomel andererseits zu ihren Gunsten verzichten.

Eine eigentümliche, auf den ersten Anschein sehr heroisch scheinende Behandlung hat WINTERNITZ (1) für den akuten Darmkatarrh beschrieben, ja sogar für die prämonitorische Diarrhöe bei Cholera warm empfohlen. Dieselbe besteht zunächst in einer kalten kräftigen, 3 Minuten währenden Abreibung. Die Patienten sollen dann unabgetrocknet sich in ein Sitzbad von $10^0$ setzen. Die nicht eingetauchten Teile sollen gut in eine Wolldecke gewickelt werden und die eingetauchten Partien während des 10—15 Minuten dauernden Sitzbades kräftig frottiert werden. Nach dem Sitzbade soll eine gut trocken verbundene Leibbinde angelegt werden und der Kranke sich dann eine Körperbewegung bis zum Schweißausbruch verschaffen. WINTERNITZ hat diese Methode am eigenen Leibe mit gutem Erfolge erprobt.

Ich habe dieselbe in einer ziemlichen Anzahl von Fällen versucht und muß allerdings zugeben, daß in einigen davon die Diarrhöe prompt stand. Den meisten Menschen ist aber diese Art der Hydrotherapie, namentlich wenn sie sich, wie bei ausgesprochen akutem Darmkatarrh schon etwas elend fühlen, im hohen Maße unangenehm. Es gehört jedenfalls eine ziemliche Willenskraft, die nicht jeder Kranke besitzt, zu ihrer Durchführung.

Wichtiger als für die akuten Diarrhöen sind die hydropathischen Verfahren für die chronischen Formen derselben, namentlich für diejenigen, die chronischen Darmkatarrhen ihren Ursprung verdanken. Außer den sonst üblichen Behandlungsmethoden sind sowohl allgemein hydriatische Prozeduren zur Anregung des Appetites etc. zu empfehlen als besonders auch die geschilderten lokalen Verfahren. Namentlich über die zuletzt besprochene WINTERNITZ'sche Vorschrift lauten die Berichte so günstig, daß ich bei hartnäckigen chronischen Diarrhöen zu einem Versuch damit raten würde.

Schließlich seien noch einige Worte über den Meteorismus und über die Darmblutungen gesagt. Bei stärkerem Meteorismus wird von verschiedenen Seiten, so von NOTHNAGEL, die Anwendung von Kälte empfohlen, ich habe meist den Eindruck gehabt, als ob erregende Umschläge den Patienten angenehmer wären. Für die Darmblutungen wird vielfach noch die Applikation des Eisbeutels geraten. Es ist ein Einfluß derselben auf die Mesenterialgefäße denkbar, aber jedenfalls trotz der KOWALSKI'schen Untersuchungen recht problematisch. Wahrscheinlicher ist dagegen, daß die Kälte durch Anregung der Peristaltik schädigend wirkt. Es ist deswegen vielleicht richtiger, ihre Anwendung zu unterlassen.

Klar liegen endlich die Indikationen für einige lokale Verfahren bei Erkrankungen der untersten, von außen zugänglichen Darmabschnitte. Hämorrhoidariern thun vielfach kühle Sitzbäder oder einfache kalte Waschungen gut. Mitunter haben dieselben Erleichterung durch eine regelmäßige Behandlung mit Kühlapparaten, wie z. B. dem ARZBERG'schen oder den von WINTERNITZ angegebenen Kühlbirnen.

1) W. Winternitz, Diarrhöe, Brechdurchfall, Cholera, Wasserkur, Blätter f. klin. Hydrotherapie 1892 No. 10 p. 177.

Auch Blutungen, sowie Entzündung von Hämorrhoidalknoten können zweckmäßig durch lokale Kälteanwendungen behandelt werden. Bei Tenesmus dagegen, wie er namentlich bei akuter Proctitis vorkommt, ist die Anwendung von Wärme in Form prolongierter warmer Sitzbäder nach allgemeinem Urteil angezeigt. Endlich will ich nicht unterlassen, zu erwähnen, daß für die Diagnose der Erkrankungen der Bauchorgane ein hydriatisches Hilfsmittel angewendet werden kann. Es wird nämlich die Palpation, namentlich wenn die Patienten schlecht entspannen, durch eine Vornahme der Untersuchung im warmen Bade erleichtert.

## 2. Leber- und Gallengangerkrankungen.

Es ist über dieses Kapitel wenig zu sagen. Maßnahmen, die der einfachen Hautpflege dienen, wie wöchentlich indifferent warme Reinigungsbäder, wird man Leberkranken nicht vorzuenthalten brauchen. Bei entzündlichen, und auch anderen Schmerzen, die von der Leberserosa ausgehen, erweisen sich symptomatisch Kälte oder PRIESS-NITZ'sche Umschläge nützlich. Was zweckmäßiger ist, muß im einzelnen Falle erprobt werden.

Bei Leberkrankheiten, die zu Ascites führen, könnte man versucht sein, denselben durch ein diaphoretisches Verfahren zu beseitigen. Bei geringem Ascites kann man dasselbe, wenn die Schwitzbäder die Kranken nicht angreifen, immerhin anwenden. Bei stärkerem Ascites ist ein Erfolg davon nicht zu erwarten.

Ueber einen Einfluß auf das Leberparenchym und die biologischen Vorgänge in demselben ist abgesehen von unseren nur sehr allgemeinen Kenntnissen über die Beeinflussung der Blutfüllung des Splanchnicusgebietes (Kapitel Tiefenwirkung) nichts zu sagen.

Allein bei der Gallensteinkolik kommen einige hydrotherapeutische Maßnahmen in Betracht. Außer lokalen Anwendungen, die gewöhnlich als warme Applikation dem Kranken angenehm sind, werden allgemein länger dauernde heiße Bäder, 40° im Anfall, empfohlen. Die Kranken fühlen sich zweifellos im heißen Bade besser, wenn es auch die Morphiuminjektion nicht ersetzt.

KELLOG (1), welcher die Kolikanfälle von Affektionen der Plexus solares ableitet, rät präventiv 2—3 mal die Woche genommene warme Bäder, „um den Organismus von Abfallstoffen zu befreien", daneben feuchte Ganzeinpackungen und das beständige Tragen einer feuchten Leibbinde.

FLORIAN (2) rät auf Grund recht hypothetischer Vorstellungen über die Verbesserung der Lebercirkulation, die Vermehrung der Gallensekretion und die Anregung der Peristaltik des Ductus und der Gallenblase zu folgendem Verfahren. Früh einen Tag um den anderen eine feuchte Wicklung von mehrstündiger Dauer oder ein halbstündiges Kasten-Dampfbad, in beiden Fällen mit darauf folgender kalter Begießung im Halbbade von 27°. Nachmittags abwechselnd ein Laubad mit folgender Brause oder einer Darmausspülung mit $^1/_2$—1 Liter

---

1) *Kellog, Die Behandlung der Leberkolik, übersetzt von Fodor, Blätter f. klin. Hydrotherapie 1893 No. 9 p. 170.*
2) *Florian, Heilung einer hartnäckigen Cholelithiasis auf hydriatischem Wege, Deutsche med. Wochenschr. 1899 No. 9.*

Wasser von nicht zu niedriger Temperatur. Nachts eine Leibbinde mit folgender frischer Abwaschung am Morgen. Man braucht diese Vorschläge wohl kaum zu berücksichtigen, namentlich da nach FLORIAN heftige Anfälle die Folge waren.

Die von KRULL vorgeschlagenen Klystiere bei Icterus zu besprechen, würde über den Rahmen dieses Buches hinausgehen.

Dagegen sei noch einiger anderer Maßnahmen bei I c t e r u s gedacht.

SCHÜPPEL (1) hat bei den Formen von Icterus, welche durch akute Erkältungsdarmkatarrhe entstehen, ein Schwitzbad, wie bei anderen Erkältungskrankheiten, geraten. Es mag dasselbe immerhin versucht werden.

Gegen den häufig vorhandenen, lästigen Juckreiz bei Icterus empfehlen sich am meisten indifferent warme Bäder, denen man auch Malzabsude, Mandelkleie oder ähnliche Emollientien zusetzen kann.

LEICHTENSTERN (2) giebt an, daß er gegen den Juckreiz auch von kalten Bädern und Einpackungen, sowie von kalten Waschungen günstige Wirkungen gesehen habe.

Ueber die hydriatische Behandlung der Milzanschwellungen endlich ist unter dem Kapitel Malaria und Bluterkrankungen bereits das Wissenswerte gesagt.

## E. Die hydriatische Behandlung der Nierenerkrankungen.

Die Haut und die Nieren können sich in der Funktion der Wasserausscheidung und in sehr geringem Maße auch für die Ausscheidung von Salzen und organischen Stoffen einander vertreten.

Im allgemeinen Teil sind unter Kapitel Sekretion des Schweißes die Werte, welche in dieser Richtung in Betracht kommen, ausführlich angegeben. Hier sei nur so viel wiederholt, daß, wenn sich auch die Ausscheidung der stickstoffhaltigen Substanzen im Schweiß und Urin ausgesprochen antagonistisch verhalten, doch von einer wirklich vikariierenden Funktion für diese nur sehr bedingt gesprochen werden darf.

Erinnert mag ferner an die anscheinend enge reflektorische Verknüpfung der Blutversorgung der Haut und der Nieren werden, wie sie durch die früher citierten Arbeiten von WERTHEIMER, DELEZENNE und LAMBERT wahrscheinlich gemacht ist.

Es sind aus der Annahme der vikariierenden Funktion beider Organe heraus von jeher die Pflege der Haut bei Nierenkranken und namentlich auch die Schwitzprozeduren therapeutisch berücksichtigt und empfohlen worden; dagegen hat man vor Anwendung kalter Prozeduren stets eine gewisse Scheu gehabt. Dieselbe rührt wohl zum Teil daher, weil man früher für das Zustandekommen einer Nephritis die Erkältung in erster Linie ätiologisch verantwortlich machte, zum Teil auch wohl aus der richtigen Beobachtung, daß bei der blassen oder gar ödematösen Haut der Nephritiker eine genügende Reaktion schwer erzielbar ist, und in der That Nierenkranke Kaltapplikationen gewöhnlich schlecht vertragen.

---

1) *Schüppel,* in v. *Ziemssen's Handbuch der speziellen Pathol. und Therapie, Krankheiten der Gallenwege.*
2) *Leichtenstern,* in *Penzoldt-Stintzing's Handbuch der speziellen Therapie.*

Man kann nun sagen, daß wir heute folgende Indikationen für
Wasseranwendungen bei Nierenkranken kennen, die durch die klinische
Erfahrung gesichert sind: 1) die einer sorgfältigen Hautpflege, 2) die der Bekämpfung der chronisch-urämischen
Beschwerden, 3) die der Beseitigung des Hydrops und
4) endlich die durch den entwickelten urämischen Anfall
bedingten.

Es weicht daher die hydrotherapeutische Therapie bei akuten und
chronischen Nephritiden nur unbedeutend voneinander ab; allein die
Schrumpfniere giebt vielleicht zu einigen besonderen Maßnahmen Veranlassung, deren Indikation dann aber mehr vom Zustand des Herzens
als von dem der Nieren abhängig ist.

Im einzelnen sei zunächst der akuten Nephritis gedacht.

Das Auftreten einer solchen infolge einer Infektion noch im fieberhaften Stadium kann eine Kontraindikation für die Bäderantipyrese
werden. Meist treten echte Nephritiden freilich erst nach der Ent-
fieberung auf. Es sei ausdrücklich hervorgehoben, daß eine einfache,
febrile Albuminurie keineswegs in dieser Richtung Bedenken zu erregen braucht. Nur bei einer wohl ausgesprochenen Nephritis wird
man die Bäder, wenn solche wegen des Fiebers noch nötig sind,
wärmer und prolongierter zu geben genötigt sein.

Für die Fälle von akuten Nephritiden, die einer exquisiten Erkältung, z. B. einer Durchnässung, ihren Ursprung verdanken, wird
allgemein empfohlen, ein Schwitzbad als erste Maßnahme anzuwenden.
Man kann sich dann in gleicher Weise einen direkt heilenden Erfolg
versprechen, wie bei den Erkältungsaffektionen der Respirationsorgane
oder bei den Muskelrheumatismen. So sah ich vor einigen Jahren bei
einem bis dahin gesunden jungen Mädchen, das eine Novembernacht
unter strömendem Regen im Freien zugebracht hatte und reichlich
Eiweiß im Urin darbot, das letztere auf einige Schwitzbäder verschwinden, ob post oder propter hoc, wird sich wohl für solche Fälle
kaum entscheiden lassen.

Abgesehen von dem eben Besprochenen, können wir die hydriatischen Maßnahmen, welche die vorhin aufgestellten Indikationen erheischen, für die chronische und akute Nephritis gemeinschaftlich besprechen. Freilich sind naturgemäß die Aussichten auf
einen vollständigen therapeutischen Erfolg bei der akuten Nephritis
um vieles günstiger als bei der chronischen, aber immerhin kann man
symptomatisch auch bei der letzteren Erhebliches leisten und soll
nicht etwa von vornherein deren Therapie als aussichtslos betrachten.

Ich möchte als Beispiel für das Gesagte einen jungen Mann anführen, den ich
vor 7 Jahren als Assistent der Klinik an schwerer, schon damals chronischer
Nephritis behandelte. Ich habe denselben alle halbe Jahre später gesehen. Bei
der letzten Untersuchung in diesem Jahre hatte er 7 %/00 Eiweiß im Urin mit reichlichen Cylindern. Er war die ganze Zeit voll arbeitsfähig und fragte mich bei seinem
letzten Hiersein, ob er heiraten dürfe.

Die Indikation der einfachen Hautpflege erfüllt man
bei Nephritikern am besten durch die Verordnung indifferent warmer
Bäder. Man läßt dieselben wöchentlich 2—3mal in der Dauer von
einer halben Stunde nehmen und läßt danach zur Vermeidung von
Erkältungen auch bei den chronischen Formen am besten 1—2 Stunden
Bettruhe halten. Ueberhaupt ist es nötig, bei allen Badeprozeduren,
denen man Nephritiker aussetzt, die Gefahr der Erkältung besonders

zu berücksichtigen. Man wird der Temperatur des Badezimmers, dem sorgfältigen Abtrocknen, der Bekleidung des Kranken, die womöglich eine wolleue sein soll, die gebührende Aufmerksamkeit zu widmen habeu.

Außer diesen einfacheu Bädern wird mau vielleicht zur Hautpflege noch trockeue oder auch spirituöse Abreibungen anweuden dürfen. Kalte, feuchte Abreibungen sind dagegen meist nicht zweckmäßig. v. LEUBE z. B. warnt nachdrücklich vor denselben.

Die leichten urämischen Beschwerden, wie Kopfschmerz, Abgeschlagenheit, Appetitlosigkeit etc., werden durch einfache Bäder häufig gleichfalls günstig beeinflußt. Noch besser aber wirken gegen dieselben namentlich zur subjektiven Erleichterung der Kranken mäßige Schwitzprozedureu. Mau kann ein solches mäßiges Verfahren etwa in der Weise einleiten, daß man die Temperatur der Bäder 38—40° wählt und deu Kranken in einer trockenen Packuug nachschwitzen läßt. In der Jeuaer Klinik haben wir meist Heißluftbäder im Bett angeweudet und dieselben nicht täglich gegeben, sondern im Wechsel mit einfach warmen Bädern, gewöhnlich so, daß einen Tag gebadet, den nächsten geschwitzt, den dritten Tag ausgesetzt wurde. Selbstverständlich kann man aber auch, wenn die Krauken außer Bett sind, beliebige andere Verfahren, Dampfbäder, Sandbäder oder feuchte Einpackungen anwenden.

Auch diese Applikationen schließt man besser nicht mit einer kühlen Prozedur, sondern läßt danach einige Zeit Bettruhe halten. Mau kaun ein solches mäßiges diaphoretisches Verfahreu, wenn die Dauer der Einzelapplikation nicht übertrieben wird, oft längere Zeit, bis zu 4 Wochen, fortführen, ohne daß die Krankeu sich dadurch angegriffen fühlen.

Die Hauptindikation für ein Schwitzverfahren bei Nierenkranken giebt jedoch das Bestehen hydropischer Ergüsse. v. LIEBERMEISTER (1) und v. ZIEMSSEN (2) sind für diese Behandlung bereits in den 60er Jahren eingetreteu.

Am verbreitetsten ist für dieselbe wohl die eiustündige Anwendung heißer Bäder vou etwa 40° oder nach LIEBERMEISTER's Vorschrift von 38° mit allmählicher Steigerung auf 42° (durch Zugießen heißen Wassers). Man läßt die Kranken dann noch eine Stuude nachschwitzen. Auch hierfür können natürlich die auderen Schwitzverfahren angewendet werden. Viel empfohleu und für eine energische Diaphorese besonders geeignet ist nameutlich das Sandbad.

Es unterliegt keinem Zweifel, daß man den Hydrops bei Nierenkranken durch eine energische Diaphorese höchst wirksam bekämpfen kann.

Einwendungen gegen ein solches Verfahren sind neuerdings besonders von v. LEUBE (3) erhoben worden, und ähnlich hat sich auch LÉPINE geäußert.

v. LEUBE warnt vor euergischen Schwitzprozeduren bei Nierenkranken, weil denselbeu dadurch zwar Wasser entzogen würde, die

1) v. Liebermeister, Ueber die Anwendung der Diaphorese bei chronischem Morbus Brightii, Prager Vierteljahrsschr. 1861.
2) v. Ziemssen, Die methodisch-diaphoretische Behandlung des Hydrops, Deutsches Archiv f. klin. Med. Bd. 2, 1867.
3) v. Leube, Behandlung der Nierenkrankheiten, Penzoldt-Stintzing's Handbuch der spec. Therapie.

harnfähigen Stoffe aber nicht in gleicher Weise zur Ausscheidung gelangten. v. LEUBE stellt sich nun vor, daß die Lösung der letzteren infolgedessen konzentrierter würde und damit die Gefahr bestände, daß dieselben aus der Oedemflüssigkeit in das Blut übertreten und nunmehr einen urämischen Anfall auslösen könnten.

Diese Ueberlegungen scheinen um so mehr Berechtigung zu haben, als es ja zweifellos in manchen Fällen gelingt, den urämischen Anfall durch Aderlaß mit nachfolgender Infusion physiologischer Kochsalzlösung, also mit einer Maßnahme, die das Blut verdünnt, erfolgreich zu bekämpfen. Aber abgesehen davon, daß die Blutverdünnung, welche durch einen Aderlaß von 200 g erreicht wird, doch nur eine sehr unbedeutende ist, und daß es fraglich erscheint, ob man den nützlichen Einfluß des Aderlasses nur durch die Blutverdünnung erklären darf, kann ich nur sagen, daß ich bisher niemals einen Nierenkranken infolge eines Schwitzbades habe urämisch werden sehen. Auch habe ich nicht den Eindruck gehabt, daß ein bereits Urämischer durch ein Schwitzbad in seinem Zustande wesentlich verschlimmert würde.

Auf meine Bitte hat Herr Dr. KÖHLER noch einmal, sowohl experimentell als durch litterarische Studien, diese Frage verfolgt und ist zu dem Schlusse gekommen, daß experimentell durch einwandfreie Versuche die v. LEUBE'sche Ansicht nicht gestützt ist.

Ich kann also der v. LEUBE'schen Meinung nicht ganz beipflichten. Dagegen muß man, wenn man hydropischen Nierenkranken Schwitzbäder verabreicht, den Zustand des Herzens sorgfältig beobachten, und aus dieser Indikation möchte ich mich der v. LEUBE'schen Warnung vor allzu forcierten Schwitzbädern zwar anschließen, aber doch andererseits den großen Nutzen, den vorsichtige, nicht übertriebene derartige Kuren bei hydropischen Nierenkranken bieten, betonen. Nützlich kann es sein, die von WINTERNITZ angegebene Kombination eines Schwitzbades der unteren Körperhälfte und einer Kälteapplikation auf das Herz anzuwenden.

v. LEUBE verwirft trotz seiner erwähnten Ansicht über die Gefährlichkeit des Schwitzens übrigens selbst im urämischen Anfall die Schwitzbäder nicht ganz, läßt dann aber, um eine Eindickung des Blutes zu vermeiden, reichlich Flüssigkeit zuführen. Er hält allerdings die Schwitzprozeduren für ein zweischneidiges Schwert, „da in der Zeit der direkten Lebensgefahr nur die Anregung einer starken Diurese Sinn habe und man nicht wissen könne, ob die zur Vermeidung der Eindickung reichlich zuzuführende Flüssigkeit resorbiert werde".

Zur Bekämpfung des urämischen Anfalles haben wir in der Jenaer Klinik zumeist neben Excitantien und Aderlässen heiße Bäder von 40—45⁰ mit kalten Uebergießungen angewendet und jedenfalls öfter den Eindruck des Erfolges, wenigstens bei den akuten Nephritiden, gehabt. Es ist dies die einzige Indikation, bei der wir vor der Anwendung von kalten Prozeduren nicht zurückschrecken. Die Dauer dieser heißen Bäder war gewöhnlich eine kurze, höchstens 5—10 Minuten. Wir verwenden sie also nicht als Diaphoreticum, sondern in Verbindung mit den kalten Uebergießungen als Reizmittel.

Der allgemein ausgesprochenen Warnung vor Kaltapplikation bei Nierenkranken schließt sich auch die WINTERNITZ'sche Schule an.

Wenigstens verwirft KRAUS (1) dieselbe bei den akuten und chronisch parenchymatösen Formen.

Nur bei sekundärer Schrumpfniere ohne Oedeme rät derselbe wechselwarme Prozeduren, nämlich die Anwendung von Dampfkasten und Wannenbädern in der Dauer von 15 Minuten mit nachfolgenden 25—20° Regenbädern oder 25° Halbbädern, allerdings unter Beobachtung von Vorsichtsmaßregeln. „Der Kranke muß warm gehalten werden, darf nur bei trockenem Wetter baden und der Urin muß auf eventuelle Schwankungen der Eiweißausscheidung geprüft werden." Eine besondere Besprechung muß endlich noch der g e n u i n e n S c h r u m p f n i e r e und den dieser verwandten Formen, der Gichtniere, der Bleiniere etc. zu teil werden. Es stehen bekanntlich bei denselben häufiger die Erscheinungen der Herzinsufficienz im Vordergrunde, und diese könnten zur Behandlung mit Kaltapplikationen ermuntern. Wir haben im allgemeinen auch bei Schrumpfuiere keine andere hydriatische Maßnahme angewendet, d. h. uns, da meist eine Schwitzbehandlung nicht angezeigt ist, auf die Verordnung einfacher indifferenter Bäder beschränkt. Die WINTERNITZ'sche Schule (KRAUS) empfiehlt eine vorsichtige, das Herz in erster Linie berücksichtigende Hydrotherapie, namentlich Teilwaschungen und lokale Kaltanwendungen wie den Herzschlauch.

Von BAUR-Nauheim (2) ist sogar eine Behandlung mit kohlensauren Bädern bei chronischem, interstitiellem Morbus Brightii empfohlen worden. Derselbe sah in 10 Fällen gute Erfolge in Bezug auf die Herzthätigkeit. Ich würde bei einem derartigen Versuche zur größten Vorsicht raten.

Die übrigen Erkrankungen der Niere, die Wanderniere, die Hydronephrose, die eiterigen Nierenentzündungen, Amyloid und Tuberkulose, die Pyelitis und Pyelonephritis, sei sie durch Steine oder anderweitig bedingt, geben zu hydrotherapeutischen Prozeduren höchstens insofern Anlaß, als man Schmerzanfälle zumeist durch lokale Wärmeapplikation, oder wenn es den Kranken subjektiv angenehmer ist, auch durch Eis oder Kühlschläuche symptomatisch zu mildern versuchen kann. Die bei Wandernieren sich häufiger findenden neurasthenischen oder hysterischen Beschwerden können eine gegen diese gerichtete hydrotherapeutische Behandlung indizieren.

## F. Hydriatische Massnahmen bei Erkrankungen der Harnblase und der Geschlechtsorgane.

Es bleiben, da wir die nervösen Erkrankungen dieser Organe unter Kapitel Nervensystem behandeln werden, hier nur die entzündlichen Veränderungen, die Neubildungen und die gonorrhoischen Infektionen zu besprechen.

### 1. Blasenerkrankungen.

Die hydriatischen Maßnahmen bei akuter sowohl wie bei chronischer Cystitis sind als symptomatische zu bezeichnen und richten sich gegen die subjektiven Beschwerden der Kranken.

---

1) *Kraus, Albuminerie und Hydrotherapie, Blätter für klinische Hydrotherapie 1895 No. 3 p. 41.*
2) *F. Baur, Beitrag zur Wirkung kohlensäurehaltiger Solbäder bei chronischem interstitiellen Morbus Brightii, Münch. med. Wochenschr. 1895 No. 31 p. 755.*

Bei den akuten Cystitiden erleichtern warme Sitz- oder Vollbäder den schmerzhaften Tenesmus meist erheblich. Man giebt dieselben in einer Temperatur von 34—38°, und kann ihre Dauer, namentlich wenn nur Sitzbäder angewendet werden, bis auf 2 Stunden verlängern. Diese prolongierten Bäder ermöglichen es oft, bei Urinretention infolge akuter Cystitis den Katheterismus zu vermeiden, da die Kranken spontan im Bade zu urinieren vermögen. Außerdem sind warme Umschläge, sei es in trockener oder in feuchter Form, den Kranken meist angenehm. Man kann dieselben stundenlang anwenden und wird sie entweder durch raschen Wechsel warm halten oder mit Wärmeträgern armieren, z. B. sind die für diese Gegend besonders konstruierten QUINCKE'schen Kataplasmenwärmer sehr brauchbar (vergl. p. 135).

Auch bei den chronischen Cystitiden wirkt die Wärme in Form von regelmäßigen Sitzbädern, die man, $1/2$—1 Stunde dauern läßt, häufig günstig auf die etwa bestehenden Schmerzen.

Kaltapplikationen werden bei den entzündlichen Blasenerkrankungen gewöhnlich nicht vertragen.

Ihre einzige Indikation ist das Auftreten stärkerer Blutungen, die durch bis auf eine halbe Stunde ausgedehnte kühle Sitzbäder vielleicht günstig beeinflußt werden können. Namentlich können dieselben bei Blutungen infolge von Tumoren versucht werden.

Für die Blasentuberkulose und Steine gelten dieselben Vorschriften wie für die Cystitis.

## 2. Erkrankungen der Prostata, Hoden.

Es kommt für die akut entzündlichen Erkrankungen dieser Organe, seien sie gonorrhoischen Ursprungs oder nicht, eine Behandlung mit Kälte in Frage.

Anerkannt ist dieselbe als wirksam bei der akuten Epididymitis und Urethritis. Man muß den entzündeten Teil durch Kissen zweckmäßig stützen und kann dann entweder Eisbeutel oder entsprechend geformte Kühlschläuche oder Eiskataplasmen anwenden. Die Kälte wirkt bei diesen ihr direkt zugänglichen Entzündungen als kräftiges Antiphlogisticum und lindert namentlich die Schmerzen gut. FINGER (1) allerdings schreibt der längeren kontinuierlichen Behandlung mit Eis den Nachteil zu, daß danach äußerst derbe Infiltrate zurückblieben, die jeder resorbierenden Behandlung lange trotzten, und will nur fleißig gewechselte kalte Umschläge erlauben. Wir haben seit langem die akute Epididymitis, wenigstens die ersten Tage, einer Eisbehandlung unterzogen und erhebliche Nachteile davon nicht gesehen.

Die akute Prostatitis wird man gleichfalls zunächst einer Kältebehandlung zu unterwerfen haben. Man kann mittels des ARZBERGschen oder WINTERNITZ'schen Mastdarmkühlers dieselbe direkt gut treffen und, so lange noch keine Eiterung nachweisbar ist, täglich 2—3 mal je 1 Stunde lang kaltes (10—15°) Wasser durch einen solchen Kühler fließen lassen. Für die chronischen Prostatitiden eignet sich dagegen besser eine Behandlung mit Wärme, indem man täglich

---

1) *Finger*, *Die Blennorrhöe der Sexualorgane*, *Leipzig und Wien*, *Deuticke*, *1888*, p. 225.

ebenfalls mit dem ARZBERG'schen oder WINTERNITZ'schen Apparat 1 Stunde lang 37—42° warmes Wasser irrigiert.

Dieselbe Behandlung im akuten Stadium, Kälte, später Wärme, erfordern die Infiltrate der Schwellkörper des Penis und die Entzündung der COOPER'schen Drüsen, soweit sie nicht vereitern. Die Wärme läßt man entweder als feuchten, impermeabel verbundenen Umschlag oder mittels Kataplasmen und QUINCKE'schem Kataplasmawärmer wirken.

### 3. Die Hydrotherapie bei Gonorrhöe.

Die zur hydriatischen Behandlung akuter Gonorrhöe empfohlenen Verfahren haben sich bisher in der Praxis kaum eingebürgert.

Es sei zunächst der Behandlung mit Wärme gedacht. Der Gonococcus geht bei 45° zu Grunde, und so weit kann man, wie QUINCKE (1) gezeigt hat, leicht die Harnröhre mittels Kataplasmen erwärmen. Derselbe Autor hat dann auch versucht, diese Durchwärmung therapeutisch zu verwerten, spricht sich aber doch sehr zurückhaltend über die Erfolge bisher aus. Auch scheint die Methode nicht viel Nachahmung gefunden zu haben, wenigstens ist mir nur eine Arbeit von ABUTKOW (2) bekannt geworden, der günstige Erfolge erzielt haben will und darauf aufmerksam macht, daß die Gonokokken durch anderweitig bedingtes hohes Fieber in einigen Stunden zu Grunde gehen können.

Von verschiedenen Seiten sind direkte Heißwasserirrigationen in die Urethra aus derselben Indikation empfohlen worden, so von CALLARI (3), der Wasserspülungen von 45° heißem Wasser anrät, ferner von GORDON (4) und CURTIS, die sogar Wasser bis 80° angewendet haben. Auch diese Heißwasserirrigationen scheinen bisher weitere Verbreitung nicht gefunden zu haben.

Das Gleiche gilt von Irrigationen mit kühlem Wasser von 15°, die SCHÜTZE (5) für akute und chronische Gonorrhöe in der Dauer von 1/2 Stunde versucht hat. SCHÜTZE hat für diese Behandlung einen kannelierten Spülkatheter konstruiert. Derselbe ist an seinem vesicalen Ende geschlossen, trägt aber vor demselben schräge, rückwärts gerichtete Oeffnungen, aus denen das Wasser heraustritt und so die über die Vertiefungen der Kannelierung gespannte Harnröhrenschleimhaut berieselt.

Rein symptomatisch antiphlogistische Maßnahmen, wie kühle Umschläge um das Glied, besonders als Mittel gegen die schmerzhaften Erektionen und gegen komplizierende Balanitis oder Phimosen sind allgemein üblich. Erwähnt sei nur, daß intensivere Kühlungen mit Eis namentlich bei Oedem der Vorhaut wegen der Gefahr der Gangrän nicht zu raten sind.

---

1) *Quincke, Berliner klin. Wochenschr. 1897 No. 49 u. 50.*
2) *Abutkow, Ueber den Einfluß erhöhter Temperatur auf die Gonorrhöe, Wratsch 1898 No. 8. Referiert in der Zeitschrift für diätetische und physikalische Therapie, Bd. 3, 1900, Heft 7, p. 615.*
3) *Callari, Giorn. ital. delle mal. venere e della pelle 1897 Vol. 6.*
4) *Gordon und Curtis, citiert nach Rosenthal, Deutsche med. Wochenschr. 1897 No. 40 u. 42.*
5) *Schütze, Die hydriatische Behandlung der Gonorrhöe, Blätter f. klin. Hydrotherapie 1898 No. 10 p. 193.*

Bäder sind nur in Form von warmen prolongierten Sitzbädern oder Vollbädern bei schmerzhaftem Tenesmus infolge von Urethritis posterior anzuraten. Vor einer Antiphlogose mittels kühler Sitzbäder wird im allgemeinen, z. B. von KOPP (1), gewarnt, und zwar wegen der Gefahr einer Cystitis.

Eine etwas größere Bedeutung kommt lokalen hydriatischen Verfahren bei der Behandlung der chronischen Gonorrhöe zu, und zwar ist es die Anwendung des WINTERNITZ'schen Psychrophors, die hier in erster Linie in Frage kommt. WINTERNITZ hat die Anwendung desselben in der Weise empfohlen, daß er 2 mal täglich Wasser von 17° $^1/_2$ Stunde durch das Instrument, welches er in einem Kaliber von 20—24 CHARRIÈRE wählte, strömen ließ. BRICK (2) rät, anfangs täglich 5—10 Minuten lang Wasser von 10—12° zu verwenden, wenigstens so lange die Einführung des Instrumentes empfindlich ist. Später läßt BRICK täglich 15—20 Minuten lang Wasser von 30—37° durch einen möglichst dicken Psychrophor laufen. Er schlägt die Behandlungsdauer auf etwa 3—4 Wochen an.

Die eingehendste Indikationsstellung findet sich bei FINGER, der für die Fälle isolierter Erkrankung der Pars posterior mit Hypertrophie des Caput gallinaginis, Prostatorrhöe mit Mictions- und Defäkationsspermatorrhöe die Anwendung des Psychrophors als eines vorzüglichen Mittels warm befürwortet. FINGER rät, das Instrument bis in die Pars prostatica zu führen — Einführung bis in die Blase kann Reizerscheinungen bedingen — und im Beginn Wasser von Zimmertemperatur, das dann allmählich bei späteren Sitzungen bis auf 10° abgestuft wird, täglich $^1/_4$ Stunde durchströmen zu lassen. Auf diese Prozedur läßt FINGER dann die Injektion stärkerer Lapislösungen (3—5 Proz.) tropfenweise in die Pars prostatica folgen oder injiziert Lapis- oder Jodlanolinsalben.

Es ist also bei diesen hartnäckigen Formen lokaler Erkrankung ein Versuch einer Psychrophorbehandlung durchaus angezeigt, nur möchte ich aus dem bei Kapitel Neurasthenie erörterten Gründen vor einem solchen bei in der Ernährung heruntergekommenen Sexualneurasthenikern warnen, es ist bei diesen sicherlich häufig die Behandlung der Neurasthenie wichtiger als die Lokaltherapie, die die Gedanken der Patienten immer wieder auf das die Neurasthenie auslösende Moment konzentriert.

Außer der Psychrophorbehandlung kommen für die chronische Gonorrhöe häufige, einfach indifferente Sitzbäder oder auch Vollbäder in Betracht, die den Patienten unangenehme subjektive Sensationen in der Harnröhre und in der Gegend des Dammes zu erleichtern geeignet erscheinen.

## G. Hydrotherapie bei Lues.

Von einer specifischen Wirkung der Hydrotherapie gegen Syphilis kann nach dem Urteil aller kritischen Beobachter keine Rede sein. Man wird sich also von vornherein den Bestrebungen gegenüber, eine hydriatische Kur an Stelle der Mercurialbehandlung zu setzen, ablehnend ver-

---

1) **Kopp**, *Die Behandlung der Gonorrhöe in Penzoldt-Stintzing's Handbuch d. speciellen Therapie Bd. 6.*
2) **Brick**, *Blätter f. klin. Hydrotherapie 1891 p. 83.*

halten müssen. Es ist die Frage vielmehr so zu stellen: Nützt eine hydriatische Behandlung während oder nach einer specifischen Therapie in irgend einer Weise oder ist sie überflüssig? Zunächst ist aber zu überlegen, ob eine hydriatische Kur gleichzeitig mit einer Inunktionskur, der ungefährlichsten und zweckmäßigsten Quecksilbertherapie, angewendet werden darf. NEISSER hat hervorgehoben, daß Einreibungskuren und Badeprozeduren nach entgegensetzter Richtung wirkende Potenzen sind. Da bei der Inunktionskur ohne Zweifel die Hauptaufnahme des Quecksilbers durch die Atmung erfolgt, setzt man die Wirkung derselben herab, wenn man durch Badeprozeduren die verdunstende Quecksilberschicht auf der Haut beseitigt.

VOLTMER (1) hat gegen diese NEISSER'sche Auffassung eine Reihe Einwände erhoben. Er hält einmal dafür, daß ein einfaches Soolbad die Salbenreste auf der Haut nicht zu entfernen brauche. Ferner glaubt er, daß die Auflockerung der Haut im Bade sie zur Aufnahme von Quecksilberkügelchen geeignet mache, daß also damit der Teil des Quecksilbers, welcher perkutan aufgenommen wird, vergrößert würde. Endlich vertritt er die Ansicht, daß das Baden, weil es die gesamte Lebensthätigkeit der Haut erhöht, zu einer besseren Verdampfung des auf derselben liegenden Quecksilbers führen müsse.

Es scheinen mir aber die Einwände etwas theoretischer Natur zu sein, jedenfalls liegen exakte Untersuchungen in dieser Richtung nicht vor.

Die Schwefelbäder, die man ja auch künstlich herstellen kann, und die bekanntermaßen in den Schwefelthermen gleichzeitig mit Inunktionskuren vielfach verwendet werden, hält NEISSER für besonders geeignet, die Quecksilberwirkung abzuschwächen, da das Quecksilber durch dieselben in unwirksames Quecksilbersulfid verwandelt würde. Es steht dieser NEISSER'schen Meinung, der sich auch FINGER (2) angeschlossen hat, zwar eine experimentelle Arbeit von GRABOWSKI (3) entgegen, welcher bei einer Inunktionskur mit einer Quecksilbersulfidsalbe alle Effekte einer gewöhnlichen Schmierkur erzielte, aber immerhin wird man dadurch die NEISSER'schen Bedenken nicht für widerlegt erachten dürfen. Man sieht jedenfalls, daß die Ansichten über die Zweckmäßigkeit von Badeprozeduren während einer Inunktionskur recht geteilte sind.

Der subkutanen Applikation des Quecksilbers und der per os stehen diese Bedenken natürlich nicht im Wege.

Es ist dann weiter zu überlegen, ob die hydriatische Therapie etwa dadurch nützt, daß sie die specifische Wirkung des Quecksilbers verstärkt oder die Gefahren desselben vermindert.

Man wird diese Frage dahin beantworten müssen, daß für eine Verstärkung der Quecksilberwirkung Belege nicht vorliegen. CARL PICK (4) macht allerdings die bestimmte Angabe, daß durch gleichzeitige hydropathische Prozeduren bei frischen Fällen sowohl die Incubationszeit abgekürzt würde, als auch weniger Quecksilber und Jod bis zur Heilung

---

1) *Voltmer*, *Die balneologische Behandlung der Lues*, Arch. f. Balneotherapie und Hydrotherapie 1897 Heft 1.
2) *Finger*, *Ueber die modernen Bestrebungen in der Syphilistherapie etc.*, Wien. med. Presse 1895.
3) *Grabowski*, Arch. f. Dermatologie Bd. 81 p. 191.
4) *Carl Pick*, *Beitrag zur hydriatischen Behandlung der konstitutionellen Syphilis*, Festschr. f. Winternitz.

erforderlich gewesen sein, es dürfte aber wohl ein sicheres Urteil in dieser Richtung schwer zu fällen sein. Die Angaben dagegen, die sich vielfach in der Litteratur finden, daß bei gleichzeitiger Anwendung von Bädern größere Dosen Quecksilber vertragen würden, sind wohl mit NEISSER, teils dahin zu verstehen, daß eben eine gewisse Menge Quecksilber durch die Badeprozeduren beseitigt und der Resorption entzogen wird, teils mag auch die sorgfältigere Durchführung der Kur durch gut geschultes Personal und die gute ärztliche Ueberwachung in den Kurorten diesen Erfolg erklären.

Für die in der hydriatischen Behandlung der Lues sehr beliebten Schwitzprozeduren kommt jedoch noch ein anderes Moment zur Geltung. Zweifellos wird mit dem Schweiß Quecksilber und zwar nach MIRONOWITSCH (1) in ziemlicher Menge ausgeschieden.

MIRONOWITSCH fand im Schweiß gleich große Mengen, wie in gleichen Quanten Urin, und zwar auch, wenn das Quecksilber hypodermatisch einverleibt war.

Im allgemeinen wird ja nun zwar eine derartige raschere Ausscheidung des specifischen Heilmittels nicht erwünscht sein, doch kann man von dieser Wirkung der schweißtreibenden Prozeduren zur Beseitigung etwa vorhandener Intoxikationserscheinungen nützlich Gebrauch machen. Namentlich hat sich mir die Kombination einer Quecksilbermedikation mit täglichen Schwitzbädern bei den Fällen, in welchen eine Idiosynkrasie gegen das Medikament bestand, öfters bewährt.

Fragen wir nun nach einer selbständigen Wirkung hydriatischer Prozeduren bei Lues, so müssen wir sofort unsere Unkenntnis gestehen, wenigstens kommen wir nicht über die allgemeinen Vorstellungen einer Stoffwechselbeschleunigung, erfrischenden und roborierenden Wirkung einer guten Hautpflege, hinaus, wir werden aber aus der klinischen Erfahrung sagen dürfen, daß Badeprozeduren für das Gesamtbefinden Luetischer zwar keineswegs unbedingt erforderlich, aber doch häufig angenehm sind. Es kann deswegen ihre Anwendung sowohl während einer specifischen Behandlung, besonders wenn dieselbe nicht als Inunktionskur ausgeführt wird, als nach einer solchen anempfohlen werden.

Für die F o r m der hydriatischen Behandlung bedingt das Stadium der Erkrankung gewisse Unterschiede.

Bei den frischen sekundären Fällen bedienen wir uns, namentlich wenn die Kranken angegriffen und psychisch deprimiert waren, einfach erfrischender Prozeduren, wie kalter Abwaschungen, kühler Halbbäder oder Douchen, die zu gleicher Zeit die Indikation der Hautpflege erfüllen, und begnügen uns mit einer täglichen Prozedur. PICK rät für frische Fälle feuchte Einpackungen in der Dauer einer Stunde mit folgendem kühlen Halbbad. Schwitzprozeduren im eigentlichen Sinne sind bekanntlich viel in Gebrauch; wir verwenden sie eigentlich nur dann, wenn sekundäre Erscheinungen sehr hartnäckig der Wirkung der specifischen Therapie widerstehen, oder wenn Quecksilber schlecht vertragen wird.

Die Befürchtungen NEUMANN's, daß derartige Verfahren, namentlich die Haut macerierende Dunstumschläge das Entstehen von nässenden

---

1) *Mironowitsch, Ueber die Ausscheidung des Quecksilbers durch den Schweiß, Medizinskoje Obosrenje 1896 No. 12, Refer. im Centralbl. f. inn. Med. 1897 No. 14 p. 336.*

Papeln in den Falten der Haut befördern, scheint mir nicht allgemein giltig zu sein.

Für Spätformen der Lues werden als Unterstützungsmittel der specifischen Therapie gleichfalls individualisierte erfrischende, allgemeine Prozeduren zur Hebung des Appetites, zur allgemeinen Roborierung u. s. w. angezeigt sein, wenn die Patienten körperlich sehr herunter sind. Es ist die Hydrotherapie dann keine andere als die der allgemeinen Schwächezustände. Bei kräftigeren Patienten kommen die Verfahren in Betracht, von denen man eine Stoffwechselbeschleunigung erwarten darf, also sowohl Schwitzprozeduren in jeder Form als stärkere wärmeentziehende Maßnahmen. Pick rät Dampfbäder, feuchte und trockene Einpackungen und Halbbäder sowohl wie kalte Vollbäder. Schließlich sei noch die sog. provokatorische Wirkung der Bäder bei Lues erwähnt, d. h. also das Auftreten luetischer Efflorescenzen durch eine solche Behandlung.

Für das Frühstadium leugnet Neisser eine derartige Wirkung im Gegensatz zu der Pick'schen Angabe, daß das Inkubationsstadium verkürzt werde, direkt. Für latente Lues stellt derselbe Autor die provozierende Wirkung nicht völlig in Abrede, doch ist dieselbe so unsicher, daß keineswegs bei negativem Ausfall diagnostische Schlüsse in der Richtung gezogen werden können, daß die Lues ausgeheilt sei.

Endlich sei noch erwähnt, daß bei der Behandlung nässender Exantheme hereditär luetische Kinder oft Sublimatbäder 1 : 10 000 sich als nützlich erweisen und daß neuerdings Gärtner (1) wiederholt Sublimatbäder in Form von elektrischen Bädern (galvanische Bäder in der Zweizellenbadewanne) angewendet hat. Es wird dabei Quecksilber durch Kataphorese hauptsächlich aus der Anodenzelle aufgenommen. Gärtner nimmt zu diesem Zweck 20—100 g Sublimat zu einem Bad und wählt die Stromintensität 80--200 MA., die Badedauer $\frac{1}{2}$—1 Stunde.

## Hydrotherapie bei weichem Schanker.

Nur der Vollständigkeit wegen seien die Angaben erwähnt, daß man durch Wärme das Schankergift zerstören könne, wie sie von Boeck und Aubert gemacht worden sind. Dieselben haben zur Empfehlung lang anhaltender heißer Sitz- und Vollbäder (Martineau und Lormand, Aubert) Veranlassung gegeben. Auch hat man versucht, durch fortgesetzte, möglichst hoch temperierte Irrigationen (Malusardi und Bonaduce [2]) oder gar durch mit heißem Wasser gefüllte Gummibeutel und hutförmig gestaltete Kautschukröhrensysteme, durch die warmes Wasser cirkuliert (Stepanow [3]), die Heilung zu beschleunigen.

Die Urteile, die Pick (4) und Neumann (5) über diese Verfahren fällen, über welche mir persönliche Erfahrungen nicht zu Gebote stehen, lauten absprechend.

---

1) *Gärtner*, *Ueber hydroelektrische Bäder, Zeitschr. f. diätetische und physikalische Therapie Bd. 1, Heft 1 p. 74ff., dort auch die Litteratur über Kataphorese.*

2) *Malusardi* e *Boraduce*, *Tribuna medica 1897.*

3) *Stepanow*, *Behandlung von Geschwüren mit Wärme, Petersburg. med. Wochenschr. 1892.*

4) *Pick*, *in Penzoldt-Stintzing's Handbuch der spez. Therapie.*

5) *Neumann*, *in Nothnagel's Handbuch, dort auch die Litteratur.*

## H. Hydrotherapie bei Erkrankungen der Haut.

Wenn man alle Applikationen von Wasser oder wässerigen Lösungen, die bei Erkrankungen der Haut therapeutisch angewendet werden können, schildern wollte, so müßte man eine specielle Therapie dieses Gebietes schreiben. Dies kann hier natürlich nicht die Absicht sein. Ich werde mich deshalb darauf beschränken, eine kurze Uebersicht über die Prozeduren zn geben, die als eigentlich hydriatische bezeichnet werden können. Es sind dieselben vor kurzem von BONN (1) in der Festschrift für PICK mit Geschick zusammengestellt worden.

Die Verbrennungen, die phlegmonösen Entzündungen nnd die Verletznngen werde ich als in das chirurgische Gebiet fallend nicht mit abhandeln nnd verweise für diese anf die von CAMMERT gegebene Darstellung in diesem Buche.

Man verwendet hydriatische Prozeduren bei Erkranknngen der Haut als einfache Reinigungsmaßnahmen, als entzündungswidrige, als macerierende, ferner als ein brauchbares Mittel gegen den Juckreiz und zur Beeinflnssnng nicht entzündlicher Cirkulationsstörungen. Man darf sich wohl weiter von ihnen eine günstige Wirkung bei den Sekretionsanomalien der Haut versprechen, und endlich sind die Wirkungen hydriatischer Prozeduren auf den allgemeinen körperlichen Zustand auch für die Hauterkrankungen nicht ohne Bedentung.

Im einzelnen soll mit der Besprechung der häufigsten Erkrankung, des E k z e m s , begonnen werden. Die akuten, namentlich die nässenden Ekzeme eignen sich für eine Wasserbehandlung nicht, im Gegenteil, es ist bekannt genug, daß sie gerade durch Nässe gern zu entstehen pflegen. Nur für die sehr akuten Formen des nicht nässenden Eczema rubrum, welche mit bedeutender Schwellung nnd Spannung einhergehen, hat CAPOSI (2) nnter anderen einen Versuch mit kalten Umschlägen, die mit Kühlapparaten armiert werden können, angeraten. Für die Ekzeme, welche durch Unreinlichkeit entstehen, insbesondere für den Säuglingsintertrigo, hat ferner LASSAR (3) sich gegen die ängstliche Vermeidung der Bäder ausgesprochen und will sowohl zur Reinigung als auch zur Beförderung der Heilung von Kamillenthee-, Seifenbädern mit Milchzusatz Gutes gesehen haben. Ich habe persönliche Erfahrungen darüber nicht, da wir diese Znstände meist mit Salben behandelt haben und die Reinigung der Oberfläche mit Oel bewirkten.

Für chronische Ekzeme, namentlich für die nicht nässenden, infiltrierten Formen, sind von SAALFELD (4) warme Bäder in Verbindung mit Seifen empfohlen. LIBERSON (5) hat bei sehr chronischen, allen anderen Behandlungsmethoden trotzenden Ekzemformen den strömenden Dampf versucht nnd will damit sehr gute Resultate erzielt haben. Er hat dazu einen dem p. 138 beschriebenen ähnlichen Dampfdoucheapparat zu täglichen Sitzungen von $^1/_4 - ^1/_2$ Stunde be-

1) Bonn, Die Hydrotherapie bei den Erkrankungen der Haut, Festschrift zu Ehren von Philipp Josef Pick, Wien und Leipzig, Braumüller, 1898, und Archiv f. Dermatologie u. Syphilis 1898.
2) Caposi, Pathologie und Therapie der Hautkrankheiten, 1898, p. 512.
3) Lassar, Die Bäderbehandlung der Ekzeme, Therap. Monatshefte 1892 Hft. 5.
4) Saalfeld, Ueber Bäderbehandlung der Hautkrankheiten, XIV. Balneologenkongreß 1897.
5) Liberson, Behandlung des Ekzems mit strömendem Dampf, Revue de thérap. 1896.

nutzt. Er rät, die Behandlung auch nach der Abheilung noch eine Zeit lang fortzuführen.

SEMMOLA (1) hat empfohlen dem Ausbrechen habituell im Spätherbst auftretender und den Winter über dauernder trockener Ekzemformen dadurch zu begegnen, daß im Beginn des Herbstes tägliche Bäder von 28—34° in der Dauer von 2—3 Minuten genommen werden und daß diese Behandlung dann 3—4 Wochen fortgesetzt wird. SEMMOLA läßt nach derselben den ganzen Winter über auf die früher befallenen Partien täglich schottische Douchen applizieren.

Für einige lokale Ekzemformen finden sich des weiteren noch Vorschriften in der Litteratur. So schlägt ROSENTHAL (2) vor, das chronische Ekzem der Hände mit Neigung zur Rhagadenbildung durch heiße Handbäder von 1–3 Minuten Dauer zu behandeln. Bei habituellem Sommerintertrigo rät BONN kurze, kühle Sitzbäder (25—18°, 5—10 Minuten Dauer) und hofft in Verbindung mit allgemeinen Prozeduren, Abreibungen, Douchen, Halbbädern, die Stauung im Pfortadergebiet und die vermehrte Schweißbildung, die er als Veranlassung zum Intertrigo ansieht, dauernd zu beheben.

Wir sehen also, daß einige hydriatische Methoden bei der Ekzembehandlung gelegentlich benutzt werden können, aber verbreitet haben sich diese Methoden bisher nicht.

Im Anschluß an die Behandlung des Ekzems mögen die hydrotherapeutischen Prozeduren besprochen werden, die gegen die sonstigen chronisch entzündlichen Prozesse der Haut angeraten sind.

Besonders gerühmt sind dieselben bei Lichen ruber planus. So berichtet JAQUET (3), daß er in gegen die Arseniktherapie refraktären Fällen von der zweimaligen täglichen Applikation einer indifferent (35°) temperierten Douche mit folgender kurzen, kalten Uebergießung Heilung gesehen habe. Auch BENI BARDE (4) hat diese Douchebehandlung auf das wärmste empfohlen.

Für die Psoriasis hat man sich namentlich der macerierenden Wirkung des Wassers bedient und bis zu 6 Stunden prolongierte indifferente Bäder zur Beseitigung der Schuppen benutzt. BONN giebt sogar ausdrücklich an, daß lange fortgesetzte hydriatische Prozeduren allein eine temporäre Heilung der Psoriasis zu erzielen vermögen, namentlich wenn außer der Beseitigung der Schuppen durch kalte Allgemeinapplikationen auch der Entzündungszustand der Papillarschicht bekämpft würde. Die übliche Behandlung mit Chrysarobin ist allerdings wohl wesentlich einfacher und sicherer, jedoch neben einer solchen scheinen mir hydrotherapeutische Prozeduren durchaus am Platze. SEMMOLA hat z. B. solche in ähnlicher Weise wie für die Winterekzeme als Vorbeugungsmittel empfohlen.

Laue Bäder von protrahierter Dauer und Dampfbäder können sich ferner bei allen mit Trockenheit der Haut gepaarten Erkrankungen nützlich erweisen, so bei der Ichthyosis, bei den Sklerodermien.

1) *Semmola*, *Ueber die physiologische Behandlung einiger Hautkrankheiten, Internat. klin. Rundschau 1892 p. 11.*
2) *Rosenthal*, *Ueber die Heißwasserbehandlung bei Hautkrankheiten, Deutsche med. Wochenschr. 1897 No. 40 u. 41.*
3) *Jaquet*, *Die Hydrotherapie des Lichen planus, Progrès méd. 1892 No. 17; Referat in den Blättern f. klin. Hydrotherapie 1892 p. 114.*
4) *Beni Barde*, *Die Anwendung der Douche bei Dermatoneurosen, Monatshefte f. Dermatologie Bd. 18 Hft. 6.*

Bonn empfiehlt gegen diese Zustände auch das tägliche Einschlagen in ein in ganz kaltes Wasser getauchtes, stark ausgewundenes Laken mit nachfolgendem Tauchbad von 25 ° und 1—2 Minuten Dauer.

Besonders beliebt und auch wirkungsvoll sind ferner hydriatische Prozeduren gegen die stark juckenden Hautaffektionen, die auf konstitutioneller oder nervöser Basis stehen. So erweisen sich bei Prurigo laue Bäder nützlich, die man mit Salbenbehandlung oder, wie Bonn rät, mit einfachen, dem Bad folgenden Hauteinfettungen kombinieren kann. Namentlich bei idiopathischem Pruritus sind vielfach Wasserkuren in Gebrauch. Man ist bis zu einem gewissen Grade dabei auf das Probieren angewiesen. Kalte sowohl wie warme Bäder, Dampfbäder, Einpackungen können nach Glax (1) versucht werden, und tragen häufig zur Erleichterung des quälenden Zustandes bei. Bei den lokalen Pruritusformen, dem Pruritus analis oder dem Pruritus genitalis werden von Bonn Sitzbäder und die verschiedenen für diese Regionen angegebenen Kühlapparate (Arzberg'sche oder Winternitz'sche Mastdarmkühler, Kisch's Kühlspeculum) empfohlen. Gegen den Pruritus analis hat Brocq (2) eine Behandlung mit warmen Douchen von 36 –38 ° und 1—5 Minuten Dauer empfohlen. Als Ersatzmittel dafür hat derselbe Autor geraten, in warmes (36—39 °) Wasser eingetauchte große Schwämme täglich 2 mal für mehrere Minuten an die unteren Abschnitte der Wirbelsäule und des Kreuzbeins anzudrücken.

Bei der Urticaria endlich, bei der akuten wie chronischen Form, sind kühle Waschungen, kalte oder auch erregende Umschläge, Douchen vielfach als symptomatisches Mittel in Gebrauch. Bonn verspricht sich von derartigen hydrotherapeutischen Maßnahmen, wenigstens für die toxischen Formen, die mit Gastrointestinalerkrankungen zusammenhängen, auch eine günstige Beeinflussung des ursächlichen Momentes.

Von den Sekretionsanomalien der Haut sind die Hyperhidrosis der Fettleibigen und der Tuberkulösen, die Anhidrosis bei Diabetes insipidus bei diesen Erkrankungen besprochen. Es bleibt hier noch die Hyperhidrosis localis namentlich der Hände und Füße zu erwähnen. Bei Hyperhidrosis der ersteren will Winternitz von heißen und kalten, sowie von wechselwarmen Handbädern Gutes gesehen haben, bei angioparalytischen Schweißfüßen empfiehlt derselbe Autor kalte, fließende Fußbäder; bei Hyperhidrosis pedum mit aktiver Hyperämie Wärmeapplikation längs der Wirbelsäule. Es mögen diese Prozeduren in den gegen die übliche und wirksame Behandlung (Formalin, Chromsäure etc.) refraktären Fällen immerhin versucht werden, sie erfüllen jedenfalls die Indikation einer guten Hautpflege.

Sekretionsanomalien der Talgdrüsen, die Comedonenbildung und daran anschließende Acne werden nach Bonn namentlich durch Dampfbäder mit folgenden kalten Applikationen günstig beeinflußt. Es handelt sich dabei wohl um die Wegsammachung der verlegten Drüsenmündungen und gründliche Reinigung der Haut.

Für die Behandlung der Acneknötchen insbesondere ist von einem Schweizer Autor (3) eine lokale Applikation von heißem Wasser an-

1) *Glax*, *Lehrbuch der Balneologie Bd. 2 p. 301.*
2) *Brocq*, *Zur Behandlung des Pruritus anualis, Journal de praticiens 1896 No. 12. Referat in den Blättern f. klin. Hydrotherapie 1897 No. 7.*
3) *Behandlung der Acne durch heißes Wasser, Korrespondenzblatt für Schweizer Aerzte 1891 No. 3; Referat in den Blättern f. klin. Hydrotherapie 1892.*

geraten worden. Man soll die sich entwickelnden Acneknötchen mit in heißes Wasser getauchten Leinwandbäuschen betupfen. Die Temperatur soll so heiß sein, daß eine Schmerzempfindung auftritt. Die Folge soll eine intensive, aber vorübergehende örtliche Hyperämie sein, die zur Heilung der Entzündung führt.

Endlich sei noch einiger Anomalien der **Blutversorgung in bestimmten Hautgebieten** gedacht, nämlich der Acne rosacea und der Varicen der Unterextremitäten mit Neigung zur Geschwürsbildung, weil bei diesen hydrotherapeutische Maßnahmen von manchen Seiten empfohlen sind.

So rät Bonn, bei Acne rosacea heiße Schwämme auf das befallene Gebiet zu versuchen. Rosenthal will bei derselben Affektion von ableitenden Prozeduren, nämlich von heißen Hand-, Arm-, Fuß- und Sitzbädern, die er in der Dauer von 10—20 Minuten und von einer Temperatur von 45--50° anwendet, günstige Resultate gesehen haben.

Bei den durch Varicenbildung bedingten Stauungen der Unterextremitäten werden von Bonn kalte Güsse (10—15°) von der Peripherie nach dem Stamm zu empfohlen. Ganz günstig mögen auch die vom Pfarrer Kneipp geratenen Maßnahmen, wie Stehen und Gehen im fließenden Wasser, wirken, da dadurch ein Kältereiz und ein gleichzeitiger mechanischer Reiz, sowie bei vorhandenen Geschwüren die oft so notwendige Reinigung bewirkt wird.

## I. Hydrotherapie bei Stoffwechselerkrankungen.

Wie im allgemeinen Teil geschildert ist, sind unsere Kenntnisse von der Wirkung der Wärmeentziehung oder -zufuhr auf den Stoffwechsel des Gesunden ziemlich gute und detaillierte. Wir wissen, daß wir durch Kälte in gewissen Grenzen nur den Stoffwechsel der stickstofffreien Substanzen erhöhen, durch Wärme dagegen den Zerfall aller Körperelemente steigern, also auch die Eiweißzersetzung vermehren, wenn dies letztere auch nur für sehr langdauernde Applikationen von Wichtigkeit ist. Wir haben sogar über diese Beeinflussung gewisse quantitative Vorstellungen.

Wir dürfen ferner auch wohl annehmen, daß länger fortgesetzte Kuren durch die Beeinflussung der Hautfunktion einen günstigen Einfluß auf den allgemeinen Ernährungszustand haben können. Runge erinnert an die alte Kavalleristenregel: „gut geputzt ist halb gefüttert", und Winternitz konnte, was wenigstens einigen Anhalt in dieser Richtung giebt, bei 56 Proz. von 24000 Kurgästen eine Zunahme an Körpergewicht konstatieren. Da man im allgemeinen wohl während einer Wasserkur durch die Wärmeentziehungen die Zersetzungsvorgänge steigert, so geht, wie Winternitz folgert, daraus hervor, daß nicht nur die Rückbildung, sondern auch die Anbildung gesteigert sei, daß also eine längere Wasserkur den Stoffwechsel beschleunige. Man könnte vielleicht einfacher sagen, daß Wasserkuren den Appetit über das notwendige Erhaltungsmaß hinaus anregen.

Man sollte nun denken, daß bei unseren relativ guten und ausführlichen Kenntnissen über die Beeinflussung des Stoffwechsels durch Wärme und Kälte, namentlich bei den Stoffwechselanomalien sich sehr präcise Indikationen für die Wasseranwendungen ergeben müßten. Bis zu einem gewissen Grade ist das auch wohl der Fall, allein man

darf nicht vergessen, daß wir über das Wesen der Stoffwechselstörungen selbst nur mangelhafte Kenntnisse besitzen — über die
einen, wie den Diabetes, sind wir besser. über andere, wie die Gicht,
recht weuig unterrichtet — und so wird man sich bei der therapeuti-
scheu Verweudung hydriatischer Prozeduren für diese Erkrankungen
immer noch von der klinischen Erfahrung und nur ausuahmsweise
vou der Theorie leiten lassen müssen.

Es ist ferner hervorzuheben, daß der Hydrotherapie bei der Mehrzahl der Stoffwechselerkrankungen doch nur die Rolle eines Hilfsmittels
neben wichtigeren anderen Behandlungsweisen, voruehmlich der diätetischen, zukommt.

## 1. Allgemeine Schwächezustände.

Da Zustände allgemeiner Unterernährung und Schwäche meist
sekundäre sind, so wird die Hydrotherapie derselben besser bei der
Schilderung der veranlassenden Momente, der Tuberkulose, der Neurasthenie, der sekuudären Auämien u. s. w., sich besprechen lassen.

Es sei hier uur kurz bemerkt, daß das Ziel derselben in einer
leichteren Ermöglichung der indizierten Ueberernährung zu besteben
hat. Es sind zu diesem Zwecke alle kurzen, nur wenig Wärme entziehenden Kaltapplikationen geeignet, die den Appetit heben und ein
allgemeines Erfrischungsgefühl erzeugeu. Doch muß die Anwendung
derselben durchaus individualisiert werdeu, da schlechtgenährte Individuen gegeu Kälte meist sehr empfindlich sind. Man wird jedenfalls
gut thun, sehr gradatim vorzugehen. Der für Menschen in normalem
Ernährungszustand giltige Satz, daß, je kälter das Wasser, um so
prompter die Reaktion sei, gilt jedenfalls für Kranke in herunter-
gekommenem Ernährungszustande uicht ohne Einschränkung. Direkte
Wärme zuführende Prozeduren sind derartigen Kranken nur dann meist
angenehm, wenn sie die Zersetzungen nicht steigern. Man wird sich
also auf einfache indifferente Bäder, auf feuchte Einpackungen zu beschränken haben, aber von den Schwitzprozeduren Abstand nehmen.
Betreffs der Einzelheiten der einzuleitenden Behandlung, die je nach
der Ursache der Körperschwäche etwas verschiedeu eingerichtet werden
müssen, sei auf die oben erwähuten Kapitel verwiesen.

## 2. Fettsucht.

Mau pflegt die durch Mästung hervorgerufene Adipositas von derjenigen pathologischen Form abzutrennen, bei der auch bei nicht gerade
reichlicher Ernährung eine Fettleibigkeit zustande kommt, und die
man mangels besserer Erklärung auf eine fehlerhafte Richtung der
Zellthätigkeit, auf eine krankhafte Herabsetzung der Zellenenergie
zurückzuführen geneigt ist. Man hat zwar für diese letztere Auffassung bisher keine strikten Beweise, sucht sie aber durch den Hinweis auf die häufige Anämie, auf den Zusammenhang mit anderen
Konstitutionsanomalieu, wie Diabetes, auf die Erblichkeit wahrscheinlich zu machen.

In beideu Formen könneu hydriatische Prozeduren und zwar aus
drei verschiedenen Indikationen angewendet werden:

1) Um direkt den Fettzerfall zu erhöhen; sie stehen in dieser
Beziehung der Wirkung der körperlichen Arbeit gleich.

2) Zur Hautpflege; bekanntlich schwitzen Fettleibige leicht und stark und werden dadurch belästigt, neigen zu Ekzemen.

3) Zur direkten Bekämpfung der Beschwerden Fettleibiger und zwar in erster Linie der Herzbeschwerden.

Gerade diese Herzbeschwerden sind es aber, die, wenigstens wenn sie stark entwickelt sind, auch andererseits zur Vorsicht mit hydriatischen Prozeduren mahnen müssen.

Man kann nun, wie wir gesehen haben, sowohl durch Kälte wie durch Wärme den Stoffumsatz erhöhen und wendet beide, sowohl für sich allein wie kombiniert, zur Erzielung des Erfolges an. Man braucht dabei, wie ich ausdrücklich noch einmal betonen möchte, nicht so übermäßig die Einschmelzung von Eiweiß durch die wärmestauenden Prozeduren zu fürchten, da dieselbe bei der kurzen Dauer der therapeutischen Applikationen kaum in Betracht kommt.

Im einzelnen können die hydrotherapeutischen Maßnahmen bei Fettleibigkeit sehr verschieden sein. Eine detaillierte Vorschrift hat kürzlich W. WINTERNITZ (1) gegeben. Er bereitet die Patienten zunächst kürzere oder längere Zeit auf thermische Prozeduren vor, indem er morgens früh — man soll bei Fettleibigen die Kur möglichst zeitig morgens beginnen — kalte Abreibungen, bei älteren Personen auch Teilwaschungen vornehmen läßt.

Nach einiger Zeit wird dann ein Dampfschwitzbad verabreicht, auf das zunächst, gewissermaßen als Gymnastik für die Hautgefäße, ein intensiver thermischer und mechanischer Reiz in der Form eines Lakenbades folgt. Bald aber läßt WINTERNITZ der Schweißerregung an Stelle der Lakenbäder dann stärkere Wärmeentziehungen folgen und zwar Halbbäder von niederer Temperatur, von 22—15°, in der Dauer von 3—5 Minuten, mit gleichzeitiger kräftiger Begießung des Bauches. Die so behandelten Patienten sollen dann, je nach ihrer Leistungsfähigkeit, eine allmählich zu steigernde, immer beschwerlichere Reaktionspromenade machen. Wenn das nicht möglich ist, weil die Patienten eine starke Steigerung der Pulsfrequenz, Herzklopfen und Atembeschwerden, also kurz Erscheinungen von Herzinsufficienz bekommen, so rät WINTERNITZ, die Reaktion lieber durch aktive oder passive Gymnastik zu erzielen.

Nach mehreren Stunden, wenn die Reaktion abgeklungen ist, läßt WINTERNITZ dann im Laufe des Vormittags eine zweite, den individuellen Verhältnissen angepaßte Prozedur vornehmen und empfiehlt als solche kühle Regenbäder, in manchen Fällen auch Sitzbäder, in welchen der Patient selbstthätig Friktionen des Unterleibes ausführen soll.

Bei schon etwas an Wasserapplikationen gewöhnten Leuten kann man dann im Laufe des Nachmittags eine zweite größere Schweißerregung, Wärmeentziehung und eine Reaktionspromenade vornehmen lassen. Als solche rät WINTERNITZ feuchte Einpackungen oder auch trockene Wicklungen, die er namentlich wegen der geringen Erregung der Cirkulation bevorzugt, eventuell kann man auch elektrische Lichtbäder wählen. WINTERNITZ läßt auch diesen Prozeduren energische Wärmeentziehungen, z. B. ganz kalte Vollbäder, folgen.

Die Diät beschränkt WINTERNITZ dabei wenig; er gestattet

1) W. Winternitz, Physikalische Entfettungskuren, Blätter f. klin. Hydrotherapie 1897 No. 12.

Wasser, Wein, Bier in nicht excessiven Einzeldosen. Die Nahrungsaufnahme soll in oft wiederholten kleinen Rationen nach Maßgabe der
Appetenz erfolgen, denn, so schreibt WINTERNITZ, die Erfahrung habe
ihn gelehrt, daß der Aufnahme großer, seltener genommener Mahlzeiten und warmer Flüssigkeiten ein die Entfettung verzögernder Einfluß beizumessen ist.

In diesen WINTERNITZ'schen Vorschriften werden also Schweißerregung mit folgender Wärmeentziehung, Sorge für gute Reaktion
durch Kombination mit kräftigen mechanischen Reizen und entsprechend gewählte körperliche Anstrengung die wirksamen Faktoren
sein. Es lassen derartige Vorschriften eine ausgedehnte Modifikation
zu. Dauer der Schwitzverfahren und Art derselben ebensowohl wie
die der Wärme entziehenden Prozeduren sind von der Beobachtung
der Individualität der Kranken abhängig zu machen.

Ueber die quantitativen Wirkungen der Wasserapplikation an sich
auf die Fettverbrennung darf man sich aber keinen Täuschungen hin-
geben und sie nicht überschätzen. Für die die Körpertemperatur
steigernden Verfahren sind nach der Arbeit von H. WINTERNITZ
ziemlich erhebliche Mehrzersetzungen anzunehmen.

Je nach Dauer und Temperatur des Bades betrug die Zunahme des Sauerstoffverbrauches und der Kohlensäureproduktion 40—110 Proz. oder nach Abzug
der durch die veränderte Atmungsmechanik bedingten Schwankungen 30—75 Proz.

Aber wenn wir wirklich annehmen, daß in der Stunde die
Kalorienproduktion auf $^3/_4$ ihres Wertes erhöht sei und sie nur auf
Fettverbrennung beziehen, was nicht richtig ist, so resultieren höchstens
100 Kalorien Mehrproduktion entsprechend 10 g Fett.

Für die Kälteapplikationen verweise ich auf die RUBNER'schen
Tabellen, wonach ein Bad von 15 $^0$ und $^1/_4$-stündiger Dauer eine Mehrzersetzung an Fett von 13 g bewirken würde.

Wir würden demnach bei 1-stündiger Schwitzprozedur und
$^1/_4$-stündigem kühlem Bade nur auf etwa 23 g Fetteinschmelzung zu
rechnen haben.

Der wirkliche Fettverlust läßt sich natürlich nicht auf diese Weise
schätzen, da derselbe durch die Körperbewegung, die der Kälteapplikation folgt, erheblich gesteigert werden wird.

Nicht übergehen will ich, daß von anderen Seiten über die
Schwitzbäder das Urteil recht geteilt ist; so meint z. B. HIRSCH-
FELD (1), daß sie eigentlich nur dann wirksam seien, wenn sie den
Patienten den Appetit nehmen, daß sie aber zu widerraten seien, weil
sie die Kranken unlustig zur körperlichen Bewegung machen.

Wir haben hydriatische Maßnahmen zur Entfettung nie allein angewendet, ich sehe auch gar keinen Grund, warum man auf eine
Regelung der Diät bei solchen Kuren verzichten soll, die sicher ebenso
wirksam, bequemer für den Patienten und, wenn mit einiger Vorsicht
gehandhabt, ganz ungefährlich ist. (Namentlich haben wir stets den
Biergenuß untersagt.)

Allerdings ist das hydrotherapeutische Verfahren, abgesehen von
seiner direkt die Zersetzung steigernden Wirkung, deswegen besonders
wertvoll, weil die Kranken namentlich nach den kühlen Prozeduren

---

1) *Hirschfeld*, *Die Anwendung der Ueberernährung u. Unterernährung, Frankfurt a. M.
1897, p. 98.*

geneigter sind, sich körperliche Bewegung zu verschaffen und diese ihnen weniger schwer fällt.

Man kann daher die Schwitzprozeduren auch fortlassen und sich auf Kaltapplikationen, wie Abreibungen, Douchen, kalte Bäder in verschiedenster Kombination beschränken, die ja auch leicht kurgemäß zusammengestellt werden können. Es liegt dann der Nachdruck der Behandlung quoad Entfettung auf der Reaktionspromenade bezw. Gymnastik.

Es ist selbstverständlich, daß man Maßnahmen, die solche Ansprüche an die Cirkulationsorgane stellen, wie sie WINTERNITZ vorschlägt, nur bei einigermaßen intaktem Herzen wird wagen dürfen, d. h. also bei Leuten, deren Beschwerden verhältnismäßig gering sind. Zwar ist aus der WINTERNITZ'schen Poliklinik ein Fall [vgl. BUXBAUM (1)] von ziemlich hochgradiger Herzinsufficienz beschrieben, der mit Dampfkastenbädern und Regenbädern sowie mit Fächerdouchen auf Leib und Wirbelsäule behandelt und erheblich gebessert wurde, allein man wird doch im allgemeinen gut thun, bei derartigen Kranken eingreifendere Verfahren nur mit Vorsicht anzuwenden. Namentlich würde ich bei Patienten mit stärkeren Herzbeschwerden die Schwitzprozeduren widerraten.

Ueberhaupt kommt bei solchen Kranken weniger zunächst die Entfettung als die Regelung der Herzthätigkeit in Frage. Es sind also die Prozeduren anzuwenden, die bei der Therapie der Herzinsufficienz geschildert sind, besonders empfehlenswert ist eine Behandlung mit kohlensäurehaltigen Bädern. Erst wenn die Herzthätigkeit sich gebessert hat, wird man dann kräftige hydriatische Maßnahmen, wie Halbbäder, Douchen, Abreibungen wagen dürfen.

Zusammenfassend wird das Urteil über den Wert der Hydriatrie bei Fettsucht dahin lauten, daß eine einseitige oder übertriebene, namentlich den Zustand des Herzens nicht gebührend berücksichtigende hydriatische Behandlung nicht anzuraten ist. Dagegen teile ich die Ansicht A. HOFFMANN's vollkommen, daß ohne entsprechende hydriatische Eingriffe eine Entfettungskur immer unvollständig sein wird. HOFFMANN (2) betont ganz mit Recht, daß körperliche Bewegung und Diät unter dieser Beihilfe viel besser angewandt und reguliert werden können, als ohne dieselbe.

### 3. Diabetes mellitus.

Eine sehr viel mehr nebensächlichere Rolle als bei der Fettsucht spielt die Hydrotherapie beim Diabetes mellitus, dessen Behandlung in noch höherem Grade als die der Fettsucht diätetisch gehandhabt werden muß. Zwar ist wohl nicht zu bezweifeln, daß ebenso wie körperliche Arbeit, auch den Stoffwechsel steigernde hydriatische Prozeduren ein Herabgehen des Zuckergehaltes des Urins durch vermehrte Zuckerverbrennung in den Muskeln zur Folge haben können, allein dazu müßten dann ähnliche Applikationen wie die bei der Fettsucht von WINTERNITZ empfohlenen Maßnahmen verwendet werden.

Abgesehen davon nun, daß auch der körperlichen Anstrengung

---

1) *Buxbaum*, Zur Behandlung der Fettleibigkeit, *Blätter f. klin. Hydrotherapie 1893* No. 9.
2) *A. Hoffmann*, Leyden's Handbuch d. Ernährungstherapie Bd. 1 p. 554.

nur dann ein wesentlicher Wert zugesprochen werden kann, wenn sie einige Stunden nach der Kohlehydrataufnahme ausgeführt wird, und daß die Vorschrift einer solchen dem Patienten bequemer sein wird als eine hydriatische Prozedur, ist noch ein Punkt zu bedenken, der eine sehr eingreifende Hydrotherapie nicht geraten erscheinen läßt. Es könnten ja für eine solche überhaupt nur die leichten Formen des Diabetes der Fettleibigen in Betracht kommen. Strasser (1) schreibt über diese allerdings: „Die hydriatische Behandlung der Fälle mit Fettleibigkeit deckt sich vollkommen mit der Behandlung der letzteren Krankheit." Allein ich würde Bedenken tragen, einen Diabetiker einer auf Entfettung hinzielenden Therapie auszusetzen, besonders da die notwendigen diätetischen Vorschriften schon an sich häufig einen Körpergewichtsverlust nach sich ziehen.

Ich möchte deswegen vor einem zu eingreifenden Verfahren in dieser Richtung warnen, namentlich da man nie mit Bestimmtheit ausschließen kann, daß eine leichte Form des Diabetes in eine schwere übergeht.

Es soll damit natürlich nicht gesagt sein, daß Prozeduren, welche zur Hautpflege dienen, nicht angewendet werden dürften. Fettleibigen Diabetikern, die zum Schwitzen neigen, sind kalte Abreibungen, laue Vollbäder im Gegenteil gewiß dienlich. Le Gendre (2) empfiehlt tägliche Abreibungen mit einem alkoholgetränkten Roßhaar- oder Flanellhandschuh und läßt jeden 3. Tag ein laues oder kühles Bad eventuell mit Salzzusatz verabfolgen. Außerdem rät er, die nicht zu schwer Kranken alle Vierteljahre einer kalten Douchebehandlung auf die Dauer von 20 Tagen auszusetzen.

Bei den mittelschweren und schweren Formen des Diabetes, deren Haut trocken, zu Ekzemen, zur Furunkulose geneigt ist, empfiehlt sich eine sorgfältige Hautpflege, ganz besonders namentlich indifferente Bäder, die man nach Ewald's (3) Vorschlägen mit erweichenden oder kalmierenden Substanzen versehen kann. Es sind z. B. Zusätze von Mandelkleie oder schleimigen Absuden anzuraten. Auch gegen eine Teilwaschung, gegen Abreibungen, Douchen dürfte, wenn auf den Kräftezustand gebührend Rücksicht genommen wird, nichts einzuwenden sein, und solche werden in den neueren Monographien über Diabetes auch übereinstimmend angeraten (Naunyn, 4, v. Mering, 5, v. Noorden, 6, Rumpf, 7). Strasser empfiehlt besonders die feuchte Einpackung von 1—1$\frac{1}{2}$ Stunde in Kombination mit erregenden kühleren Halbbädern (28—22 °) oder Abreibungen, oder kurzen, kalten Douchen als diejenige Prozedur, welche die tabescente Hautbeschaffenheit am schnellsten zu ändern vermöchte.

Von einer eigentlichen hydrotherapeutischen Kur aber kann beim Diabetes mellitus füglich kaum gesprochen werden.

Hydrotherapeutische Verfahren kommen aus anderen Gründen als denen der Hautpflege endlich bei den durch den Diabetes hervor-

---

1) *Strasser, Diabetes und Hydrotherapie, Blätter f. klin. Hydrother. 1898 No. 1.*
2) *Le Gendre, Semaine médicale 1898 u. Gazette des eaux No. 2047; citiert nach dem Referat in den Blättern f. klin. Hydrotherapie.*
3) *Ewald, Realencyklopädie, Artikel Diabetes.*
4) *Naunyn, Diabetes in Nothnagel's Handb. d. spec. Pathol.*
5) *v. Mering, Penzoldt-Stintzing's Handb. d. spec. Therapie.*
6) *v. Noorden, Diabetes.*
7) *Klinische Erfahrungen über Diabetes mellitus v. Külz, bearbeitet v. Rumpf, Aldehoff u. Sandmeyer, Jena 1899.*

— 251 —

gerufenen Neuralgien und Neuritiden in Betracht, und zwar als symptomatisch wirkende Mittel, besonders wenn die Entzuckerung des Organismus nicht durchführbar ist, aber auch neben der Regelung der Diät als unterstützende Maßnahme. Das Nähere darüber ist bei dem betreffenden Kapitel erörtert. STRASSER hat hervorgehoben und dürfte darin Recht haben, daß der unkomplizierte leichte Diabetes keine Kontraindikation zur Vornahme einer hydriatischen Kur bildet (mit Ausnahme der entfettenden Maßnahmen), wenn dieselbe aus anderen Gründen erwünscht erscheint.

#### 4. Diabetes insipidus.

Einige Worte mögen über die Therapie dieser Erkrankung hinzugefügt werden, da manche andere Gesichtspunkte wie für den Diabetes mellitus für dieselbe maßgebend sind. Ein unkomplizierter Diabetes insipidus ist, wenn man von dem im Gefolge von progressiven Gehirnleiden auftretenden absieht, eine relativ gutartige Erkrankung, und man braucht deswegen nicht so vorsichtig zu sein, wie beim Diabetes mellitus. Ferner fällt die Indikation, eine Fettleibigkeit zu bekämpfen, fort, denn Kranke, die an Diabetes insipidus leiden, sind meist eher mager.

Es bleibt also die Indikation, für die Hautpflege zu sorgen. Die Haut dieser Kranken ist auffallend trocken und spröde. Es ist deswegen durchaus richtig, durch Bäder, Abreibungen, Douchen die Funktion derselben zu verbessern. Man kann zu diesem Zwecke hydrotherapeutische Maßnahmen, etwa wie bei nicht vorgeschrittenen Phthisikern oder bei Nervösen, einleiten und damit zu gleicher Zeit zur allgemeinen Roborierung, zur Besserung des Appetites u. s. w. bei den Kranken beitragen, namentlich da Klagen über allgemeine Abgeschlagenheit und Leistungsunfähigkeit bei diesem Leiden häufig sind. Die Reaktion der Haut auf Kältereize ist, wie ich ausdrücklich bemerken möchte, meist eine gute. Häufig sind ja die Kranken auch durchaus nicht schwächlich, sondern mit guter Muskulatur versehen. Im Speciellen ist zu beachten, daß Kranke mit Diabetes insipidus häufig nicht oder nur wenig schwitzen. Schwitzverfahren in jeder Form sind, um diese mangelnde Funktion zu üben, daher durchaus am Platz, um so mehr, als die Kranken, wie ich mich wiederholt überzeugt habe, Schwitzprozeduren außerordentlich gut vertragen.

Wir haben sogar einigemale die merkwürdige und scheinbar paradoxe Wahrnehmung gemacht, daß diese Kranken durch Heißluftbäder eine erhebliche Besserung des Durstgefühls, welches sie sonst quälte, erzielten, trotzdem sie reichlich Wasser durch Atmung und Schweiß verloren.

Allerdings ist diese Besserung keine anhaltende, sondern besteht nur während der Schwitzprozedur, und STRUBELL (1), der vor kurzem 2 derartige Kranke sehr genau in der Jenaer Klinik beobachtete, sah dauernde therapeutische Erfolge weder von Schwitzkuren, noch von der experimentellen Erzeugung aseptischer Fieber bei unseren Kranken.

Der letztere Versuch war in Hinblick darauf unternommen, daß auch Fieber bei solchen Kranken das Durstgefühl vermindert.

_1) A. Strubell, Ueber Diabetes insipidus, Archiv f. klin. Med. 1899 Bd. 62 p. 89._

Ferner ist zu beachten, daß häufig die Temperatur der Patienten eine subnormale ist.

Ausreichende Untersuchungen über den respiratorischen Stoffwechsel liegen zwar nicht vor, aber man kann ungezwungen annehmen, daß die Kranken wegen der reichlichen Flüssigkeitsaufnahme und -Abgabe ein Plus von Kalorien gegenüber der Norm liefern müssen.

Es sind ihnen vielleicht deshalb warme Prozeduren jeder Art, warme Bäder, Einpackungen etc. angenehm, und man wird, wenn man aus den vorhin besprochenen Gründen Kaltprozeduren anwendet, darauf achten müssen, daß sie wohl erfrischend wirken, aber nicht zu viel Wärme entziehen.

Aus demselben Grunde empfiehlt es sich auch, die Schwitzprozeduren nur kurz andauern zu lassen, um die Zersetzungen nicht unnötig zu steigern. Man kann also am zweckmäßigsten die Kur aus Warmapplikationen, Schwitzprozeduren und kurzen, leichten Wasseranwenduugen kombinieren, und damit sowohl der subjektiven Behaglichkeit der Kranken Rechnung tragen, als die Indikationen der Hautpflege und eines roborierenden Verfahrens erfüllen. Als Schema kann z. B. folgende Verordnung dienen. Morgens leichte Abreibung, mittags Schwitzprozedur in der Dauer von $1/_2$ Stunde mit folgender Douche oder Halbbad. Abends indifferent warmes Bad von 30 Minuten Dauer oder nasse Ganzpackung in der Dauer einer Stunde. Jedenfalls empfiehlt es sich, einen auf einige Wochen ausgedehnten Versuch mit einer derartigen Wasserkur zu machen, und denselben vielleicht je einmal im Jahre zu passender Zeit zu wiederholen.

Für diejenigen Formen endlich, bei denen ein Pseudo-Diabetes insipidus auf hysterischer Grundlage besteht (vergl. D. GERHARDT, 1), können Maßnahmen, wie man sie sonst bei Hysterie verwendet, auch solche hydrotherapeutischer Art nützlich sein.

## 5. Gicht.

Von einer hydropathischen Behandlung des akuten Gichtanfalles kann man eigentlich kaum sprechen. Bereits GARROD (2) erklärt die örtlichen Mittel im Gichtanfall für unnötig. Es fordert ja zwar die Rötung, die Schwellung und der Schmerz eines akut entzündeten Gichtgelenkes gewissermaßen zur lokalen Anwendung der Kälte heraus.

Aber auch wenn man TROUSSEAU's Ansichten über die Gefährlichkeit der Unterdrückung des akuten Gichtanfalles nicht teilt, so wird man doch sagen müssen, daß lokale Kaltapplikationen gewöhnlich von Gichtikern nicht gut ertragen werden. Freilich kommen Fälle vor, in denen die Kälte, besonders wenn die Kälteträger leicht sind und nicht das Gelenk drücken, im Anfall nützlich sind, doch sind das Ausnahmen. Erwähnen möchte ich, daß die Kälteanwendung in Form des mehrfach täglich wiederholten Gebrauches des Aethersprays von manchen Seiten empfohlen wird. Ich habe keine persönliche Erfahrung darüber und würde auch wegen der Gefahr, eine Nekrose der Haut damit hervorzubringen, so energischen Kälteapplikationen nicht das Wort reden. Nasse, lauwarm umgelegte Umschläge, die mit verdampfenden Flüssig-

---

1) *D. Gerhardt, Diabetes insipidus in Nothnagel's Handb. d. spec. Ther.*
2) *Garrod, Die Natur und die Behandlung der Gicht, übersetzt von Eisenmann, Würzburg 1861.*

keiten, z. B. Alkohol und Kampfermixtur getränkt sind, hat bereits SCUDAMORE (1) empfohlen. Er ließ sie über tags uubedeckt und legte nachts einen impermeablen Stoff darüber. Besonderen Nutzen wird man sich nicht davon versprechen dürfen.

Am meisteu üblich und, da der Patient erklärlicherweise auf Anwendung eines örtlicheu Mittels hindrängt, auch erlaubt sind einfache PRIESSNITZ'sche Umschläge oder trockene Einpackungen in Watte. Die letzteren erfüllen wenigstens die Indikation, die Gelenke vor äußeren Schädlichkeiten zu schützen.

Medikamentöse Maßnahmen, wie die Verabreichung von Colchicum und anderen Präparateu oder auch der im kurzen akuten Anfall unbedenkliche Gebrauch des Morphins sind aber weit wichtiger als alle hydriatischen und sonstigen lokalen Prozeduren. In der Zeit zwischen den Anfällen und bei chronischer Gicht dagegen hat die Hydrotherapie um so größeren Wert. Nur dürfte es uuerläßlich sein, sehr zu individualisieren. Man wird nicht einen jungen Menschen, der vereinzelte akute Gichtanfälle hat, sonst aber gesund ist, in gleicher Weise wie einen Patienten mit Gichtkachexie oder vorgeschrittener Arteriosklerose behandeln.

Es soll zunächst die Behandlung der akuten Gicht in der anfallsfreien Zeit besprochen werden.

Man kanu kaum zweifeln, daß einfache warme Bäder den meisten derartigeu Gichtikern gut thun. Am besten werden dieselben allerdings wohl in einem Badeort wie Wiesbaden kurmäßig genommen, jedoch mag immerhin in den Fälleu, in welchen die Mittel zu einer Badereise fehlen, eine durch mehrere Wochen regelmäßig durchgeführte Behandlung mit indiffereut warmen Bädern von halbstündiger Dauer versucht werden. Bei kräftigereu Patienten soll das Bad mit einer kalten Uebergießung geschlossen werden. Vorgeschrittene Fälle, nameutlich solche mit Arteriosklerose, läßt man lieber nach dem Bade ¹/₂ Stunde Bettruhe aufsuchen.

Die Erfahrung hat gelehrt, daß solche Kuren oft die akuten Gichtanfälle seltener machen. Die Kranken bleibeu danach längere Zeit aufallsfrei. Es ist eiue solche Kur aber nur einmal, höchsteus zweimal im Jahr durchzuführen und nicht über 6 Wochen auszudehnen.

Abgesehen von dieser Behandlung mit warmen Bädern ist es außerordentlich wichtig, die Patienten dauernd an kühle Wasserapplikationen zu gewöhneu. Es kommen namentlich die kühlen, erfrischenden Morgenprozeduren in Betracht, also kalte Abklatschungen und Abreibungeu, kühle Douchen, kurze kühle Halbbäder mit kräftiger Frottierung. Ganz abgeseheu von der dadurch erzielten Uebung und Pflege der Haut sind diese Prozeduren in den Behandluugsplan deswegeu einzufügen, weil die Kranken nach einer solchen Prozedur zur körperlichen Bewegung geneigt siud, die Gichtikern durchaus notwendig ist.

Die Kranken, schreibt DUCKWORTH (2) z. B., sollen nicht zu spät aufstehen, jeden Tag tüchtig laufeu oder 1 Stunde reiten, sollen das übliche kalte Halbbad im Winter etwas überschlagen und mit kräftigem Abreiben nehmen.

Das nicht zu lauge Schlafen, die regelmäßige Bewegung wird man aber am sichersten durchsetzen, wenn man für eine bestimmte

---

1) *Scudamore*, nach *Garrod citiert.*
2) *Duckworth*, *Die Gicht, deutsch von Dippe, Leipzig, Abel, 1894.*

— 254 —

Zeit eine kühle Morgenprozedur verordnet. Außer diesen, wenigstens
von kräftigeren Patienten das ganze Jahr hindurch vorzunehmenden
hydriatischen Maßnahmen giebt es noch einige Indikationen, welche die
Vornahme einer wirklichen Wasserkur in der Zeit zwischen den Anfällen erwünscht erscheinen lassen. So kann man wohlhabenden
Patienten zur Nachkur nach einem Badeaufenthalt, um die durch die
warmen Bäder verwöhnte Haut wieder abzuhärten, in Kaltwasseran-
stalten schicken. Namentlich aber werden fettleibige Gichtiker Nutzen
von einer systematisch durchgeführten Wasserkur haben. Es kommen
dabei im wesentlichen dieselben Methoden wie bei der hydriatischen
Behandlung der einfachen Fettleibigkeit in Betracht, nur wird man das
Alter der Patienten, bestehende Arteriosklerose, etwaige Komplikationen
von seiten der Niere natürlich dabei beobachten müssen. Kalte Bassinbäder, die WINTERNITZ bei torpider Gicht empfiehlt, und eingreifende
Schwitzprozeduren muß man, so nützlich sie sonst sein mögen, bei
solchen Komplikationen vermeiden.

Bei den Herzstörungen der Gichtiker sei es, daß dieselben auf
nachweisbarer Arteriosklerose beruhen oder nicht, ist entschieden ein
Versuch mit kohlensäurehaltigen Bädern indiziert, um so mehr als solche
Kranke oft warme Bäder nicht gut ertragen und anginöse Zustände
in denselben bekommen. Die Bäder sind, wie unter Herzkrankheiten
ausführlich beschrieben ist, in der Weise zu geben, daß man allmählich von wärmeren schwächeren zu kühleren kohlensäurereichen
ansteigt (1).

Für diejenigen Formen der chronischen Gicht, in welchen es, ohne
daß akute Anfälle eintreten, zu langsam sich verschlimmernden Gelenkveränderungen kommt, und ebenso für die Formen der akuten Gicht, die
bleibende Gelenkveränderungen setzen, können außer der Behandlung
mit warmen Bädern lokale wie allgemeine heiße Prozeduren, Schwitzbäder und Verfahren, die auf Hyperämisierung hinausgehen, in ähnlicher Weise wie bei dem chronischen, nicht gichtischen Gelenkrheumatismus angezeigt sein. Ich habe mehrfach recht günstige Erfolge von
diesem auch im Haus vorzunehmenden Verfahren bei echter Gicht,
gesehen.

Bei ausgebildeter Gichtkachexie endlich ist für die Kranken, wie
schon SYDENHAM schrieb, die Zeit für Badekuren vorbei. Man wird
sich im wesentlichen auf eine gute Krankenpflege zu beschränken
haben und höchstens durch warme Umschläge etwa vorhandene Ge-
lenkschmerzen zu bekämpfen suchen und hie und da ein indifferentes
Bad geben.

Ich habe absichtlich bei der Darstellung der hydriatischen
Gichttherapie eine Erörterung über die Wirkung derselben vermieden.
Wir wissen vom Wesen der Gicht recht wenig und könnten doch
nur selbstverständliche Dinge, wie Anregung und Beschleunigung des
Stoffwechsels, Verbesserung der Hautfunktion, günstige Wirkung auf
die Cirkulationsorgane als Grund der Wirksamkeit der hydriatischen
Behandlung anführen.

---

1) *Th. Schott, Ueber gichtische Herzaffektion und deren Behandlung, Berlin. klin.*
*Wochenschr. 1896 No. 21 und 23.*

## 6. Myxödem.

Der Gedanke, das Myxödem, diese Krankheit mit dem ausgesprochen trägen Stoffwechsel, hydrotherapeutisch mit Maßnahmen, welche den Stoffwechsel beschleunigen, zu behandeln, liegt sehr nahe, und es liegen Bedenken dagegen gewiß nicht vor. Ich glaube vielmehr, daß heiße und kalte Prozeduren, die man ganz dreist anwenden kann, den Kranken symptomatisch nützlich sind.

Allerdings bringe ich den Mitteilungen, daß durch hydriatische Prozeduren allein ein Myxödem geheilt sei, etwas Mißtrauen entgegen, obwohl Dr. SCHÜTZE (1) uns in der Medizinischen Gesellschaft in Jena vor kurzem einen Kranken, bei dem er die Diagnose auf Myxödem gestellt hatte, als auf diese Weise (mit kühlen Frottierbädern und Schwitzprozeduren) geheilt vorstellte.

SCHÜTZE knüpfte daran hypothetische Auseinandersetzungen über Veränderungen der Zahl der roten und weißen Blutkörperchen, die er allerdings nicht gezählt, sondern nur im einfachen Präparat geschätzt hatte. Es erübrigt, auf derartige Untersuchungen einzugehen.

Außer diesem SCHÜTZE'schen Vortrag ist mir nur noch eine Publikation von STRÜH (2) über die hydriatische Behandlung des Myxödems bekannt, der nach Mantelabreibungen mit folgender Ganzmassage und nach 2 mal wöchentlich verabfolgten Schwitzpackungen mit folgendem kühlen Halbbad Heilung in einem Falle gesehen haben will. Eine ähnliche Angabe von GRAINGER-STEWARD citiere ich nach EWALD (3). GRAINGER-STEWARD will in einem Falle durch heiße Bäder, Massage, die Anwendung der Electricität und eine bestimmte, hauptsächlich vegetabilische Diät einen vollen Erfolg erzielt haben.

Ich habe gerade in der letzten Zeit Gelegenheit gehabt, drei Fälle von Myxödem, darunter zwei bei Geschwistern, längere Zeit zu beobachten, und kann nur sagen, daß, so gern ich die Zweckmäßigkeit eines hydriatischen Verfahrens als Unterstützungsmittel der Behandlung anerkennen will, ich es für eine Gewissenlosigkeit halten muß, wenn man auf eine causale Behandlung mit Schilddrüsenpräparaten bei dem bedauernswerten Zustand der Kranken verzichten würde.

## 7. Phosphaturie und Oxalurie.

Es seien diese beiden Anomalien, die man kaum als Stoffwechselstörungen betrachten kann, nur deswegen erwähnt, weil einige Angaben in der Litteratur vorliegen, daß eine hydriatische Therapie sie beseitigt habe.

So giebt PFEIFFER (4) an, daß er Phosphaturie in manchen Fällen nach einer Behandlung mit warmen Bädern in Wiesbaden habe verschwinden sehen. Man mag also immerhin Menschen mit Phosphaturie, es sind dieselben meist Neurastheniker, warme Bäder verabreichen. Einfacher beseitigt man allerdings die abnorme Reaktion des Harnes durch Verabreichung von Mineralsäuren.

---

1) *Schütze, Sitzung der Naturwiss. Gesellschaft in Jena, Dezember 1899, med. Sektion.*
2) *Strüh, Zur Behandlung des Myxödems, Blätter f. klin. Hydrotherapie Bd. 9, 1895, p. 186.*
3) *Ewald, Myxödem in Nothnagel's Handbuch der spec. Pathologie p. 196.*
4) *Pfeiffer, Penzoldt-Stintzing's Handbuch der spec. Therapie Bd. 2.*

Ueber Oxalurie liegt eine Angabe WERTHEIMER's (1), eines WINTERNITZ'schen Assistenten, vor. Ein fettleibiger Mensch mit paroxysmal auftretenden Gastralgien bot als einzigen Befund eine erhebliche Oxalurie. Dieselbe wurde durch hydropathische Kur beseitigt. Die angewendeten Maßnahmen waren Halbbäder, Regenbäder, Stammesumschläge (wegen der Gastralgien), schließlich kalte Vollbäder von 9°, in die der Pat. eingetaucht wurde.

## 8. Hydrotherapie der Skrophulose.

Welche Auffassung man auch von dem Wesen dieser Erkrankung haben mag, ob man sie als Konstitutionsanomalie oder als chronisch tuberkulösen Prozeß ansehen mag, der große Nutzen hydrotherapeutischer Maßnahmen wird von keiner Seite geleugnet.

Es soll hier nur die im Hause durchführbare Behandlung geschildert werden; denn wenn auch keineswegs zu bestreiten ist, daß eine hydropathische Anstaltskur auch bei Skrophulösen gute Resultate erzielen mag, so wird man im allgemeinen, wenn die Mittel der Patienten ein solches erlauben, die Kranken lieber in ein Seebad oder in ein Soolbad als in eine Wasserheilanstalt schicken.

Für die Behandlung im Hause ist wichtig, daß man bei Kindern, bei denen eine Entwickelung einer Skrophulose zu fürchten steht, vom Säuglingsalter ab systematisch Hautpflege und Abhärtung der Haut betreibt. Die Regeln, die BIEDERT dafür gegeben hat, sind durchaus zweckmäßig. BIEDERT rät, die Kinder täglich zu baden und die Temperatur des Bades von 35° allmählich in der Weise herabzusetzen, daß zu Beginn des 2. Halbjahres etwa 32°, bis zu Beginn des 2. Jahres 30—28° erreicht werden. Die Bäder sollen mit Frottierungen verbunden werden. Auch kann man Säuglinge bereits mit kühlerem Wasser, etwa 28—30°, am Schluß des Bades übergießen. Diese täglichen Bäder brauchen in den späteren Monaten des 1. Jahres in nur kurzer Dauer gegeben zu werden. Im 2. Jahre haben wir gewöhnlich nur 2—3 mal wöchentlich baden lassen und die regelmäßigen Bäder bereits durch kurze Uebergießungen mit folgender Frottierung ersetzt.

Im späteren Alter, etwa vom 3. Jahre an, können dann allmählich kühler (bis zu 20° herab) zu wählende Abreibungen, noch später auch Douchen, kühle Halbbäder, kurz alle die erfrischenden und die Haut übenden Applikationen regelmäßig täglich vorgenommen werden. Es soll dabei natürlich für die Erzielung einer ausreichenden Wiedererwärmung durch nachfolgende Körperbewegung und alle sonstigen schon öfter besprochenen Maßnahmen gesorgt werden. Alle diese Prozeduren werden am besten morgens vorgenommen.

Bei ausgebildeter Skrophulose sind als Ersatzmittel für Badekuren künstliche Salzbäder allgemein verbreitet, die man dann am besten in die Sommermonate verlegt und auch in Form einer geschlossenen Kur anwendet. Man wird die Stärke derselben je nach dem Alter verschieden wählen und von 1 auf 5 Proz. in der Weise ansteigen, daß man ungefähr ebenso viel Prozente, als die Kinder Jahre zählen, wählt, aber 5 Proz. als obere Grenze betrachtet; doch ist das nur ein allgemeiner Anhaltspunkt, für schwächliche, erethische Kinder wird man

---

1) *Wertheimer, Ein Fall von idiopathischer Oxalurie, Blätter f. klin. Hydrotherapie Bd. 11, 1898, p. 196.*

salzärmere und wärmere, für kräftigere und torpide Skrofulöse salz-
reichere, kühlere wählen.

Die Temperatur der Bäder wird von einer indifferenten allmählich
bis auf etwa 30⁰ erniedrigt werden dürfen. Nützlich kann sein, in den
Bädern Kohlensäure zu entwickeln, namentlich bei den tieferen Temperaturen. Die Dauer der Bäder muß individualisiert werden und von
etwa 10 auf 30 Minuten ansteigen. Auch die Zahl und Aufeinander-
folge der Bäder muß vom Zustand der Patienten im einzelnen Falle
abhängen.

Die Kontrolle des Körpergewichts, wie sie gleichfalls von BIEDERT
während einer solchen Badekur angeraten ist, liefert einen guten Finger-
zeig. Bei zunehmendem Körpergewicht kann man täglich baden lassen,
bei stehenbleibendem oder abnehmendem wird man die Zahl, Stärke
und Dauer der Bäder beschränken.

Die Bäder mit einer kühlen Prozedur, etwa einer Abgießung oder
einer Douche, zu beenden, ist durchaus ratsam, doch muß man auch
darin sich von der Resistenzfähigkeit im einzelnen Falle leiten lassen.

Die Dauer einer solchen Badekur kann je nach dem Resultat
derselben von 2—6 Wochen schwanken. Aeltere Kinder sollen während
einer solchen nicht angestrengt werden und am besten vom Schul-
besuch gänzlich dispensiert werden.

## K. Hydrotherapie bei Erkrankungen des Blutes.

### 1. Chlorose.

Hydrotherapeutische Verfahren sind erst in neuerer Zeit bei dieser
Erkrankung beliebter geworden. Wir können dieselben in zwei Gruppen
teilen, solche, welche symptomatisch angewendet werden, und solche,
welche direkt den Anspruch erheben, die Chlorose zu heilen.

Was die erste Gruppe anlangt, so kann ein roborierendes Verfahren, ähnlich dem bei der Behandlung der Neurasthenie geschilderten,
Platz greifen, also morgens eine erfrischende, abends eine müde
machende Prozedur; nur muß man sich erinnern, daß Chlorotische
sehr zum Frieren geneigt sind und nach allgemeinem Urteil stärkere
Wärmeentziehungen schlecht vertragen. So warnten neuerdings
v. NOORDEN (1), MURRI (2), ROSENBACH (3) und BARUCH (4) nachdrücklichst vor Uebertreibungen in dieser Richtung.

Es sind also Prozeduren zu wählen, die möglichst wenig Wärme
entziehen und doch erfrischen. Am geeignetsten erscheint die richtig
ausgeführte Teilwaschung, deren Temperatur etwa 20⁰ zu wählen ist.
v. NOORDEN z. B. rühmt derselben nach, daß sie die Empfindlichkeit
gegen Kälte, den schnellen Wechsel zwischen Hitze und Frostgefühl,
die Neigung zu Kopfweh, Herzklopfen, Gliederschmerzen günstig be-
einflusse und selbst bei schweren Fällen ohne Schaden angewendet

1) v. Noorden, Chlorose, Nothnagel's Handbuch d. spec. Pathol. u. Therap. Bd. 8.
2) Murri, Internat. klin. Rundschau 1894; ferner L'azione del freddo nelle chlorotiche,
II, Policlinico 1894 Fasc. 5.
3) O. Rosenbach, Die Entstehung und hygienische Behandlung der Bleichsucht,
Leipzig 1893.
4) Simon Baruch, Physikalische Heilmethoden, Blätter f. klin. Hydrotherapie 1894
p. 5; Praktische Beiträge zur Anwendung des Wassers, ebenda 1893 No. 4.

werden dürfe. Ich kann mich dieser Empfehlung nur anschließen, namentlich da die Teilwaschung leicht von ungeübten Personen oder Familiengliedern erlernt werden kann.

Etwas komplizierter sind schon die Vorschriften, die SIMON BARUCH für die hydriatische Behandlung von Chlorosen giebt. Er pflegt vor Anwendung des kühlen Wassers die Körperoberfläche künstlich zu erwärmen und schlägt folgendes Anfangsverfahren vor. Während der Patient in einer Wanne mit Wasser von 37⁰ steht und die Zimmertemperatur nicht unter 20⁰ sinken soll, wird er rasch mit Wasser von 21⁰ gewaschen. Später, wenn der Patient erst an den Reiz des Wassers gewöhnt ist, kommen feuchte Einpackungen mit folgendem Halbbad oder Regenbad in Betracht. BARUCH berichtet in einer anderen Publikation, daß er anfänglich eine 45 Minuten lange Einpackung, der dann ein Anspritzen der einzelnen Körperteile der Reihe nach mit Wasser von 20⁰ gefolgt sei, habe verwenden müssen, da ein Heißluftbad mit nachfolgendem Regen von 22⁰ und 2 Sekunden Dauer nicht vertragen sei.

Ich habe diese BARUCH'schen Vorschriften mehr deswegen angeführt, um zu zeigen, in welcher Weise man etwa wechseln kann. Einfacher und genügend fein dosierbar erscheint mir die Teilwaschung.

Für eine Abendverordnung passen zunächst indifferente Vollbäder, die man in der Dauer von 10—20 Minuten am Spätnachmittag vor dem Abendessen geben soll. Wie bei Nervösen, folgt auch hier dem Bade eine 1-stündige körperliche und geistige Ruhe. Es brauchen diese Bäder nicht täglich gegeben zu werden, sondern jeden 2. oder 3. Tag; sie sind den Patienten subjektiv gewöhnlich wohlthuend, es stellt sich ein behagliches Müdigkeitsgefühl danach ein.

Diesen beiden Verfahren nun, der Früh- und Abendapplikation, welche, ich möchte sagen, keine specifischen Methoden sind, reihen sich zwei andere an, die speciellere Indikationen besitzen. Das sind erstens die k o h l e n s a u r e n B ä d e r, die meines Wissens als solche zuerst von E. HIRSCH (1) empfohlen wurden, der sich von ihnen eine Besserung der Cirkulation und der Atmung, sowie eine Erhöhung des Stoffwechsels und allgemeine Kräftigung versprach. Namentlich sollen sich amenorrhoische und dysmenorrhoische Zustände bessern und auch der Kopfschmerz günstig beeinflußt werden.

HIRSCH rät, im Beginn einer solchen Kur 3 mal wöchentlich mit mäßigem Kohlensäuregehalt bei 34—35⁰ 8 Minuten lang baden zu lassen und ordnet vor und nach dem Bade Ruhe an. In der 2. Woche wird der Kohlensäuregehalt verstärkt, die Bäder 10—12 Minuten lang bei 33⁰ gegeben. In der 3. Woche sollen sehr starke Kohlensäurebäder (Sprudelbäder) bei 33⁰ in der Dauer von 12—15 Minuten folgen. In den folgenden beiden Wochen sollen dann die Bäder an Stärke und Dauer wieder abnehmen und nun an Stelle der bisher möglichst innegehaltenen körperlichen Ruhe leichte Muskelübungen treten.

Auch v. NOORDEN empfiehlt die Kohlensäurebäder für die Behandlung der Chlorose außerordentlich (namentlich die natürlichen Eisensäuerlinge) und hält direkt die Anwendung derselben in fast allen Fällen von Chlorose, in denen der Kräftezustand überhaupt

---

1) *E. Hirsch, Die Behandlung der Bleichsucht mit kohlensäurehaltigen Bädern, Deutsche med. Wochenschr. 1895 No. 31 p. 507.*

Bäder gestattet, für indiziert. Nur warnt er vor der Inhalation der über der Wasseroberfläche sich ansammelnden Kohlensäure, die den Gesunden zwar nicht belästigt, wohl aber einer Chlorotischen lästig werden kann. v. NOORDEN giebt an, daß er in seltenen Fällen Ohnmachten, häufiger stundenlang dauernde Erregungen bei Chlorotischen nach Kohlensäurebädern beobachtet habe.

Es wird also mit besonderer Sorgfalt für gute Ventilation im Baderaum zu sorgen sein, und es empfiehlt sich meiner Erfahrung nach das Bedecken des Bades mit einer wollenen Bettdecke, um die Kohlensäureinhalation zu vermeiden.

Ich besitze über die künstlichen Kohlensäurebäder bei Chlorose eine größere Erfahrung nicht, würde dieselben aber, da sie kaum schädlich sein können, zweifellos ein Gefühl von Warmsein der Haut erzeugen, als Nachmittagsprozedur in den Fällen, in denen viel über Frösteln oder Herzklopfen geklagt wird, versuchen. Auf die balneotherapeutische Behandlung der Chlorose, die sicherlich empfehlenswert ist, näher einzugehen, liegt nicht im Plan dieses Buches.

Aehnlich, mehr aus einer speciellen Indikation, sind von ROSIN (1) heiße Bäder zur Behandlung der Chlorose empfohlen worden. ROSIN war ursprünglich zu diesen Versuchen durch die Angaben von BAELTZ über die japanischen Bäder angeregt worden, die bekanntlich ein Gefühl von Frische und gesteigerter Kraft nach den Angaben dieses Autors hervorrufen. ROSIN fand nun, daß diese heißen Bäder namentlich gegen die bei Chlorotischen häufigen Muskelschmerzen, die sich besonders als Rückenschmerzen äußern, gute Dienste leisten. ROSIN läßt diese Bäder in folgender Weise nehmen. Die Temperatur des Bades sei 40°. Das Bad wird, nachdem die Patientin hineingestiegen ist, mit einer wollenen Decke bedeckt, um den Wärmeverlust möglichst zu verhüten, oder durch Nachgießen von heißem Wasser auf seiner Temperatur erhalten. Die Patientin soll sich den Kopf vor dem Einsteigen mit einem kalten Umschlage bedecken. Die Dauer des Bades sei das erste Mal ¼ Stunde, später, wenn man sieht, daß Patientin das Bad gut verträgt, kann sie auf ½ Stunde gesteigert werden. Nach dem Bade folgt eine kurze Kaltapplikation (Douche oder Abreibung). Dann ruht die Patientin angekleidet noch etwa 1 Stunde. Die Bäder sollen gegen Abend gegeben werden. Nachschwitzen im Bett ist nicht nötig.

Nach dem Bade treten die oben erwähnten Folgen: Frische und Wohlbefinden, Ausbleiben der Muskelschmerzen, auch am anderen Morgen noch, regelmäßig ein.

Ich habe eine ganze Anzahl Bleichsüchtiger, die über Muskelschmerzen klagten, im Laufe der letzten beiden Jahre so behandelt und kann die günstigen Angaben ROSIN's im allgemeinen bestätigen, nur wurde einigemal über Kopfschmerz nach dem Bade geklagt. Die Patientinnen schwitzen im Bade übrigens meist erheblich.

Während nun die bisher geschilderten Maßnahmen im wesentlichen als eine Unterstützung der diätetischen — Ruhe — und Eisenbehandlung beschrieben sind, sind von manchen Seiten Schwitzprozeduren und zwar sowohl für sich als in Kombination mit Aderlässen, als eine

---

1) *H. Rosin, Behandlung der Bleichsucht mit heifsen Bädern, Verhandl. d. 16. Kongr. f. inn. Med. 1898 p. 218.*

selbständige Behandlung der Chlorose empfohlen worden, die die Eisenmedikation entbehrlich machen sollten.

DYES (1) hat zuerst, gestützt auf theoretische Erwägungen, die
hier nicht näher besprochen werden können, eine solche Therapie
empfohlen. Nachprüfungen sind von SCHUBERT (2), FRIEDRICH
SCHOLZ (3), KÜNNE (4), PAUL SCHMIDT (unter NONNE's Leitung, 5),
TRAUGOTT (6), DEHIO u. a. erfolgt.

Die Urteile lauten sehr verschieden. Sehen wir von den enthu-
siastischen und theoretisierenden Lobrednern (DYES, SCHUBERT) ab,
so muß doch zugegeben werden, daß anerkannt ruhige Beurteiler die
Erfolge rühmen. So schreibt z. B. DEHIO (7):

> „Die warmen Empfehlungen der SCHOLZ'schen Behandlung der Chlorose und
> der schweren Anämie mit Schwitzbädern haben auch mich veranlaßt, das Schwitz-
> bett bei diesen Kranken anzuwenden, und ich bin durch die guten Resultate, die
> ich mehrfach von demselben gesehen habe, überrascht gewesen. Zwei Fälle von
> Chlorose, bei denen Eisen und sonstige Mittel versucht worden waren, habe ich
> durch energische Diaphorese geheilt.“

Ueble Zufälle, außer gelegentlicher Ohnmachtsanwandlung, scheinen
nicht beobachtet zu sein, wenigstens fehlen Angaben in der Litteratur
darüber, so daß die scharfen Warnungen von LENHARTZ (8), welche
sich übrigens mehr gegen den Aderlaß als gegen das Schwitzen richten
und die Möglichkeit der Erzeugung einer Sinusthrombose hervorheben,
doch vielleicht etwas zu vorsichtig sind.

Die Methode des Schwitzens kann eine beliebige sein. PAUL
SCHMIDT (NONNE) wendete entweder den MOOSDORF-HOCHHÄUSLER-
schen Dampfschwitzapparat auf $1/2$ Stunde an, oder ein QUINCKE-
sches Schwitzbad auf 1 Stunde, nachdem die Pat. vorher ein halbstündiges Bad von $37^0$ genommen hatten. DEHIO läßt nach dem
Schwitzen, das mit einem Phénix à air chaud vorgenommen wird, die
Pat. mit warmen trockenen Tüchern frottieren.

Gewöhnlich werden durch jedes einzelne Schwitzbad erhebliche
Körpergewichtsabnahmen (0,5 kg durchschnittlich nach SCHMIDT) erreicht, dagegen steigt das Körpergewicht während der ganzen Schwitzkur sehr beträchtlich.

Die Begründung der Therapie der Chlorose durch Aderlaß und
Schwitzbäder ist in der Annahme einer hydriatischen Plethora bei
diesen Kranken gegeben, eine Ansicht, die schon BOERHAVE ausgesprochen hat, und aus der heraus schon 1731 in einer Dissertation
von EMMRICH der Aderlaß empfohlen wurde (nähere Angaben bei
SCHOLZ). Es ist natürlich damit nicht gesagt, daß das Blut gerade

---

1) *A. Dyes, Das Wesen, die Entstehung, Verhütung und radikale Heilung der Bleichsucht, Allgem. med. Centralzeitung 1883 p. 301 u. 313 und Stuttgart 1896.*
2) *Schubert, Die Blutentziehungskuren, Stuttgart 1896.*
3) *Friedrich Scholz, Die Behandlung der Bleichsucht mit Schwitzbädern und Aderlässen, Leipzig 1889.*
4) *Künne, Ueber die Behandlung der Anämien mit Schwitzkuren, Deutsche med.
Wochenschr. 1894 No. 44 p. 846.*
5) *Paul Schmidt, Giebt die Behandlung der Chlorose mit Aderlaß und Schwitzkur
bessere Resultate als die Eisentherapie? Inaug.-Diss. Kiel 1896 und Münch. med.
Wochenschr. 1896 No. 27 u. 28.*
6) *J. Traugott, Behandlung der Chlorose mit warmen Luftbädern, Centralbl. f. die
gesamte Therapie 1894.*
7) *Dehio, Ueber diaphoretische Heilmethoden, St. Petersburg. med. Wochenschr. 1895
No. 44.*
8) *Lenhartz, Deutsche med. Wochenschr. 1895, Vereinsbeilage p. 165.*

wasserreicher sein muß, es können dies ebenso gut die Gewebsflüssigkeiten sein (1).

Dieser abnorm große Wassergehalt bei Chlorotischen wird nun in
der That durch das gedunsene Aussehen und durch die Knöchelödeme
der Bleichsüchtigen wohl wahrscheinlich, besonders aber durch die
zuerst von v. NOORDEN hervorgehobene Thatsache, daß im Beginn
der Behandlung das Körpergewicht trotz Besserung des allgemeinen
Zustandes und des Blutbefundes abnehmen kann.

ROMBERG (2), der diese Frage genauer verfolgt hat, konnte in 95 Fällen 47 mal
in der ersten und in den ersten Wochen eine Abnahme des Körpergewichtes beobachten, der dann im weiteren Verlauf erhebliche Steigerungen folgten.

ROMBERG giebt auch Zahlen bei chlorotischen Mädchen besserer Stände, die
während einer Liegekur reichlich mit gemischter Kost genährt wurden und die der
CURSCHMANN'schen Praxis entstammen, woraus hervorgeht, daß Körpergewichtsabnahmen von 4, 3 und 2,5 kg nicht ganz selten sind, in einem Falle sogar bei einem
16-jährigen Mädchen eine solche von 5,7 kg beobachtet wurde.

Man wird also der Schwitzkur eine gewisse theoretische Berechtigung nicht abstreiten können, ich stimme aber durchaus v. NOORDEN
zu, daß die Theorien hierüber einstweilen Nebensache sind und die
Sammlung weiterer Erfahrung nötig ist.

Wenn wir nun schließlich ein Urteil über die Berechtigung hydriatischer Kuren überhaupt und insonderheit über eine solche der
Schwitzkuren bei der Chlorose fällen sollen, so möchte ich zunächst
betonen, daß der günstige Einfluß der E i s e n m e d i k a t i o n a u f d i e
C h l o r o s e so über allen Zweifel klinisch gesichert ist, daß ich es unter
allen Umständen für einen Fehler halten muß, einer Bleichsüchtigen
das Eisen vorzuenthalten. Fälle, die sich gegen Eisen refraktär verhalten, sind, wie ROMBERG mit Recht hervorhebt, bei richtiger Medikation (keine unsinnig großen Dosen — stets nach der Mahlzeit)
äußerst selten.

Die zuerst erwähnten symptomatischen Methoden sind neben
einer Eisenbehandlung zu empfehlen, da sie sicher die Kranken nicht
schädigen, in vielen Fällen aber erfahrungsmäßig gegen die Beschwerden
der Kranken von guter Wirkung sind. Ueber die Schwitzkuren ist
ein endgiltiges Urteil noch nicht möglich. Sie würden aber in langwierigen Fällen neben der Eisenmedikation zu versuchen sein, sie
dürfen dagegen nicht den Anspruch erheben, die bewährte Eisentherapie
zu verdrängen.

## 2. Behandlung der übrigen Bluterkrankungen.

Bei den sekundären Anämien, die bekanntlich durch Eisen nicht
in gleicher Weise beeinflußt werden wie die Chlorose, muß man für
eine hydriatische Therapie einen Unterschied zwischen den benignen,
durch vorübergehende Störungen hervorgerufenen und den malignen,
durch konsumierende, unheilbare Krankheiten erzeugten Formen machen.

Für die erste Form, als deren Beispiele die Anämien nach einmaliger oder wiederholten Blutungen (Magengeschwüre. profuse Menstruation etc.) oder die Anämien nach akuten Infektionen oder die

1) Vergl. darüber *Krehl*, *Path. Phys. p. 44.*
2) *Romberg*, *Bemerkungen über Chlorose und ihre Behandlung*, *Berlin. klin. Wochenschr.*
*1897 No. 25 ; Litten*, *Behandlung der Chlorose, Penzoldt-Stintzing ; Immermann,*
*Chlorose in Ziemssen's Handbuch.*

Anämien infolge ungenügender Ernährung und Ueberanstrengung gelten mögen, können dieselben Prozeduren wie für die Chlorose angewendet werden, namentlich sind auch die Schwitzbäder empfohlen worden.

Mir steht eine genügende persönliche Erfahrung über die letzteren nicht zu Gebote, dagegen weiß ich, daß warme Bäder derartigen Kranken angenehm sind. Wenn die Patienten sie ertragen, wird man auch bald von den Teilwaschungen Gebrauch machen dürfen oder selbst Abklatschungen und kurze Regendouchen versuchen. Man beobachtet nicht so selten, daß nach solchen erfrischenden Prozeduren, die freilich nicht viel Wärme entziehen dürfen, sich der Appetit der Kranken hebt. Es ist aber strenge Individualisierung nötig, denn wenn ein Anämischer nach einer solchen Kaltprozedur lange Zeit sich nicht wieder erwärmen kann, schadet man ihm, abgesehen von der Unannehmlichkeit des Frierens, wohl mehr, als man nützen könnte.

Für die Anämien bei unheilbaren Krankheiten (Krebs, chronischen Nephritiden etc.) ist man nur darauf angewiesen, den Kranken eine sorgsame Hautpflege zu teil werden zu lassen, was am besten durch indifferent warme Bäder geschieht, die ein bis zweimal wöchentlich zu geben sind.

Betreffs der Anämie bei Tuberkulose sei auf dieses Kapitel verwiesen.

Ueber die hydriatischen Behandlungen der Leukämie und Pseudoleukämie mag so viel gesagt werden, daß man in den nicht allzu vorgeschrittenen Fällen von den gleichen Prozeduren wie bei den einfachen Anämien, also indifferenten Bädern und kurzen erfrischenden Kaltapplikationen, wird Gebrauch machen können, namentlich bei HODGKIN'scher Krankheit darf man meiner Erfahrung nach ziemlich dreist vorgehen. Die Kranken vertragen Abreibungen, Abklatschungen oder kurze kühle Regendouchen mit folgender Frottierung, gewöhnlich als Morgenprozedur, gut. Abends mag man zwei bis dreimal in der Woche indifferente, 20 Minuten lang dauernde Bäder hinzufügen.

Es ist auch empfohlen, sich analog dem Vorgehen bei Malaria der kalten Fächerdouche zur direkten Verkleinerung des Milztumors und der geschwellten Drüsen zu bedienen. Ich glaube mich in der That bei einem Pseudoleukämiker kürzlich überzeugt zu haben, daß man unmittelbar nach der Douche eine meßbare Verkleinerung der Milz findet. Von Dauer sind die Erfolge, die durch eine Kontraktion der Milzmuskulatur zustande kommen, aber jedenfalls nicht. Schaden habe ich, wenigstens bei noch leidlich kräftigen Kranken mit Pseudoleukämie, weder von der kalten kräftigen Fächerdouche auf die Milz gesehen, noch von der Wechseldouche, die ich aus der gleichen Indikation anwandte, man mag sie daher bei solchen immerhin versuchen. Echte Leukämien würde ich dagegen wegen der Neigung zu Hautblutungen nicht mit so stark mechanisch wirkenden Prozeduren zu behandeln raten.

Endlich sei noch einiger sonderbarer Beobachtungen gedacht, die W. WINTERNITZ (1) kürzlich unter dem Titel: „Anaemia spuria acutissima und ihre hydriatische Heilung" publiziert hat.

Bis dahin gesunde Menschen boten nach einem Choc (Schrecken

---

1) *W. Winternitz, Balneologen-Kongreß Berlin 1899, Referat in der Zeitschr. f. physikalische und diätetische Therapie 1899, Bd. 3. Heft 4 p. 356.*

und Trauma) alle Anzeichen hochgradigster Anämie, so daß an eine innere Hämorrhagie gedacht wurde.

WINTERNITZ glaubt das Krankheitsbild durch eine reflektorisch bedingte Lähmung der Splanchnici erklären zu sollen und hat intensiv als Nervenreiz wirkende hydriatische Prozeduren, z. B. eine allgemeine kalte Regendouche (10°, 3,5 Atmosphären Druck, 5 Sekunden Dauer) mit günstigstem Erfolge angewendet.

In der Diskussion zum WINTERNITZ'schen Vortrage wurde wohl nicht ohne Berechtigung von LANG die Frage aufgeworfen, ob es sich nicht um traumatische Hysterien gehandelt haben, und von FREY ein ähnlicher, aber tödlich verlaufender Fall von akutem Kollaps bei Nebennierentumor erwähnt.

## L. Hydrotherapie bei Krankheiten der Bewegungsorgane.

### 1. Akuter Gelenkrheumatismus.

Man zählt die Polyarthritis rheumatica vielfach heute zu den akuten Infektionserkrankungen, und es hätte deswegen ihre hydriatische Therapie, soweit von einer solchen die Rede sein kann, eigentlich dort mit besprochen werden sollen. Da aber andererseits gerade hydriatische Prozeduren bei den Ausgängen der Erkrankung und bei den Uebergängen zur chronischen Form am ehesten angezeigt sind, so glaubte ich, sie doch nicht von den Erkrankungen der Bewegungsorgane abtrennen zu sollen.

Unbedingt indiziert ist eine Behandlung mit kühlen Bädern bei den glücklicherweise jetzt sehr seltenen hyperpyretischen Formen mit Temperaturen über 41°. Nach PŘIBRAM (1), welcher eine ausführliche Zusammenstellung der darüber vorliegenden Litteratur giebt, ist das allmählich abgekühlte Bad (von 32—21°) die typisch anzuwendende Methode. Man kann dabei wegen der Schmerzhaftigkeit der Gelenke den Kranken zweckmäßig in einem Leinentuch ins Bad senken. Die Dauer der Bäder ist auf 15 Minuten bis 1½ Stunden zu bemessen, der Kranke soll möglichst im Bad bleiben, bis die Temperatur auf 38° herabgesetzt ist. Mitunter soll schon ein Bad genügen. Es sind jedoch Fälle bekannt, wo bis zu 26 Bäder gegeben werden mußten.

Eine englische Statistik (2) ergab, daß selbst in verzweifelten Fällen von Temperaturen von 43,3° noch Heilung durch Bäder erreicht wurde. Immerhin bleibt die Mortalität eine hohe, von 46 mit Bädern behandelten Fällen der angeführten Statistik starben 22.

Im Notfalle können die Bäder auch durch häufig gewechselte kalte Umschläge ersetzt werden.

Der Bericht der englischen Gesellschaft kam zu dem Resultate, daß eine Badebehandlung angezeigt wäre, wenn die Temperatur über 40,5° hinaufginge.

Abgesehen nun von dieser seltenen Komplikation mit Hyperpyrexie ist eine hydriatische Behandlung des akuten Gelenkrheumatismus kaum angezeigt.

---

1) *Přibram, Der akute Gelenkrheumatismus, Nothnagel's Handbuch der speciellen Pathologie; dort ausführliche Litteraturangaben. Vergl. auch Senator, Polyarthritis rheumatica in v. Ziemssen's Handbuch der speciellen Pathologie.*

2) *Committee of the Clinical Society London, Med. Times and Gazette 1882 June 3.*

Man hat zwar vor Einführung der Salicylbehandlung die ver-
schiedenartigsten Anwenduugsweisen, sowohl lokale (Eis, kalte Umschläge, aber auch Wärme-Kataplasmen auf die befallenen Gelenke)
als auch allgemeine, wie Einpackungen mit folgeuden Waschungen versucht, aber diese Versuche, über die gleichfalls PŘIBRAM genauer
berichtet, haben kaum mehr als historisches Interesse.

Etwas aktueller ist die von UTSCHIK (1), einem Schüler WINTER-
NITZ's, vorgeschlagene Behandlung, die neben einer Salophenbehand-
lung eingeleitet wurde und im wesentlichen die folgende ist.

Um die befallenen Gelenke werden feuchte Longettenverbände
(s. Technik) gelegt uud mit einer Flanellbinde bedeckt; dieselben
werden bei empfindlichen Kranken nicht gewechselt, sondern nach
dem Herunternehmen der Flanellbinde durch Beträufeln mit kaltem
Wasser wieder angefeuchtet. Die Longettenverbände könneu mit
Kälteträgern, z. B. Kühlschlangen, kombiniert werden. Außerdem
sollen, wie WINTERNITZ (2) bereits 1874 angegeben hatte, die Kranken
mit leichten Halbbädern von 6—8 Minuten Dauer und von einer
Temperatur von 22—15° oder mit Uebergießungen behandelt werden
und, wo diese uicht durchführbar sind, sollen sie durch Teilwaschungen
ersetzt werden. Nach diesen Prozeduren sollen wieder Longettenverbände angelegt werden. Nach 3 Tagen, wenn die Schmerzhaftigkeit geringer geworden ist, sollen feuchte Einpackungen mit folgenden
Halbbädern angeordnet werden.

Meiner Meinung nach ist PŘIBRAM's Urteil über dieses Verfahren
vollständig richtig. Man hat zwar keine Verschlimmerung von der
hydriatischen Behandlung zu fürchten, io leichteren Fällen mag sie auch
ohne besondere Qual der Kranken durchführbar sein, sie hat aber keine
raschere Genesung als die Salicyltherapie zur Folge; in schweren
Fällen ist sie wegen der Belästigung des Patienten nicht durchführbar. Mit anderen Worten, die Methode ist zur Zeit überflüssig. Das
Gleiche gilt von der Behandlung des akuten Gelenkrheumatismus mit
heißen Bädern bis zu 40°, oder heißen Einpackungen, wie sie von
E. MORITZ (3) empfohlen wurden.

Schädlich aber und direkt zum Kunstfehler werden hydriatische
Methoden dann, wenn über denselben die Salicylbehadlung verabsäumt
wird. Ich hatte leider erst vor kurzem Gelegenheit, in der Klinik
einen durch mehrere Wochen in einer Wasserheilanstalt erfolglos mit
ähnlichen Mitteln behandelten Fall zu sehen, der sich in einem trost-
losen Zustande befand.

Will man durchaus lokal die befallenen Gelenke behandeln, so ist
meiner Erfahrung nach ein ruhigstellender Verband, den wir gewöhnlich mit Werg und Schiene anlegen, das Angezeigte.

So sehr ich nun auch eine Hydrotherapie, die den Anspruch erhebt, alleinige Behandlungsmethode der Polyarthritis zu sein, ver-
urteile, so will ich doch gern zugeben, daß man einzelne Applikationen
recht wohl symptomatisch verwenden kann. So legen wir z. B. bei den
geringsten Zeichen einer komplizierenden Endocarditis den Eisbeutel

---

1) *Utschik, Die Berechtigung der hydriatischen Behandlung des akuten Gelenkrheumatismus, Fortschritte der Hydrotherapie, Wien u. Leipzig 1897.*

2) *W. Winternitz, Ueber katarrhalische und rheumatische Prozesse und ihre hydriatische Behandlung, Wiener med. Wochenschr. 1874 No. 18, 19, 24, 25.*

3) *E. Moritz, Ueber die Behandlung des Rheumatismus, Petersburger med. Wochenschr.
1894 No. 31.*

auf, so wird man durch eine richtig ausgeführte kalte Teilwaschung die starken Schweiße der Patienten bekämpfen und ihnen dadurch rechte Erleichterung verschaffen können.

In der Rekonvalescenz haben wir unsere Gelenkrheumatismuskranken meist mit indifferenten bis warmen Bädern behandelt, die auch LENHARTZ (1) sehr empfiehlt, und zwar kommen dieselben sowohl als örtliche Bäder, namentlich wenn Schwellungen der Finger oder Fußzehen zurückgeblieben sind, in Betracht (täglich 1—2 mal in einer Temperatur bis zu 37,5⁰ ev. mit Badesalzzusatz), oder aber es können auch 2—3 mal wöchentlich allgemeine Bäder gleichfalls von 33—37,5⁰ hinauf und 10—20 Minuten Dauer verordnet werden, wenn die zurückbleibenden Schmerzen Hüft-, Schulter- oder Wirbelgelenke betreffen.

Für die lokalen Bäder empfiehlt LENHARTZ, das Gefäß und die badenden Teile mit einem Wolltuche zu verhüllen. Nach dem Bade sollen dann die betreffenden Glieder gründlich frottiert und mit wollenen Handschuhen oder Strümpfen bezogen werden.

Die allgemeinen Bäder dürfen natürlich nicht gegeben werden, so lange noch akute Rückfälle eintreten, und der Kranke muß nach denselben am besten durch längere Bettruhe sich vor Erkältung schützen. Gegen die oft lange zurückbleibenden wechselnden Schmerzen und Ziehen in den Gelenken sind warme Bäder ein ausgezeichnetes Mittel.

Betreffs der hydriatischen Behandlung von Komplikationen des akuten Gelenkrheumatismus, Chorea, Pleuritis, Pericarditis u. s. w. sei auf die betreffenden Kapitel verwiesen.

## 2. Chronischer Gelenkrheumatismus.

Da bisher die Differenzierung der einzelnen Formen dieser Krankheit, des wirklichen, aus einem akuten hervorgegangenen chronischen Gelenkrheumatismus, der Polyarthritis deformans (BÄUMLER) und des nur einzelne Gelenke befallenden Malum senile für die hydriatische Therapie keine grundlegenden Unterschiede ergiebt, so soll dieselbe vorläufig noch zusammen abgehandelt werden.

Höchstens muß an die Spitze der Erörterung gestellt werden, daß anerkanntermaßen bei denjenigen Formen, welche Neigung zu akuten Schüben haben, Bäder und Badekuren kontraindiziert sind. Das gilt aber nicht von den Schwitzprozeduren und den lokalen Applikationen.

Von alters her ist die Behandlung des chronischen Rheumatismus in Thermen als eine nutzbringende anerkannt. Will man dieselben durch einfache Bäder im Hause ersetzen, was übrigens zweifellos nicht völlig gelingt, so soll man in gleicher Weise verfahren, wie die Aerzte in den Thermen, d. h. von indifferenten zu wärmeren (von 34—38⁰) vorgehen und allmählich sowohl die Zahl als auch die Dauer der Bäder steigern. Im Anfang wird man wöchentlich 2, später mehr Bäder geben. Die Dauer derselben soll anfangs ¹/₄ Stunde, später bis 1 Stunde und länger betragen. Erwähnt mag werden, daß von ROSE kürzlich

---

1) *Lenhartz*, *Akuter Gelenkrheumatismus* in *Penzoldt-Stintzing's Handbuch der spec. Therapie.*

das permanente warme Bad empfohlen worden ist. Rose (1) beruft sich dafür auf das in Bad Lenk geübte Verfahren. Man läßt dort die Kranken viele Stunden im Thermalwasser sitzen, die sie spielend oder lesend zubringen. Rose will recht günstige Erfolge, auch vom einfachen permanenten Bade, gesehen haben.

Schwer bewegliche Kranke hebt man zweckmäßig auf einem Laken in das Bad. Nach dem Bade läßt man die Kranken am besten das Bett aufsuchen. Nachschwitzen in einer trockenen Packung wird vielfach geübt, man wird es aber besser vermeiden, wenn man einfache Bäder, wie anzuraten, mit wirklichen Schwitzprozeduren wechseln läßt.

Zusätze von Salz, von Fichtennadelextrakt, von Moorerde oder ähnlichen Dingen kann man geben. Dieselben sind aus suggestiven Gründen der Abwechslung halber bei der chronischen Art des Leidens öfter nützlich und außerdem ist die dadurch erreichte Hyperämisieruug der Haut nur erwünscht.

Es kommen dann die eigentlichen Schwitzprozeduren in allen Formen in Betracht. Von den allgemeinen Applikationen sind die Sandbäder wohl die angenehmsten und wirksamsten, aber auch Heißluftbäder und Dampfbäder sind zu verwenden. Die Dauer derselben ist die für diese Prozeduren übliche, für Sandbäder also etwa 1 Stunde, ebenso für die Heißluftbäder, für Dampfbäder bis zu 25 Minuten. Selbstverständlich muß man bei bestehenden Herzkomplikationen die nötige Vorsicht brauchen. Bei den beiden letztgenannten Formen ist ein Nachschwitzen in wollenen Decken üblich. Man kann diese Schwitzverfahren, wenn nicht Neigung zu akuten Schüben besteht, dreist mit einer energischen Kälteapplikation in Gestalt einer Douche, eines Halbbades und Abklatschung schließen und vielleicht sogar bei derselben die befallenen Gelenke noch besonders berücksichtigen.

Wie diese Allgemeinverfahren wirken, ist wohl nicht einfach vorstellbar, es konkurriert die durch die Schweißsekretion angeregte lebhafte Saftströmung und die Hyperämisierung der peripheren Teile, sowie die Stoffwechselbeschleunigung bei der Wirkung. Thatsache ist jedenfalls, daß häufig die Gelenke danach freier und schmerzloser bewegt werden können.

Für die lokalen Anwendungen scheint nach den Arbeiten Bier's (2) die Erzielung einer Hyperämie von ausschlaggebender Bedeutung.

Zunächst sind die verschiedenen Formen der lokalen Heißapplikationen zu nennen: Einpackungen der befallenen Gelenke in Watte, lokale heiße Wasserbäder, Sandbäder, das Auflegen von heißen Sandsäcken, lokale Dampfbäder; von Ralf-Wichmann (3) und Falk wird sogar das Einpacken der Gelenke in Tücher und die Applikation eiues heißen Bügeleisens darüber als brauchbares Hausmittel erwähnt.

Goldscheider (4) und Falk (5) haben, um die Wirkung der Massage mit der Wärme, ebenso wie das bei der Behandlung mit dem heißen Bügeleisen ge-

1) *Rose*, *Das permanente warme Bad bei Gelenkentzündung, Blätter f. klinische Hydrotherapie 1894 Heft 4 p. 72.*

2) *Bier*, *Heilwirkung der Hyperämie, Münchner med. Wochenschr. 1897 No. 32; Die Entstehung des Kollateralkreislaufes, Virchow's Archiv Bd. 147 1897; Die Behandlung des chronischen Rheumatismus, Münchner med. Wochenschr. 1898 No. 31.*

3) *Ralf-Wichmann*, *Der chronische Gelenkrheumatismus, Berlin 1892.*

4) *Goldscheider*, *Ueber Thermomassage, Zeitschr. f. physik. u. diätet. Therapie Bd. 1, 1898 Heft 8 p. 266.*

5) *Falk*, *Ueber neue heizbare Massageapparate etc., Therapeutische Monatshefte 1898 No. 7.*

schicht, zu verbinden, heizbare Massageapparate konstruiert. Der GOLDSCHEIDER-sche hat die Form eines Tintenlöschers und ist mit essigsaurem Natron nach Analogie der Thermophore gefüllt.

In neuerer Zeit sind aber namentlich die lokalen Heißluftbäder vielfach angewendet worden. Die erste begründete Empfehlung derselben ging von BIER aus. Später ist auf die Berichte von SARJEANT (1) und KNOXLEY SIBLEY (2) hin die Behandlung mit dem TALLERMAN-schen Heißluftapparat (siehe Technik) vielfach angewendet und namentlich von MENDELSOHN empfohlen worden. Ich stimme aber BIER zu, daß einfachere Apparate, wie die von KRAUSE (3) und von BIER selbst konstruierten, deshalb wichtiger sind, weil damit der Kranke nicht an eine Anstaltsbehandlung gebunden ist.

BIER (4) empfiehlt die aktive, durch heiße Luft erzeugte Hyperämie gerade bei chronischem Gelenkrheumatismus, während er bei Gelenktuberkulose nichts Gutes davon gesehen hat. Er hält im Gegensatz zu MENDELSOHN 100⁰ für vollkommen ausreichend und giebt ausdrücklich an, daß 150⁰, wie sie in dem TALLERMAN'schen Apparate verwendet wird, lange nicht von allen Kranken vertragen würde. BIER wendet die Heißluftapparate täglich 1 Stunde lang an.

Für die Behandlung anderer, z. B. tuberkulöser Affektionen hat er sie früher viel länger, 8—10 Stunden täglich, angewendet und dabei, wie beiläufig bemerkt werden mag, beobachtet, daß die erzeugte Hyperämie auch in den Zwischenpausen nicht verschwand und daß die Glieder stark ödematös wurden. Dagegen giebt er an, daß heiße Luft, nicht länger als 1 Stunde angewendet, ein ausgezeichnetes Mittel zur Beseitigung lokaler Oedeme, beispielsweise der im Gefolge einer künstlich erzeugten Stauungshyperämie, wäre.

Erwähnen möchte ich endlich noch, daß BIER sowohl durch diese letztere venöse Hyperämie als durch eine gemischte, die er durch großen Schröpfköpfen nachgebildete Saugapparate (JUNOD'sche Stiefel) mittels Luftverdünnung erzielte, gleichfalls günstige Erfolge bei chronischem Gelenkrheumatismus erhielt.

Ueber die von SCHÜLLER (5) sehr empfohlene schottische oder Wechseldouche, die ja gleichfalls wohl durch die Erzielung einer starken Hyperämie wirkt, habe ich einige Erfahrung, und ich kann nur sagen, daß sie in verschiedenen Fällen wenigstens die subjektiven Beschwerden der Kranken sehr erleichterte. Ich habe sie häufig neben Bade- und Schwitzprozeduren angewandt und möchte sie gerade in Abwechslung mit lokalen Heißprozeduren anraten.

Bei der Douchebehandlung sei endlich des Verfahrens gedacht, welches in Aix les Bains geübt wird. Dasselbe besteht in einer Ueberströmung mit warmem Wasser ohne besonderen Fall und Stoß mit gleichzeitig ausgeübter Massage. Die Temperatur der Douche beträgt 35—38⁰, die Dauer der einzelnen Sitzung 10—15 Minuten. FORESTIER (6) und BLANC haben über dieses eigentümliche Ver-

---

1) *Sarjeant, Lancet 1895 p. 112.*
2) *Knoxley Sibley, Lancet 1895 p. 593.*
3) *F. Krause, Die örtliche Anwendung der überhitzten Luft, Münchner med. Wochenschr. 1898 No. 20 p. 621.*
4) *Bier, Ueber verschiedene Methoden, künstliche Hyperämien zu Heilzwecken hervorzurufen, Münchner med. Wochenschr. 1899 No. 48 p. 1598 u. No. 49 p. 1649; v. Esmarch's Festschrift, Kiel u. Leipzig 1893, p. 63.*
5) *Schüller, Archiv f. klin. Chirurgie Bd. 25 Heft 1 p. 176.*
6) *Forestier, Traitement thermal d'Aix les Bains, 1895, p. 110.*

fahren, Douche-Massage genannt, berichtet, und OTT (1) hat dasselbe warm für alle an Arthritis deformans Leidende empfohlen. Kürzlich hat auch v. LEYDEN (2) sich sehr anerkennend über dasselbe ausgesprochen. Meines Wissens wird dasselbe übrigens anch jetzt in Aachen ausgeübt und würde sich wohl leicht auch in jeder einigermaßen eingerichteten Badeanstalt einführen lassen (3).

Es ist bisher, mit Ausnahme der Wechseldouche, nur von heißen Applikationen gesprochen worden, aber recht wohl können auch kühle Prozeduren Anwendung finden. Zunächst prophylaktisch znr Abhärtung bei Personen, in deren Familie chronischer Gelenkrheumatismus häufiger vorkommt, oder bei Kranken, die einen akuten Gelenkrheumatismus durchgemacht haben; dann aber auch direkt znr Heilung.

Die von WINTERNITZ und seinen Schülern geübte Therapie stellt eine kurmäßige Kombination von Kalt- und Heißprozednren dar und ist im wesentlichen die folgende: WINTERNITZ (4) wendet bei schmerzhaften Gelenken zunächst eine Faradisation an, bei welcher er die Elektroden zu beiden Seiten der befallenen Gelenke anfsetzt; sie soll die Schmerzhaftigkeit herabsetzen. Alsdann läßt er eine Teilwaschnng geben und darauf die Gelenke in feuchte, nicht impermeabel verbundene Longettenverbände legen, die er über Nacht liegen läßt. Mitunter fenchtet er diese Longetten mit einer Salicylsänresuspension an und rühmt diese Art des Verbandes als ein gutes Rnbefaciens, also als ein eine Hyperämie erzielendes Verfahren. Später werden dann kurze, 8—10 Minnten dauernde Dampfkastenbäder mit folgendem kalten beweglichen Fächer verabreicht, dann wechselwarme Regen mit folgender Einpackung in Laken nnd Wolldecke und zwar ohne vorhergehende Abtrocknnng, und endlich kommt eine Behandlung mit schottischen Lokaldouchen.

WINTERNITZ rät, im Sommer der hydriatischen Kur eine Behandlnng mit Thermalbädern vorherzuschicken, im Winter, wo eine solche nicht oder nur schwer möglich ist, direkt mit der beschriebenen hydriatischen Behandlung zu beginnen.

Ganz ähnlich sind die Vorschriften, die PODZAHRADSKY (5) giebt. Er beginnt mit einer Thermalbehandlung, läßt die Bäder anfangs indifferent nnd nur 20 Minuten lang, später wärmer und 1—2 Stnnden lang geben, läßt nach denselben Bettrnhe halten und über Nacht Longettenverbände anlegen. Wenn diese Behandlung 3—4 Wochen fortgesetzt ist, wird einige Tage Pause gemacht' nnd dann eine milde Hydrotherapie eingeleitet.

Die bei dieser Behandlung erzielten Erfolge sollen sehr günstige sein. Nicht zu bestreiten scheint mir der Nntzen einer hydrotherapeutischen Kur sensu stricto als Nachknr, um die durch die Heißbehandlung verwöhnte Haut wieder an normale Bedingnngen zu gewöhnen, aber man wird auch zugeben müssen, daß diese von WINTER-

1) *Ott*, *Der chronische Gelenkrheumatismus und seine Behandlung*, *Kongreß f. inn. Med. 1897 p. 81.*

2) *v. Leyden*, *Zeitschr. f. diätet. u. physik. Therapie Bd. 3 Heft 7 p. 539.*

3) *Vergl. Beissel, Die Wirkung der Thermaldouche bei rheumatischen und gichtischen Krankheiten, Verhandl. d. 19. deutschen balneolog. Gesellsch. Wien 1898.*

4) *Winternitz*, *Hydrotherapie und chronischer Gelenkrheumatismus, Blätter f. klin. Hydrotherapie 1893 No. 1 p. 2.*

5) *Podzahradsky*, *Hydrotherapie und chronischer Gelenkrheumatismus, Blätter f. klin. Hydrotherapie 1893 No. 6 p. 108.*

NITZ kurgemäß zusammeugestellten Prozeduren an sich durchaus zweckmäßig sind.

Jedenfalls ist es gut, daß die thermische Therapie des chronischen Gelenkrheumatismus auf so viele verschiedene Arten geübt werden kann. Wenn man auch in einzelnen Fällen wirkliche Heilungen erreichen kann, so handelt es sich doch bei vielen und namentlich bei den schon vorgerückteren meist nur um Besserungen, oft sogar nur um subjektive Besserungen. Bei dieser Lage ist es aber nützlich, wenn man zwischen verschiedenen Prozeduren wechseln und so immer aufs neue Mut und Hoffnung der Kranken beleben kann.

### 3. Die hydriatische Behandlung der Muskelerkrankungen.

Die akuten Muskelrheumatismen werden wie die anderen Erkältungskrankheiten häufig sehr günstig durch Schwitzprozeduren beeinflußt. Diese Thatsache ist, wie man auch über das Wesen derselben denken mag, klinisch erwiesen. Die Schwitzprozeduren können in beliebiger Form vorgenommen werden und sind, wenn möglich, mit einer Massagebehandlung zu kombinieren. Auch lokale Heißapplikationen, sowohl als lokale Schwitzverfahren oder als heiße Umschlagsformen und Kataplasmen sind nützlich. Kommt man damit nicht zum Ziel, so kann man sich oft mit gutem Erfolg ableitender Prozeduren auf die Haut bedienen, die natürlich auch hydriatische sein können. Namentlich haben sich mir Douchen, kalte sowohl wie wechselwarme, auf das befallene Gebiet gerichtet und bis zur kräftigen Hautrötung fortgesetzt, öfter bewährt. LENHARTZ rät, wenn die allgemeine oder örtliche Anwendung der Wärme nicht zum Ziel geführt hat, kalte Waschungen der befallenen Gebiete mit folgender Frottierung vorzunehmen.

Für den chronischen Muskelrheumatismus sind dieselben Prozeduren wie für den chronischen Gelenkrheumatismus anzuraten, und zwar sowohl warme Bäder, als die dort beschriebenen anderweitigen hydriatischen Prozeduren.

Die eigentlichen Muskelentzündungen gehören meist in das Gebiet der Chirurgie, nur die Dermatomyositis, die dem akuten Gelenkrheumatismus nahe verwandte, überaus gefährliche Infektionskrankheit mag erwähnt werden, da HEPP (1) PRIESSNITZ'sche Einwicklungen bei derselben als wenigstens die Beschwerden der Kranken lindernd empfohlen hat.

Bei der degenerativen Muskelatrophie, der Dystrophia muscul. progressiva, ist vielfach versucht, wenn auch ohne Erfolg, durch Bäder und hydriatische Prozeduren, die auf eine bessere Blutversorgung des Muskels hinzielen, den fortschreitenden Prozeß aufzuhalten.

### 4. Rachitis.

Die hydriatischen Prozeduren bei dieser Erkrankung können nur den Zweck einer verständigen Hautpflege und Abhärtung verfolgen und sind ganz ähnlich wie bei der Skrofulose einzurichten. Dasselbe gilt auch von einer Behandlung mit Salzbädern im

---

1) *Hepp, Berl. klin. Wochenschr. 1887 No. 17 u. 18.*

Haus. Es kann also auf das dort geschilderte Verfahren verwiesen werden.

Heiße Sandbäder sind mehrfach als wirkliche Behandlungsmethoden empfohlen worden, die meisten der neueren Autoren verhalten sich aber ablehnend gegenüber diesen Vorschlägen.

## M. Die Hydrotherapie bei Erkrankungen des Nervensystems.

Das Gebiet der verschiedenen Nervenerkrankungen organischer sowohl wie funktioneller Art hat stets als das Hauptfeld für eine Wasserbehandlung gegolten, und zwar haben sich ganz besonders die kurmäßig zusammengestellten Prozeduren, wie sie in den Wasserheilanstalten üblich sind, einer berechtigten Vorliebe erfreut und thun es auch heute noch. Wir werden später deshalb zu erörtern haben, unter welchen Bedingungen Nervenkranken gerade eine hydriatische Anstaltsbehandlung anzuraten ist, bei der außer der Wasserkur noch eine Reihe anderer, dem Kranken zuträglicher Momente in Betracht kommen. Zunächst aber wollen wir die im Hause durchführbaren Maßnahmen besprechen, die sicher noch zu wenig in praxi angewendet werden.

Es muß dabei festgehalten werden, daß die hydriatische Behandlung der Nervenkrankheiten im wesentlichen eine symptomatische ist, aber andererseits darf man auch betonen, daß dieselbe selbst in den ätiologisch durchsichtigen Fällen, wie z. B. den toxischen, infektiösen und traumatischen Erkrankungen, neben der specifischen Behandlung unentbehrlich ist, und daß sie in den vielen Fällen von besonders chronischen Erkrankungen des Nervensystems, die einer ursächlichen Therapie unzugänglich sind, als die wichtigste der physikalischen Methoden zu gelten hat.

### 1. Periphere Erkrankungen.

Wir wollen mit der Besprechung der peripheren Erkrankungen beginnen und zwar zunächst die Behandlung der wohl ausgebildeten Neuritiden, die zu Lähmungen auf motorischem und sensiblem Gebiete führen, erörtern, im Anschluß daran sollen dann Neuralgien und schließlich die Reizerscheinungen auf motorischem Gebiet, die Krämpfe, soweit sie peripher bedingt sind, abgehandelt werden.

Bei sämtlichen Neuritisformen kann man sich, namentlich solange sie frisch sind, von der konsequenten Anwendung der Wärme Nutzen versprechen. Es kommen zunächst die warmen Bäder in Betracht, die zweckmäßig gegen Abend in einer Temperatur von 33—36° und halbstündiger Dauer gegeben werden. Man kann diesen reizende Zusätze geben, als solche werden namentlich Soole, Moorextrakt, auch Kohlensäure angewendet, man wird aber gut thun, diese Zusätze nicht im akuten Stadium, sondern erst später, namentlich bei der Behandlung der zurückbleibenden Lähmung zu machen.

In welcher Weise die Bäder bei Neuritis wirken, ist uns nicht bekannt oder wenigstens können wir uns nur sehr vage Vorstellungen darüber machen; daß sie nützlich sind, hat eine vielfache klinische Erfahrung und namentlich auch die Resultate der Behandlung solcher Erkrankungen in den indifferenten Thermen der Wildbäder gelehrt.

Sowohl der Schmerz bei Neuritis, als auch die Lähmungen werden im günstigen Sinne beeinflußt. Es mag sein, daß sich diese Wirkungen auf Cirkulationsveränderungen zurückführen lassen, doch wissen wir Sicheres nicht darüber.

Für die Lähmungen speciell kommt ein Punkt in Betracht, der neuerdings mehrfach, so von EDINGER (1), SENATOR (2), v. LEYDEN-GOLDSCHEIDER (3) betont ist. Im Wasser ist die Bewegung der Glieder natürlich in der Richtung des Auftriebes mit einem geringeren Aufwand von Kraft möglich, aber auch andere Bewegungen sind erleichtert, die seitlichen Bewegungen, weil die Reibung an der Unterlage wegfällt und das Glied in seiner Schwere vom Wasser getragen ist. Bei den Bewegungen nach abwärts ist es möglich, das Sinken des Gliedes aktiv durch Muskelwirkung zu beschleunigen, während sonst ein Herabfallen nur durch die die Schwere des Gliedes tragenden Antagonisten verhindert werden würde. Dagegen sind, wie namentlich STINTZING (4) hervorgehoben hat, andere Bewegungen wegen des Widerstandes, den das Wasser entgegensetzt, wiederum erschwert. Die Größe dieses Widerstandes wächst mit der Geschwindigkeit der Bewegung und mit der Größe der bewegten Körperfläche. Die kinetotherapeutischen Uebungen sind daher, mit Ausnahme der direkt nach der Oberfläche des Wassers hin gerichteten Bewegungen, stets möglichst langsam auszuführen, damit dieser Widerstand auf ein Minimum reduziert werde.

Durch die dann vorhandene Erleichterung der Bewegungen wird schon ein schwacher Willensimpuls größeren Effekt haben als außer Wasser und bei nicht vollständiger Leitungsunterbrechung zur Ausführung derselben genügen. Es wird also schon in sehr früher Zeit eine Uebung ermöglicht, und die Muskeln können zur Kontraktion gebracht werden. Daß dieser Umstand fördernd auf die Heilung der Lähmung wirkt, ist wenigstens klinisch als erwiesen zu betrachten.

Für die Methodik der Kinetotherapeutischen Bäder, wie sie v. LEYDEN und GOLDSCHEIDER genannt haben, mag folgendes angefügt werden. Man wird in geeigneten Fällen, und namentlich eignen sich dazu neuritische Paresen, systematisch üben lassen. Besonders für Lähmungen der unteren Extremitäten, weniger für die der Arme kommen derartige systematische Uebungen in Betracht. Der Pat. muß bequem liegen und ist eventuell durch einen Gummikranz, der unter den Kopf gelegt wird, noch zu stützen. Man kann auch eine Querstange, an der er sich halten kann, zweckmäßig über die Wanne legen (etwa die Handelektrode eines faradischen Bades). LEYDEN und GOLDSCHEIDER empfehlen, für Patienten, die stehen können, als Wanne ein Holzfaß zu Stehbädern zu benutzen.

Außer mit der „Kinetotherapie" kann man mit den Bädern die Wirkung des elektrischen Stromes verbinden und wird dieselben namentlich als faradische Bäder in Anwendung ziehen. Man ordiniert diese Bäder, die eine bequeme Methode der allgemeinen Faradisation darstellen, in Temperaturen von etwa 33 ° und 15—20 Minuten Dauer, am besten abends.

---

1) *Edinger, Erkrankung der peripheren Nerven in Penzoldt-Stintzing's Handbuch der spec. Therapie Bd. 5.*
2) *Senator, Zeitschr. f. prakt. Aerzte 1898 No. 8.*
3) *v. Leyden u. Goldscheider, Zeitschr. f. diät. u. physik. Therapie Bd. 2.*
4) *Stintzing in Penzoldt-Stintzing's Handbuch der spec. Therapie Bd. 5: Die Bedeutung der Naturbäder p. 208.*

Ich bin zwar der Ansicht, daß die Wirkung dieser Bäder eine durchaus suggestive sei, will aber EDINGER zugeben, daß namentlich die im Gefolge von Neuritiden und auch aus anderen Gründen auftretenden Parästhesien günstig durch dieselben beeinflußt werden.

Die lokalen Applikationen, die wir jetzt besprechen wollen, richten sich im allgemeinen mehr gegen die sensiblen Störungen bei den Neuritiden als gegen die Lähmungen. Es handelt sich dabei um die Anwendung von Wärme in allen Formen.

So empfiehlt z. B. BERNHARDT (1) bei den die Facialis-lähmung begleitenden Schmerzen die Anwendung hydropathischer (PRIESSNITZ) oder warmer Umschläge um die Gegend vor und hinter dem Ohr. Ich habe in der letzten Zeit einige Male eine Kataplasmen-behandlung an derselben Stelle ordiniert und die Kataplasmen mittels des QUINCKE'schen Thermophors stundenlang warm gehalten. Die Patienten empfanden die Wärme angenehm und gaben an, daß die Parästhesien, die frische Facialislähmungen gewöhnlich begleiten, dadurch günstig beeinflußt würden. Von irgend einer eklatanten Wirkung auf die motorische Lähmung habe ich mich jedoch nicht überzeugen können, doch ist ja ein Urteil in dieser Richtung stets unsicher.

Für die Extremitäten kommen neben den Umschlägen die verschiedensten Arten der Wärmezufuhr in Betracht, namentlich die lokalen Bäder. Heiße Wasserbäder, so heiß, als sie ertragen werden, lokale Dampfbäder und ganz besonders die Sand- und Moorbäder sowie die modernen Heißluftbäder (vergl. Technik) können mit Vorteil angewendet werden.

Man kann natürlich zwischen den einzelnen Prozeduren wechseln und sie auch leicht kurmäßig zusammenstellen, indem man etwa zweimal am Tage lokale Bäder verabreicht und abends ein Vollbad giebt. Die Zwischenpausen hindurch können Umschläge appliziert werden.

Während man bei frischeren Neuritisformen meist Wärme verwendet und von Kaltapplikationen gewöhnlich ganz absieht, um nicht dadurch die Schmerzen zu steigern, so ist bei den älteren Lähmungen und denjenigen Formen, die ohne sensible Reizerscheinungen verlaufen, kein Grund vorhanden, in dieser Beziehung allzu ängstlich zu sein.

Wir wissen, daß Kaltreize auf die Haut zu einer besseren Blutversorgung der Muskulatur führen — ob das bei einer gelähmten Muskulatur auch der Fall ist, ist nicht untersucht, aber wohl nicht unwahrscheinlich, da die Bahnen der Vasomotoren sich nicht mit denen der motorischen Nerven decken. Wir können also vielleicht hoffen, wenigstens durch zeitweilige gute Ernährungsbedingungen die Atrophie etwas aufzuhalten, wenn auch nicht zu verhindern.

Kräftige Kaltreize, mit mechanischen Reizen verbunden, sind daher sehr wohl am Platze in solchen Fällen. Am meisten empfehlen sich die verschiedenen Douchen, z. B. eine Strahldouche von 10—15°, direkt auf das Lähmungsgebiet bis zum Eintritt der Reaktion gerichtet, oder auch Wechseldouchen. Kalte Abreibungen, Abklatschungen, kühle Regendouchen, kühle kohlensäurehaltige Bäder werden in den älteren Fällen von Neuritiden dagegen die allgemein zu treffenden Maßnahmen sein. Jedoch ist, wenn man an gelähmten Gliedern Kaltanwendungen ordiniert, das Eintreten der Reaktion mit besonderer Sorgfalt zu erstreben, da nicht selten wenigstens ausgebreitete neuritische Lähmungen

---

1) *Bernhardt, Periphere Nerven in Nothnagel's spec. Pathol. und Therapie.*

mit Kühle und Blässe der befallenen Regionen vergesellschaftet sind. Man wird dann den Kaltapplikationen Einpackungen oder lokale heiße Bäder voranzuschicken haben.

Daß endlich außer den hydriatischen Maßnahmen anderweitige Heilmethoden, z. B. eine elektrische oder eine Massagebehandlung nicht vernachlässigt werden dürfen, ist selbstverständlich.

Mit wenigen Worten mag schließlich noch die Hydrotherapie der multiplen Neuritis berührt werden.

Wir haben bei den rheumatischen Formen in der Jenaer Klinik einige Male Dampfbäder neben einer Salicylbehandlung versucht, in den meisten Fällen uns aber wenigstens anfangs auf einfache warme Bäder beschränkt. Natürlich wird man selbst von diesen letzteren, falls die Patienten nur mit großen Schmerzen bewegt werden können, Abstand nehmen. Nur für diejenigen Formen, die als sich rasch weiter verbreitende multiple Neuritiden bez. als LANDRY'sche Paralysen verlaufen, sei vor jedem Versuch einer Badebehandlung gewarnt, wenigstens solange noch der Prozeß fortschreitet. Diese Kranken werden bei der geringsten Bewegung kurzatmig und sind überhaupt gemeinhin so hinfällig, daß man ihnen besser absolute Ruhe gönnt.

POSPISCHIL (1), ein WINTERNITZ'scher Schüler, hat kürzlich die in Kaltenleutgeben angewandte Methode geschildert. Sie besteht in der Applikation des Kaltschlauches in der Gegend der Lendenwirbelsäule, die reflektorisch eine Erweiterung der Gefäße der unteren Extremitäten bewirken und zugleich dem Decubitus vorbeugen soll, und ferner in der Verordnung von Longettenverbänden der unteren Extremitäten, die 2—3mal in 24 Stunden erneuert werden (die Leinenbinden sind dabei täglich auszukochen). Bei Polyneuritiden, welche nicht vorwiegend die unteren Extremitäten betreffen, sondern allgemeiner sind, empfiehlt POSPISCHIL feuchte Ganzeinpackungen und läßt über dieselben noch Federbetten legen: Er giebt an, daß trotzdem die Kranken häufig erst nach 6—8 Stunden in Schweiß geraten seien. POSPISCHIL will mit dem erst geschilderten Verfahren „Gift eliminieren" und die Extremitäten besser erreichen. Er warnt vor der Anwendung der Wärme bei frischer Polyneuritis, weil seiner Ansicht nach dadurch die Gefahr der Geschwürsbildung nahe gerückt sei. Ein Forscher von der Erfahrung EDINGER's dagegen empfiehlt gerade bei schmerzhafter frischer Polyneuritis die Applikation heißer Tücher, wie ich beiläufig bemerken möchte.

Eine etwas ausführlichere Besprechung bedarf die Hydrotherapie der eigentlichen typischen Neuralgien. Sie muß gleichfalls als eine empirisch-symptomatische bezeichnet werden. Abgesehen von den ätiologisch klaren Neuralgien, z. B. den diabetischen oder Malariaformen, ist zwar von verschiedenen Seiten im Anschluß an die WEIR MITCHEL-schen Beobachtungen der Versuch gemacht worden, namentlich die Erkältungsneuralgien durch Cirkulationsstörungen zu erklären, doch scheint mir derselbe bisher weder ausreichend begründet, noch glaube ich, daß man den Einfluß hydrotherapeutischer Prozeduren auf die Cirkulation in Nerven zur Genüge kennt, um daraus Schlüsse zu ziehen. Wir wissen nicht, wie die hydrotherapeutischen Prozeduren bei Neuralgien wirken. Erklärungen wenigstens, wie sie z. B. BUX-

---

1) *Pospischil, Zur Hydrotherapie der Polyneuritiden, Blätter f. klin. Hydrotherapie 1896 No. 4.*

BAUM (1) bei der Empfehlung wechselwarmer Prozeduren giebt, daß die Wärme den Nerven empfänglich für die nachherige, die Innervation vermindernde, eine Umstimmung, eine Revulsion hervorbringende Wirkung niederer Temperaturen mache, kann ich nur für ein durch Worte verhülltes Eingeständnis unserer Unkenntnis erachten. Eher wird man schon EDINGER's Meinung beipflichten, daß, wie die praktische Erfahrung gezeigt hat, fast alle Momente, die einen vermehrten Blutzufluß zur Haut erzeugen, auf Nerven, welche nicht zu tief unter ihr liegen, schmerzstillend wirken, aber selbstverständlich giebt diese Ansicht keine Erklärung für die Wirkung.

Wir sind also vorläufig auf eine rein klinische Betrachtung angewiesen.

In der Jenaer Klinik werden in Fällen von Neuralgien mit Vorliebe die Schwitzprozeduren angewendet, und zwar in allen Formen. Früher sind meist Heißluftbäder im Bett oder Dampfkastenbäder, in neuerer Zeit nach Errichtung einer gut eingerichteten Badeanstalt auch römisch-irische und russische Bäder ordiniert worden. Wir ließen die Patienten meist, in Decken gehüllt, 1 Stunde nachschwitzen und beendeten die Prozedur, wenn sich die Patienten nicht unmittelbar darauf zu Bett begeben, mit einer Kaltapplikation. Ab und zu wurden einen Tag um den anderen die genannten Schwitzprozeduren abwechselnd mit einem prolongierten warmen oder heißen Bade gegeben. In einzelnen Fällen wurde die Schweißerregung nur durch heiße Bäder mit nachfolgender trockener oder feuchter Einpackung erzielt.

Außerdem sind die Neuralgien bei uns meist einer galvanischen Anodenbehandlung und die frischeren Fälle auch einer arzneilichen mit Natron salicyl. oder Chinin unterzogen worden. Bei den älteren Fällen wurden endlich auch häufig ableitende Verfahren, wie Senfteige und Schröpfköpfe, angewendet.'

Es läßt sich natürlich bei dieser kombinierten Behandlung der Nutzen des einzelnen Faktors nur schwer übersehen, immerhin war die Behandlung mit Schwitzprozeduren, wenigstens anfänglich, die hauptsächlichste. Wir konnten mit den Resultaten im allgemeinen zufrieden sein. Die Dauer der Behandlung betrug z. B. bei Ischias allerdings meist über 1 Monat, nur in 3 Fällen fand ich 17, 18 und einmal nur 5 Tage Behandlungszeit bis zur vollständigen Heilung angegeben; aber es wurde doch meist eine Heilung oder Besserung erreicht.

Es soll jedoch nicht verschwiegen werden, daß in einer Reihe von Fällen die allgemeinen Schwitzprozeduren nicht zum Ziele führten. Diese, sowie die bereits länger bestehenden haben wir vielfach mit lokalen Warmapplikationen, z. B. mit heißen Sandsäcken, mit lokalen Dampfbädern, mit sogen. Dampfkompressen, mit Thermophoren, auch wohl mit PRIESSNITZ'schen Umschlägen behandelt. Es ist ganz zweckmäßig, diesen durch mehrere Stunden hindurch anzuwendenden Prozeduren einen kräftigen Kaltreiz in Gestalt einer Abreibung folgen zu lassen. So rät z. B. auch v. STRÜMPELL, Ischiasfälle mit 2 mal täglich wiederholten, je 1—2 Stunden dauernden, lokalen Dampfbädern zu behandeln, denen eine kurze, kalte Abwaschung folgt.

---

1) *Buxbaum*, *Die hydriatische Behandlung der Ischias, Blätter f. klin. Hydrotherapie 1894 No. 9.*

Die Dampfkompressen möchte ich, trotzdem sie eigentlich nur heiße Umschläge sind, doch etwas detaillierter beschreiben, weil sie kürzlich sehr warm von verschiedenen Seiten (SIEGRIST, BUXBAUM) zur Behandlung namentlich der frischen Formen von Ischias empfohlen wurden. SIEGRIST (1) giebt folgende Vorschrift:

Ein Handtuch wird der Länge nach so gefaltet, daß es eine ca. 10 cm breite Kompresse bildet. Dasselbe wird in heißes Wasser von 50—60° getaucht, mäßig ausgewunden und längs des erkrankten Nerven aufgelegt, während sich der Patient in halber Bauchlage befindet. Darüber kommt dann ein etwas breiterer und längerer Flanellstreifen, und als Schlußbedeckung, um die Wärme möglichst lange zurückzuhalten, eine mehrfache Lage von Zeitungs- oder Packpapier. Sowie die Kompresse zu erkalten anfängt, d. h. nach 10—15 Minuten, wird sie gewechselt. So wird 2 Stunden fortgefahren und zum Schluß noch eine kurze, kalte Waschung (15—20°) der Extremität vorgenommen. In einzelnen Fällen, wo die feuchte Wärme unangenehmer ertragen wird, kann man die Haut zuerst mit einer Lage Flanell bedecken und darüber die heißen Kompressen applizieren.

Diese Behandlung soll je nach der Intensität der Erkrankung 3—4mal des Tages mit Unterbrechungen von 1—2 Stunden vorgenommen werden. Sie hat ja wohl den Vorzug der Einfachheit, aber ist doch auch recht unbequem. Ich habe sie bei einigen frischen Ischiasfällen versucht, kann aber nicht sagen, daß ich irgend welche Vorzüge vor weitaus bequemeren anderen lokalen Wärmeapplikationen bemerkt hätte.

Aehnlich sind die Vorschriften, die BUXBAUM (2) für Dampfkompressen giebt. „Sie bestehen darin, daß ein in heißes Wasser getauchter Umschlag auf die mit Flanell umwickelte Extremität gelegt und mit Flanell bedeckt wird." Man bedient sich für diese Umschläge nach meiner Erfahrung am besten eines ziemlich dicken Stoffes, des sogen. Marinescheuertuches. BUXBAUM läßt die Kompressen 2 Stunden lang anwenden, dann eine kalte Waschung der Extremität vornehmen und legt nachts einen gewöhnlichen PRIESSNITZ'schen Umschlag an. Außer diesen von einer kurzen Kaltanwendung beendeten, lokal Wärme zuführenden Prozeduren, ist in neuerer Zeit namentlich von WINTERNITZ, BUXBAUM, ferner von BORISCHPOLSKI, SIEGRIST, EDINGER der Behandlung mit wechselwarmen Applikationen sehr das Wort geredet worden.

Die Anwendungsweise ist nach BUXBAUM folgende:

Der Patient erhält zunächst einen allgemeinen, kurzen, kalten Regen, dann wird die kranke Extremität mit ca. 50° heißem Dampfe überströmt. Nachdem durch etwa 1 Minute der heiße Dampf eingewirkt hat, wird eine kurze, kalte Fächerdouche auf die kranke Extremität appliziert. Dampf und kalte Fächer wechseln einander durch 5—6 Minuten ab, worauf nach einem allgemeinen kurzen kalten Regen der Patient rasch abgetrocknet wird.

Die Statistik BUXBAUM's ist außerordentlich günstig. Von

---

1) *Siegrist, Die hydriatische Behandlung der Ischias, Korrespondenzblatt f. Schweizer Aerzte 1899 No. 12 p. 158.*
2) *Buxbaum, Die hydriatische Behandlung der Ischias, Blätter f. klin. Hydrotherapie 1894 No. 9.*

18*

36 Kranken wurden uur 4 nicht gebessert (BORISCHPOLSKI [1] heilte auf diese Weise von 32 Ischiasfällen 23). BUXBAUM hält sogar dafür, daß in all den Fällen, in denen unmittelbar nach der hydriatischen Behandlung keine Remission eintritt, ein tieferes Leiden vorliegt, so daß man die hydriatische Prozedur als ein diagnostisches Mittel benutzen könne. Wenn mau nun auch das für etwas übertrieben halten wird, so scheint mir doch die Behandlung mit wechselwarmen Prozeduren sehr empfehlenswert.

Wechseldouchen von heißem und kaltem Wasser haben sich mir in den letzten 10 Fällen von Ischias außerordentlich bewährt. Man soll den Wechsel der Applikation dabei bis zur Erzielung einer kräftigen Hautröte fortsetzen, die übrigeus meist nach wenigen Sekunden eintritt. Ich habe in diesen an Zahl ja allerdings geringen Fällen durchaus den Eindruck gewonnen, daß diese wechselwarmen Prozeduren namentlich in den nicht ganz akuten oder chronischen Fällen versucht zu werdeu verdienen.

Man kann natürlich die wechselwarmen Prozeduren, wenn man Doucheeinrichtungen nicht besitzt, auf audere Weise einrichten, wie dies WINTERNITZ (2) und BUXBAUM selbst ausdrücklich hervorheben. Seiner leichten Ausführbarkeit halber möchte ich den Vorschlag EDINGER's in dieser Beziehung anführen. Derselbe rät, die Extremitäten erst mit heißem, dann mit kaltem Wasser einfach zu begießen. Die Begießungen mit heißem Wasser sollen etwas länger dauern, wie die mit kaltem.

Endlich will ich nicht unerwähnt lassen, daß man in neuerer Zeit auch der Anwendung energischer Kaltreize auf die Druckpunkte bei Neuralgien oder auch wohl entlang des befallenen Nerven wieder das Wort geredet hat. Doch sind, da man dabei wirkliche Durchfrierungen der Haut erstrebt, hydrotherapeutische Maßnahmen weniger geeignet, als die Zerstäubung rasch verdunstender Flüssigkeiten, wie sie das Chlormethyl und Aethylchlorid darstellen.

Eine derartige Behandlung kann namentlich für die Neuralgien oberflächlicher Nerven (Trigeminus- oder Intercostalneuralgien) von Vorteil sein. Die Wirkung der Kälte wird dabei wohl in erster Linie eine direkt den Nerven schädigende sein (3).

Hautgangräu bekommt mau, selbst wenn man die Haut völlig durchfrieren läßt, dabei uicht, wohl aber können gelegentlich Frostflecke durch bleibende Erweiterung feinster Gefäße die Folge sein.

Ich habe von dieser Behandlung Erfolge, aber auch eklatante Mißerfolge, ein Heftigerwerden der Schmerzen gesehen. Schließlich sei noch bemerkt, daß in den letzten beiden Jahren, namentlich für veraltete Fälle, von verschiedenen Seiten einer Behandlung mit Heißluftapparaten (s. Technik) sehr das Wort geredet ist. Die hohen Temperaturen von 120° uud darüber scheinen in der That nach den vorliegenden Berichten manche gegen andere Methoden recht refraktäre Fälle günstig zu beeinflussen. Es sind diese Methoden, die ja eigent-

1) *Borischpolski*, *Zur Behandlung der Ischias mit schottischen Douchen, St. Petersburger med. Wochenschr. 1897 No. 5.*
2) *W. Winternitz, Ueber Neuralgie und ihre hydriatische Behandlnng, Blätter f. klin. Hydrotherapie 1892.*
3) *Vergl. dazu die Dissertation von* **Werlhoff**, *Wirkung der Kälte auf den Nerven Göttingen 1872.*

lich nicht zur Hydrotherapie gehören, nur deswegen gestreift, weil sie sich auch eines thermischen Reizes bedienen.

Wenn wir nun noch einmal die hydriatischen Methoden, welche zur Behandlung der Neuralgien zur Verfügung stehen, überblicken, so ergiebt sich, daß dieselben recht mannigfach sind und einen Wechsel zulassen. Ich würde trotzdem nicht raten, hydrotherapeutische Prozeduren allein anzuwenden, sondern würde stets sowohl die galvanische als auch die arzneiliche Behandlung damit kombinieren.

Will man mehrere Prozeduren kurgemäß zusammenstellen, so würde außer den allgemeinen, für die frischen Fälle besonders zu empfehlenden Schwitzprozeduren die Behandlung in einer wechselwarmen Prozedur und einer Heißluftapplikation zu bestehen haben. Nachts über sind PRIESSNITZ'sche auftrocknende Wickel, wenn der Sitz der Neuralgie ihre Applikation zuläßt, mitunter von Vorteil.

Immerhin werden eine Reihe von Fällen sich einer hydrotherapeutischen Behandlung gegenüber refraktär verhalten und in Thermen geschickt werden müssen. Bei recht langwierigen Fällen, die Wiesbaden und ähnliche Orte bereits erfolglos besucht hatten, habe ich in letzter Zeit speciell von Sandbädern in dem uns benachbarten Köstritz Gutes gesehen.

Es erübrigt schließlich noch, einige Worte über die hydriatische Therapie der Krampfformen im Gebiete der peripheren Nerven zu sagen. Im allgemeinen läßt sich konstatieren, daß dieselben durch Wärme günstig beeinflußt werden. Namentlich dürften sich prolongierte indifferente Bäder (32—35 $^0$, 20—40 Minuten Dauer) empfehlen. Außerdem können lokale Wärmeapplikationen versucht werden.

Da nun aber die meisten dieser Krampfformen (Tic convulsif, Accessoriuskrampf, Beschäftigungskrämpfe etc.) auf der Basis einer allgemeinen Nervosität stehen, so kommen bei diesen diejenigen Maßnahmen in Betracht, die wir später bei der Besprechung der allgemeinen funktionellen Erkrankungen des Nervensystems schildern wollen.

## 2. Organische Rückenmarkserkrankungen.

Die Frage der Wirkung hydriatischer Prozeduren bei den organischen Rückenmarkserkrankungen ist von bekannten Autoren in neuerer Zeit recht verschieden beantwortet worden. Alle geben ja wohl übereinstimmend zu, daß diese Verfahren nützlich sind, aber die einen versuchen mehr oder minder dafür eine physiologische Erklärung zu geben, die anderen legen mehr Gewicht auf die psychische Beeinflussung der Kranken.

Es ist vielleicht ganz lehrreich, einige Beispiele der verschiedenen Auffassungen zu geben. Ich teile deswegen die Ansichten einiger Autoren über die Wirkung der Wasserprozeduren auf die häufigste der organischen Rückenmarkserkrankungen, die Tabes dorsalis, mit.

So erklärt ERB (1) dieselben:

„aus den unbestrittenen Einwirkungen der Wasserkur auf den Stoffwechsel, die Ernährung und das Körpergewicht, auf die Energie der Hautfunktion und die daraus hervorgehende Abhärtung auf die allgemeine Kräftigung und Erhöhung der Leistungsfähigkeit, vielleicht auch durch die Anregung der Funktion der sensiblen Neurone, die doch in erster Linie bei der Tabes erkrankt sind, endlich durch Anregung der Funktion, Cirkulation und Ernährung im Centralnervensystem."

1) *Erb, Therapie der Tabes, Volkmann'sche klin. Vorträge 1896 N. F. No. 150.*

SENATOR (1) neigt sich der Ansicht zu, daß die Reizung der sensiblen Nervenendigungen in der Haut das physiologisch Wirksamste sei:

„Wie gering auch der Reiz an jeder einzelnen kleineren Hautstelle sein mag, so kann er doch durch die Summierung von den vielen Tausend Nervenendigungen, die im Vollbade getroffen werden, hinreichend stark werden, um auch ohne die Schwelle des Bewußtseins zu erreichen, dem Centralapparat Erregungen zuzuführen und den Tonus der Muskeln günstig zu beeinflussen, der bekanntlich bei Tabes immer mehr oder weniger herabgesetzt ist. Wir wissen, daß der Muskeltonus sehr wesentlich abhängt von den Erregungen, welche auf centripetalen Bahnen dem motorischen Apparat beständig unbewußt zufließen und daß gerade bei Tabes ein Ausfall solcher Erregungen stattfindet."

Anders urteilt v. STRÜMPELL (2), der nicht glaubt,

„daß die verschieden angewandten Bäder und Abreibungen der Atrophie der Nervenfasern sehr wirksam entgegentreten können. Immerhin aber will er gern zugeben, daß durch die genannten Methoden zuweilen gewisse Besserungen des Leidens hervorgerufen werden und daß sie für die symptomatische Behandlung der Tabes gewiß nicht zu entbehren sind."

STINTZING (3) betont bei der Besprechung der kohlensauren Bäder, daß man gewiß die erfahrungsmäßigen Wirkungen hydrotherapeutischer Prozeduren auf die Kräftigung der Gesamtkonstitution nicht verkennen dürfe.

„Aber im allgemeinen kommt man doch zu dem Schlusse, daß der unmittelbare Angriffspunkt der Soolbäder nicht im Nervensystem selbst, sondern außerhalb desselben zu suchen ist, daß also Thermalsoolbäder kein Specificum für Nervenleiden sind."

Es sei an diesen Beispielen genug. Man wird sicher jeder der erwähnten Hypothesen eine gewisse Berechtigung nicht absprechen wollen. Das Für und Wider derselben abzuwägen, ist aber bislang wohl ein müßiges Beginnen. Ich möchte mich vorläufig daher lieber der nichts präjudizierenden Auffassung EULENBURG's (4) anschließen, der in der Beurteilung des Wertes hydriatischer Prozeduren bei organischen Rückenmarkserkrankungen zu dem Schlusse kommt:

„daß ihre nützlichen Wirkungen in einer großen Anzahl von Fällen empirisch so erwiesen sind, wie überhaupt auf therapeutischem Gebiete etwas erwiesen werden kann, daß uns aber zu einer rationellen Begründung, zu einem ausreichenden Verständnis dieser Wirkungen der Schlüssel fast vollständig mangelt."

Wir sind also auch hier wiederum in erster Linie auf die klinische Erfahrung und Beobachtung angewiesen.

Es wird nun nützlich sein, um Wiederholungen zu vermeiden, da die hydriatische Therapie bei allen chronischen Rückenmarksleiden sehr ähnlich ist, wenn wir die Besprechung der Einzelheiten der Therapie für eine Erkrankung, für die T a b e s, wiederum beispielsweise durchführen und Abweichungen von derselben, welche die anderen Erkrankungen erheischen können, gewissermaßen anhangsweise abhandeln.

Wir wollen zuerst die allgemeinen Applikationen besprechen.

Als solche stehen die kohlensauren Bäder an erster Stelle. Wenn man nun auch bemittelten Patienten gewiß raten wird, eine solche Kur mit kohlensäurehaltigen Bädern in Nauheim oder Oeynhausen zu gebrauchen, um außer den Bädern die vielen Imponderabilien eines

---

1) *Senator, Ueber die Tabes dorsalis, Zeitschr. f. prakt. Aerzte 1898 No. 8.*

2) *Strümpell, Wesen und Behandlung der Tabes, X. internat. Kongreß zu Berlin u. München. med. Wochenschr. 1898.*

3) *Stintzing, Behandlung der Erkrankungen des Rückenmarkes, Penzoldt-Stintzing's Handbuch der spec. Therapie.*

4) *Eulenburg, Hydriatische Prozeduren bei organischen Nervenerkrankungen, Deutsche med. Wochenschr. 1897 No. 44.*

Kuraufenthaltes denselben zu verschaffen, so kann man doch auch mit künstlichen kohlensäurehaltigen Bädern recht annehmbare Erfolge erzielen.

Man giebt denselben am zweckmäßigsten mittlere Temperaturen, beginnt etwa mit 32° und erniedrigt die Temperatur allmählich auf 28°. Der Kohlensäuregehalt ist nicht zu reichlich zu wählen, 500 g Natr. bicarb. mit entsprechender Säuremenge dürfte meist ausreichend sein. Die Dauer der Bäder wird man auf höchstens 15 Minuten zu bemessen haben und im Anfang vielleicht kürzere Zeiten wählen. Wir haben die Bäder meist nicht täglich, sondern einen Tag um den anderen gegeben.

ERB schreibt, daß für die kohlensäurehaltigen Bäder fast alle Tabischen passen, am wenigsten solche mit sehr reizbarem Nervensystem, mit starken Schmerzanfällen, mit Thermohyperästhesie der Rumpfhaut.

Aehnlich sprechen sich die meisten anderen Autoren aus, so hält z. B. auch v. LEYDEN (1) die frischeren Fälle, bei denen Reizerscheinungen bestehen und die Patienten im ganzen leicht erregbar sind, nicht für die kohlensäurehaltigen Bäder geeignet. Es besteht also darin Uebereinstimmung, daß derartige Kuren namentlich für die Fälle ohne wesentliche sensible Reizerscheinungen passen.

Etwa dieselben Indikationen wie für die Behandlung mit kohlensäurehaltigen Bädern bestehen für die kurmäßig zusammengestellten Wasserprozeduren.

Man hat, wie man auch über die Bäderwirkung denken mag, sich stets dabei vor Augen zu halten, daß man die Kranken nicht schädigt und sieht am besten von eingreifenden kalten sowohl wie heißen Prozeduren ganz ab. Namentlich passen zu hohe Temperaturgrade nicht für Tabeskranke. So werden nach übereinstimmendem Urteil Tabische mit lancinierenden Schmerzen durch Schwitzprozeduren fast regelmäßig in ihrem Befinden verschlechtert. Solche Schwitzbäder pflegen besonders anfangs, solange die Diagnose Tabes nicht gestellt ist und die Schmerzen für einfach neuralgische oder rheumatische gehalten werden, den Patienten angeraten zu werden. Ich möchte die Verkehrtheit eines solchen Vorgehens ausdrücklich hervorheben. Am besten passen für Tabische ohne sensible Reizerscheinungen mittlere bis kühle Temperaturen, namentlich in Kombination mit mechanischen Reizen.

ERB empfiehlt ganz besonders Halbbäder von 30—20° und diese, namentlich in der Form der langsam abgekühlten Halbbäder, haben sich neuerdings in den Wasseranstalten bei der Tabesbehandlung eingebürgert. Man kann dieselben etwa 3—5 Minuten dauern lassen und muß sie mit kräftigen Frottierungen verbinden. Kombinationen mit lokalen Maßnahmen, die dann zu gleicher Zeit zur allmählichen Abkühlung des Bades dienen, z. B. Rückengüssen oder Douchen, sind möglich.

WINTERNITZ (2) verwendet gleichfalls für die Behandlung Tabischer fast ausschließlich Halbbäder von 30—22,5°. Bei den Fällen mit lancinierenden Schmerzen wählt er die höheren Temperaturen von

1) *v. Leyden u. Goldscheider*, *Erkrankungen des Rückenmarkes in Nothnagel's Handbuch der spec. Pathologie.*

2) *W. Winternitz*, *Zur Hydrotherapie der Tabes, Blätter f. klin. Hydrotherapie 1899 No. 9 p. 215—217.*

30—27,5° und giebt die Bäder in der Dauer von 8—10 Minuten. WINTERNITZ läßt in solchen Fällen den Körper im Bade nicht frottieren, sondern einfach massieren und abdrücken. Die kälteren Bäder behält WINTERNITZ für reizlosere Formen vor und läßt sie 6—8 Minuten dauern. Auf der nächsten Seite der WINTERNITZ'schen Publikation wird dagegen für die wärmeren Bäder eine Dauer von höchstens 4—5 Minuten, für die kälteren 3 Minuten vorgeschrieben, wie auch wohl richtiger sein dürfte. Außerdem wendet WINTERNITZ vielfach Leibbinden während der Nacht an.

Außer den Halbbädern kommen einfache nasse Abreibungen von etwa 20—15° und endlich Vollbäder in Betracht. Diese letzteren, denen auch ein Zusatz von Soole (1—3 Proz.) oder anderen leicht reizenden Substanzen (Fichtennadel-, Moorerdeextrakt) gegeben werden kann, beginnt man als indifferente oder etwas kühlere Bäder, etwa mit 32°, und erniedrigt die Temperatur der folgenden Bäder allmählich bis auf etwa 28°. Man läßt sie meist gegen Abend geben, im Anfang nur gegen 5 Minuten, später bis zu 10 Minuten Dauer. Man schließt das Bad zweckmäßig mit einer etwa 10° kühleren Uebergießung und läßt die Patienten gut trocken frottieren. Nach dem Bade sollen die Patienten 1 Stunde Ruhe halten.

Diese Vollbäder sind gerade für die frischeren Fälle, die an Schmerzanfällen, seien es lancinierende Schmerzen, seien es Krisen, leiden, geeignet. Man bleibt dann aber bei indifferenten Temperaturen stehen und erniedrigt dieselben nicht allmählich. Fast alle Autoren raten jedoch nicht über 33° hinauszugehen. Die Vollbäder sollen nicht täglich angewendet werden, da die täglichen Bäder die Patienten leicht etwas zu sehr erschlaffen. Sie sollen etwa 3 mal wöchentlich genommen werden. Auch ERB und STINTZING raten von häufigerem Baden ab.

Man kann nun schon aus den 3 genannten Prozeduren eine Kur zusammenstellen; man wird die Abreibungen dann als Frühprozedur geben, die Vollbäder, wie bemerkt, in die Abendstunden legen, die Halbbäder können gegen Mittag genommen werden, aber nur im Wechsel mit den Vollbädern. Im allgemeinen soll man jedenfalls nicht mehr als 2 hydriatische Prozeduren täglich bei Tabes vornehmen, oft wird man sogar mit einer auskommen.

Außer diesen allgemeinen kommen im einzelnen Fall noch eine Reihe lokaler Maßnahmen in Betracht.

Die wichtigsten derselben sind die Sitzbäder, die man als kurze kalte Sitzbäder, 15°, 1—5 Minuten Dauer, bei Klagen über Blasen-schwäche und erloschene Potenz anwenden wird, oder als länger dauernde indifferent warme beispielsweise gegen die Beschwerden eines Blasenkatarrhs gebrauchen kann.

Anraten läßt sich gegen eine Incontinentia urinae et alvi auch die Behandlung mit aufsteigenden Douchen, namentlich die wechsel-warmen Douchen, deren Temperatur zwischen 40 und 10° variiert und die in der Dauer von 1—3 Minuten zu geben sind, aber auch einfache kalte Douchen kommen in Betracht.

Bei den vesicalen Krisen der Tabiker kann eine Behandlung mit dem WINTERNITZ'schen Psychrophor (Wasser von 20—15°, Dauer ¼ Stunde) versucht werden. v. FRANKL-HOCHWART und ZUCKER-KANDL (1) raten auch zu Kühlungen mit dem WINTERNITZ'schen

---

1) v. Frankl-Hochwart und Zuckerkandl, Die nervösen Erkrankungen der Blase, Nothnagel's Handb. d. spec. Pathologie.

Mastdarmkühler bei diesen Krisen oder auch zu Einführung von Eisstückchen in das Rectum.

Bei gastrischen Krisen können lokale Wärmeanwendungen auf den Leib schmerzlindernd wirken.

Sehr nützlich gegen die lancinierenden Schmerzen können sich ferner feuchte Einwicklungen der Beine mit Flanellbedeckung, also erregende Umschläge, erweisen. In dieser Form hat sie namentlich v. STRÜMPELL empfohlen.

Auch lokale Waschungen, z. B. Rückenwaschungen etwa mit Wasser von 20—15°, können bei empfindlicheren Patienten, die eine Totalabreibung nicht gut vertragen, als ein Ersatzmittel für diese dienen. Selbst direkte Kühlungen des Rückens, sei es durch CHAPMAN-Beutel oder vielleicht zweckmäßiger durch entsprechend geformte Kühlschläuche mit Wasser von 10° können bei Rückenschmerzen und überhaupt bei Wurzelsymptomen ohne Schaden angewendet werden. Nur soll man dann die Dauer ihres Gebrauches präcisieren ($^1/_2$—1 Stunde). WINTERNITZ rät zu ihrer Anwendung nur bei frischeren Fällen, widerrät sie aber ausdrücklich bei fortgeschrittenen Fällen.

Man hat also sowohl unter den allgemeinen wie den lokalen Prozeduren eine ziemliche Auswahl; daß heiße Applikationen nicht zweckmäßig sind, ist schon bemerkt, aber auch kalte, wie z. B. Fluß- oder Seebäder oder gar kalte Vollbäder, sind zu widerraten.

Im allgemeinen wird man gut thun, die hydriatische Behandlung von Tabeskranken in einer Anstalt vorzunehmen, um sich die vielen auf den seelischen Zustand der Patienten günstig wirkenden Nebenumstände zu nutze zu machen, von denen ich den Aufenthalt in schöner Gegend, ein ruhiges und sehr regelmäßiges Leben nur beispielsweise erwähne; aber keinesfalls ist eine solche Kur zu raten, wenn der Patient, um einen Anstaltsaufenthalt pekuniär auf einige Wochen zu ermöglichen, sich in der übrigen Zeit des Jahres erhebliche Einschränkungen auferlegen muß.

Man wird in solchen Fällen eine Wasserbehandlung im Hause wagen können, hat dann aber entschieden die Pflicht, die Reaktionsfähigkeit des Patienten und die richtige Applikationsweise der angeordneten Prozeduren wenigstens anfangs persönlich zu überwachen.

Wie lange soll man nun eine hydriatische Behandlung bei chronischen Rückenmarkskrankheiten andauern lassen? Durchschnittlich jedenfalls nicht länger als 6 Wochen. Schon RUNGE hat davor nachdrücklichst gewarnt, derartige Patienten monatelange Wasserkuren gebrauchen zu lassen, da die Kranken ja nicht geheilt werden und die zu erreichende symptomatische Besserung ihre Grenzen hat.

Ich teile in dieser Richtung durchaus den von STINTZING vertretenen Standpunkt, daß man bei chronisch Rückenmarkskranken mit den verschiedenen Behandlungsmethoden abwechseln soll. Man kann einige Wochen lang eine elektrische, dann eine Suspensionsbehandlung, dann eine mechanische Uebungskur und endlich die Bäderbehandlung oder eine eigentlich hydriatische Kur den Kranken vorschlagen. Das ist, abgesehen von den durch einzelne Faktoren thatsächlich zu erreichenden Besserungen, keine unnütze therapeutische Geschäftigkeit, denn man muß daran festhalten, daß die Kranken des Ankers der Hoffnung bedürfen, und daß nichts mehr geeignet ist, die Hoffnungslosigkeit und die Depression zu bekämpfen, als ein solcher Wechsel, der sogar mehrfach wiederholt werden kann.

Was nun die hydriatische Behandlung der anderen chronischen Rückenmarkserkrankungen anlangt, so ist zunächst zu bemerken, daß für diejenigen, die mit spastischen Paresen oder Lähmungen einhergehen, sich besonders, um das Uebermaß der reflektorischen Muskelspannungen zu bekämpfen, die langdauernden indifferent warmen Vollbäder (34°, bis zu 1 Stunde Dauer) empfehlen, die gleichfalls einen Tag um den anderen zu geben sind.

Von BROWN SÉQUARD ist speciell bei chronischer Querschnittsmyelitis die tägliche Anwendung heißer Douchen von 55—57° in der Dauer von wenigen Minuten empfohlen worden. Ich habe dieselben einige Male versucht, bin aber nicht sehr befriedigt davon gewesen.

Für die Behandlung atrophischer Lähmungen (progressive Muskelatrophie, amyotrophische Lateralsklerosen, Residuen der Poliomyelitis acuta etc.) kann man die bei der Behandlung der peripheren Lähmungen angegebenen Maßnahmen, namentlich die Anwendung von Douchen auf die befallenen atrophierenden Muskelpartien zu Hilfe ziehen.

Im großen und ganzen wird man aber ähnliche kurmäßige Wasserprozeduren wie bei der Tabes verwenden dürfen.

Eine von den bisher geschilderten etwas abweichende Methode, die sich zum Ziel gesteckt hat, die Cirkulation im Wirbelkanale zu beeinflussen, hat RUNGE als erster angegeben, und diese ist neuerdings von v. HÖSSLIN (1) wieder warm empfohlen worden.

Sie besteht in der Anwendung flüchtiger Kältereize auf die unteren Extremitäten.

Experimentell einwandfreie Belege für die theoretische Begründung dieser Methode liegen natürlich nicht vor, man ist wiederum auf die klinische Erfahrung angewiesen.

v. HÖSSLIN giebt an, daß er bei Tabes, multipler Sklerose und Seitenstrangsklerose damit ungefähr das Gleiche erreicht habe als mit den gewöhnlichen hydriatischen Behandlungsmethoden, d. h. ein Verschwinden einzelner Krankheitssymptome, als Nachlaß der Ataxie, Wiederkehr der Sensibilität, Verschwinden von Parästhesien, Wiederkehr der Potenz, Nachlaß von Schmerzen u. s. w.

Einen wesentlich günstigeren Erfolg will v. HÖSSLIN dagegen bei chronischer Myelitis im engeren Sinne und besonders im Anfangsstadium derselben gesehen haben. Er führt als Beleg 3 ausführliche Krankengeschichten von Patienten an, die er gemeinschaftlich mit v. ZIEMSSEN beobachtet hatte. Die genaueren Vorschriften, die v. HÖSSLIN giebt, sind folgende:

Im allgemeinen muß die Haut der Extremitäten vor dem kühlen Eingriff vorbereitet werden, um sie warm und blutreich zu machen. Dies wird in verschiedener Weise geschehen können, entweder man hüllt die Extremitäten ½—1 Stunde in horizontaler Lage in trockene Decken, oder man legt bis zum Knie herauf einen erregenden Umschlag. Kommt man damit nicht zum Ziel, so führt man direkt Wärme zu, namentlich durch lokale Heißluft- oder Dampfbäder. Es folgt dieser vorbereitenden Prozedur dann ein starker Kältereiz, zu dem man Temperaturen von 8—20° verwendet und der eine kurze Zeit, ¼—1 Minute, andauern soll. Die Form der Applikation kann eine verschiedene sein. Es muß die Kälte aber unmittelbar der Wärmestauung folgen, ein längeres Entblößtliegen ist natürlich zu vermeiden. Man kann entweder mit kalten nassen Tüchern die Beine abklatschen oder sie mit kaltem Wasser abgießen. Ist die Reaktion gut, so kann selbst ein kaltes, bis zu den Knieen reichendes Tauchbad verwendet werden. Die Beine werden dann abge-

---

1) v. Hösslin, Münch. med. Wochenschr. 1891 No. 21 u. 22.

trocknet und zur Wiedererwärmung in trockene Leintücher und Wolldecken eingeschlagen, in denen der Kranke ½—1 Stunde liegen bleibt. Diese Prozedur kann täglich wiederholt werden, und falls sich bei einer Applikationsweise der Reiz erschöpft, so wechselt man entweder mit der Form der Wärmestauung und der Kaltapplikation, oder man sistiert die Behandlung auf einige Tage, um die frühere Wirkung bei Wiederaufnahme derselben dann eintreten zu sehen. Man kann auch schließlich größere Körperflächen, die oberen Extremitäten, die Rückenhaut etc., in gleicher Weise behandeln.

v. Hösslin berichtet über sehr günstige Erfolge. Die Gehfähigkeit wurde wiederhergestellt, die Sensibilitätsstörungen gingen zurück. Ich habe in einigen Fällen von chronischer Myelitis dieses Verfahren längere Zeit hindurch versucht. Man kann meist eine leidliche Reaktion durch gute Vorbereitung und Hinzufügen mechanischer Reize zur Kaltapplikation erzwingen, ich kann aber nicht sagen, daß ich ähnliche günstige Erfolge wie v. Hösslin gesehen hätte. Freilich kann das an der Art der Fälle gelegen haben. Die Besserungsfähigkeit der Myelitischen und zwar nicht nur der luetischen läßt sich eben schwer a priori abschätzen, andererseits habe ich schädigende Wirkungen von der Prozedur nicht gesehen, ich halte deshalb einen Versuch mit derselben durchaus für gerechtfertigt.

Ihre theoretische Begründung dagegen muß ich für unzureichend und unerwiesen erachten.

Endlich ist noch zu erwähnen, daß Riess (1) erhebliche Besserungen in Fällen von Myelitis durch die Verwendung des permanenten Wasserbades beschrieben hat. Es ist dasselbe namentlich für Kranke mit Decubitus oder drohendem Decubitus durchaus anzuraten und verdient auch sonst, namentlich bei chronischen Rückenmarkserkrankungen in schwereren Fällen mit Incontinentia urinae et alvi, wenigstens zeitweilig angewandt zu werden, wenn man genügend Pflegepersonal für die Beaufsichtigung der Patienten zur Verfügung hat (vergl. unter Technik).

Während die bisher besprochenen hydriatischen Maßnahmen sich für die chronischen Formen der organischen Rückenmarkserkrankungen empfehlen, sollen nunmehr noch diejenigen Maßnahmen, die bei den akuten bez. bei den akuten Initialstadien einiger chronischer Erkrankungen in Betracht kommen, kurz besprochen werden.

Im allgemeinen muß gesagt werden, daß bei den letzteren, von denen ich die akute Myelitis und die Poliomyelitis anterior acuta besonders hervorheben möchte, sich eine aktive Therapie in den ersten Stadien durch die Indikation der möglichst ruhigen und bequemen Lagerung von selbst verbietet.

Als lokale antiphlogistische Mittel sind Kaltapplikationen auf den Rücken vielfach gebräuchlich, doch hält v. Leyden in solchen Fällen das Eis für entbehrlich und wendet es nur an, wenn meningitische Reizungserscheinungen, also sowohl Rückenschmerzen selbst, wie ausstrahlende Schmerzen, Rückensteifigkeit und motorische Reizerscheinungen, sehr im Krankheitsbild hervortreten.

Die Applikation von Kühlschläuchen oder Chapman-Eisbeuteln ist außerdem im Kindesalter, also bei der Mehrzahl der Poliomyelitisfälle, nur schwer durchzuführen.

Gegen das Fieber bei der letzteren Erkrankung braucht man meist, da es nur kurze Zeit andauert, nicht vorzugehen, auch wird

---

1) *Riess, l. c. p. 100.*

man sich daran zu erinnern haben, daß bei Kindern eingreifendere Wärme entziehende Prozeduren besser vermieden werden. Nur bei starker Benommenheit kommen warme Bäder mit kühlen Uebergießungen des Kopfes und Nackens in Betracht, wie sie namentlich von KUSSMAUL empfohlen worden sind.

Im übrigen aber wird man sich bei der Poliomyelitis acuta besser der sonstigen antiphlogistischen Mittel und der Ableitungen auf den Darm bedienen, als der hydriatischen Verfahren.

Für die akut einsetzenden Myelitiden haben wir in der Jenaer Klinik in den ersten Tagen öfter ein diaphoretisches Verfahren angewendet. In Betracht kommt, da man die Patienten wenig bewegen soll, wohl nur das Heißluftbad im Bett ohne trockene Einpackung auf etwa 1 Stunde lang. Sieht man nach einer Woche, während der die Schwitzprozedur je nach dem Kräftezustand der Patienten täglich oder einen um den anderen Tag fortgesetzt wird, keinen Erfolg, so ist eine weitere Fortsetzung derselben wohl zwecklos.

Man kann für die akuten Myelitiden ferner recht gut auf einige Zeit das permanente Wasserbad anwenden.

Bei den akut einsetzenden Drucklähmungen des Rückenmarkes ist, wenn dieselben auf Infraktion eines tuberkulösen oder sonst durch eine Neubildung entarteten Wirbels beruhen, die Hauptindikation ein möglichst ruhiges Liegen und eventuell eine Extension. Für diese und ebenso für die traumatischen Luxationen und Brüche empfiehlt sich das permanente Wasserbad gewöhnlich nicht, obwohl es sonst wegen der Decubitusgefahr recht eigentlich indiziert wäre. STOLPER (1), der besonders in der Behandlung von Wirbelverletzungen bei schlesischen Bergleuten eine größere Erfahrung besitzt, meint wenigstens, daß das permanente Bad keine nur halbwegs genügende Ruhigstellung der Wirbelsäulenfragmente gestatte.

### Erkrankungen der Hirn- und Rückenmarkshäute.

Bei den akuten Formen der Meningitis cerebrospinalis und zwar sowohl bei den tuberkulösen wie bei den purulenten ist im Initialstadium eine kräftige lokale Kaltapplikation indiziert. Man wird Eisbeutel und Kühlkappen, CHAPMAN-Beutel und Rückenschläuche anwenden.

HENSCHEN (2) empfiehlt außerdem wiederholte kalte Begießungen des Kopfes und des Rückens, die man bequem in der Weise im Bette ausführen kann, daß man den Patienten über das Kopfende des Bettes hinausschiebt oder auch seitlich über eine untergehaltene Wanne beugt. Es wirken dieselben kopfschmerzmildernd und setzen auch die allgemeine Hyperästhesie herab, sie haben außerdem wohl auch dem Fieber gegenüber einigen Erfolg. Man wird die Uebergießungen 5- bis 6 mal hintereinander ausführen und nach einigen Stunden wiederholen. Andere Autoren, z. B. HEUBNER (3), raten davon ab, weil man die Kranken dadurch in der notwendigen Ruhe störe.

Selbstverständlich wird man neben diesen Kaltapplikationen weder die übrigen antiphlogistischen Verfahren, noch die Punktionen des

---

1) *Stolper*, *Allg. med. Centralzeitung 1898 No. 56/57.*
2) *Henschen*, *Behandlung der Erkrankungen des Gehirns und seiner Häute in Penzoldt-Stintzing's Handbuch der spec. Therapie.*
3) *Heubner*, *Cerebrospinalmeningitis in Eulenburg's Realencyklopädie.*

Wirbelkanals zu vernachlässigen haben. Besonders nach letzteren haben wir in der Jenaer Klinik in mehreren Fällen evidente Besserungen gesehen.

In neuerer Zeit ist von verschiedenen Seiten, namentlich bei sich länger hinziehenden Krankheitsfällen von eitriger Meningitis, einer Behandlung mit warmen Bädern von einer Temperatur von 36—40° sehr das Wort geredet worden.

AUFRECHT (1), von dem die erste Empfehlung stammt, entschloß sich in einem Falle von 10 Tage anhaltender Somnolenz in Rücksicht auf die niedrige Temperatur und den frequenten kleinen Puls des Patienten zur Anwendung derselben. Der Kranke erhielt in 12 Tagen 12 Bäder von 40,6° und 10 Minuten Dauer mit sehr günstigem Erfolge. Das Sensorium wurde freier, die Nackensteifigkeit und Schmerzhaftigkeit hörten auf, desgleichen die Sedes involuntarii. Als nach dem 9. Male die Bäder ausgesetzt wurden, traten nachts wieder Kopfschmerzen und Delirien auf, die nach weiteren 3 Bädern dauernd verschwanden.

AUFRECHT hat übrigens nur diesen einen Fall mit Bädern behandelt, nicht aber, wie HENSCHEN angiebt, 29 Fälle.

WOROSCHILSKY (2) bestätigte das günstige Resultat in 2 Fällen, er wandte die Bäder einmal am 9., das andere Mal am 6. Tage an. JEWNIN (3) behandelte 5 Fälle von epidemischer Genickstarre, ohne einen Kranken zu verlieren. WOLISCH (4) hatte bei derselben Behandlung von 6 Fällen nur einen Todesfall. Uebereinstimmend wird von diesen Autoren die günstige Wirkung der Bäder auf die Cirkulation und auf die Schmerzen hervorgehoben. Das Fieber wurde durch dieselben nicht gesteigert.

WOLISCH schlägt vor, die Bäder in folgender Weise zu geben. Er beginnt das Bad mit 33—34° und steigert durch Zugießen von heißem Wasser die Temperatur desselben bis auf 40°. Die Patienten, die man auf einem Leintuch ins Bad senkt, sollen einen Eisbeutel oder einen Kühlschlauch auf dem Kopfe während des Bades tragen. Nach dem Bade sollen die Kranken nicht abgetrocknet werden, sondern, nur mit Leinen und leichten Decken bedeckt, 1 Stunde ruhig liegen. Neben den Bädern wendet WOLISCH lokale Kaltapplikationen auf Nacken und Wirbelsäule an.

In den letzten Jahren sind weitere Publikationen über diese Art der Behandlung nicht erfolgt bis auf eine von ANGYAN (5), der sich absprechend äußert.

Schließlich sei noch kurz der anderen Meningitisformen gedacht. Die Pachymeningitis haemorrhagica interna indiziert lokale Kaltapplikationen auf den Kopf neben Blutentziehungen und ableitenden Mitteln. Als letztere schlägt HENSCHEN kalte Fußbäder oder kühlende Klystiere vor.

Bei Pachymeningitis cervicalis hypertrophica kann anfangs ein Versuch mit Schwitzbädern gemacht werden. Später kommen einfache warme Bäder in Betracht.

Die chronisch verlaufenden Leptomeningitiden sind in der gleichen Weise wie die organischen Rückenmarkserkrankungen, mit denen vereint sie ja gewöhnlich auftreten, zu behandeln.

1) *Aufrecht, Heiße Bäder bei protrahiertem Verlauf einer Meningitis cerebrospinalis, Therapeutische Monatshefte 1894 No. 8.*
2) *Woroschilsky, Therapeutische Monatshefte 1895 No. 2.*
3) *Jewnin, Therapeutische Monatshefte 1896 No. 11.*
4) *Wolisch, Therapeutische Monatshefte 1896 No. 5.*
5) *Angyan, Therapie der Gegenwart 1898 Heft 5.*

# Hydrotherapie bei Erkrankungen des Gehirns.

## 1. Anämie und Hyperämie.

Es unterliegt keinem Zweifel, daß man sowohl durch lokale Applikation thermischer Reize, als auch durch die ableitenden Prozeduren
auf die Cirkulation im Gehirn einen Einfluß ausüben kann und daß
man deswegen bei Hirnanämie oder Hyperämie ein brauchbares
therapeutisches Mittel in hydriatischen Prozeduren hat.

Allein ein klar gezeichnetes klinisches Bild der Hirnanämie und
Hyperämie giebt es doch nur für wenige Fälle, und die Symptome
beider sind oftmals die gleichen.

Wir wissen sicher, daß die Erscheinungen des Sonnenstiches auf
einer Hirnhyperämie beruhen, man wird wohl auch die Hirnerscheinungen, die bei stark klopfenden Arterien und gerötetem Kopfe auftreten — das Gefühl von vermehrtem Druck, die allgemeine Erregung,
den Kopfschmerz — auf Hirnhyperämie zurückführen dürfen.

Gegen alle diese arteriellen Hirnhyperämien, mögen sie auf nervöser
angioneurotischer Basis oder auf Erkrankungen des Herzens, z. B.
Aorteninsufficienz beruhen, oder mögen sie auf toxische (Amylnitrit,
Alkohol etc.) oder thermische Einflüsse zurückzuführen sein, bewährt
sich die lokale Kaltapplikation am Kopfe, die in den verschiedensten
Formen (Eisbeutel, Eiskissen, Kühlkappen, Umschläge, Begießungen)
angewendet werden kann.

WINTERNITZ verspricht sich auch von der Applikation der Kälte
am Halse, die die zuführenden Gefäße verengern soll, in diesen Fällen
Erfolg.

Auch ableitende Prozeduren, z. B. kalte Fußbäder oder Bäder bis
zum Knie, können in Betracht kommen, namentlich bei jüngeren Individuen, deren Gefäßsystem man eine Blutdrucksteigerung zumuten
darf. Sie müssen mit starker Frottierung der eingetauchten Körperteile verbunden werden.

HENOCH hat in seinem Lehrbuch der Kinderkrankheiten eine Reihe von Fällen
beschrieben, bei welchen er als ursächliches Moment eine Hirnhyperämie annimmt.
Es traten bei Kindern eine Zeitlang nach Traumen schwere Hirnerscheinungen, wie
Bewußtlosigkeit, konjugierte Deviation, wiederholtes Erbrechen u. s. w. auf. Diese
Symptome gingen auf eine lokale Eisbehandlung neben Ableitungen auf den Darm
und Blutentziehungen rasch zurück. Ebenso führt HENOCH die Dentitionsbeschwerden
der Kinder — Fieber, Somnolenz abwechselnd mit großer Unruhe, gespannte und
stark pulsierende Fontanelle — auf eine Hirnhyperämie zurück und rät gegen dieselben
kalte Fomentationen anzuwenden.

Schwieriger lassen sich schon die Erscheinungen der Stauungshyperämie von denen der Anämie trennen. OPPOLZER (1) empfahl
seiner Zeit für die Beurteilung, ob Hirnerscheinungen durch Anämie
oder Hyperämie hervorgerufen seien, die Beobachtung des Zustandes der
Jugulargefäße, doch giebt auch diese keineswegs immer einen sicheren
Anhalt.

Für die Hirnanämien, als deren Typus wir beispielsweise die Beschwerden der Chlorotischen gelten lassen wollen -- das Ohrensausen,
das Augenflimmern, den Kopfschmerz, den Schwindel — kann als Regel
gelten, daß sie durch Kälteapplikationen weniger günstig beeinflußt
werden als durch erregende Umschläge.

---

1) *Oppolzer*, *Vorlesungen über die Krankheiten des Herzens*, p. 192.

Die akuten Hirnanämien, auf welche wir wohl das Eintreten der Ohnmachten Anämischer zurückführen dürfen, erheischen außer zweckmäßiger Lagerung starke Hautreize und als solche können natürlich auch thermische verwendet werden. Besprengungen des Gesichtes mit kaltem Wasser oder auch heiße Umschläge auf den Stamm und die Peripherie sind derartige Mittel. In welcher Weise diese Reize direkt auf das Nervensystem wirken und inwieweit sie indirekt durch Verbesserung der Cirkulation zur Beseitigung der Hirnanämien beitragen, dürfte schwer zu entscheiden sein.

Daß endlich das Hydrocephaloid (MARSHALL HALL's) auf Cirkulationsveränderungen im Gehirn, sei es auf Anämie, sei es auf passiver Hyperämie mit folgender seröser Durchtränkung des Gehirns beruht, wird wohl allgemein angenommen.

Außer der Behandlung des ursächlichen Darmkatarrhes und der Verabreichung von Reizmitteln kann man warme Bäder von 38° mit kalten Umschlägen oder Begießungen des Kopfes mit kühlem Wasser versuchen.

### 2. Hemiplegien.

Bei den Hemiplegien, die durch Hämorrhagien oder Embolien und Thrombosen bedingt sind, läßt man sich für die Behandlung des Insultes selbst am besten vom Aussehen der Kranken leiten. Hat der Patient einen kongestionierten, heißen Kopf, so wird man ihn hochlagern und Kälteeinwirkungen auf den Kopf einleiten, sieht der Kranke dagegen blaß aus, so wird man die Kälteapplikation vermeiden.

Ist der Insult vorüber, so kann man gegen die zurückbleibenden Lähmungen auf verschiedene Weise hydrotherapeutisch einschreiten. Es ist selbstverständlich, daß man damit so lange warten muß, bis der Patient sich vom Insult leidlich erholt hat und bis vor allem der Zustand des Herzens einen hydrotherapeutischen Eingriff erlaubt. Namentlich ist bei Neigung zu wiederholten Embolien und bei den langsam fortschreitenden Thrombosen Vorsicht geboten.

Als Regel kann man aufstellen, daß frühestens 3—4 Wochen nach dem Insult mit der hydriatischen Behandlung begonnen werden darf. Zunächst wird man sich auf einfache Waschungen der gelähmten Glieder beschränken. Ich lasse dieselben bei empfindlichen Leuten mit lauwarmem Wasser beginnen und erniedrige die Temperatur allmählich bis zur Zimmerwärme. Man kann auch Salz oder spirituöse Zusätze zum Wasser verwenden. Nach der Waschung soll vorsichtig abgetrocknet und jedenfalls, im Anfang wenigstens, nicht stärker frottiert werden. Meist sind diese Waschungen den Patienten sehr wohlthuend und wirken auch suggestiv günstig. Man läßt dieselben 1—2 mal täglich ausführen. Sieht man, daß sie gut ertragen werden, so versuche man etwa nach Verlauf von 14 Tagen ein indifferentes Bad von kurzer Dauer (34—35° und 10 Minuten). Man achte dabei besonders darauf, daß der Kranke vorsichtig ohne körperliche Anstrengungen in das Bad gelange und daß psychische Erregungen desselben vermieden werden. Nach dem Bade soll 1 Stunde Bettruhe gehalten werden [falls der Kranke überhaupt um diese Zeit schon außer Bett sein kann]. Allmählich verlängert man dann die Dauer der Bäder bis zu $1/_2$ Stunde und sucht sie durch vorsichtiges Frottieren und Reiben der gelähmten Glieder wirksamer zu machen. Man wird vielleicht auch kinetotherapeutische

Versuche, wie wir sie bei den peripheren Lähmungen schilderten, hinzufügen.

Es ist wohl anzunehmen, daß man durch solche warme Bäder die Entwickelung der Kontrakturen hemmen kann und in günstigen Fällen die Heilung der Lähmungen wird unterstützen können. Es kann die Badewirkung auch mit anderen Reizen kombiniert werden, z. B. mit dem des faradischen Stromes oder der Kohlensäure oder des Salzes, als faradisches, kohlensaures oder einfaches Soolbad. In Schweden sind die sogenannten Moormassagebäder bei hemiplegischen Lähmungen viel gebracht. Ich würde jedoch raten, im Anfang, solange eine starke Reflexsteigerung und Neigung zur Kontrakturenbildung besteht, vorsichtig mit diesen Zusätzen zu sein und sich auf die einfachen warmen Bäder bis zu halbstündiger Dauer, wöchentlich 3 mal, zu beschränken. Die Bäder mit Zusätzen eignen sich dagegen für Hemiplegien älteren Datums und sind dann am besten in der Form einer geschlossenen Kur jeden 2. Tag, etwa 4—6 Wochen lang, zu ordinieren.

Besonders indiziert dürften Versuche mit einer Badebehandlung oder hydriatischen Lokalbehandlungen bei den nach cerebraler Kinderlähmung zurückbleibenden Hemiplegien und bei den direkt traumatisch entstandenen in jüngerem Lebensalter sein, da man hier nicht die Brüchigkeit der Gefäße oder den Zustand des Herzens zu fürchten hat. Bei diesen Affektionen kann man sich mit Vorteil der lokalen Douchen auf das Lähmungsgebiet, wie bei der Behandlung neuritischer Lähmungen, bedienen, während man derartig energische Hautreize bei älteren Hemiplegikern besser vermeidet.

Außer der Bäderbehandlung wird man gut thun, bei Hemiplegien aus suggestiven Gründen eine Reihe möglichst harmloser Prozeduren. wie Umschläge um die befallene Extremität oder lokale Warmanwendungen, einzuschieben und kann das auch schon in frühen Stadien vor der Badebehandlung thun. Namentlich haben sich mir lokale Warmanwendungen öfters bei Schmerzen, Parästhesien und lebhaftem Muskelwogen in der befallenen Extremität bewährt. Später ist es möglich, die Bäderbehandlung mit Massage-, elektrischen und gymnastischen Kuren abwechseln zu lassen.

Endlich will ich noch erwähnen, daß ERBEN (1) geraten hat, den bei den ersten Gehversuchen öfter auftretenden und die Kranken sehr entmutigenden Schwindel durch heiße Kopfumschläge (mittels Haarbinsen oder Heublumen oder LEITER'schen Apparat) zu bekämpfen. Er läßt dieseben täglich 1—2 mal 1 Stunde lang ausführen und will üble Nebenwirkungen nie konstatiert haben. Ich habe vor kurzem in einem Falle von Apoplexie mit starken Schwindelerscheinungen dieselben angewendet und zwar mit sehr günstigem Erfolge. Ich kann einen Versuch damit also anraten.

### 3. Sonstige organische Hirnerkrankungen.

Für die übrigen organischen Hirnerkrankungen, Abscesse, Tumoren, paralytische Degenerationen u. s. w. kann die Hydrotherapie nur die Rolle eines brauchbaren Suggestionsmittels beanspruchen. Wir werden freilich auch dem vor Kopfschmerz wimmernden Hirntumorkranken

---

1) *Erben, Zur Behandlung der Hemiplegiker, Neurol. Centralblatt 1897 No. 3 p. 98.*

die Eisblase auf den Kopf legen oder werden ihm eine ableitende Prozedur auf die Füße geben. Viel anderes als einen vorübergehenden, vielleicht durch Cirkulationsveränderung bedingten Erfolg werden wir uns nicht davon versprechen dürfen.

## Die hydrotherapeutische Behandlung der funktionellen Nervenerkrankungen.

### 1. Neurasthenie.

Die Berechtigung der Hydrotherapie bei der, Behandlung der Neurasthenie ist allgemein anerkannt. Die Lehrbücher über diese Erkrankung widmen derselben demeutsprechend einen breiten Raum, und man kann sagen, daß auch über die Art ihrer Anwendung im ganzen Uebereinstimmung herrscht (1). Scharf zu betoneu ist zunächst, daß bei dem wechselvollen Bilde der Neurasthenie es in ganz besonderem Maße notwendig ist, sich von jeder Schablone fernzuhalten und zu individualisieren. Bei keinem anderen Kranken kann ein Zuviel leichter schaden als beim Neurastheniker, und deswegen ist die genaueste Beobachtung desselben während einer hydriatischen Behandlung nötig. Es geht auch kaum an, die Neurastheniker in große Gruppen zu treunen, wie z. B. Determann kürzlich versuchte, in solche, bei denen mehr die gesteigerte Erregbarkeit, und in solche, bei welchen die gesteigerte Erschöpfbarkeit in den Vordergrund tritt, und nun danach die hydriatischen Maßnahmen einzuteilen. Ich stimme vielmehr Binswanger durchaus zu, wenn er seinen Erörterungen über die Hydrotherapie bei Neurasthenie den Satz voranstellt: „daß der Erfolg irgend einer hydriatischen Prozedur niemals vorausbestimmt werden kann und daß nur die individuelle Reaktion des Patienteu entscheidend ist".

Man wird sich ferner auch darüber klar sein müssen, daß die hydriatische Behandlung nur ein Teil, wenn auch ein sehr wichtiger Teil der Gesamtbehandlung ist und daß man mit der Verordnung einiger Wasseranweudungen allein kaum einen Neurastheniker erheblich fördern wird.

Es müssen vielmehr die hydriatischen Vorschriften iu den genauen Heilplan, den man jedem solcher Kranken aufstellen soll, sich passend einfügen, dann werden sie neben den anderweitigen Maßnahmen — der Ernährung bez. Ueberernährung, der Bettruhe, der event. Isolation oder Anstaltsbehandlung, der Massage, der Elektricität, der arzneilichen Medikation — sich bewähren und sowohl zur allgemeinen Erholung und Kräftigung der Kranken beitragen, als auch in hervorragender Weise zur Bekämpfung quälender Einzelsymptome dieuen können.

Vor der Beschreibung der Details ist es vielleicht nützlich, sich

---

1) *Eine gute Litteraturübersicht findet sich bei F. C. Müller, Die balneologische und hydropathische Behandlung der Neurasthenie, Archiv f. Balneotherapie 1897 Heft 2. Von neueren für die Hydrotherapie der Neurasthenie wichtigen Publikationen seien genannt: Binswanger, Die Pathologie und Therapie der Neurasthenie, Jena, Fischer, 1896; F. C. Müller, Handbuch der Neurasthenie, Leipzig, Vogel, 1893; v. Krafft-Ebing, Nervosität und neurasthenische Zustände, Nothnagel's spec. Pathol. u. Therapie Bd. 12; Löwenfeld, Pathologie und Therapie der Neurasthenie und Therapie, Wiesbaden 1894; Bouveret, Die Neurasthenie, Leipzig 1893; v. Strümpell, Die funktionellen Neurosen in Penzoldt-Stintzing's Handbuch d. spec. Therapie; Determann, Ueber Wirkung und Anwendung der Hydrotherapie bei der Neurasthenie, Zeitschr. f. diätet. u. physik. Therapie Bd. 8, 1899, Heft 3 u. 4.*

19

die Frage vorzulegen, wie weit denn die Wasserbehandlung körperlich wirkt und wie weit sie als eine suggestive Methode zu bezeichnen ist. Ich teile im allgemeinen den von v. STRÜMPELL vertretenen Standpunkt, daß die psychische Beeinflussung, die wir durch die Wasseranwendungen ausüben, das Wesentliche ist.

Man kann vielleicht sagen, daß gerade bei den von ängstlichen Vorstellungen beherrschten und im allgemeinen der Suggestion schwer zugänglichen Neurasthenikern Methoden zur Erzielung von wirksamen Heilsuggestionen notwendig sind, die erfahrungsgemäß auf unsere Allgemeingefühle Einfluß haben. Das Hervorrufen angenehmer Allgemeingefühle, Erfrischung einerseits, Ermüdung andererseits, durch hydriatische Maßnahmen ermöglicht erst die Heilsuggestion.

Allein andererseits ist es durchaus vorstellbar, daß die Neurastheniker, wie andere Sinnesreize, so auch den des Wassers anders und zwar meist wohl stärker empfinden und daß deswegen die Wirkungen desselben von der auf gesunde Menschen different sein können, indem z. B. Reflexe in ausgebreiteter Weise oder andererseits nicht in genügendem Maße eintreten. Es sei in dieser Beziehung an den Befund ANJEL's (1) erinnert, welcher plethysmographisch konstatierte, daß bei Neurasthenischen auf psychische Erregungen vasomotorische Reflexe nicht mit der gleichen Promptheit folgen, wie bei normalen Menschen. Dagegen ist die Hypothese, die BIERNACKI vor kurzem aufstellte, doch bisher wohl zu unsicher begründet. BIERNACKI (2) fand eine verminderte Gerinnbarkeit des Blutes bei Neurasthenischen und abnorm geringe Mengen Fibrinogen in demselben. Da er nun das Fibrinogen als angreifbares, im Abbau befindliches Eiweiß betrachtet, so versucht er wegen dieses Befundes die Neurasthenie als eine Stoffwechselanomalie und zwar als Wirkung einer primären Oxydationsstörung auf das Nervensystem zu erklären. Jedenfalls kann ich mich der Anschauung, daß die Wirkung der Hydrotherapie bei Neurasthenie in der Behebung dieser supponierten Stoffwechselstörung bestehen soll, nicht anschließen. Ich halte es auch bei dem geringen Maße unserer positiven physiologischen Kenntnisse nicht für wahrscheinlich, daß man die Frage, ob die Hydrotherapie nur als Heilsuggestionen ermöglichend oder mehr als körperlich wirksam zu betrachten sei, in Bälde wird entscheiden können.

Wir wollen die hydrotherapeutischen Prozeduren bei Neurasthenie der besseren Uebersicht wegen in solche trennen, die mehr der Allgemeinbehandlung der Erkrankung dienen, und in solche, die durch das einzelne Krankheitssymptom indiziert werden, wenn auch eine derartige Trennung sich natürlich nicht scharf durchführen läßt.

Wir benutzen für die allgemeine Behandlung in erster Linie diejenigen Prozeduren, welche ein Erfrischungsgefühl und die, welche ein angenehmes Müdigkeitsgefühl zur Folge haben und modifizieren dieselben je nach der Reizbarkeit oder Erschöpfbarkeit der Kranken.

Man wird die erfrischenden Prozeduren gewöhnlich auf die Morgenstunden, die abspannenden dagegen auf die Abendstunden verlegen.

Im allgemeinen kommt man mit zwei derartigen Applikationen, morgens einer erfrischenden, abends einer müdemachenden, aus. Ist

---

1) *Anjel, Experimentelles zur Path. u. Therap. der cerebr. Neurasthenie, Archiv für Psychiatrie Bd. 15, 1884, p. 618.*
2) *Biernacki, Zur Aetiologie der funktionellen Neurosen, Neurolog. Centralblatt 1898 p. 250.*

der Schlaf normal, so genügt sogar in manchen Fällen eine Prozedur. Mehr als zwei täglich sollten jedenfalls nicht ohne Not verordnet werden, und gar vier oder fünf verschiedene Wasserapplikationen an einem Tage sind entschieden des Guten zu viel. Man soll lieber den Nutzen detaillierter Vorschriften durch eine sonstige genaue Tageseinteilung erreichen, als die Gedanken der Patienten ganz ausschließlich auf die Beschäftigung mit ihrer Wasserkur hinleiten.

Beginnen wir mit der Schilderung der Abendprozeduren.

BINSWANGER hat für diese den sehr zweckmäßigen Rat erteilt, bevor man die Empfindlichkeit des Patienten kennt, gewissermaßen probierend zu verfahren. So wechselt BINSWANGER im Anfang in folgender Weise:

. Erster Tag: einfaches Wasser- oder 1-proz. Soolbad von indifferenter Temperatur (32—34⁰) und 15—20 Minuten Dauer.

Zweiter Tag: hydropathische Einpackung von 1 Stunde Dauer.

Dritter Tag: faradisches Bad von 34⁰ bis zu 30 Minuten Dauer.

Vierter Tag: Ruhe.

BINSWANGER läßt danach trockene Einpackungen bis zu 1 Stunde Dauer folgen und absolute körperliche wie geistige Ruhe während dieser Zeit halten.

Er hält dafür, daß man schon nach zweimaliger Durchführung dieser verschiedenen hydriatischen Verordnungen sich ein Urteil wird bilden können, welche Methode dem Kranken subjektiv am wohlthuendsten und objektiv im Hinblick auf die Ernährung, den allgemeinen Kräftezustand und den Schlaf am vorteilhaftesten ist. Ich kann dieses probierende Verfahren aus eigener Erfahrung nur anraten; man erlebt häufig, daß die eine Applikation nicht vertragen wird, die andere guten Erfolg hat, und soll sich zunächst nur vom Erfolge leiten lassen.

Man kann auch mitunter während einer mehrwöchentlichen Kur dauernd wechseln, um die Erschöpfung der Wirkung ein und derselben Applikation hintanzuhalten. Namentlich der regelmäßige Wechsel zwischen ³/₄ Stunde lang dauernden feuchten Einpackungen, die vor dem Schweißausbruche abgebrochen werden sollen, und faradischen Bädern hat sich mir bewährt.

Bei den feuchten Einpackungen, die man mit Wasser von 28—20⁰ anfeuchtet, muß natürlich eine Vorbauung gegen centrale Wallung, also eine Kühlung des Kopfes vorgenommen werden. Mitunter ist es zweckmäßig, eine Kühlkappe auch während der Dauer der Einpackung auf dem Kopfe liegen zu lassen oder einen Kühlschlauch für die Herzgegend mit einzupacken. Mitunter, namentlich wenn die Patienten in der Wicklung ängstlich werden, sich beengt fühlen, hilft das p. 126 geschilderte Verfahren von BUXBAUM, das die Arme frei läßt.

Es ist nicht notwendig, daß diese Abendprozeduren unmittelbar vor der Bettruhe vorgenommen werden, man soll sie nur in die Abendstunden, zwischen 4 und 7 Uhr, verlegen. Die Kranken können dann nachher das Nachtmahl einnehmen. Wenn man um diese Zeit baden läßt, also die Patienten nicht gleich das Bett aufsuchen, ist es nützlich, sie am Schlusse der Applikation kühl zu übergießen, doch dürfen die Temperaturen des Uebergusses nicht zu niedrige sein (27—25⁰).

Meist gelingt es, durch die geschilderten Prozeduren den schlecht schlafenden Kranken bessere Nächte zu verschaffen, wenn auch erst allmählich und nicht in den ersten Tagen, und damit bessern sich dann auch gewöhnlich die lästigen cerebralen Symptome, die Kopfschmerzen, die Gefühle von Kopfdruck oder Leere des Kopfes, der Schwindel u. s. w. Die Patienten fassen Vertrauen, und hypochondrische Vorstellungen treten nicht mit der gleichen Intensität mehr auf.

Bei manchen Nervösen freilich wirken die müde machenden Wasserapplikationen direkt im umgekehrten Sinne, sie regen den Kranken auf. Man wird unter solchen Umständen zunächst mit besonderer Sorgfalt darauf zu achten haben, daß dieselben nicht bis zum Schweißausbruch fortgesetzt werden und vielleicht die Dauer derselben herabsetzen, die Bäder auf nur 10—15 Minuten, die Wicklungen auf $^1/_2$ Stunde Dauer ausdehnen. Kommt man damit nicht zum Ziele, so kann man Teilapplikationen versuchen, die oft unter Vermeidung der Erregungszustände einen genügenden hypnotischen Effekt erzielen. Man giebt dieselben am besten in Gestalt erregender, die Nacht über bis zum Abtrocknen liegen bleibender Umschläge. Leibbinden oder Stammesumschläge, Wadenpackungen und hydropathische Stiefel sind die Maßnahmen, die dafür in Betracht kommen.

Erreicht man auch damit nichts, sind z. B. die schlecht genährten Kranken nicht imstande, die Binden über Nacht abzutrocknen, so nimmt man von den Warmapplikationen Abstand und geht zu lauen Prozeduren über. So bewährt sich mitunter ein langsam abgekühltes Halbbad, das man mit 30° beginnen läßt und bis auf 25° abkühlt. Die Badedauer wird man auf 5—15 Minuten normieren und nur mäßig im Bade die Körperoberfläche frottieren. Buxbaum rät, was aus suggestiven Gründen nützlich sein kann, schleimige Absude, z. B. Kleie oder Mandelkleie, dem Bade zuzusetzen. Einige andere Methoden, z. B. die Sitzbäder, kommen bei speciellen Formen der Neurasthenie als Hypnoticum in Anwendung; so rät Binswanger bei Neurasthenikern mit nächtlichen Angstzuständen ein kurzes kaltes Sitzbad (10—15°, 1—3 Minuten Dauer). Nach Buxbaum (1) hat sich namentlich bei Sexualneurasthenikern das länger dauernde, temperierte Sitzbad (von 20—24° und 10—20 Minuten Dauer) als unmittelbar vor der Bettruhe zu verabreichendes Hypnoticum bewährt. Die Patienten sollen sich dann unabgetrocknet hinlegen. Buxbaum giebt an, daß sie dann zwar einschliefen, aber meist nach 1—1$^1/_2$ Stunden wieder erwachten. Sie sollen sich dann aufs neue auf einige Minuten in das neben das Bett gestellte Sitzbad begeben, um danach meist dauernden Schlaf zu erlangen.

Soweit die Abendprozeduren. Ueber die Maßnahmen, welche sich zur Applikation in den Morgenstunden eignen, ist zunächst zu sagen, daß die Erzielung einer genügenden Reaktion zu erstreben ist und daß man alle die im Kapitel Reaktion geschilderten Maßregeln zur Erzwingung derselben benutzen kann.

Allein es muß scharf betont werden, daß es nach dem übereinstimmenden Urteil sorgfältiger Beobachter sehr viele Neurasthenische giebt, für die ein intensiver Kältereiz wenigstens anfangs zu chocartig wirkt und keineswegs das erwünschte Erfrischungsgefühl erzielt. Derartige Kranke frieren danach, sind müde, angegriffen, bekommen Kopfschmerzen, und fürchten sich vor der Wasserbehandlung, ja sogar direkte Verschlimmerungen können eintreten.

---

1) *Buxbaum*, *Ueber physikalische und diätetische Schlafmittel*, *Blätter f. klin. Hydrotherapie 1892 No. 4.*

So erzählt BINSWANGER von einem Falle, in dem ein erzwungenes Halbbad einen motorischen Schwächezustand zur Folge hatte, wenigstens führte der Patient seine Hilflosigkeit auf dieses Bad zurück.

Auch v. ZIEMSSEN (1) rät von Kaltanwendungen im Anfang der Behandlung ab und beginnt bei Neurasthenikern, die nicht an kalte Waschungen gewöhnt sind, mit lauen Abreibungen von 28—30°. Er schreibt wörtlich: „Ich weiß, daß die Hydrotherapeuten von Fach diese Abmilderungen der nassen Abreibungen nicht als vollwichtig gelten lassen wollen, allein ich habe auf das Bestimmteste in vielen hunderten von Fällen mich überzeugt, daß nur diese milde Form der Abreibung die Ueberwindung des ersten Widerwillens und die Durchführung des Verfahrens möglich machen."

Die Form der Morgenprozedur kann eine verschiedene sein. v. ZIEMSSEN wendet, wie eben bemerkt, Abreibungen an und erniedrigt die Temperatur derselben um 0,5—1°, geht aber nicht unter 20° herunter. Er rät, den Patienten von der allmählichen Abkühlung nichts zu sagen. Dieselben sind dann oft freudig überrascht, wenn sie nach 8—10 Tagen erfahren, daß sie nun schon so tiefe Temperaturen ertragen. BINSWANGER beginnt die Morgenprozeduren mit Waschungen des Oberkörpers bis zur Hüfte, fängt mit 30° an und geht alle 2 Tage um 1° herunter. Er läßt diese Waschungen mit einem Badeschwamm ausführen, und nachher mit einem weichen Tuche trocken frottieren. Abreibungen und Abklatschungen hält BINSWANGER im Beginn der Kur für zu erregend und zu viel Wärme entziehend.

Mir persönlich hat sich in vielen Fällen als anfängliche Prozedur die schulgerecht ausgeführte flüchtige Teilwaschung bewährt.

Man kann dieselbe gewöhnlich mit Wasser von 17—15° beginnen, nur in den seltenen Fällen, in denen diese kühle Teilwaschung nicht vertragen wurde, bin ich dann auch zu lauen Applikationen übergegangen.

Zusätze zu den Abreibungen und Abwaschungen zu machen ist öfter zweckmäßig. v. ZIEMSSEN setzt z. B. nach 2—3 Wochen Kochsalz zur Erhöhung der Reizwirkung zu. v. STRÜMPELL hält diese Zusätze namentlich für suggestiv wirksam und bevorzugt die spirituösen, da solche ganz allgemein bei Laien als besonders stärkend gelten.

Ueber die Zeit, in welche man die Morgenprozedur verlegen soll, herrscht im allgemeinen die Meinung, daß man sie unmittelbar beim Aufstehen applizieren soll, weil der Körper durch die Bettwärme gut vorbereitet ist. BINSWANGER giebt sie früh morgens um 7 Uhr vor dem ersten Frühstück. Ich habe meist das erste Frühstück im Bett einnehmen und etwa $^1/_2$ Stunde darauf die Teilwaschung vornehmen lassen. Es erscheint mir das aus einem Grunde richtig, den DETERMANN neulich hervorgehoben hat. Unruhige, besonders schlecht schlafende Leute warten mit großer Nervosität auf das Klopfen des Badedieners, namentlich wenn sie sich anfangs vor der Prozedur fürchten, und diese Unannehmlichkeit kann man ihnen ersparen, außerdem tritt die Reaktion vielleicht besser ein, wenn die Patienten nicht ganz nüchtern sind. Andere verlegen die Morgenprozedur auf die späteren Morgenstunden kurz vor dem zweiten Frühstück. Das empfiehlt sich mitunter für die kräftigeren Applikationen, zu denen man im

1) v. Ziemssen, Die Neurasthenie und ihre Behandlung, Klin. Vortr. 1888 No. 12.

Laufe der Behandlung übergeht, und die wir nunmehr besprechen wollen.

Der Zeitpunkt, in dem man dieselben in die Behandlung einfügt, oder vielmehr an Stelle der erwähnten setzt, hängt von der Individualität und von der fortschreitenden Besserung ab; man ist auf Beobachtung und Probieren in dieser Richtung angewiesen. Man muß sich vor allem versichern, daß diesen kräftigeren Eingriffen eine genügende Reaktion folgt, daß der Kranke also bereits ein gewisses Maß von Widerstandsfähigkeit besitzt, dann wirken sie aber auf das Allgemeingefühl, namentlich auf das Gefühl der Schlaffheit und motorischen Schwäche ausgezeichnet. In Betracht kommen als solche energischeren Prozeduren zunächst die kalten (bis 15°) Abreibungen und Abklatschungen, die wir in den späteren Wochen der Behandlung oft mit Vorteil gebraucht haben, dann ferner kühle Wannenvollbäder, die DETERMANN z. B. als ganz kurze Tauchbäder zu geben rät. Aus der Bettwärme steigt der Patient in das neben dem Bette hergerichtete Bad von 25—20°, verweilt darin 3--8 Sekunden und begiebt sich nach rascher Abtrocknung zur Wiedererwärmung in das Bett zurück. DETERMANN empfiehlt diese Methode namentlich bei nervös reizbaren Damen, deren Ernährungszustand kein allzu schlechter ist.

Die mit Recht am meisten verbreitete Prozedur ist das Halbbad, das wir gewöhnlich mit allmählicher Abkühlung von 28—20° geben und etwa 5 Minuten dauern lassen. Die allmähliche Abkühlung erzielen wir dabei durch kühlere Uebergießungen (etwa 10° niedriger als das Badewasser). Der Patient soll in demselben kräftig frottiert werden, oder besser noch sich selbst frottieren. Man kann das Halbbad auch in der von KRÜCHE vorgeschlagenen Form als sog. Schwenkbad geben. Der Patient faßt dabei die Ränder der Wanne und macht mit seinem Körper schwankende Bewegungen, so daß er fortwährend von Wasser überströmt wird.

Auch Flußbäder können in den Sommermonaten die Rolle der stärkeren Prozeduren übernehmen. Man wird dieselben als kurze Schwimmbäder vor dem zweiten Frühstück nehmen lassen. Endlich kann man sich der Douchen bedienen, die wir für die Allgemeinbehandlung allerdings seltener anwenden. Am besten giebt man sie als einfache Regendouche von etwa 33° und erniedrigt die Temperatur auf etwa 20° zum Schluß der Applikation. Die Dauer sei 1—3 Minuten. Man soll den Kopf dabei möglichst nicht von der Douche treffen lassen. Ganz nützlich ist nach SÉGUIN's (1) Vorschrift, denselben durch eine Wachstuchkappe zu schützen.

Allen diesen kräftigeren Badeformen kann man kurze wärmestauende Prozeduren, z. B. ein Dampfkastenbad von 5 Minuten Dauer, vorausschicken, namentlich ist das nützlich, wenn man sie nicht aus der Bettwärme herausgiebt, sondern in die späteren Vormittagsstunden verlegt.

Nach der Kaltapplikation ist ein Spaziergang oder sonst eine geeignete körperliche Bewegung anzuordnen, um sowohl die Wiedererwärmung zu erleichtern, als auch die erreichte Erfrischung, die Erleichterung der Körperbewegung dem Patienten nach Möglichkeit selbst fühlbar zu machen.

---

1) *Séguin*, *Vorlesungen über einige Fragen zur Behandlung von Neurosen, übersetzt von Wallack, Leipzig, Thieme, 1892.*

Daß man bei Neurasthenischen endlich besondere Sorgfalt auf die Vorbauung gegen centrale Wallung vor allgemeinen Kaltapplikationen verwenden muß, ist selbstverständlich, es sei aber noch einmal ausdrücklich daran erinnert.

So hat man also Auswahl genug für die erfrischenden Morgenprozeduren. Im Laufe der Behandlung einen Wechsel in denselben eintreten zu lassen, ist oft zweckmäßig und namentlich dann anzuraten, wenn die erfrischende Wirkung nach einer Prozedur sich erschöpft hat. Mehr schon zu den specielleren Indikationen zählende Applikationen stellen einige Formen der erfrischenden Morgenprozeduren dar, die ich schließlich noch erwähnen will, weil sie hier und da brauchbar sind. Es sind das einerseits ganz kurze, heiße Bäder von 40—42⁰ und 4—12 Sekunden Dauer, bei denen also nur die Chocwirkung benutzt wird. Sie sind bekanntlich von BAELZ als erfrischend bezeichnet worden. DETERMANN rühmt ihren ausgezeichneten Einfluß auf die Muskelthätigkeit, namentlich bei Patienten mit erheblicher motorischer Schwäche, die nicht imstande sind, sich nach einer kalten Applikation die nötige körperliche Bewegung zu verschaffen.

Andererseits werden von demselben Autor auch gerade bei erheblicher motorischer Schwäche kurze, kalte (20—12⁰) Fächer- oder Strahldouchen und auch schottische oder Wechseldouchen (40—12⁰) angeraten. Die letzteren haben sich mir in einzelnen Fällen bewährt. BINSWANGER rät dagegen, gerade bei motorischen Schwächezuständen zur Vorsicht mit kühlen Applikationen, und wendet Halbbäder mit kälteren Uebergießungen dabei nicht an.

Soweit die Allgemeinbehandlung, die also sehr reichlich modifiziert werden kann und je nach der beobachteten Wirkung zu individualisieren ist.

Gegen die vielfachen Symptome und Beschwerden im einzelnen Falle kann man gleichfalls eine hydriatische Behandlung richten. Ich möchte aber auch hier wiederum vor dem Zuviel warnen, auch dann, wenn der Patient durch eine Specialapplikation eine deutliche Erleichterung seiner Beschwerden hat. Höchstens 3 Wasserapplikationen dürfen den Tag über verabreicht werden. Ergeben sich besondere Indikationen, so muß man die Allgemeinapplikationen einschränken oder abwechselnd vorgehen, einen Tag die geschilderten Maßnahmen anordnen, den nächsten dieselben durch die Specialapplikation ersetzen. Für Specialapplikationen zur Bekämpfung quälender Einzelsymptome eignen sich die lokalen Umschläge, die lokalen Bäder und besonders die lokalen Douchen. Namentlich von französischen Autoren werden die letzteren sehr empfohlen. Ich verweise z. B. auf BENI BARDE (1).

Als besondere Formen der neurasthenischen Beschwerden seien zuerst die angioneurotischen erwähnt. Die Gefühle von Wallungen zum Kopf, z. B. bei Kältegefühl in den Extremitäten wird man oft mit Erfolg durch kalte fließende Fußbäder oder Handbäder zu bekämpfen versuchen. Man kann auch wechselwarme Teilprozeduren zu demselben Zwecke verwenden, z. B. lokale Dampfbäder der unteren Extremitäten mit folgender kalter Uebergießung oder Wechseldouchen auf die Sohlen. Manchen derartigen Patienten sind kurze kalte Sitz-

1) *Beni Barde*, *Die Anwendung der Douchen*, übersetzt von *Müller*, Balneolog. Centralblatt 1892 No. 13 u. 14.

bäder von 12—15⁰ in der Dauer von 1—3 Minuten sehr angenehm.
Man muß bei allen diesen Prozeduren natürlich an die Vorbauung
gegen centrale Wallung denken. In anderen Fällen eignen sich zur
Bekämpfung dieser angioneurotischen Beschwerden lokale Kälteapplikationen auf den Kopf, wie Kühlschläuche, kalte Umschläge und Eiskissen. Man soll, wenn man dieselben anwendet, die Dauer genau
vorschreiben, also z. B. $1/2$—1 Stunde lang die Kühlkappe, mit Wasser
von 12—15⁰ gespeist, zu der Zeit, wo die Beschwerden gewöhnlich
am heftigsten auftreten.

Ferner sei der spinalen und neuritischen Erscheinungen
gedacht, der Rückenschmerzen, des Gefühls von Schwäche im Rücken,
der ausstrahlenden lancinierenden Schmerzen, der mannigfachen Parästhesien. Man kann gegen die ersten gelegentlich kühle Applikationen,
Kühlschläuche oder CHAPMAN - Beutel anwenden, soll aber die An-
wendungsdauer derselben gleichfalls präzisieren. Oft genügt es, den
Rücken bei der allgemeinen Morgenprozedur besonders zu berücksichtigen, z. B. bei den Abreibungen, und die passenden Suggestivvor-
stellungen zu erwecken. Gegen die neuralgiformen Schmerzen und
Sensationen bewährt sich häufig das faradische Bad besonders, auch
lokale Douchenbehandlung, namentlich Wechseldouchen erzielen häufig
gute Resultate.

Bei manchen Formen der Neurasthenie stehen bekanntlich Einzel-
erscheinungen so im Vordergrund, daß sie dem ganzen Krankheitsbild ihren Stempel aufdrücken. Davon sind die eigentlichen Herzneurosen bereits unter dem Kapitel Herzkrankheiten behandelt worden.
Ich nenne weiter die Erscheinungen von seiten des Digestions-
tractus, die nervöse Dyspepsie, die durch Atonie und Gastro- bez.
Enteroptosen hervorgerufenen Beschwerden. Hier wird man, je nachdem
Schmerzen und Erregbarkeit oder Schwächeerscheinungen vorwiegen,
neben einer passenden Allgemeinbehandlung teils beruhigende, teils reizende Lokalapplikationen anwenden müssen. Als beruhigende kommen
namentlich die Leib- und Stammesumschläge in Betracht, die man ohne
impermeable Hülle mit Wasser von 20—15⁰ giebt und entweder über
Nacht liegen läßt oder deren Dauer man tagsüber auf bestimmte
Stunden beschränkt, z. B. nach dem Essen, während der Patient ruht.
Bei Schmerzen ist es nützlich, sie mit Wärmeträgern, z. B. mit
Schneckenschläuchen, durch die warmes Wasser cirkuliert, zu verbinden. Auch laue Regendouchen unter gelindem Druck auf den Leib,
die man dann gewöhnlich mit kurzem allgemeinen Regen oder Fächer
schließt, können nützlich sein, desgleichen nicht zu kühle Halbbäder
(30—25⁰) oder Sitzbäder. Will man mehr erregend wirken, so können
namentlich bei den Atonien auch Strahldouchen in Anwendung gezogen
werden, es haben sich mir mehrfach sowohl kalte, als namentlich auch
Wechseldouchen bewährt. Die Dauer derselben sei dann kurz, wenige
Sekunden bis höchstens 1 Minute, der Temperaturreiz lebhaft (für
die kalten Douchen 12—15⁰, für die Wechseldouchen 50—12⁰). Eine
sehr ausführliche Beschreibung speciell bei nervöser Dyspepsie ver-
wertbarer Verfahren hat vor kurzem GLATZ (1) gegeben, der im
allgemeinen rät, zuerst die kalmierenden, später die erregenden
Prozeduren anzuwenden. Ich möchte aber nicht unterlassen, gerade
bei den nervösen Dyspepsien und Atonien auf die Schwierigkeit der

---

1) *Paul Glatz*, *Dyspepsies nerveuses et neurasthénie*, *Paris*, *Félix Alcan*. *1898*.

Diagnose aufmerksam zu machen. Ich kenne verschiedene Fälle, in denen Ulcuskranke jahrelang als nervöse Dyspepsien behandelt wurden und umgekehrt Fälle, in denen Neurastheniker durch an Kalorienwert ungenügende Ulcusdiät geschädigt und in ihrer Ernährung heruntergebracht wurden. Nur die genaueste Untersuchung und Beobachtung wird vor Irrtümern schützen. In zweifelhaften Fällen, also z. B. in solchen, in denen lokalisierte Schmerzen, die nach dem Essen heftiger werden und Peracidität besteht, dagegen auffallende allgemein neurasthenische oder hysterische Stigmata fehlen und sich eine Blutung anamnestisch nicht nachweisen läßt, verfährt man am besten so, daß man die Kranken durch 14 Tage einer strengen Ulcusdiät aussetzt. Bessern sich die Beschwerden dabei nicht, so ist das Bestehen eines Ulcus unwahrscheinlich. Wir sind dann oft mit bestem Erfolge zu einer Mastkur mit den geschilderten hydriatischen Maßnahmen übergegangen. Man muß aber, wenn man so durch die Beobachtung zu einem Urteil gelangen will, auch wirklich in Bezug auf die Ulcusdiät rigoros verfahren und sicher sein, daß keine Diätfehler vorkommen, nur dann hat man nach einer relativ kurzen und den Neurastheniker nicht zu sehr schädigenden Unterernährung ein klares Bild. Ueber die Behandlung der nervösen Obstipation und Diarrhöe endlich ist bereits unter dem Kapitel Verdauungskrankheiten das Nötige gesagt.

Eine andere Form der Neurasthenie, die detaillierter besprochen werden muß, ist die sexuelle Neurasthenie. Bei dieser gerade ist das Bild der gesteigerten Erregbarkeit einerseits, der Schwäche der Funktion mit sich daran knüpfenden hypochondrischen Vorstellungen andererseits oft sehr deutlich ausgesprochen. Man kann ferner wohl zwei verschiedene Gruppen von Kranken von einander trennen, solche, bei denen die sich auf das Sexualsystem beziehenden Klagen nur der Ausdruck einer primären allgemeinen Neurasthenie sind, und solche, bei denen sich die Neurasthenie an eine primäre, meist gonorrhoische Erkrankung der Genitalien angeschlossen hat oder vielmehr durch dieselbe hervorgerufen ist. Es ist eine derartige Trennung auch für die Therapie nicht ohne Bedeutung.

Die Hauptrolle in der Behandlung der sexuellen Neurasthenie spielen neben einer passenden Allgemeinbehandlung die Sitzbäder. Man kann im allgemeinen sagen, daß für diejenigen Kranken, welche über Schwächegefühle, über Gefühle von unangenehmen Sensationen, z. B. dem der Schwere und über Impotenz klagen, die kurzen kalten Sitzbäder (20—15°, 5 Minuten Dauer) indiziert sind, während dieselben bei sexuellen Erregungszuständen, bei häufigen Pollutionen und den daraus resultierenden Klagen als kontraindiziert und schädlich zu gelten haben. Für solche Kranke passen besser prolongierte, bis zu 30 Minuten ausgedehnte, laue Sitzbäder von 30—34°, die übrigens, wie schon erwähnt, als Ersatzmittel der warmen Abendprozeduren, besonders bei erregten Kranken, die Bäder und Wicklungen nicht gut vertragen, in die Allgemeinbehandlung sich einfügen lassen.

Für die neurasthenische Impotenz speciell hält L. CASPER, wie bemerkt sei, noch kurze kühle Bäder mit nachfolgender auf die Wirbelsäule applizierter kalter Douche für die wirksamste Behandlungsmethode.

Etwas ausführlicher müssen wir bei einer Lokalapplikation, nämlich der Anwendung des WINTERNITZ'schen Psychrophors, verweilen. Es sind die Ansichten darüber außerordentlich geteilt.

Es unterliegt keinem Zweifel, daß man namentlich bei unangenehmen Sensationen, Brennen, Schmerzen, Parästhesie oft überraschende Erfolge damit erzielt.

WINTERNITZ gab die Vorschrift, man solle Wasser von 20—15 ⁰ 2 mal täglich ¹/₂ Stunde durchfließen lassen und das Instrument bei horizontaler Körperlage des Patienten so weit einführen, daß der Schnabel gerade die Blasenmündung überschritten habe.

Aber auch gegen andere Beschwerden ist diese Behandlung empfohlen worden; so rät BRICK (1), gegen die Motilitätsneurosen der Neurastheniker, die zu Harnträufeln führen, den Psychrophor mit kühlem Wasser zu versuchen. Bei Patienten mit Pollutionen, bei denen sich durch Sondenuntersuchung eine Hyperästhesie der Urethra feststellen läßt, will derselbe Autor die Behandluug in folgender Weise leiten. Er appliziert 3 Wochen hindurch das Instrument täglich auf ¹/₄ Stunde und wählt anfangs Wassertemperaturen von 20 ⁰, später erniedrigt er dieselben allmählich auf 12 ⁰, wählt dann aber dickere Kaliber des Psychrophors als anfänglich. Pollutionen mit Anästhesie der Schleimhaut behandelt BRICK mit Wassertemperaturen von 35 ⁰ in der Dauer von 5 Minuten. Bei Miktions- und Defäkationsspermatorrhöen läßt er den Versuch entscheiden, ob Kälte oder Wärme besser wirkt.

FÜRBRINGER hält bei sexuell Neurasthenischen, die über krankhafte Samenverluste klagen, da wo eine große Reizbarkeit der Pars prostatica besteht, aber die endoskopische Besichtigung und die Untersuchung des Harnes Entzündungszustände ausschließen läßt, den vorsichtigen Gebrauch des Psychrophors für indiziert; er verwendet im allgemeinen kaltes Wasser, geht aber nicht unter 15 ⁰ mit der Temperatur herunter. FÜRBRINGER (2) erwähnt zwar, daß 2 seiner Patienten unter dem Gebrauch des Psychrophors impotent geworden seien, er empfiehlt aber ebenso wie ULTZMANN, v. ZEISSL u. a. das Instrument gelegentlich zur Beseitigung neurasthenischer Impotenz. sagt allerdings ausdrücklich, daß er nachhaltige Erfolge nur in verschwindenden Ausnahmen gesehen habe.

Ich habe persönlich den Psychrophor nur wenig verwendet, ich möchte namentlich vor dem Gebrauch desselben bei Kranken warnen, die im Anschluß an eine abgeheilte oder noch bestehende chronische Gonorrhöe neurasthenisch geworden sind. Ich habe häufig gesehen, daß bei solchen Leuten, wenn man eine instrumentelle Behandlung weiter fortführt und immer wieder die Achtsamkeit des Patienten auf den Locus minoris resistentiae konzentriert, mehr geschadet wird als genützt werden kann. Es ist entschieden besser, in solchen Fällen die Patienten zu überzeugen zu versuchen, daß die Behandlung ihrer sekundären Neurasthenie viel wichtiger sei als eine Lokalbehandlung, namentlich wenn eine solche nicht unbedingt der Gonorrhöe wegen sofort indiziert ist.

Ich möchte als Beispiel folgenden Fall anführen:

N., Kunstmaler, konsultiert mich wegen einer chronischen Gonorrhöe. Derselbe hat seit einem Jahre jede Gesellschaft vermieden, hat das Arbeiten aufgegeben, da das dabei notwendige Stehen die Abheilung der Gonorrhöe verzögern könne, er ist aus demselben Grunde fast nie spazieren gegangen und hat außerdem

---

1) *Brick*, *Blätter für klinische Hydrotherapie 1891 p. 88.*
2) *Fürbringer*, *Geschlechtsfunktionen des Mannes, in Nothnagel's spezieller Pathologie und Therapie Bd. 19 Teil 3.*

eine Reihe neurasthenisch-hypochondrischer Symptome. Die Therapie hatte bisher außer der Behandlung mit Bougies und Psychrophor namentlich in Prostatamassage bestandeu, die der Patient — horribile dictu — auf ärztlichen Rat sich selbst auszuführen gelernt hatte. Der Befund ergab das Bestehen einer chronischen Urethritis posterior mit weiter Striktur. Ich mußte den Patienten, der sich einer Anstaltsbehandlung durchaus nicht unterziehen wollte, ambulant behandeln. Es wurden zunächst alle lokalen Maßnahmen ausgesetzt und neben der sonstigen eine zweckentsprechende hydriatische Allgemeinbehandlung eingeleitet. Nach 10 Wochen war der Kranke wieder arbeitsfähig und lebensfreudig, so daß ich nunmehr an eine erfolgreiche Behandlung der Urethritis gehen konnte, ohne daß die hypochondrischneurasthenischen Beschwerden wiederkehrten. Der Fall illustriert zur Genüge, wie viel wichtiger mitunter die symptomatische als die ursächliche Behandlung ist.

Einige Worte seien noch über die hydriatische Behandlung der Enuresis nocturna gesagt; in Frage kommen natürlich nur die selbstständigen Formen, die nicht durch nächtliche epileptische Anfälle oder durch lokale Gründe, wie Phimose etc. bedingt ist. Als hydriatische Maßnahme ist besonders von ALEXANDER PREYER (1) eine Behandlung mit dem Psychrophor empfohlen worden, mir haben sich einige Male kalte abendliche kurze Sitzbäder oder eine Douchebehandlung auf Damm und Unterleib bewährt; ich bin aber der Ansicht, daß alle diese Maßnahmen rein suggestiv wirken.

Ueberblicken wir noch einmal alle die bei Neurasthenie verwendbaren hydriatischen Methoden, so kann jedenfalls gesagt werden, daß dieselben reichhaltig sind und jede wünschenswerte Individualisierung ihrer Anwendung gestatten. Legen wir uns nun zum Schluß die Frage vor: wie weit ist eine hydriatische Behandlung Nervöser in der Häuslichkeit derselben möglich und zu welchem Zeitpunkt soll man solche Kranke in Anstalten schicken?

Ich stehe in dieser Beziehung auf dem Standpunkt, daß ich alle schwereren Neurastheniker und namentlich solche Kranke, deren Ernährungszustand herabgesetzt ist, die stärker anämisch sind, in Anstalten schicke, wenn es die pekuniären Verhältnisse irgend erlauben, ebenso solche, bei welchen die häuslichen Verhältnisse derartig sind, daß sie eine stete Quelle neuer neurasthenischer Verstimmungen und Beschwerden werden. Ich möchte abraten, bei derartigen Patienten eine doch nur ungenügende hydriatische Behandlung im Hause zu versuchen, weil man dadurch dem Anstaltsarzt eine Erfolg versprechende und wichtige Behandlungsmethode ohne Nutzen diskreditiert.

Ich halte aber andererseits die leichteren Fälle von Neurasthenie, in denen dieselbe z. B. auf Ueberanstrengung eines labilen Nervensystems beruht und in denen man dieses schädliche Moment auch bei einer Behandlung im Haus ausschalten kann, geeignet für die Einleitung einer hydriatischen Kur in der Häuslichkeit des Kranken. Was endlich die Behandlungsdauer anlangt, so ist dieselbe nicht zu kurz zu bemessen; 8 Wochen würde ich für das Minimum halten. Namentlich ist es nützlich, wenn der Hausarzt Kranke, die er in Anstalten schickt, in dieser Beziehung richtig instruiert, damit sie nicht durch zu hoch gespannte Erwartungen und zu geringe Geduld dem Anstaltsarzt die Behandlung erschweren.

Für die häusliche Behandlung, der also die leichteren Fälle und diejenigen schweren, in denen eine Anstaltsbehandlung unmöglich ist,

---

1) *Alexander Preyer*, *Ueber die Ursache und Behandlung schwerer hartnäckiger Fälle von Enuresis nocturna beim männlichen Geschlecht, Berliner Klinik Bd. 19, 1890.*

zufallen, würde ich mindestens 3 Monate eine systematische Behandlung fortzusetzen raten und später wenigstens die erfrischende Morgenprozedur andauernd gebrauchen lassen.

## 2. Hysterie.

Die hydriatische Behandlung ist in der Therapie der Hysterie weniger wichtig als in der der Neurasthenie und bei der Hysterie in noch höherem Grade als ein suggestives oder wenigstens Suggestionen erleichterndes Verfahren zu bezeichnen. Es kann also von einer specifischen Wirkung hydrotherapeutischer Maßnahmen bei dieser Erkrankung nicht die Rede sein.

In Betracht kommt die Anwendung derselben aber von verschiedenen Gesichtspunkten aus, und zwar erstens zur Beseitigung eines hysterischen Einzelsymptoms durch einen plötzlich die Aufmerksamkeit vollständig auf sich konzentrierenden und von anderen Gebieten ablenkenden sensiblen Reiz. Es eignen sich für diesen Zweck besonders stark wirkende Prozeduren, wie Uebergießungen und Douchen. Bedingung für einen derartigen Eingriff ist, daß der Ernährungszustand der Kranken kein gar zu reduzierter ist. Ich habe, da hier in Thüringen schwere Hysterien bei Weibern wie bei Männern namentlich auch unter der Landbevölkerung häufig sind, oft Gelegenheit gehabt, mich davon zu überzeugen. Besonders bei nicht zu lange bestehenden Formen und bei solchen, in welchen ein bestimmtes Symptom im Vordergrund steht, ist es mir häufig gelungen, dieses sofort durch eine kräftige kalte Strahldouche zu beseitigen; ich nenne beispielsweise als solche Symptome die hysterische Abasie und Astasie, die Aphonie, lokalisierte Lähmungen und Kontrakturen, Krämpfe. Man gewinnt durch eine solche plötzliche Beseitigung einen erheblichen psychischen Einfluß auf den Kranken, der die weitere Behandlung sehr erleichtert. Ich brauche wohl kaum hinzuzufügen, daß man durch einen anderen starken Reiz, z. B. einen kräftigen Induktionsschlag oder eine energische faradische Pinselung dieselben Erfolge erzielen kann und daß es nützlich ist, vor dem Reiz eine entsprechende verbale Suggestion natürlich ohne Hypnose zu geben.

In anderen Fällen gelingt eine solche glatte Beseitigung nicht. Man kann zwar die kräftig wirkenden Verfahren einige Male an mehreren Tagen hintereinander anwenden und wird hie und da bei der zweiten oder dritten Sitzung noch Erfolg haben, ich möchte aber nicht empfehlen, fortgesetzt Hysterische mit kalten Douchen oder ähnlichen starken Reizmitteln zu traktieren.

Man muß sich außerdem auch immer vor Augen halten, daß diese Art der Behandlung eben eine symptomatische ist und daß man mit der Beseitigung eines Symptomes nicht etwa die Hysterie heilt.

Abgesehen nun von diesem Verfahren können hydriatische Methoden auch bei der Allgemeinbehandlung der Hysterie in Anwendung gezogen werden. Es decken sich dieselben bei den schlecht genährten Hysterischen im wesentlichen mit den bei der Behandlung der Neurasthenie angegebenen Prozeduren. Man wird also erfrischende Morgenprozeduren, abends ein einfaches oder ein faradisches Bad oder eine Einpackung geben.

Bei den Hysterischen in gutem Ernährungszustand dagegen kann man etwas kräftiger verfahren und auch kühlere Temperaturen wählen.

Kalte Abreibungen, Abklatschungen, kühlere Halbbäder u. s. w., kurz die abhärtenden Verfahren sind hier besonders am Platze, wenigstens kann man rasch zu diesen Applikationen von den anfänglich milderen fortschreiten.

ZIEHEN (1), welcher meint, daß auch die physische Ueberempfindlichkeit gegen Reize bei Hysterischen psychisch bedingt sei, rät, den Zweck des Verfahrens, die Abhärtung, den Kranken offen mitzuteilen. Gegen die vielfachen, einzelnen hysterischen Beschwerden kann man im Laufe der Behandlung gleichfalls hydriatische Lokalapplikationen in milderer Form, z. B. lokale Umschläge und Waschungen, anwenden, doch würde eine nähere Schilderung dieser rein suggestiven Therapie, die auf die verschiedenartigste Weise geübt werden kann, zu nichts führen, sie muß im einzelnen Falle dem Takt und der Beobachtung des Arztes überlassen bleiben.

### 3. Epilepsie. Eklampsie der Kinder.

Man wird bei dieser Erkrankung die Anwendung hydrotherapeutischer Maßnahmen nur aus den Indikationen einer guten Hautpflege und der Hebung des körperlichen Allgemeinzustandes raten. Eine sorgsame Hautpflege ist besonders in den Zeiten der Brommedikation geboten, um der Entwickelung der Bromacne nach Möglichkeit vorzubeugen. Es dienen dazu wöchentlich 3 mal wiederhohlte indifferente Wannenbäder oder auch erfrischende Prozeduren wie Abreibungen und Halbbäder.

Irgend welche Wirkungen auf die Anfälle selbst siud nicht zu erwarten. Die hydriatische Behandlung des Anfalles, namentlich die von FLEURY empfohlene Douchebehandlung, dürfte daher wohl mit Recht definitiv als erfolglos erkannt und aufgegeben sein. Im Gegenteil lösen sogar, wie z. B. BINSWANRER und BREITUNG (2) angeben, Douchen gelegentlich Anfälle aus. Auch die sonst während des Anfalles vorgeschlagenen Maßnahmen, Kühlkappen, erregende Umschläge, sind meist ohne Erfolg, ebenso die ableitenden Prozeduren, z. B. kalte Abklatschungen der Füße, die von PATERSON (3) neben den Lokalapplikationen auf den Kopf angeraten wurden. Nützlich können dagegen namentlich kühle Prozeduren auf den Kopf zur Bekämpfung des dem Anfall folgenden Kopfschmerzes seiu (EULENBURG, 4).

Die Wirkungen hydriatischer Prozeduren bei Epilepsie im übrigen stehen, was die Verhütung der Anfälle oder auch nur das Seltenermachen derselben anlangt, gleichfalls auf schwachen Füßen (vergl. darüber WEISS 5).

Auch die WINTERNITZ'sche Schule sah von einer ausschließlichen Wasserbehandlung der Epilepsie keine Erfolge, dagegen giebt PICK (6)

1) *Ziehen, Hysterie in Eulenburg's Realencyklopädie 3. Aufl.*

2) *Binswanger, Epilepsie in Nothnagel's spec. Pathologie; Breitung, Ein Fall von Epilepsie nach lange dauernder Douche auf den Kopf, Deutsche med. Woehenschr. 1898 No. 39.*

3) *Paterson, Die Hydrotherapie bei Nerven- und Geisteskranken, übersetzt von Fodor, Blätter für klinische Hydrotherapie 1893 No. 7.*

4) *Eulenburg, Ueber den jetzigen Stand der Epilepsiebehandlung, Therapeut. Monatshefte 1892 p. 573 u. 684.*

5) *Weiss, Ueber Epilepsie und deren Behandlung, Wiener Klinik 1884 Heft 4.*

6) *J. Pick, Zur kombinierten Behandlung der genuinen Epilepsie, Blätter f. klin. Hydrotherapie 1891 No. 3.*

an, daß bei einer Kombination von hydriatischen Prozeduren mit einer Brommedikation man erheblich kleinere Bromdosen zur Hintanhaltung der Anfälle brauche, als wenn Brom allein gegeben wird. PICK empfiehlt für die zwischen deu Anfällen liegende Zeit namentlich temperierte Halbbäder von 30—27 ⁰ und 8—15 Minuten Dauer, außerdem Sitzbäder und Leibbinden.

Man wird sich, auch ohne PICK's Hoffnung zu teilen, mit derartigen Maßnahmen zur Hautpflege oder als Unterstützungsmittel für eine Ernährungskur einverstanden erklären können. Auch BINSWANGER rät in diesem Sinne zu einer milden Hydrotherapie, die ganz ähnlich den bei der Neurasthenie beschriebenen Allgemeinverfahren einzurichten ist, also tägliche laue, allmählich bis auf 15 ⁰ abgekühlte Abwaschungen, 2—3 mal wöchentlich indifferente Wannenbäder mit oder ohne Salzzusatz, die mit kühlen Uebergießungen von 20 ⁰ geschlossen werden. Für jugendliche und gut genährte Individuen rät derselbe Autor auch kühle bis kalte Wannenbäder, die nur wenige Minuten dauern sollen. Die Temperatur derselben soll anfangs 24 ⁰ betragen und allmählich je nach dem Befinden des Kranken auf 20 ⁰ erniedrigt werden. BINSWANGER empfiehlt diese kühlen Bäder besonders in den ersten Wochen einer FLECHSIG'schen Opiumbehandlung. EULENBURG sieht außer der Wirkung solcher Prozeduren auf die Ernährung und Hautpflege einen weiteren Vorzug einer milden Therapie darin, daß dieselbe ein fast nie versagendes Mittel sei, um dem Eintreten schwererer Erscheinungen des Bromismus entgegenzuwirken. Er empfiehlt außer den geschilderten Maßnahmen, wo eine methodische Kur nicht durchführbar ist, das Tragen eines CHAPMAN-Eisbeutels.

Eine aktivere hydrotherapeutische Behandlung als bei der Epilepsie ist dagegen bei den Krampfanfällen, der Eklampsie jüngerer Kinder geboten. Derartige Anfälle treten bekanntlich aus den verschiedensten Gründen ein (Fieber, Magendarmerkrankungen u. s. w.). Es ist hierbei nach allgemeinem Urteil eiu Versuch mit einem der Fieberbehandlung ähnlichen Badeverfahren zu machen. Man wird laue bis kühle Bäder (33—26⁰) mit kühlen Uebergießungen, wie bereits im Hydrocephaloid erwähnt ist, geben und mitunter gute Erfolge haben. Mitunter bekommen allerdings die Kinder im Bade Krämpfe, und dann ist es wohl besser, sie, wie v. STRÜMPELL rät, in eine nasse Einpackung zu legen und kühle Umschläge auf den Kopf zu applizieren.

#### 4. Hemicranie.

Leute, welche an Migräne leiden, sind fast immer nervös. Es passen daher für die allgemeine Behandlung dieser Kranken in der anfallsfreien Zeit die für die Neurasthenie gegebenen Vorschriften. Man kann eine derartige Behandlung im Hause versuchen, da häufig bei an Migräne Leidenden die allgemeine Neurasthenie nicht derartig hochgradig ist, daß sie eine Anstaltsbehandlung erheischt. Sei es nun, daß man die Behandlung im Hause versucht oder eine Anstaltsbehandlung anrät, jedenfalls kann man hoffen, daß mit der Besserung des Allgemeiubefindens auch die Anfälle seltener werden.

Für die Behandlung des Anfalls selbst ist von BUXBAUM (1) folgendes Verfahren angegeben worden. Man soll dem Kranken eine

---

1) *Buxbaum, Zur Behandlung der Migräne, Blätter f. klin. Hydrotherapie 1897 No. 2.*

feuchte Ganzeinpackung auf die Dauer von 1—1$^1/_2$ Stunden geben und ihn danach kalt abreiben. Kontrollversuche, die BUXBAUM mit ähnlichen wechselwarmen Prozeduren, z. B. mit Dampfkastenbädern und nachfolgenden Abreibungen anstellte, fielen nicht günstig aus, ebenso wirkten einfache Abreibungen ohne vorhergehende Einpackung nicht gut. Auch STEKEL (1) schlägt Dampfkastenbäder oder längere Einpackungen mit folgenden Abreibungen vor. GLAX (2) will von Abreibungen (22—18$^0$) nach vorhergehendem kalten fließenden Fußbade öfter Erfolg gesehen haben. SCHWENINGER (3) hat heiße Stirnbäder während des Anfalls empfohlen.

Man mag bei der sonst fast vollkommenen Machtlosigkeit, mit der man dem entwickelten Migräneanfall gegenübersteht, immerhin derartige Prozeduren versuchen. Viel Erfolg habe ich niemals davon gesehen. Am besten haben sich mir immer lokale Kälteapplikationen bei halbseitigem Kopfschmerz bewährt, und zwar in Form eines unter den Kopf gelegten Eiskissens. Da derartige Patienten bekanntlich ein großes Ruhebedürfnis haben und recht bequem im dunklen Zimmer liegen sollen, sind die Eiskissen brauchbarer als Kühlschläuche und Eisbeutel. Man kann die Kälte in allen Formen der Migräne anwenden und braucht sich nicht durch Kühle und Blässe des Gesichts davon abhalten zu lassen.

GLAX dagegen giebt an, daß häufig Dunstumschläge seinen Kranken angenehm gewesen seien.

### 5. Chorea minor.

Bereits TROUSSEAU (4) empfahl, die Chorea hydrotherapeutisch zu behandeln, und zwar mit kühlen Bädern. TROUSSEAU beschränkte sich darauf, die Kranken täglich rasch 2—3 mal hintereinander ins Wasser zu tauchen, dessen Temperatur er allmählich von 30--15$^0$ im Laufe der Behandlung erniedrigte. Er erwähnt, daß DUMANGIN, BAYLE und JADELOT kältere Prozeduren, nämlich Vollbäder von 10—15$^0$ und kalte Waschungen womöglich 3 mal an einem Tage anwandten, billigt aber ein derartiges Verfahren wegen der Gefahr einer Komplikation mit Rheumatismus nicht.

Eine milde Hydrotherapie wird jetzt von fast allen Autoren angeraten. Ich erwähne nur beispielsweise HIRT (5), der Halbbäder von 28—29$^0$ mit kühlen Uebergießungen von 22—24$^0$ und außerdem prolongierte nasse Einpackungen empfiehlt. v. STRÜMPELL (6) verordnet in den meisten Fällen kühle Abreibungen, kurze Douchen und kurze, kühle Bäder, um den allgemeinen Kräftezustand zu heben. Es ließen sich die Beispiele ähnlicher Vorschriften einer weder in Temperatur noch in Dauer excessiven Wasserbehandlung leicht aus anderen Lehrbüchern vermehren.

Von Einzelpublikationen führe ich die von PICK (7) an, der die

1) *Stekel, Die moderne Pathologie und Therapie der Migräne, Wiener med. Wochenschr. 1897 No. 46—48.*
2) *Glax, Lehrbuch d. Balneotherapie Bd. 2 p. 210.*
3) *Schweninger, citiert nach Rosenthal, Dtsch. med. Wochenschr. 1897 No. 40 u. 42.*
4) *Trousseau, Medizinische Klinik des Hôtel-Dieu in Paris, übersetzt von Culmann, Würzburg 1868 Bd. 2 p. 200.*
5) *Hirt, Pathologie und Therapie der Nervenkrankheiten, Leipzig 1890.*
6) *v. Strümpell in Penzoldt-Stintzing's Handbuch der spec. Therapie.*
7) *C. Pick, Unsere Behandlungsmethode der Chorea, Blätter f. klin. Hydrotherapie 1893 No. 4.*

WINTERNITZ'schen Vorschriften giebt, welche eine kombinierte Wasser-
und Massagebehandlung darstellen. PICK schlägt vor, deu Patienten
horizontal zu lagern und Arme und Beine desselben leicht festzuhalten. Es soll dann eine leichte Effleurage der gesamten Muskulatur
vorgenommen werden. Daneben werden Kälteeinwirkungen auf die
Wirbelsäule in Gestalt eines anregenden, gut trocken verbundenen
Umschlages empfohlen, zwischen dessen Woll- und Leinenschicht ein
entsprechend geformter Kühlschlauch eingeschaltet wird. 1—2 mal
täglich soll man auf diese Weise je 1—2 Stunden lang die Wirbelsäule kühlen und damit meist eine große Beruhigung erzielen. Später
sollen dann Halbbäder von 25—22° und 2—3 Minuten Dauer mit vorhergehenden ½-stündigen feuchten Einpackungen die Behandlung ver-
vollständigen.

Deu letzteren Vorschriften ganz ähnlich empfiehlt CHÉRON (1)
allmählich abgekühlte Bäder von 30—25° und Strahldouchen gegen
die Wirbelsäule von 10—15° in einer Dauer von 10—15 Sekunden.
Die lokalen Kaltanwendungen auf die Wirbelsäule hat übrigens wohl
zuerst EULENBURG (2) in Form von CHAPMAN-Eisbeuteln versucht.

Es ist klar, daß, wie v. STRÜMPELL bereits hervorhob, alle derartigen Maßnahmen keine specifischen sind, sondern nur in dem Sinne
eines allgemeiu roborierenden Verfahrens aufgefaßt werden dürfen.
Wir haben uns zu diesem Zwecke gewöhnlich der Teilwaschungen und
der Halbbäder (30—25°, bis zu 5 Minuten Dauer) bedient.

Etwas anderes ist es vielleicht mit den von verschiedeuen Seiten
empfohlenen Warmapplikationen und den Schwitzprozeduren. Für die
ersteren kommt die beruhigende und müde machende Wirkung in Betracht. So hat bereits BAUDELOQUE warme künstliche Schwefelbäder,
die täglich verabreicht werden sollen, angeraten.

Wir haben in der Jenaer Klinik die müde machenden Eigenschaften
des prolongierten warmen einfachen Vollbades gleichfalls häufig bei
Chorea benutzt, und in 'den Fällen, in welchen die Kranken schwer
oder gar nicht zum Schlafeu kommen, ist ein derartiges Verfahren
durchaus anzuraten. Für die Wirkung der Schwitzbäder wird gewöhnlich auf die nahen Beziehungen zwischen Gelenkrheumatismus
uud Chorea hingewiesen. Namentlich GOWERS (3) hat sie empfohlen
und will davon sehr günstige Resultate gesehen haben, auch v. STRÜM-
PELL schließt sich dieser Empfehlung an.

Alles in allem erscheint die Anwendung hydriatischer Prozeduren
bei Chorea der Erfahrung nach wohl begründet, immerhin würde ich
eine rein hydriatische Behandlung der Erkrankung kaum anraten.
Die Sorge für passende Umgebung, richtige, psychische Behandlung
und auch die interne Medikation, namentlich in schweren Fällen die
Anwendung der Narcotica dürfen nicht über der Wasserkur vernachlässigt werden.

### 6. Paralysis agitans.

Es werden bei diesem Leiden des höheren Alters ebenso wie bei
den organisch bedingten Rückenmarkserkrankungen einfache indifferente Bäder bis zu 30 Minuten, namentlich bei ausgesprochener

1) Chéron, Pathogenese und Behandlung der Chorea, Allgemeine Wiener med. Zeitung 1896 No. 39.
2) Eulenburg in Eulenburg's Realencyklopädie, Artikel Chorea.
3) Gowers, Handbuch der Nervenkrankheiten, übersetzt von Gube, Bonn (Cohen) 1892.

Muskelsteifigkeit, gewöhnlich angenehm empfunden und sind etwa 3 mal wöchentlich zu ordinieren. ERB (1) empfiehlt ganz besonders die faradischen Bäder, in und nach denen in manchen Fällen in der That das Zittern merklich geringer wird oder auch ganz aufhört. Eine anderweitige hydriatische Therapie hat wohl hauptsächlich den Zweck, daß bei den sehr zur morosen Verstimmung neigenden Kranken aliquid fieri videatur. In Betracht kommen, wie auch ERB angiebt, nur milde Prozeduren, Teilwaschungen, Abreibungen, laue bis kühle Halbbäder. Alle eingreifenden Prozeduren vermeidet man besser, namentlich warnt ERB vor höher temperierten Bädern und Thermen.

## 7. Tetanie.

Symptomatisch kommen bei den Tetaniekrämpfen indifferente Vollbäder in protrahierter Form oder auch Einpackungen zur Anwendung, so schreibt z. B. v. FRANKL-HOCHWART (2), daß er Nutzen davon gesehen habe. Mir haben bei einer Tetanie im Kindesalter sich diese protrahierten Bäder kürzlich gleichfalls bewährt. , Außerdem werden noch lokale Kühlungen des Rückens durch CHAPMAN-Beutel und auch Douchen, und zwar kalte sowohl wie laue, empfohlen (BENI BARDE).

Endlich kommen Lokalapplikationen auf die hauptsächlich von den Krämpfen befallenen Glieder in Betracht, z. B. feuchte Einwickelungen der Arme, oder lokale Bäder.

## 8. Vasomotorische Erkrankungen, die vorzugsweise distale Körperteile befallen.

Als solche sind die Akroparästhesien, die lokale Asphyxie und RAYNAUD'sche Krankheit, die Erythromelalgie, zu nennen.

Sie bieten ein dankbares Feld für die Anwendung lokaler Warmund Kaltprozeduren, namentlich der Fuß- und Handbäder, aber auch der lokalen Douchen, deren Temperatur je nach der Indikation zu wählen ist. Bei den Akroparästhesien und bei der Erythromelalgie ist man auf Probieren angewiesen; bald erleichtern kalte, bald warme Applikationen die Beschwerden der Kranken (vergl. v. FRANKL-HOCHWART und LEWIN und BENDER, 3). Im allgemeinen scheint bei Erythromelalgie häufiger Kälte, bei Akroparästhesie Wärme günstiger zu wirken. Bei diesen Neurosen kann auch eine Allgemeinbehandlung, wie bei der Neurasthenie, indiziert sein, da wenigstens ein Teil der Fälle zweifellos auf neurasthenischer Basis erwachsen ist. Bei lokaler Asphyxie wird man wohl ausschließlich sich der warmen Prozeduren bedienen.

## 9. Morbus Basedowii.

Obgleich man zweifelhaft sein kann, ob diese Erkrankung nicht besser zu den Konstitutionsanomalien zu stellen sei, möchte ich ihre hydriatische Behandlung hier mit besprechen, da der nervöse Allgemeinzustand dieser Kranken sie am besten in die Nachbarschaft der Neur-

---

1) *Erb, Ueber Paralysis agitans und ihre Behandlung, Zeitschrift f. praktische Aerzte 1898 No. 5 p. 145.*
2) *v. Frankl-Hochwart, Akroparästhesie in Nothnagel's Handbuch der speciellen Pathologie.*
3) *Lewin u. Bender, Ueber Erythromelalgie, Berliner klin. Wochenschr. 1894 No. 3—6.*

asthenie stellen läßt und die hydriatische Behandlung sich vorwiegend gegen die nervösen Symptome zu richten hat. Sie bietet freilich das Besondere, daß die Störungen von seiten des Herzens häufig sehr im Vordergrunde· stehen. Schon TROUSSEAU hat lokale Kaltanwendungen auf das Herz und die Struma, sowie kalte Douchen auf das Herz geraten. Später sind allerhand Wasserapplikationen, wie sich MÖBIUS (1) ausdrückt, empfohlen worden. Besonders detaillierte Vorschriften hat WINTERNITZ (2) gegeben, die ich hier kurz anführen möchte:

„Am frühen Morgen im Zimmer und Bette des Kranken eine feuchte Einpackung. Die Dauer derselben beträgt eine halbe bis höchstens eine ganze Stunde. Der Kranke soll sich vollständig erwärmen, nicht in Schweiß geraten. Die Einpackung ist mit den unter Technik angegebenen Kautelen· vorzunehmen. Ist der Kranke erwärmt, so wird er ausgepackt, in ein Halbbad von 25—22° getaucht, auf 2—3 Minuten übergossen, je nach seiner Reaktion mehr oder weniger kräftig frottiert oder einer kalten Uebergießung, einem flüchtigen temperierten Regenbade ausgesetzt. Bewegung oder Ruhe danach ist je nach der Individualität der Reaktion anzuraten. Vormittags wird bei ruhiger Rückenlage für 1 Stunde ein Rücken- oder Nackenschlauch mit durchfließendem Wasser angewandt. Derselbe wird in üblicher Weise zwischen nassem Leinen- und trockenem Flanellumschlage eingeschaltet." Nach Abnahme desselben rät WINTERNITZ behufs Wiedererwärmung der kalten Rückenhaut und zur Festhaltung des erzielten Effektes ein Tappotement des Rückens auf einige Minuten. Die Temperatur des durch den Kühlschlauch fließenden Wassers soll mit 15° beginnen, allmählich durch Eiszusatz auf 0° heruntergedrückt werden und zum Schluß wieder auf die Anfangstemperatur steigen.

WINTERNITZ will nach diesen Applikationen ein Fallen der Pulsfrequenz um 20—40 Schläge gesehen haben, eine Angabe, die ich zwar nicht bezweifle, aber jedenfalls für die von mir beobachteten Fälle nicht in vollem Umfange zu bestätigen vermag.

Am Nachmittag wird zumeist diese Prozedur wiederholt. Am Abend wird eine einfache oder doppelte, gut trocken verbundene Leibbinde für die Nacht angelegt. Bei den bekanntlich oft sehr hartnäckigen Diarrhöen Basedowkranker wendet WINTERNITZ statt der Vormittags- oder Nachmittagskur eine ganz kalte Abreibung mit einem unmittelbar folgenden Sitzbad von höchstens 15° in der Dauer von 10—15 Minuten an.

WINTERNITZ läßt außer den erwähnten Rückenhackungen noch passive oder duplizierte, die gesamte Muskulatur anregende, dem Kräftezustand entsprechend ausgeführte Manipulationen der schwedischen Gymnastik vornehmen.

In den sehr schweren Fällen beschränkt sich WINTERNITZ auf eine im Zimmer des Kranken mögliche Wasserkur mit einer modifizierten Mastkur (nähere Angaben werden hier nicht gemacht). Wir haben hier in Thüringen sehr häufig Gelegenheit, Basedowkranke zu sehen und zu behandeln. PÄSSLER fand unter 2800 Patienten der hiesigen Poliklinik 56 Basedowkranke (3). Ich habe auch in einer

1) *Möbius, Die Basedow'sche Krankheit, Nothnagel's spec. Pathol. u. Therapie.*
2) *W. Winternitz, Hydrotherapie bei Morbus Basedowii, Blätter f. klin. Hydrotherapie 1897 No. 4.*
3) *H. Pässler, Erfahrungen über die Basedow'sche Krankheit, Deutsche Zeitschr. f. f. Nervenheilkunde Bd. 6.*

Reihe von Fällen das WINTERNITZ'sche Verfahren eingehalten; wie schon bemerkt, habe ich niemals so erhebliche Pulsverlangsamungen nach einer einzelnen Applikation gesehen, wohl aber wurde der Puls im Verlaufe der Kur ruhiger.

Schaden habe ich von derartigen Prozeduren nicht gesehen. Man hatte auch wohl den Eindruck, daß das Allgemeinbefinden etwa in gleicher Weise wie bei Neurasthenie günstig beeinflußt wurde. In letzter Zeit habe ich als Morgenprozedur gewöhnlich Teilwaschungen angeordnet und abends einen um den anderen Tag ein künstliches kohlensaures Bad eingefügt, während ich die Kaltapplikation auf Wirbelsäule oder Herz an den Tagen, an welchen nicht gebadet wurde, 2 mal, an den Badetagen nur 1mal ausführen ließ. Man wird auch hier natürlich mit schwachen und indifferent warmen kohlesäurehaltigen Bädern beginnen, kann aber bald die Temperatur bis auf 28° und noch tiefer herabsetzen und den Kohlensäuregehalt steigern (bis auf 1 kg Natr. bic., 1,5 kg rohe Salzsäure pro Bad von 200 Liter).

Ich habe von einer derartigen Behandlung gute Erfolge gesehen, soweit man überhaupt bei einem normalerweise so schwankenden Krankheitsbilde wie dem Morbus Basedowii von therapeutischen Erfolgen ohne Einschränkung zu sprechen berechtigt ist.

Auch TH. SCHOTT (1) hat die Bandlung mit Nauheimer Sprudelbädern bereits vor Jahren warm empfohlen. Er beginnt gleichfalls mit schwächeren Bädern von 5 Minuten Dauer und steigert später die Stärke der Bäder und ihre Dauer (bis auf 20 Minuten).

Ich möchte allerdings ausdrücklich betonen, daß ich solch ausgesprochenes Kleinerwerden des namentlich nach links vergrößerten Herzens, wie ich es nach Strumektomien bei Basedow in wenigstens 6 Fällen beobachtete, niemals nach Badekuren gesehen habe. Hinzufügen möchte ich endlich, daß wir bei allen schweren Fällen von Morbus Basedowii eine Mastkur einleiten. Namentlich empfiehlt sich eine solche als Vorbereitung für eine etwa anzuratende Operation.

## N. Hydrotherapie bei Geisteskranken.

Auch in der Psychiatrie ist die Anwendung von hydrotherapeutischen Maßnahmen nur eine rein empirische. Es taucht wohl hier und da noch die Ansicht auf, daß man sich ihre Wirkungen durch die Beeinflussung der Gehirncirkulation zu erklären habe, wobei dann regelmäßig die im allgemeinen Teil kritisch besprochenen SCHÜLLERschen Versuche citiert werden, allein die meisten Autoren sehen doch ein, daß nicht nur diese Wirkung, sondern auch der Zusammenhang von Anämie bez. Hyperämie mit Depressions- bez. Erregungszuständen auf recht schwachen Füßen steht, und geben wie THOMSEN (2) zu, daß es eine exakte Hydrotherapie bei der Behandlung von Geisteskranken noch nicht giebt.

Naturgemäß spielen die müde machenden Prozeduren, die warmen Bäder (34°) und Wicklungen (28—20°), die Hauptrolle. Kaltapplikationen werden erheblich vorsichtiger gebraucht, kalte Bäder und Douchen heute wohl nur ganz ausnahmsweise noch verordnet. Meist

1) *Th. Schott, Zur Behandlung des Morbus Basedowii, Deutsche Medizinalzeitung 1889.*
2) *Thomsen, Hydrotherapie und Balneotherapie bei psych. Erkrankungen, Allgem. Zeitschrift f. Psychiatrie von Laehr 1898 p. 721 ff.*

beschränkt man sich auf kühle Waschungen. Einfache laue oder Soolbäder kommen endlich namentlich zum Zwecke der Hautpflege regelmäßig wöchentlich 1—2 mal zur Anwendung, bei unreinen Kranken
sind dieselben täglich erforderlich.

Die bei den einzelnen Formen der psychischen Erkrankungen
zweckmäßigen Maßnahmen sollen hier nur in großen Umrissen besprochen werden, eine eingehende Schilderung derselben erübrigt sich
schon deswegen, weil die neueren Lehrbücher der Psychiatrie meist
detaillierte Beschreibungen geben.

Es ist zunächst zu sagen, daß man bei allen Erregungszuständen,
mögen dieselben durch eine akute Psychose bedingt sein oder im Verlaufe chronischer Erkrankungen auftreten, das prolongierte Bad oder
die Wicklung als eines der zuverlässigsten und unschädlichsten Be-
ruhigungsmittel gebraucht. Ja, man kann wohl mit gutem Grunde
behaupten, daß dieselben bei den akuten Psychosen als ein direktes
Heilmittel neben der arzneilichen Medikation zu betrachten sind. Ob
man das Bad oder die feuchte Einpackung vorzieht, hängt von der im
einzelnen Falle zu erprobenden Wirksamkeit, aber auch von dem individuellen Widerstreben des Kranken ab. Man wird diejenige Prozedur
wählen, gegen die sich der Kranke am wenigsten sträubt, und die Wicklungen bei schwächeren Personen vorziehen. Man kann auch beide
Verfahren kombinieren und dem Bade eine Wicklung, eventuell eine
trockene Wicklung folgen lassen. Die Ansichten, ob man diesen Bädern
und Wicklungen eine kurze kühle Prozedur folgen lassen soll, sind
geteilt. EMMINGHAUS (1) rät davon ab, KRAEPELIN (2) dagegen
empfiehlt es. Aus meiner psychiatrischen Thätigkeit (als Assistent
PIERSON's) ist mir nicht erinnerlich, daß wir regelmäßig Kaltapplikationen als Schluß der Bäder angewendet hätten.

Die Zahl und Dauer der einzelnen Bäder oder Wicklungen richtet
sich nach den durch die Krankheit bedingten Indikationen. Am häufigsten wird wohl bei den echten manischen Erregungszuständen gebadet
oder eingepackt. Die günstige Wirkung dieser Prozeduren ist hier
meist so evident, daß man nach EMMINGHAUS' Erfahrungen diagnostische Schlüsse ziehen kann.

EMMINGHAUS schreibt: Ich habe bei unzähligen Versuchen regelmäßig gefunden, daß man den Maniakalischen im Bade nach längerer Dauer desselben nicht
mehr furibund, sondern verhandlungsfähig, wenn auch noch jovial heiter bis über-
mütig gestimmt antrifft und daß diese Wirkung noch einige Zeit nach dem Bade
anhält und das Einschlafen begünstigt. Fehlt dieser Einfluß der in Rede stehenden
Prozedur, so liegt nach meinen Erfahrungen nicht Manie vor.

Durchschnittlich läßt man die Dauer der Bäder 1 Stunde betragen,
die der Wicklungen $3/4$—1 Stunde. Für die Dauer der Wicklungen
ist bestimmend, daß man dieselben vor dem Schweißausbruch ab-
brechen soll. Manche Autoren geben die Bäder bei Manie viel länger.
KRAEPELIN z. B. läßt sie stunden-, ja selbst tagelang andauern. Andere
wiederholen die Bäder lieber in Pausen von einigen Stunden. EMMING-
HAUS verwendet das indifferente Bad in der Regel nur einmal zur
Zeit, wo die Erregung am stärksten ist, giebt aber zu, daß gelegentlich
eine öftere Anwendung indiziert sei.

Haben die Kranken Kopfkongestionen im Bade, so kann man
recht wohl eine lokale Kaltapplikation mit dem Bade verbinden. Am

1) *Emminghaus*, *Behandlung des Irreseins im Allgemeinen*, *Penzoldt-Stintzing's Handbuch der spec. Therapie.*
2) *Kraepelin*, *Psychiatrie 1896 p. 274.*

besten eignen sich einfache kalte Umschläge; Kühlkappen und sonst komplizierte Apparate lassen sich bei erregten Kranken nur selten verwenden.

Man wird ja gewiß Manien nicht ausschließlich mit diesen Bädern behandeln wollen, die arzneiliche Medikation, namentlich Hyoscin, ist bei den schwereren Formen gewöhnlich nicht zu umgehen, aber jedenfalls soll man besonders bei den leichteren manischen Exaltationszuständen zunächst die Bäderbehandlung versuchen.

Bei den Melancholien ist namentlich für die Behandlung der Angstzustände die feuchte Einpackung und das indifferente Bad brauchbar. Ueber die Dauer und Wiederholung weichen hier die Meinungen der Autoren etwas ab. v. KRAFFT-EBING, SCHÜLE, KRAEPELIN, ZIEHEN wenden die Bäder in prolongierter Form an. EMMINGHAUS rät kurzdauernde, indifferent warme Bäder, da bei der Verlängerung des Bades die Angst leicht wächst. Ob Bad oder Wicklung vorteilhafter ist, wird man gleichfalls von der Beobachtung der Wirkung im einzelnen Falle abhängen lassen. ZIEHEN versucht zuerst die Wicklung, KRAEPELIN empfiehlt dieselben namentlich bei schwächeren Patienten. Zweckmäßig ist es oft, bei den Einpackungen die Arme frei zu lassen, also die Wickelung in der von BUXBAUM (p. 126) vorgeschlagenen Weise zu geben. Die Temperatur des zur Anfeuchtung der Packungen genommenen Wassers wird gewöhnlich, und namentlich bei peripherischem Gefäßkrampf, ziemlich hoch (30—25 °) gewählt.

Auch heiße Bäder sind namentlich von englischen Autoren (vergl. THOMSEN) empfohlen worden. Dieselben sollen besser vertragen werden, wenn man ihnen eine kalte Abklatschung vorausschickt.

Gleichzeitige Kopfkühlungen werden bei Melancholie von manchen Seiten geraten. Ueber kurze, kühle Prozeduren als Schluß des Bades sind die Ansichten wiederum geteilt. Angeraten hat sie namentlich FINKELNBURG (1).

ZIEHEN bemerkt, wie ich endlich noch erwähnen möchte, daß bei Nahrungsverweigerung die Kranken oft gerade nach dem Bade oder der Wickelung am ehesten geneigt sind, sich Nahrung einflößen zu lassen.

Die Bedeutungen der Bäder und Wickelungen bei Melancholie ist eine mehr untergeordnete, als bei der Manie, und richtet sich namentlich gegen das Symptom Angst. Es wird deswegen (ZIEHEN) auch eine regelmäßige tägliche Anwendung zu ein und derselben Stunde widerraten und vielmehr empfohlen, eine der beiden Prozeduren dann zu geben, wenn die Angst besonders heftig ist, dann eventuell auch mehrmals täglich.

Bei den akuten hallucinatorischen Erregungszuständen, den Erschöpfungspsychosen, der akuten Paranoia u. s. w., ist die Behandlung mit prolongierten Bädern oder Wickeln von denselben Gesichtspunkten wie bei der Manie zu leiten. Man wird möglichst regelmäßig, namentlich gegen Abend, um den Kranken Ruhe zu schaffen, davon Gebrauch machen, nur rät ZIEHEN, auf beide zu verzichten, wenn sich die Kranken auf Grund von Wahnvorstellungen heftig gegen dieselben sträuben. Auch bei Delirium tremens sind laue Bäder mit kühlen Uebergießungen empfohlen (NAECKE, 2).

---

1) *Finkelnburg*, *Allgemeine Zeitschrift für Psychiatrie Bd. 21.*
2) *Naecke*, *Beiträge zur Lehre des Delirium tremens, Deutsches Archiv f. klin. Medizin Bd. 25 1880.*

Bei den interkurrenten Erregungs- und Tobsuchtsanfällen der chronischen Psychosen endlich kommen prolongierte Bäder und Wickelungen in gleicher Weise wie bei den akuten Formen in Betracht.

Von kalten und kühlen Wasseranwendungen sind zunächst die kalten Bäder zu erwähnen, die früher vielfach bei Erregungszuständen angewendet wurden. Sie sind zur Zeit fast vollständig verlassen. Anwendung finden dieselben als kühle Bäder nach EMMINGHAUS bei Unruhe, welche auf subjektiven Hitzegefühlen beruht und den Kranken zum Abreißen der Kleider veranlaßt. ZIEHEN rät, sie bei Idiotie zu versuchen. Empfohlen sind sie auch bei Dementia paralytica in systematischer Weise von VOISIN.

Man soll das Bad mit 20° und 5 Minuten Dauer beginnen, und binnen 8 Tagen auf 10° fallen, dabei die Dauer des Bades allmählich bis auf 10 Minuten erhöhen. ZIEHEN schreibt darüber, daß er in einigen Fällen von solcher Behandlung einen deutlich günstigen Einfluß gesehen habe.

LETULLE (1) will bei Delirium tremens von Bädern in einer Temperatur von 22° in der Dauer von 8—15 Minuten in Kombination mit energischen Begießungen des Kopfes Gutes gesehen haben. Er rät, die Bäder in 2—3-stündlichen Pausen zu geben. Meist dürfte die Kollapsgefahr ein solches Vorgehen verbieten.

Von anderen Prozeduren werden die lauen bis kühlen Halbbäder, Abwaschungen und Abreibungen bei Geisteskranken wohl am meisten gebraucht. Es läßt sich über ihre Indikationen sagen, daß sie einmal bei den stuporösen Formen mit Nutzen verwendet werden, und dann ferner, daß sie bei den einfachen melancholischen Verstimmungen, bei aus neurasthenischen und hysterischen Zuständen erwachsenen Geistesstörungen im Sinne eines anregenden und roborierenden Verfahrens Gutes leisten können.

Endlich können bei Geistestörungen symptomatische Anzeichen für hydrotherapeutische Eingriffe durch Einzelsymptome gegeben sein, z. B. durch sexuelle Erregungszustände für prolongierte Sitzbäder, durch Decubitus für ein permanentes Bad u. s. w.

---

1) *Letulle, Presse médicale 1896 janvier.*

# II. Hydrotherapeutische Massnahmen in der Chirurgie.

Von

Stabsarzt Dr. **Paul Cammert.**

## Allgemeines.

In einer so aktiven Disciplin der medizinischen Wissenschaft, wie die Chirurgie, erscheint es ganz selbstverständlich, daß die Hydrotherapie und ihre verwandten Maßnahmen einen mehr als bescheidenen Platz angewiesen erhalten, und es erscheint vielleicht gewagt, derselben in dem vorliegenden Lehrbuche überhaupt eine besondere Besprechung zu gönnen. Allein einmal ist ja das Bestreben der modernen Chirurgie immer mehr dahin gerichtet gewesen, zu schonen, was zu schonen ging, und je mehr sich dank der modernen Vervollkommnungen die Großthaten derselben mehrten, um so konservativer und um so überlegender ist sie geworden, und um so mehr hat sie den physikalischen Heilverfahren Thür und Thor geöffnet. Auf der anderen Seite ist ja das vorliegende Lehrbuch für den praktischen Arzt bestimmt, der häufig genug, oft gegen seine Ueberzeugung, durch die Messerscheu seiner Patienten gezwungen sein wird, mit milderen Maßnahmen, wenn auch auf Umwegen, Hilfe zu bringen zu versuchen. Hierbei sollen ihm die nachfolgenden Zeilen ein Führer sein, und ich habe deshalb gerade großen Wert darauf gelegt, die Grenze der Leistungsfähigkeit der Hydrotherapie auf den behandelten Gebieten möglichst klar zum Ausdruck zu bringen.

Die Anwendungsweise der Hydrotherapie und der verwandten Maßnahmen in der Chirurgie basiert auf denselben Prinzipien wie in der übrigen Medizin. Ich kann mich deshalb darauf beschränken, unter Bezug auf den allgemeinen Teil des Buches kurz zunächst im allgemeinen die hauptsächlichsten Arten der Anwendung anzuführen und dabei diejenigen Abweichungen zu besprechen, wie sie in der Eigenart chirurgischer Erkrankungen und chirurgischen Eingreifens geboten sind.

Da wir heutzutage wissen, daß selbst kleinste, mit bloßem Auge oft gar nicht sichtbare Wunden der Ausgangspunkt für schwerwiegende, ja sogar letale Infektionen werden können, so müssen wir auch in der Hydrotherapie an den Grundsätzen der aseptischen Behandlung festhalten und daher, wo es nur immer angängig ist, nur

Wasser für unsere therapeutischen Maßnahmen verwenden, daß nicht nur rein im gewöhnlichen Sinne, sondern auch frei von bakterieller Verunreinigung ist. Besonders streng werden wir natürlich bei offenen Wunden, bei äußerlich sichtbaren Verletzungen verfahren müssen; aber auch bei eitrigen und entzündlichen Prozessen, bei denen wir häufig den Ausgangspunkt der Infektion nicht mehr feststellen können, werden wir daran festhalten, da wir ja wissen, daß irgendwo eine Eingangspforte für die Krankheitserreger vorhanden ist bezw. vorhanden gewesen sein muß. Im allgemeinen wird man deshalb gut thun, grundsätzlich nur abgekochtes Wasser zu verwenden, und der Einwand, das diese Maßnahmen in der Praxis sich schwer durchführen ließen, kann heutzutage kaum als stichhaltig angesehen werden; denn auch in das größere Publikum sind die Lehren von der Wundenverunreinigung durch bakterielle Infektion bereits so weit vorgedrungen, daß es kaum nennenswerter Anstrengungen von seiten des Arztes bedürfen wird, um diesen Anschauungen auch in hydrotherapeutischer Beziehung zu ihrem Recht zu verhelfen.

Bei der lokalen Anwendung hydrotherapeutischer Maßnahmen benutzen wir in der Chirurgie vorwiegend dreierlei Temperaturen: der Lufttemperatur entsprechende (zimmerwarme), stark erhöhte und stark erniedrigte Temperaturen. Im allgemeinen geben wir in der Chirurgie der K ä l t e überall da den Vorzug, wo wir eine schmerzstillende oder blutstillende Wirkung erzielen wollen. Dabei leuchtet die blutstillende Wirkung ohne weiteres ein, wenn wir bedenken, daß unter dem Kältereiz eine Kontraktion der Gefäßwand und eine Kontraktion der Gewebe entsteht; wir werden deshalb durch den Kältereiz in loco eine Blutung aus kleineren Gefäßen, wie sie sich uns in den parenchymatösen Blutungen darbietet, leicht beherrschen können, wenn dieselben an der Oberfläche sich abspielen, aber auch die blutstillende Wirkung in größeren Tiefen erzielen können, da jeder Körperteil bei genügend langer und genügend intensiver Wärmeableitung in jeder beliebigen Tiefe durchgekühlt werden kann (vergl. allgem. Teil Kapitel Tiefenwirkung). Diese Erfahrung machen wir uns zu nutze bei der Behandlung der Brüche der Schädelbasis, bei denen wir auf die Blutung durch Eisapplikation auf den Schädel einzuwirken versuchen. Durch die Kontraktion der Gefäße und die dadurch bedingte verminderte und verlangsamte Blutcirkulation versuchen wir uns auch die Herabsetzung des Schmerzgefühles durch die Kälte zn erklären.

Wir verwenden die Kälte in der Chirurgie in Form von Eis, eiskalten Umschlägen und permanenter Irrigation und verwenden das Eis entweder in reine Kompressen gehüllt oder in Eisblasen resp. Gummibeuteln verpackt. Die Eisbehandlung bietet nun aber verschiedene Nachteile, auf die nicht dringend genug aufmerksam gemacht werden kann. Zunächst ist nicht ohne weiteres zuzugeben, daß die Eisbehandlung, wie O. Weber sagt, das beste schmerzstillende Mittel sei. Vielen Patienten ist die Applikation von Eisbeuteln direkt unangenehm, und wir sehen häufig Kranke, namentlich bei entzündlichen Prozessen des Bauches, sich heftig dagegen wehren; dazu kommt noch, daß die Schmerzempfindung beim Weglassen des Eises viel intensiver wird, weil durch die nach der Gefäßkontraktion eintretende paralytische Erweiterung der Gefäße ein vermehrter Blutandrang stattfindet. Ferner hat die Eisapplikation den Nachteil, daß sie an durch die Entzündung oder durch Traumen in ihrer Vitalität schon an und für sich geschä-

digten Weichteilen in hohem Grade die Gangrän durch die Verlangsamung der Cirkulation begünstigt, ganz abgesehen davon, daß sie bei
entzündlichen Prozessen den Verlauf nicht selten in gefährlicher Weise
cachiert. Ebenso sehen wir nach Anwendung der Eisbeutel nicht selten
Erytheme der Haut auftreten, die sogar die Tendenz haben, in der
Peripherie fortzuschreiten, und dadurch ein Erysipel vortäuschen.
Es ist deshalb ratsam, die Eisbeutel zeitweise wegzulassen, oder
Umschläge mit kaltem Wasser zu verwenden, die natürlich, um als
kalte Umschläge wirken zu können, häufig, d. h. sobald sie durch die
Körperwärme sich erwärmt haben, gewechselt werden müssen. Wir
erniedrigen in diesem Falle die Temperatur des zu verwendenden
Wassers durch Zusatz von Eis, Schnee oder Kältemischungen, von
denen die beliebteste die von SCHMUCKER angegebene ist (Salmiak
1 Teil, Salpeter 3 Teile, Essig 6 Teile, Wasser 20 Teile). Ihrer Reinlichkeit und leichten Desinfizierbarkeit wegen empfehlen sich hier die
LEITER'schen Kühlapparate (das Nähere ist im allgemeinen Teil nach-
zusehen p. 131 f.), die deswegen auch die permanente Irrigation mit
Eiswasser fast ganz verdrängt haben.

Weit seltener wird in der modernen Chirurgie die Hitze in Form
von Breiumschlägen, Kataplasmen und dergl. (s. p. 134 f.) verwendet
im Gegensatz zu der alten Chirurgie, die in der vorantiseptischen Zeit
den Breiumschlägen ein ungemein weites Gebiet einräumte, weil aus
Scheu vor dem Messer die Behandlung entzündlicher Prozesse und
eitrig infiltrierter Gewebe von der Idee der Zerteilung bezw. des
Reifwerdenlassens beherrscht wurde. Die moderne Chirurgie sucht
ihr Heil in der frühzeitigen Anwendung des Messers, weil gerade
die rechtzeitige Eröffnung entzündlicher oder eitriger Infiltrate nicht
nur am besten den Schmerz beseitigt und am schnellsten zur Ab-
schwellung führt, sondern auch den Patienten am sichersten vor dem
Fortschreiten des Prozesses und vor ausgedehnter Nekrose schützt.
Auch die Verwendung des heißen Wassers (45°), sei es mittels permanenter Irrigation oder durch Heißwasserkompressen zur Blutstillung — das heiße Wasser befördert direkt die Gerinnung — kann
in der modernen Chirurgie als verlassen betrachtet werden.

Weitaus die meiste Verwendung unter den hydrotherapeutischen
Maßnahmen findet in der Chirurgie das Wasser gewöhnlicher Temperaturgrade, das sogenannte stubenwarme Wasser, und zwar in
der Form von Umschlägen, von denen wir 2 Kategorien wegen
ihrer verschiedenen Wirkung streng zu unterscheiden haben.

Die ersteren, die sogenannten PRIESSNITZ'schen Umschläge,
wirken durch die Erzeugung der feuchten Wärme und bleiben
längere Zeit, meist 24 Stunden, liegen; die Flüssigkeit in ihnen muß
durch Auflegen undurchlässiger Zeuge (Oelleinwand, Guttapercha,
Gummipapier etc.) am Verdunsten verhindert werden. Der Erfolg
dieser Umschläge bei entzündlichen Prozessen, bei Phlegmonen, bei
der Demarkation gangränöser Herde ist unbezweifelt, obgleich die
Wirkungsweise selbst noch nicht einwandsfrei erklärt ist. Wir stellen
uns wohl am besten vor, daß durch Beschleunigung der Cirkulation
in den entzündeten Hautpartien, besonders wenn durch vertikale
Suspension, auf die ich weiter unten noch genauer zu sprechen
komme, der Zufluß des arteriellen Blutes erschwert und der Abfluß
des venösen erleichtert wird, der Druck vermindert und damit der
Schmerz am besten gelindert wird. Gleichzeitig aber kommt der

durch die Entzündung stark gefährdete Bezirk durch die beschleunigte Blutcirkulation unter bessere Ernährungsverhältnisse: der Gangrän nahe Bezirke erholen sich, und tote Gewebe werden durch Anregung energischer Granulationsbildung in kurzer Zeit eliminiert; dabei werden durch die feuchten Kompressen energisch die Wundsekrete aufgesogen und schließlich durch Verbrauch von Wärme zur Verdunstung der Flüssigkeit die dem Patienten sehr lästige Hitze in dem betreffenden Teile wohlthätig gemindert.

Bei der zweiten Art von Umschlägen legen wir den Hauptwert auf die Temperaturherabsetzung und wechseln dieselben, so oft sie sich an ihrer Applikationsstelle erwärmt haben, oder halten sie durch Kühlapparate oder Berieselungen kalt. Natürlich wird der Arzt von Fall zu Fall zu entscheiden haben, ob er diesen oder jenen Umschlägen den Vorzug giebt.

Wir verwenden nun zu Umschlägen in der Chirurgie selten oder gar nicht reines Wasser. Recht häufig sieht man nach der Anwendung von Wasserumschlägen eine Reizung der Haut auftreten: Jucken, Bläschenausschläge, Ekzeme und dergleichen, so daß man sehr bald von einer weiteren Verwendung Abstand nehmen muß, ganz abgesehen davon, daß man sich das eventuelle spätere Operationsfeld verdirbt. Wir legen ja dem Zustande der Haut bei allen unseren Operationen großen Wert bei. Ferner ist aber auch das gewöhnliche Wasser chirurgisch nicht als einwandsfrei zu betrachten im Sinne unserer Aseptik. Aus diesen Gründen pflegen wir für unsere Umschläge dem Wasser die mannigfachsten Zusätze zu geben und hoffen, auf diese Weise noch die Wirkung der Umschläge als solche durch die specifische Wirkung der medikamentösen Zusätze zu erhöhen. Die gebräuchlichsten dieser Zusätze, unter denen naturgemäß die Desinfektionsmittel einen sehr großen Platz einnehmen, sollen hier folgen:

Sublimat (Hydrargyrum bichloratum) in Lösungen von 1:1000 und schwächer (bis 5000). Die Lösungen lassen sich bequem mit den ANGERER'schen Sublimatpastillen herstellen. Ihre Anwendung erheischt wegen der Giftigkeit große Vorsicht und muß deshalb bei größeren Wundflächen ganz vermieden werden wegen der Gefahr der Resorption. Da sie außerdem auch die Haut stark reizen, so ist ihre Verwendung sehr einzuschränken und nur für gewisse Zwecke erlaubt (vergl. den Abschnitt über Erysipel).

Acidum carbolicum liquefactum in 1—3-proz. Lösung. Die Herstellung dieser Lösungen geschieht am besten in Flaschen, indem man auf das betreffende Quantum von Karbolsäure heißes Wasser aufgießt und die Flasche stark schüttelt, weil sonst die Karbolsäure in Form von öligen Tropfen leicht ungelöst bleibt. Auch bei dem Gebrauch der Karbolsäurelösungen ist die Gefahr einer Intoxikation und die irritative Wirkung dieser Umschläge auf die Haut sehr groß. Besonders Kinder reagieren auf Karbolsäure sehr empfindlich. Außerdem hat man selbst bei schwachen Lösungen Gangrän beobachtet, so daß man am besten die Karbolumschläge ganz vermeidet.

Lysol in 0,3—1-proz. Lösungen. Es ist wenig giftig und reizt Wunden fast gar nicht. Dafür hat es aber einen sehr penetranten, manchen Leuten widerlichen Geruch.

Thymol in 0,1-proz. Lösungen, weniger giftig wie Karbolsäure. Sein anfangs angenehmer Geruch wird auf die Dauer unangenehm und widerlich.

Kalium permanganicum in 0,2—1-proz. Lösungen mit Aq. destill. Wegen seiner Leichtigkeit, mit der es Sauerstoff an oxydable Substanzen abzugeben vermag, wirkt es stark gegen Fäulniserreger und desodorisiert kräftig. Es wird deshalb mit Vorliebe bei stark stinkenden Wunden, Geschwüren, zerfallenen Tumoren u. dergl. angewendet.

Natrium subsulfurosum (N. thiosulfurieum) in 5—10-proz. Lösungen wird ähnlich gebraucht wie das vorhergehende. Für Bäder nimmt man ungefähr 100—200 g zu einem Vollbade und setzt dem Wasser, während sich der Kranke in demselben befindet, 200,0—500,0 g Essig hinzu.

Acidum boricum in 2—4-proz. Lösungen stellt ein verhältnismäßig schwaches, dafür aber auch um so ungiftigeres Antisepticum dar, das wegen seiner geringen Reizwirkung auf die Haut gerade gern zu Umschlägen selbst bei größeren Wundflächen verwendet wird.

Acidum salicylicum in 0,3-proz. Lösungen, hält sich farblos nur mit destilliertem Wasser, während es mit gewöhnlichem Wasser sich oft schon nach wenigen Stunden bräunt. Die desinfizierende und desodorisierende Wirkung der Salicylsäurelösungen ist nicht beträchtlich. Für Umschläge setzt man denselben zur besseren Löslichkeit Borsäure, gleiche Teile Borax hinzu und erhält so die sehr empfehlenswerte und in der Chirurgie viel gebrauchte Borsalicyllösung: Rp. Acid. salicyl. 1,0, Acid. borici 6,0, Aq. dest. ad 1000,0; oder Rp. Acid. salicyl., Borac. āā 5,0, Aq. dest. ad 1000,0. Als vorrätig zu haltende Lösung empfiehlt sich: 1 Teil Ac. salicyl. und 3 Teile Spiritus.

Liquor aluminii acetici in 1—3-proz. Lösung (Aluminium aceticum solutum). Die essigsaure Thonerde ist ein starkes Antisepticum und verbindet mit ihren antiseptischen und desinfizierenden Wirkungen auch die adstringierenden und sekretionsbeschränkenden des Alaun. Sie ist als Verbandmittel und Umschlagsflüssigkeit in ausgedehntem Gebrauche, namentlich auch in Form der BUROWschen Lösung: 5 Teile Alaun werden in 64 Teilen Wasser gelöst und dieser Lösung 8 Teile Plumb. acet. hinzugesetzt und filtriert.

Von anderen Präparaten der Thonerde finden, ohne nennenswerte Vorteile zu bieten, noch Verwendung:

Aluminium acetico-tartaricum in 1—3-proz. Lösung,

Aluminium sulfuricum in 1—20-proz. Lösungen und das

Alumnol (β-naphtholdisulfosaures Aluminium) in 1-proz. Lösungen. Es soll den Vorteil haben (HEINZ und LIEBRECHT), daß es sich in eiterigen Sekreten auflöst und deshalb eine größere Tiefenwirkung entfalten soll als andere Adstringentien.

Flores Chamomillae als leichtes Theeinfus namentlich in der älteren Medizin viel gebraucht. Auch heute noch findet der altehrwürdige Kamillenthee vielfach Verwendung in der Praxis als Umschlagswasser bei Kontusionen, bei schlaffen Geschwüren und als Zusatz zu Bädern.

Vinum camphoratum, ein sehr empfohlenes Mittel der älteren Medizin, findet vielfach Verwendung bei schlaffen Geschwüren wegen der fäulniswidrigen und leicht reizenden Wirkung des Kampfers.

Die Anwendungsweise der Umschläge ist im allgemeinen in der Chirurgie dieselbe wie sonst. Nur folgende Punkte möchte ich noch kurz betonen, wenngleich sie fast als selbstverständlich erscheinen möchten. Wir benutzen in der Chirurgie naturgemäß zu Umschlägen nur Kompressen von aseptischem Verbandmull, und machen uns zur Regel, dieselben nur einmal zu benutzen. Sodann werden wir bei entzündlichen Prozessen an den Extremitäten die Wirksamkeit der Umschläge ungemein erhöhen können, wenn wir gleichzeitig mit denselben die Hochlagerung bezw. die vertikale Suspension der betreffenden Extremität verbinden. Zu diesem Zwecke dienen mannigfaltige Lagerungsapparate, deren Konstruktion ohne weiteres das Anlegen von Umschlägen gestattet. Bei den feuchtwarmen Umschlägen kann man ohne besondere Unbequemlichkeit auch vertikale Suspension anwenden, da sie ja seltener gewechselt werden. Zur vertikalen Suspension empfehlen sich am meisten die CRAMER'schen Zinndrahtschienen; sie sind leicht, lassen sich bequem in jede Form bringen und schmiegen sich gut dem betreffenden Gliede, z. B. dem Arme, an. Die Schiene muß bis über die Hand reichen und die Hand mit befestigt werden, ebenso der Ellenbogen bez. die Schulter gut durch ein weiches Kissen gestützt werden. Der Ermüdungsschmerz, der sonst in den Gelenken eintritt, ist sehr quälend und belästigend und wird bei den mit nassen Umschlägen eingewickelten Extremitäten sich besonders bald geltend machen, weil die feuchten Umschläge ein ganz ansehnliches Gewicht repräsentieren. Das Abnehmen und Erneuern der Umschläge hat mit großer Vorsicht zu geschehen. Trocknen die Umschläge an irgend einem Punkte der Wundfläche an, so wird das brüske Abreißen eine, wenn auch geringe, so doch insofern nicht ungefährliche Blutung bewirken, als dadurch neue Pforten für Infektion geöffnet werden. Außerdem verursacht es dem Patienten unnötigen Schmerz, und ist deshalb eher seine Widerstandsfähigkeit zu schwächen als zu erhöhen geeignet. Auf einen Nachteil möchte ich hier noch hinweisen, der auch bei der Applikation von Kälte sich unliebsam geltend macht. Wir sehen, daß namentlich im Beginn entzündlicher Prozesse, besonders wenn sie mehr in der Tiefe ihren Anfang nehmen, das Krankheitsbild etwas cachiert wird. Sowohl die Blässe der Haut, wie sie bei Kälteapplikation auftritt, als auch das Aufquellen der Epidermis infolge feuchter Umschläge kann uns über das Fortschreiten des Prozesses zum Nachteile unserer Patienten irreleiten. Es ist deshalb notwendig, öfters beim Wechsel zu kontrollieren. Druckempfindlichkeit an bestimmten Stellen, subjektive Schmerzempfindung der Patienten, Drüsenschwellungen in der Nachbarschaft, der Fieberverlauf werden beachtet werden müssen, um vor unangenehmen Ueberraschungen bewahrt zu bleiben und rechtzeitig mit dem Messer eingreifen zu können.

Neben dieser mehr lokalen Verwendung der Hydrotherapie gebraucht die Chirurgie in ausgedehntem Maße auch die B ä d e r in den verschiedensten Formen, sowohl als Teilbäder wie auch als Vollbäder. Gewöhnlich verwenden wir in der chirurgischen Wundbehandlung Wasser von einer Temperatur, wie sie dem betreffenden Patienten gerade am angenehmsten erscheint. Zu kalte Bäder bewirken bisweilen ausgedehnte Hautnekrosen. Zu warme Bäder quellen die Granulationen zu stark, so daß die glasigen, stark aufgequollenen Granulationen häufig zu Sekretverhaltungen Veranlassung geben.

Ueber Zusätze zu diesen Bädern siehe das Nähere S. 110, Abschnitt 7.

## I. Hydrotherapie bei chirurgischen Erkrankungen der Weichteile.

### 1. Kontusionen. Schwielen. Hühneraugen. Hantentzündungen. Verbrennungen. Erfrierungen.

Handelt es sich um geringfügige K o n t u s i o n e n der Haut, so kann man dieselben meistens ihrem Schicksal überlassen, da sie gewöhnlich rasch und glatt von selbst heilen. Bei ängstlichen, sehr empfindlichen Patienten bedeckt man die kontundierte Stelle mit Bleiwasserumschlägen, wodurch der brennende Schmerz rasch beseitigt wird. Sind die Kontusionen dagegen stärker, die Blutextravasate erheblicher und die Haut zum Teil nekrotisch oder wenigstens der Gangrän nahe, dann hat die Behandlung einmal dahin zu tendieren, eine Infektion zu vermeiden — denn eindringende Bakterien finden in diesen Extravasaten, die mit mortifizierten Gewebselementen untermischt sind, einen sehr geeigneten Nährboden, und die Gefahr einer Vereiterung bez. Verjauchung ist sehr groß — sodann hat sie dafür Sorge zu tragen, daß die Cirkulation möglichst gehoben werde, damit die der Gangrän nahen Weichteile sich wieder erholen, bez. die Gangrän möglichst geringe Dimensionen annehme. Die Beschleunigung der Cirkulation wird dann ihrerseits auch zur schnelleren Resorption der Blut- bez. Lymphergüsse beitragen. Keine Behandlungsart wird diesen beiden Indikationen so gerecht, als wie die Applikation der feuchten Wärme in Form von Umschlägen mit essigsaurer Thonerde, die wir wirksam unterstützen durch eine leichte Kompression und vertikale Suspension an den Stellen, wo sie ausführbar ist. Die Behandlung wird sich im einzelnen Falle etwa so gestalten: Durch ein laues Seifenbad von etwa 10 Min. oder durch leichtes Abseifen der Haut reinigen wir vorsichtig die kontundierten Partien und deren nächste Umgebung und entfernen die Seife durch eine gelinde Reinigung mittels eines Aetherbausches. Sodann legen wir um die kontundierte Partie und die angrenzenden Teile Kompressen, die mit essigsaurer Thonerdelösung getränkt sind, so daß sie nicht tropfen, und bedecken das Ganze mit wasserdichtem Zeuge und einer Lage Watte. Darüber wickeln wir unter mäßigem Anziehen eine Binde und befestigen mittels derselben, falls wir die vertikale Suspension anwenden können (Arm), gleich noch eine CRAMER-sche Schiene. Der Verband bleibt 24 Stunden liegen und wird dann in derselben Weise erneuert. Ihn länger liegen zu lassen, ist nicht zu empfehlen, weil der inzwischen trocken gewordene Verband die Haut reizt. Unter diesem Verbande erholt sich oft überraschend schnell die Haut, die vorher schon nekrotisch erschien, oder es bleiben in den nekrotischen Partien wenigstens hier und da Brücken und Inseln erhalten, von denen aus die spätere Vernarbung dann gut und schnell von statten geht. Hat unter der feuchten Wärme und Ruhe die Resorption gute Fortschritte gemacht, hat sich der Schmerz und die Anschwellung gelegt und ist die Haut intakt geblieben, so kann man schon nach wenigen Tagen die Umschlagsbehandlung aufgeben und nun Salbenverbände, eventuell Massage u. dergl. anwenden. Die frühzeitige Kälteapplikation in Form von Eisbeuteln etc. ist bei Kontusionen der äußeren Haut entschieden zu verwerfen; denn die dabei etwa in Betracht kommende hämostatische Wirkung wird viel prompter durch Hochlagerung bez. Kompression bewirkt, und außerdem pflegen ja ohnehin auch erfahrungsgemäß die durch Kontusion bedingten subkutanen Blutungen keine gefahrdrohenden Dimensionen anzunehmen — stärkere Blutungen bei größeren Kontusionen infolge von Zerreißungen größerer Gefäße erfordern chirurgisches Eingreifen — und ohne Zweifel kann die cirkulationshemmende Einwirkung der Kälte die bedrohte Haut der Gangrän überliefern, die wir ja gerade zu verhindern so eifrig bedacht sein müssen. Etwas anders liegen die Verhältnisse, wenn durch die Gewalteinwirkung lebenswichtige Organe im Inneren des Körpers verletzt sind. Sind die Verletzungen dabei nicht so intensiv, daß sie an und für sich einen operativen Eingriff indizieren oder einem solchen nicht zugänglich, so wird man hier natürlich, da die Gefährdung der Haut nur eine untergeordnete Rolle spielt, die Eisapplikation in vollem Umfange zur Anwendung bringen, weil ja die hämostatische Wirkung der Kälte auch in die Tiefe sich erstreckt. Deshalb legen wir bei Hämoptoe nach Kontusionen des Brustkorbes Eisbeutel auf die Brust, bei Blutungen in abdomine auf den Bauch, bei Blutungen in cerebro auf den Kopf. Tritt nun trotz unserer Maßnahmen bei Kontusionen der Haut Eiterung auf, so halten wir uns natürlich nicht mehr mit feuchten Umschlägen auf, sondern greifen möglichst bald und möglichst ausgiebig zum Messer. Ist es zu aus-

gedehnter Gangrän gekommen, so behandeln wir diese nach den unter
diesem Kapitel auseinandergesetzten Prinzipien.

Die so oft an der Haut, namentlich an Stellen häufigen Druckes
entstehenden S c h w i e l e n werden an und für sich kaum Gelegenheit für einen therapeutischen Eingriff abgeben, da sie ja häufig
eine Wohlthat für die betreffenden Menschen sind. Ab und zu
aber sitzen sie an Stellen, wo sie empfindlich drücken, und legen
dem betreffenden Patienten den Wunsch ihrer Entfernung nahe.
Schmerzlos beseitigt man sie durch tägliche Bäder mit Seifen- oder
Sodawasser oder feuchte Wickelungen; ebenso verfährt man, wenn
unter diesen Schwielen infolge von Infektionen Eiter sich ansammelt.
Die Schwielen erscheinen dann nicht gerötet, sondern eher weißer wie
gewöhnlich, und die darunter sich abspielende Entzündung verrät sich
fast lediglich durch Druckempfindlichkeit. Man giebt in diesen Fällen
am Tage ein Seifen- oder Sodabad und bedeckt nach demselben die
Schwielen mit feuchten Umschlägen, die man bis zum nächsten Bade
liegen läßt. Auf diese Weise löst sich die Schwiele sehr bald, so daß
man sie bequem mit Pincette und Schere abtragen kann.

Noch lästiger sind die H ü h n e r a u g e n. Auch hier genügt es
nicht, den Kern auszuschneiden, sondern man muß die ganze konische
Schwiele entfernen. Ist das Hühnerauge nicht entzündet, so kann
man dies durch Aetzmittel etc. sofort thun. Sehr oft aber entzündet
sich durch Infektion oder durch Vereiterung der so häufig hier sich
bildenden Schleimbeutel der Standort des Hühnerauges, und in diesen
Fällen ist dringend anzuraten, vor der radikalen Beseitigung durch
operative Eingriffe die Entzündung zu beheben. Dies geschieht sehr
einfach durch Ruhe, tägliche Bäder in Seifenwasser und feuchtwarme
Umschläge in der Zwischenzeit.

Es ist hier nicht der Ort, über die Hydrotherapie der mannig-
faltigen Hautentzündungen zu reden, die zum größten Teil in das
Gebiet der internen Medizin bez. der Dermatologie gehören und dort
nachzulesen sind. Als chirurgische Domäne aber müssen betrachtet
werden die H a u t e n t z ü n d u n g e n nicht infektiösen Ursprunges, die
entweder durch einmalige oder wiederholte mechanische Reize, durch
chemische oder durch thermische Reize entstehen. So sehen wir
häufig durch Stiefeldruck oder durch gegenseitige Berührung zweier
Hautflächen, ferner durch Kratzen mit den Fingernägeln, durch fortwährend Benetzung mit physiologischen oder pathologischen Sekreten,
durch Wärme- bez. Kälteeinfluß eine Rötung der Haut auftreten, die
sich, falls die schädigenden Momente nicht eliminiert werden, zu
Ekzemen, schließlich zu Geschwüren steigern kann. Besonders leicht
treten diese Entzündungen auf, wenn die Haut bereits vorher infolge
venöser Stauung empfindlich geschädigt war. Daher finden wir sie
so häufig bei Unterschenkeln mit starker Varicenbildung. Diese
Hautentzündungen stellen zwar kein gefährliches Leiden dar, obgleich auch sie natürlich im weiteren Verlauf der Ausgangspunkt
gefährlicher Infektionen werden können. Indes verursachen sie durch
Brennen, zum Teil auch durch Jucken dem Patienten starkes Unbehagen, so daß dieser nicht selten ärztliche Hilfe in Anspruch zu
nehmen sich genötigt sehen wird. Es genügen nun hier häufig, nach
Elimination der schädigenden Momente, ein oder zwei laue Bäder (25
bis 30°), um die Entzündung mit ihren Belästigungen zu beseitigen.
Auch Waschungen mit leicht adstringierenden Lösungen (1 Teil Essig

auf 100 Teile Wasser) oder einfache Kaltwasserkompressen mit häufigem Wechsel (Eiswasser, Bleiwasser, essigsaure Thonerde) sind zu empfehlen. Die Anwendung feuchtwarmer Kompressen empfiehlt sich weniger, weil die durch die Entzündung geschädigte Haut nicht selten mit Bläschenausschlägen reagiert. Ist dagegen bereits Exkoriation aufgetreten, so nützen gerade die feuchtwarmen Umschläge mit BUROW-scher Lösung ausgezeichnet und sind dem fortwährenden Aufstreuen von Pulvern, die nicht selten den Entzündungsreiz unterhalten, vorzuziehen. Schon WINIWARTER macht mit Recht darauf aufmerksam, daß man die Waschungen solcher entzündeten Hautpartien am besten nicht mit den allgemein beliebten Schwämmen, sondern mit reinen Wattebäuschen vornehmen soll. Vor dem Anlegen der feuchten Umschläge reinige man die entzündete Hautpartie vorsichtig und schonend mit einem entfettenden Mittel (Aether oder noch besser Benzin, weil die Berührung exkoriierter Flächen mit Aether einen brennenden Schmerz verursacht). Wenig oder gar nichts leisten die Umschläge jeglicher Art auf Hautpartien, welche durch das Ueberfließen von Wundsekreten in der Umgebung einer Wunde wund geworden sind. Hier hat sich mir als das beste Heil- und Schutzmittel ausnahmslos die LASSAR'sche Salicylpaste (Rp.: Ac. salicyl. 1,0, Vasel., Zinc. oxyd., Amyl. āā 25,0) bewährt. Handelt es sich um Hautentzündungen bei venöser Stase, so leuchtet aus dem im allgemeinen Teile über die cirkulationsbeschleunigende Wirkung der feuchten Wärme Gesagten ohne weiteres ein, daß die Anwendung der feuchten Umschläge von Vorteil sein wird. So sehen wir bei varikösen Beinen oft schon nach einmaliger Applikation feuchtwarmer Umschläge die Entzündung zurückgehen. Wir lagern in diesen Fällen das betreffende Bein etwas erhöht, legen Kompressen mit essigsaurer Thonerde auf und befestigen sie nach Bedeckung mit wasserdichtem Zeuge unter leichter Kompression mit einer gewöhnlichen Binde. Bei jedesmaligem Verbandswechsel ist der Zustand der Haut genau zu prüfen, um eventuell rechtzeitig die feuchten Umschläge durch Salbenverbände oder Pulververbände ersetzen zu können.

Im Anschluß an die durch thermische Reize entstandenen und die ihnen sehr ähnlichen, durch chemische Reize hervorgerufenen Hautentzündungen sollen nunmehr die V e r b r e n n u n g e n und E r f r i e-r u n g e n, in deren Behandlung die Hydrotherapie unstreitig einen hervorragenden Platz einnimmt, im Zusammenhange besprochen werden. Bei den V e r b r e n n u n g e n will ich mich an die althergebrachte Einteilung in die bekannten 3 Grade: Erythem, Blasenbildung, Schorfbildung, halten. Bei den Verbrennungen e r s t e n G r a d e s kommt es therapeutisch im wesentlichen auf die Beseitigung des oft sehr intensiven Schmerzes an, und da giebt es kaum eine andere Art der Behandlung, die dieser Indikation besser genügte, als die Kaltwasserbehandlung. Schon DZONDY (1825) gebührt das Verdienst, mit aller Energie auf diese Behandlung hingewiesen zu haben. Handelt es sich um weniger ausgedehnte Verbrennungen, so kommt man mit häufig zu erneuernden Umschlägen mit kaltem Wasser, dem man auch etwas Bleiessig zusetzen kann, vollständig aus, besonders wenn der Sitz der Verbrennung auch eine Hochlagerung gestattet. Eisblasen halte ich nicht für zweckmäßig, um an schon an und für sich gefährdeter Haut nicht Gangrän herbeizuführen. Dagegen empfehlen sich, wenn es die Umstände erlauben, permanente Irrigationen mit kaltem Wasser auf untergelegte Kompressen, weil dadurch ein häufiges Abnehmen der Umschläge, das mit Schmerzen für den Patienten verbunden zu sein pflegt, vermieden wird. Bei Verbrennungen am Rumpfe, wo das Anlegen von Umschlägen mit häufigem Wechsel oft sehr schwierig ist, sind lauwaurme Bäder mit Kleie oder Kamillentheezusatz, namentlich in der Kinderpraxis, von gutem Erfolge. So sehr die Kaltwasserbehandlung bei den Verbrennungen ersten Grades Anwendung verdient, so wenig ist sie bei den durch Blasenbildung und Epidermisverluste charakterisierten Verbrennungen zweiten Grades indiziert. Wenngleich auch nicht zu leugnen ist, daß auch hier in der Behandlung mit kalten Umschlägen ein gutes Mittel zur Bekämpfung des Schmerzes besteht, so leisten doch hier entschieden die auftrocknenden Pulververbände, die deckenden Salbenverbände und die übrigen Methoden mehr, weil diese Verbände einige Zeit liegen bleiben können und einen vollkommenen Abschluß des verbrannten Terrains durchführen lassen. Hier kommen dann mehr die Bäder zum Abweichen der Verbände und zum Abspülen der Sekrete in Betracht oder die permanente Irrigation zwischen den einzelnen Verbandwechseln. Von HEINECKE sind auch in diesem Stadium Bäder von lauwarmem Fliederthee empfohlen worden. Dagegen wird man bei Verbrennungen dritten Grades, die durch eine tiefere Einwirkung der Hitze bis zur Schorf- bez. Geschwürsbildung charakterisiert sind, wieder ausgedehnteren Gebrauch von der Hydrotherapie mit bestem Erfolge machen können. Sind die Verbrennungen nicht sehr umfangreich, so kann man Bäder mit lauwarmem Kamillenthee oder Umschläge mit essigsaurer Thonerde, BUROW'scher Lösung oder Bleiwasser verwenden und zwar die letzteren als impermeabel verbundene. Der Schmerz wird auf diese Weise gelindert, bald ganz beseitigt, die Abstoßung der mumifizierten Hautpartien durch Bildung der Demarkationslinie beschleunigt, gut granulierende Beschaffenheit der Wundflächen hergestellt und die Regeneration der Epidermis von den Randpartien aus kräftig angeregt. Wir lassen hier am besten die Umschläge liegen, bis das durchdringende Sekret an der Oberfläche sich zeigt oder der fade Geruch uns eine stärkere Durchtränkung des Verbandstoffes anzeigt, um dem Patienten den Schmerz des Verbandwechsels so wenig oft wie möglich zu bereiten. Auch dann werden wir uns zum schmerzlosen Abweichen der Verbände der permanenten Irrigation oder am besten des Bades bedienen, um jeden Schmerz und jede auch noch so geringe Blutung, die beim brüsken Abreißen der Verbände entsteht, zu vermeiden. Der Arzt verliert auch in der Praxis dabei kaum Zeit, wenn er den Patienten anweist, 1 Stunde oder $^1/_2$ Stunde vor seinem Besuch diese Manipulationen vorzunehmen. Aengstlichen Patienten, die sich vor den Schmerzen fürchten, macht es einen gewissen Spaß, in Muße sich diese Verbände selbst aufzuweichen, und sie benutzen gern die Gelegenheit, sich ein Stündchen ihrer Langeweile auf dem Krankenlager damit zu vertreiben. Handelt es sich um sehr schwere Brandverletzungen mit tiefgehenden und weit ausgedehnten Verbrennungen, so giebt es nur eine Behandlungsart, und das ist die Behandlung im permanenten Wasserbade, eine Methode, die wir HEBRA zu danken haben, nachdem er uns gezeigt hat, daß Menschen ohne Gefährdung ihrer Gesundheit bis zu 270 Tagen ununterbrochen Tag und Nacht im warmen Wasser zubringen können. Ehe wir aber mit dieser Behandlung beginnen, müssen wir sicher sein, daß der Mensch den Shock, der gewöhnlich mit Verbrennungen schwerer Art verbunden zu sein pflegt, überwunden hat. SONNENBURG hat durch Tierexperimente zu beweisen

versucht, daß die im Shock nach ausgedehnten Verbrennungen auftretenden schweren Kollapserscheinungen zurückzuführen seien auf
einen durch die Verletzung verursachten übermäßigen Reiz auf das
Nervensystem, der reflektorisch eine Herabsetzung des Tonus der
Gefäße zur Folge habe. Da nun das Vollbad den Tonus der Gefäße
herabzusetzen imstande ist, so würden wir mit' unserer Behandlung
eher schaden als nützen. Ein derartig Verletzter gehört zunächst
ins Bett, und unser Hauptaugenmerk muß zuerst darauf gerichtet
sein, den Kollaps mit allen uns zu Gebote stehenden Mitteln nach
den bekannten Prinzipien und Methoden zu bekämpfen. Erst wenn
der Patient über den Shock hinüber ist, bringen wir ihn ins warme
Bad. Die Temperatur des Bades richtet sich ganz nach dem Gefühl
und den Wünschen des Patienten. Manche Kranke verlangen im
Anfang sehr warme Bäder, manchen ist ein lauwarmes Bad von 30°
angenehmer. Zu kühle Bäder bewirken manchmal Hautnekrosen. Ist
der Kranke dazu fähig, so reguliert er sich die Temperatur des Bades
selbst durch Zulassen von heißem bez. kühlem Wasser. Am besten
benutzt man für diese permanenten Vollbäder das HEBRA'sche Wasserbett. Doch läßt sich (vergl. Technik p. 101) dasselbe auch im Haushalt mit einer einfachen Badewanne improvisieren, indem man den
Patienten auf ein leinenes Laken bettet, dessen Ränder man auf den
Rand der Badewanne legt, so daß man ihn an denselben beliebig herausheben kann. Der Kranke fängt sehr bald an, sich in dem Vollbade
behaglich zu fühlen; denn der Schmerz läßt fast auf der Stelle nach,
und die Angst vor dem Verbandwechsel fällt ganz weg. Das Badewasser muß nach Bedarf erneuert werden. Secernieren die Wundflächen mäßig, so kann das Bad etwa 6 Stunden in Benutzung bleiben.
Ist die Sekretion aber stärker, so wird es natürlich öfters erneuert
werden müssen. Zur Defäkation muß der Patient, wenn angängig,
herausgehoben werden, womit gleichzeitig sich bequem eine Erneuerung
des Badewassers verbinden läßt. Eine Verunreinigung durch Urin ist
nicht so sehr zu fürchten. Zweckmäßigerweise muß das Zimmer gut
gelüftet sein und eine sorgfältige Ueberwachung des Kranken, besonders
auch in der Nacht, stattfinden. Auch empfiehlt es sich, eine nicht zu
tiefe Badewanne zu wählen, damit der Kranke mit dem Kopfe frei
umhersehen kann, um sich etwas zu zerstreuen. Ob durch die Anwendung der permanenten Bäder sich auch die gefürchteten Komplikationen an inneren Organen (Nephritis, Pneumonie, Darmgeschwüre)
vermeiden lassen, ist nicht gewiß. SONNENBURG sah auch bei dieser
Behandlung eine Patientin nach 10 Tagen an Nephritis sterben. Ebensowenig läßt sich nachweisen, ob diese Behandlung auf den Ausfall der
späteren Vernarbung einen nennenswerten günstigen Einfluß auszuüben
imstande ist.

Wie lange man die Behandlung im permanenten Bade fortzusetzen habe, ist schwer zu sagen, noch weniger lassen sich hierfür
bestimmte Regeln und Indikationen aufstellen. Ist es angängig und
befinden sich die Brandwunden an Körperstellen, an denen das Anlegen
von Verbänden Schwierigkeiten macht, so wird man die Behandlung
im permanenten Wasserbade bis zur vollständigen Ueberhäutung fortführen. Dies wird aber nur in selteneren Fällen möglich sein; denn
wir sehen unter dem Einfluß der permanenten Wasserbehandlung nicht
selten ein so starkes Aufquellen der Granulationen, daß dadurch eine
Epidermisierung geradezu verhindert wird, so daß wir andere Behand

lungsmethoden eiuzuschlagen gezwungen werden. Haben die entzündlichen Erscheinungen und mit ihnen die Empfiudlichkeit nachgelassen,
haben sich die Wundflächen gut gereinigt und mit frischroten Granulationen bedeckt, hält sich die Sekretion in Grenzen, und schreitet die
Epidermisierung gut fort, so kann man versuchen, zur Behandlung
mit Verbäuden überzugehen, für die sich am besten die essigsaure
Thonerde, in Form der feuchtwarmen Umschläge angewendet, empfiehlt.
Man wird zunächst versuchen, während der Nacht den Patienten aus
dem Wasser zu nehmen, am Tage aber vorerst noch ein mehrstündiges
Vollbad einschalten und so allmählich den Uebergang bewerkstelligen.
Besonders früh wird man die permanente Badebehandlung aufgeben
in den Fällen, wo die Gefahr einer Verwachsung von Hautflächen
besteht, z. B. bei ausgedehnten Verbrennungeu der Finger, der
Zehen, am Rumpf und Arm. Hier wird mau frühzeitig durch zwischen-
gelegte feuchte Kompressen bez. Salbenverbände eine Verwachsung zu
verhüten trachten.

Sind die Verbrennungen nicht durch Hitze, sondern durch chemisch
wirkende Substanzen hervorgebracht (Aetzmittel), so leistet die Hydrotherapie, die im allgemeinen dieselbe wie die eben bei Verbrennungen
beschriebene ist, uns hervorragende Dienste, weil wir dem Wasser in
beliebiger, sehr bequemer Weise Zusätze beifügen können, um die
chemisch ätzende Substanz zu neutralisieren. Wir beginnen die Behandlung hier zunächst nach Entfernung grober, noch sichtbarer Par-
tikelchen der betreffenden Substanz, eventuell mit der Pincette, mit
permanenter Irrigation auf die unbedeckte Brandwunde und setzen
dem dazu verwendeten kalten Wasser bei Verbrennung mit Säuren
alkalische Mittel (Pottasche, Maguesia, Kreide, Salmiak), bei Verbrennung durch Alkalien leichte Säuren (Citrouensäure, Essig und dergl.)
zu. Erst nachdem wir eine Zeit lang auf diese Weise das Brandgebiet
gründlich abgespült habeu, schreiten wir zu den weiter oben beschriebenen Maßuahmen. Nach denselben Prinzipien vollzieht sich auch die
Behandluug der übrigen Verbreuuungen: durch Blitzschlag, Elektricität
u. dgl. Auch bei dem Erythema solare, der besonders häufig bei
Touristen beobachteten, durch Sonnenstrahlung hervorgerufenen Verbrennung, bei dem nicht selten starker Schmerz besteht, bekämpfen
wir den intensiven Schmerz am besten durch Eis- oder Bleiwasserumschläge, denen wir, wenn der Schmerz erst vorüber ist, Salbenbehandlung folgen lassen.

Bei der Behandlung von Erfrierungen, die wenigstens im Beginn ausnahmslos ins Gebiet der Hydrotherapie gehört, sind zwei Punkte
von prinzipieller Wichtigkeit. Die Erwärmung erfrorener Teile muß
gauz langsam und allmählich vorgenommeu werden, und erfrorene Teile
sind der Infektion sehr leicht ausgesetzt. Alle Autoren, die über Erfrierungen geschriebeu haben, berichten von plötzlichen Todesfällen Er-
starrter beim Einwirken höherer Temperatur und warnen vor zu
energischer Erwärmung. Man hat versucht, sich diese Thatsache in
verschiedener Weise zu erklären. So nahm POUCHET an, daß die
beim Auftauen zerfallenden roten Blutkörperchen bei schneller Erwärmung zu plötzlich in den großen Kreislauf gerieten und so den
Tod herbeiführten. Andere hiugegen schieben den bei plötzlicher Erwärmung eintretenden Tod auf eine kongestive Wallung nach den
inneren Organen; aber schon SONNENBURG weist darauf hin, daß hier-
hei wahrscheinlich auch nervöse Einflüsse im Spiele sein müssen.

HOPPE-SEYLER nimmt an, daß der Vorgang ähnlich wie beim Erfrieren einer Pflanze sei. Wie sich dort das Wasser in Eiskrystallen von den festen Stoffen scheide, beim schnellen Auftauen aber nicht Zeit habe, langsam zu diffundieren, sondern die zunächst liegenden Teilchen der festen Bestandteile überschwemme und dadurch den lokalen Tod herbeiführe, so bedinge auch bei schnellem Auftauen tierischer Gewebe die Ausscheidung des Wassers nicht allein den lokalen Tod, sondern müsse auch bei allgemeinen Erstarrungszuständen als Todesursache angesehen werden. Wie dem auch sein möge, wir müssen als obersten Grundsatz bei der Behandlung von Erfrierungen festhalten, daß die Auftauung bezw. Erwärmung nur ganz allmählich stattfinden darf.

Was den zweiten Punkt, die Infektion bei Erfrierungen, anlangt, so ist bekannt, daß gerade bei Erfrierungen die Prognose durch eine Reihe accidenteller Wundkrankheiten oft genug getrübt wird. Namentlich bei verschleppten Fällen gehören Erysipele, septische Prozesse, ja sogar Tetanusinfektionen nicht gerade zu den Seltenheiten.

Unter Beobachtung dieser beiden Punkte ergiebt sich die Behandlung fast von selbst. Das einzuleitende Verfahren wird sich bei allgemeiner Erstarrung demgemäß etwa folgendermaßen gestalten. Man bringt den Erstarrten in ein kaltes Zimmer und legt ihn auf ein kaltes Bett. Eventuelle Einleitung der künstlichen Atmung bezw. Analeptica bilden die ersten Maßnahmen. Sodann beginnt man die erstarrten Gliedmaßen mit Schnee zu reiben, während man die übrigen Teile mit kalten Kompressen bedeckt. Nach einiger Zeit setzt man den Erstarrten in ein kühles Vollbad von Zimmertemperatur, das man ganz allmählich, im Laufe von mehreren Stunden auf etwa 30° C erwärmt. Sowie nun in den geriebenen Extremitäten der Auftauungsschmerz beginnt, jener ungemein intensive, prickelnde Schmerz, so zögere man nicht, die vertikale Suspension eventuell aller 4 Extremitäten vorzunehmen; die schmerzenden Glieder werden dabei zunächst noch mit kaltem Wasser begossen oder in kalte Tücher eingewickelt. Technisch ist die vertikale Suspension im Bade nicht immer ganz einfach. Die VOLKMANN'schen Suspensionsschienen oder Drahtkapseln sind nicht immer zur Stelle, und man wird ab und zu genötigt sein, die Suspension durch die Hände des Pflegepersonals vornehmen zu lassen. Der Geschicklichkeit des Arztes im Improvisieren bietet sich hier ein weites Feld. Einige Autoren beginnen mit der vertikalen Suspension sogleich und warten nicht erst ab, bis im Bade, das in der That das beste Mittel zur Regelung der Cirkulation zu sein scheint, der Auftauungsschmerz beginnt. Jedenfalls aber ist die Suspension, unterstützt durch Begießungen mit kaltem Wasser oder Aufschlagen von Kaltwasserkompressen, das beste Mittel, diesen Schmerz zu bekämpfen und auch der eventuellen Gangrän der erstarrten Teile vorzubeugen. Handelt es sich um partielle Erfrierungen, so geschieht die Behandlung zunächst nach denselben Prinzipien, d. h. mit ganz allmählicher Erwärmung. Da vorwiegend die Extremitäten betroffen sind (nach SONNENBURG waren unter 138 Fällen nur einmal die Extremitäten nicht ergriffen), so ist die vertikale Suspension sehr gut zu verwerten. Im übrigen beginnt man auch hier mit Reiben mit Schnee, kalten Begießungen, später hydropathische Einwickelungen, und zwar empfiehlt NUSSBAUM feuchtwarme Umschläge mit Bleiwasser, dem 10 Proz. Kampfer zugesetzt ist. Sie sollen rasche Abnahme der Schmerzen bewirken. Ist die Auftauung auf diese Weise allmählich gelungen, so

21*

ähneln die Befunde bei den Erfrierungen so sehr denen bei den Verbrennungen, daß in hydrotherapeutischer Beziehung auf das dort Gesagte verwiesen werden kann. Nur wegen der größeren Infektionsgefahr dieser Verletzungen ist eine genauere Beobachtung und eine etwas strengere Antisepsis im allgemeinen beachtenswert und bei der Behandlung aller Erfrierungen ein Fernhalten jeglicher Infektion, für die Frostschäden ja einen so geeigneten Boden abgeben, stets im Auge zu behalten. In diesem Sinne sind bei nekrotisch gewordenen Partien empfohlen worden: feuchte Sublimatverbände (0,5 : 1000,0), Kompressen mit essigsaurer Thonerde, Bäder mit Natr. subsulf. oder Calcar. hypochlor., Umschläge mit Arg. nitr. u. dgl. mehr. Die genauere Behandlung der Frostgangrän siehe unter Gangrän.

Am hartnäckigsten widerstehen oft der Behandlung die chronischen Formen oberflächlicher Frostschäden (Perniones, Frostbeulen). Abreibungen mit Schnee und Eiswasser, Eisumschläge, Fußbäder in Eiswasser mit nachfolgender hydropathischer Einwickelung, Bäder in angesäuertem Wasser, Bäder in heißen Eichenrindenabkochungen sind wohl geeignet, für einige Zeit Milderung und Befreiung von dem oft sehr lästigen Jucken zu bewirken. Von gutem Erfolge sind auch prophylaktische Abhärtungen der Haut durch kalte Bäder in der warmen Jahreszeit, so wie man überhaupt die Behandlung zweckmäßig bis in die warme Jahreszeit fortsetzt. Geschwürige Frostbeulen werden am besten mit feuchtwarmen Umschlägen mit essigsaurer Thonerde behandelt.

## 2. Wunden. Phlegmonen. Furunkel. Karbunkel. Erysipelas. Erysipeloid. Geschwüre. Gangrän. Narben.

Frische Verwundungen, von denen wir im allgemeinen annehmen können, daß sie nicht infiziert sind, sind kaum ein Gegenstand hydrotherapeutischer Maßnahmen. Bei oberflächlichen Verletzungen geringfügiger Art bildet das an der Luft sehr bald gerinnende, nachsickernde Blut einen Schorf, der das Gebiet der Verwundung von vornherein gegen die Außenluft und etwaige von dort drohende Infektionen schützt. Wir unterstützen in diesen Fällen die Schorfbildung durch trockene aseptische Verbände: Pulververbände oder saubere, trockene Kompressen, und falls solche nicht zur Stelle sind, frisch gewaschene Leinwandlappen, die durch Plätten mit heißem Plätteisen steril gemacht sind. Auch diese leichten Wunden können durch ihren Wundschmerz sehr lästig werden. Wir bekämpfen diesen am besten durch Umschläge (Bleiwasser, Burow'sche Lösung etc.) oder durch feuchtwarme Einwickelungen, die wir bequem über den trockenen Verband anlegen können.

Handelt es sich nun um breitere Wundflächen, namentlich durch stumpfe Gewalt — bei linearen Wunden ist der Verschluß durch Naht prinzipiell als das beste Verfahren anzusehen — die eine stärkere Sekretion aufweisen (Hautabschürfungen in größeren Ausdehnungen, Kontusionen mit Verlust der Haut etc.), so liegt die Gefahr sehr nahe, daß durch das Eintrocknen der Sekrete zum Schorf auf der Oberfläche Sekretverhaltung in der Tiefe stattfindet. Der Druck des hinter dem Schorfe befindlichen Sekretes führt zum Bersten und Reißen der Decke, wodurch den Infektionserregern von außen her Thür und Thor geöffnet ist. Hier ist also das

Hauptaugenmerk darauf zu richten, daß eine Aufsaugung der Sekrete stattfindet und die Schorfbildung in größerem Umfauge vermieden wird, damit die Sekrete freien Abfluß haben, um einer eventuellen Infektion den geeigneten Nährboden zu entziehen. Dazu kommt uoch, daß der Wundschmerz bei diesen Verletzungen häufig ein intensiv brennender ist. Daher sind in diesen Fällen feuchtwarme Umschläge am Platze mit leicht desinfizierenden Mitteln, besonders empfehlenswert sind die Umschläge mit Burow'scher Lösung. Das Anlegen dieser Umschläge hat möglichst sorgfältig zu geschehen, damit sie möglichst lange liegen bleiben können. Sie werden gewechselt, sobald die Kompressen von Wundsekreteu durchtränkt bez. ganz trocken geworden sind. Die Entfernung solcher Umschläge, die bei längerem Liegen unvermeidlich hier und da anzutrocknen pflegen, soll nur nach gründlicher Erweichung im Bade geschehen, um jede neue Blutung zu verhüten und auch dem Patienten unnötige Schmerzen zu ersparen. Ueberhaupt sind zwischen den Verbandwechselu eingeschobene Bäder hier von großem Vorteil, weil das zwischen den Granulationen häufig stagnierende Sekret durch dieselben am schonendsten beseitigt wird. Handelt es sich um sehr ausgedehnte, stark secernierende Wundflächen, bei denen ein sehr häufiger Wechsel der Umschläge stattfinden müßte, so benutzen wir im Anfang geru die permanente Irrigation oder das Vollbad. Die im Aufange bestehende, meist parenchymatöse Blutung ist keine Kontraindikation gegen die Behandlung mit Umschlägen. Ist sie etwas stärker, so können wir durch Eiswasserkompressen dieselbe zum Verschwiuden bringen. Gewöhnlich pflegt sie aber auch unter den feuchtwarmen Umschlägeu prompt zu steheu, besonders wenn wir vertikale Suspension oder eine leichte Kompressiou mit der Umschlagsbehandlung kombinieren köuuen. Ist die Blutung aber erheblicher, so kann sie eventuell chirurgisches Eingreifeu notwendig machen bez. die Anlegung eines trockenen, aseptischen Kompressivverbandes erheischen.

Nun giebt es auch eine Anzahl Verwundungen jeglicher Art, bei denen teils die Wahrscheinlichkeit einer Infektion von vornherein gegeben ist (Verwuudungen durch schmutzige Gerätschaften, Messer u. dergl.), oder die veruachlässigt, mit den Zeichen einer Infektion (starke Rötung der Wundränder, Schwellung, Schmerzhaftigkeit, Drüsenschwellung in der Nachbarschaft, lymphangitische Stränge, Fieber) in unsere Behandlung kommen. Die Erfahrung hat gelehrt, daß keines unserer Antiseptica in ungefährlicher Konzentration imstande ist, in den Geweben den Infektionserregern nachzukommen, und die wissenschaftliche Forschung hat dies bestätigt. Wir sind deshalb darauf angewiesen, den Organismus im Kampfe gegen die Bakterien nach bestem Wissen zu unterstützen. Wir thun dies in zweierlei Weise: einmal indem wir für ein Offenbleiben infizierter Wunden sorgen bez. mit dem Messer infizierte Herde breit und ausgiebig eröffuen, zweitens durch Hebung der Cirkulationsverhältnisse in dem umliegenden Terrain. Gehört die erste Forderung dem Messer des Chirurgen, so haben wir für die zweite ein unschätzbares Hilfsmittel in der Hydrotherapie. Bei kleineren infizierten Wunden liegt zwar bei der Anwendung von Umschlägen allein die Gefahr nahe, daß die unter denselben sich entwickelnde üppige Granulationsbildung und das Aufquellen der Epidermis an den Rändern die Wunde oberflächlich verschließt und in der Tiefe in dem verhaltenen Sekret die Infektionserreger einen ungemein günstigen Nährboden finden. Auch ist nicht zu leugnen, daß die unter den Umschlägen eintretende Quellung und Maceration der Haut ein Fortschreiten des Entzündungsprozesses besonders in der Tiefe, zu verdecken geeignet sein kann, wie wir das schon früher besprochen haben (S. 316). Die Anwendung der Kälte bei infizierten Wunden und phlegmonösen Prozessen ist entschieden zu widerraten, obgleich sie ein hervorragendes Mittel gegen den Schmerz darstellt. Durch ihren cirkulationsverlangsamenden Einfluß schwächt sie eins der besten Schutzmittel des Organismus gegen die Infektion; außerdem wird von allen Seiten betont, daß Applikation von Eis die Nekrose der Haut begünstigt. Sehen wir doch manchmal unter Eisbehandlung ganz gesunde Haut gangränös werden, so daß wir uns gar nicht wundern dürfen, dies bei einer durch die Entzündung stark mitgenommenen Haut eintreten zu sehen. Auch die warmen Umschläge sollten bei phlegmonösen Entzündungsprozessen lieber nicht angewandt werden. Durch dieselben wird allerdings eine Abscedierung frühzeitiger zustande kommen, allein gerade eine frühzeitige Eröffnung phlegmonöser Herde, ehe noch der Eiter sich zusammengezogen hat, beseitigt durch die Entspannung am besten den Schmerz und giebt die besten Chancen auf möglichst geringfügigen Verlust von Weichteilen. Die Behandlung infizierter Wunden und phlegmonöser Prozesse stellt sich im allgemeinen also etwa folgendermaßen dar: Spaltung und Oeffnung der Infektionsherde und Offenhalten derselben durch Drainrohre und Salbenlappen. Gerade die letzteren sind sehr zu empfehlen und scheinen sich immer mehr einzubürgern. Sodann wird der ganze Herd und die nächste Umgebung mit feuchten Kompressen, getränkt in Burow'sche Lösung oder andere der auf S. 314 u. 315 angegebenen Lösungen, bedeckt, darüber undurchlässiger Stoff gelegt und das Ganze mit Watte und Binden leicht festgewickelt, eventuell vertikale Suspension oder Hochlagerung. Sind dann die Entzündungserscheinungen vorüber, erfolgt die Abstoßung der mortifizierten Gewebe und füllen sich die Absceßhöhlen mit guten Granulationen, dann kann man die feuchtwarmen Umschläge entbehren und allein mit Salbenverbänden u. dergl. auskommen. Auch jetzt aber empfiehlt es sich, in geeigneten Zwischenräumen ein warmes Bad einzuschieben, um den afficierten Teilen eine gründliche und schonende Reinigung angedeihen zu lassen.

Nach ähnlichen Prinzipien und in ähnlichen Grenzen vollzieht sich die hydrotherapeutische Behandlung von Furunkeln. Man muß hier streng voneinander trennen die hydrotherapeutischen Maßnahmen als Abortivbehandlung von Furunkeln und die in der Nachbehandlung nach Incisionen angewendeten. Unter den ersteren wurden heiße Breiumschläge, von anderen (HEBRA) Eisblasen und kalte Umschläge empfohlen. Man wird wohl auch hier mit den feuchtwarmen Umschlägen am weitesten kommen und durch Zusatz von Sublimat oder Burow'scher Lösung am ehesten das Entstehen neuer Furunkel verhüten, die durch Breiumschläge manchmal geradezu gezüchtet werden. Am rationellsten wird man wohl immer verfahren, wenn man den Furunkel frühzeitig incidiert und die Abstoßung des nekrotischen Pfropfes durch feuchtwarme Umschläge befördert. Dabei lindert man am besten den Schmerz, ohne den Patienten in der Nachbehandlung viel durch Drücken und Auspressen des Pfropfes belästigen zu müssen. Bei multiplen Furunkeln (Furunculosis) haben sich in hartnäckigen Fällen Sublimatumschläge bewährt. In anderen Fällen scheinen laue Bäder zweckmäßig; kalte Abreibungen, Douchen etc. werden von autoritativer Seite verworfen.

Die Behandlung des Karbunkels ist im wesentlichen dieselbe: frühzeitige, ausgiebige, multiple Incisionen (in früheren Zeiten vielfach durch energische Aetzungen ersetzt), Verflüssigung des Eiters und Lösung der nekrotischen Gewebe durch Applikation feuchtwarmer Umschläge. Die Befestigung der Umschläge geschieht entweder wie gewöhnlich durch einige Bindentouren, oder, da es sich nur um verhältnismäßig kleine Objekte handelt, zweckmäßig mit Heftpflasterstreifen.

Im Anschluß an die Karbunkel möchte ich gleich die Hydrotherapie beim Milzbrandkarbunkel besprechen, die noch im vergangenen Jahre lebhaft empfohlen wurde (Strubell, 1). Kommt die Milzbrandpustel frisch in unsere Behandlung, so ist eine radikale Entfernung mit dem Messer, mit dem Paquelin, mit ätzenden Substanzen wohl das Rationellste und die Anwendung der feuchten Wärme in der Nachbehandlung gegeben. In verschleppten Fällen, wo bereits Drüsenschwellung vorhanden, der lokale Prozeß fortgeschritten ist, haben sich nach den Angaben verschiedener Autoren die von Raimbert empfohlenen Karbolinjektionen und die andauernd Tag und Nacht fortgesetzte Applikation von heißen Kataplasmen am besten bewährt. Die Kataplasmen sollen 50—55⁰, je nach der individuellen Toleranz des Patienten, jedenfalls so heiß wie möglich aufgelegt und mindestens alle 10 Minuten Tag und Nacht gewechselt werden. Ich selbst habe keine Erfahrung über diese Behandlung, theoretisch erscheint sie aber einleuchtend, da der Milzbrandbacillus bis 40⁰ schlecht, bei 42⁰ aber überhaupt nicht mehr wächst. Auch die Befürchtung, durch die andauernde Hitze die Vitalität der Gewebe in größerem Umfange zu schädigen, scheint nicht einzutreffen; wenigstens erwähnt Strubell in einem von ihm auf diese Weise behandelten Falle, daß der Substanzverlust ein auffallend geringer und die Vernarbung eine kaum auffallend sichtbare (es handelte sich um die Nasenspitze) gewesen sei. Die heißen Umschläge sollen fortgesetzt werden, so lange noch irgendwelche Schwellungen vorhanden sind, und können wesentlich unterstützt werden durch heiße Vollbäder (Erhöhung der Körpertemperatur).

Sonstige Infektionen besonderer Art sind für hydrotherapeutische Maßnahmen weniger geeignet. Kommt es doch bei ihnen mehr oder weniger gerade im Anfang darauf an, durch energisches Entfernen oder Unschädlichmachen des Herdes den Kranken vor einem Allgemeinwerden der Infektion zu bewahren. Für gewöhnlich pflegen auch schwere Infektionen specifischer Art ungemein schnell zu verlaufen, und es ist deshalb kein Wunder, wenn hierbei nicht der Versuch gemacht worden ist, hydrotherapeutisch vorzugehen. Erst in der Nachbehandlung kommt die Hydrotherapie in Form von feuchtwarmen Umschlägen mit Burow'scher Lösung, mit leichten Sublimatlösungen und dergleichen zu ihrem Recht. Beim Erysipel allerdings hat man auch von vornherein Sublimatumschläge angewendet, ohne freilich auch hier von wirklichen Erfolgen sprechen zu können. Vor der Anwendung von heißen Umschlägen beim Ery-

1) Strubell, Münchener med. Wochenschr. 1898 No. 48.

sipel kann nicht dringend genug gewarnt werden, da sie zu ausgedehnten Hautgangränen führen, um so mehr als einige Fälle von Erysipel schon an und für sich die Tendenz haben, die Haut zu nekrotisieren. (Ueber Allgemeinbehandlung des Erysipels in hydrotherapeutischer Beziehung siehe S. 176). Dagegen aber haben sich Sublimatumschläge oder Umschläge mit essigsaurer Thonerde nach vorheriger Reinigung mit Seife und Wasser unzweifelhaft bewährt bei dem sehr chronisch verlaufenden Erysipeloid (Erythema migrans, Fingererysipeloid). Hier wendet man entweder fortgesetzt Umschläge mit Sublimatlösung an oder man macht täglich ein Handbad von ca. $^1/_2$ Stunde in lauwarmer Sublimatlösung und bedeckt die übrige Zeit die erkrankte Hand mit feuchtwarmen Umschlägen von essigsaurer Thonerde. Auch bei den in unseren Gegenden meist harmlos verlaufenden Entzündungen nach Insektenstichen bieten die Dauerumschläge mit essigsaurer Thonerde ein sehr gutes Mittel gegen das in den entzündlich geschwollenen Partien um den Stich herum auftretende Brennen und Jucken. Ist das Brennen sehr stark, so sind kühle Umschläge mit Bleiwasser, wenn sie häufig genug erneuert werden können, vorzuziehen. Auch bei Schlangenbissen werden nach gründlicher lokaler Behandlung der Bißwunde feuchtwarme Umschläge in weiter Umgebung sehr gerühmt.

Was die Behandlung der Geschwüre im allgemeinen anlangt, so muß man sich in jedem gegebenen Falle nicht nur über die Aetiologie klar zu werden versuchen, sondern auch genau die pathologisch-anatomische Beschaffenheit feststellen. Nur so wird man unter der Legion der empfohlenen Mittel sich zurechtfinden und die für die hydrotherapeutische Behandlung geeigneten Fälle auswählen können. Dazu gehört in erster Linie vor Inangriffnahme weiterer Maßnahmen eine ordentliche Reinigung der in Behandlung kommenden Geschwüre, die oft durch Laienhände in unglaublicher Weise verschmiert sind. Für diese Reinigung eignet sich nichts so gut als ein protrahiertes Reinigungsbad (eventuell mit Zusatz von Seife) mit nachfolgender hydropathischer Einwicklung. Der Erfolg ist oft schon nach 24 Stunden ein eklatanter und das Aussehen der Geschwüre ein oft beträchtlich verändertes. Zeigt sich nunmehr, daß die Umgebung stark gereizt und entzündet ist, so werden wir mit den hydropathischen Umschlägen (am besten mit essigsaurer Thonerde) unter Ruhigstellung und eventueller Hochlagerung fortfahren, bis die Entzündungserscheinungen vorüber sind. Häufig besteht dabei eine starke Granulationswucherung am Geschwürsgrunde, oder dieselbe wird unter dem Einfluß der feuchten Wärme so stark angeregt, daß wir uns genötigt sehen, dieselbe einzudämmen. Wir brauchen in diesem Falle die hydropathischen Umschläge durchaus nicht zu unterbrechen, sondern bedecken den Geschwürsgrund nach leichter Aetzung mit dem Lapisstift mit trockenen Kompressen, über die wir namentlich an den Rändern und in der Umgebung die feuchten Kompressen ruhig weiter anlegen können. Ebenso leisten die hydropathischen Umschläge bei atonischen Geschwüren gute Dienste. Die Cirkulation in der Umgebung und auf dem Grunde hebt sich, und bald sehen wir die Regeneration der Epidermis von den Rändern her und das Aufsprossen guter Granulationen vom Grunde her in vollem Gange. Nichts ist so geeignet, die Granulationsbildung anzuregen, wie die feuchte Wärme. Wir verwenden in diesen Fällen die essigsaure Thonerde in etwas konzentrierterer Form, um auch dadurch einen Reiz auf die Granulationen auszuüben. Besondere Empfehlung verdient bei atonischen Geschwüren der Kampferwein; mit ihm getränkte Kompressen werden vielseitig als besonders wirksam empfohlen. Handelt es sich dagegen um stark wuchernde, eventuell stark gebuchtete Geschwüre, so wird man durch die feuchte Wärme den Fehler nur noch verschlimmern. In anderen Fällen zeigen die Geschwüre kallöse Ränder und torpiden Grund. Diese Geschwüre, die man so häufig am Unterschenkel findet, sind gewöhnlich älteren Datums und zeigen auch in der Umgebung meistens die Spuren des langen Bestandes: Oedem, Hautverdickung, venöse Stauung. Hier kommt es natürlich in erster Linie darauf an, die kallösen Ränder zu erweichen und die Cirkulation in den umgebenden Partien zu beleben. Dazu genügen meist einfache hydropathische Einwicklungeu in vorgeschrittenen Fällen nicht, sondern man muß zu prolongierten warmen Bädern mit nachfolgender hydropathischer Einwicklung greifen. Diesen Bädern setzt man zweckmäßigerweise etwas Kal. caust. zu (Kal. caust. 1 Teil, Kal. carbon. 20 Teile, Wasser 1000 Teile). Von manchen Autoren (ZEIS) wird sogar das permanente Warmwasserbad für einigermaßen ausgedehnte kallöse Geschwüre empfohlen und bereits in 8 bis 10 Tagen ein guter Erfolg berichtet. Noch andere (HEBRA) wollten das permanente Bad sogar bis zur vollständigen Epidermisierung fortgesetzt wissen. Sind die kallösen Ränder mit der Unterlage fest verwachsen, so wird natürlich die Wasserbehandlung nicht zum Ziele führen können. Hier dient sie aber vor dem Eingreifen mit dem Messer zu einer gründlichen Reinigung bez. Desinfektion und wird deshalb im Anfang der Behandlung stets zu Recht bestehen. Eine Kontraindikation gegen die Hydrotherapie bei Geschwüren, namentlich bei Unterschenkelgeschwüren, wird aber häufig in der mangelhaften Toleranz der Haut mancher Patienten gegeben sein. Es giebt Leute, deren Haut sogar durch die BUROW'sche Lösung, die oft selbst von Patienten gut vertragen wird, deren Haut durch Kaltwasserkompressen in kürzester Zeit irritiert wird, angegriffen wird und die unter heftigen Jucken eine Eruption kleiner Bläschen unter dem Umschlage bekommen. Läßt man die Umschläge weg, so verschwindet dieser Ausschlag in 1—2 Tagen. so daß man dann gewöhulich mit den Umschlägen wieder fortfahren kann. Oft hilft ein Bestreichen der Haut mit Fett vor diesen unliebsamen Zwischenfällen. Man achte aber dann darauf, vor jedem Verbandwechsel die alte Salbe zu entfernen, damit dieselbe nicht durch Ranzigwerden ihrerseits Veranlassung zu Irritationen der Haut wird. Die Wirkung der feuchtwarmen Umschläge wird durch die aufgestrichene Salbe nicht beeinträchtigt. Sind die Geschwüre mit nekrotischen Fetzen bedeckt, so lösen sich dieselben unter den Umschlägen sehr gut, die Reinigung geht prompt von statten.

Bei der hydrotherapeutischen Behandlung der mannigfachen Formen von Gangrän ist es zuvor unbedingt notwendig, sich über die Ursache der Gangrän in jedem vorliegenden Falle ein klares Bild zu verschaffen zu versuchen, da nicht alle Formen der Gangrän für hydrotherapeutische Maßnahmen sich eignen. So erfordern z. B., wenigstens nach Ansicht der meisteu modernen Chirurgen, die akut in Form von schweren septischen Phlegmonen auftretenden Brandformen der Diabetiker eine möglichst rasche Amputation, damit der Patient nicht au Sepsis zu Grunde gehe, ehe unter hydrotherapeutischen Maßnahmen und uuter antidiabetischer Allgemeinkur die Gangrän sich begrenzt hat.

Auch bei schweren traumatischen Gangränen mit starker Neigung zum
Fortschreiten wird man sich mit dem exspektativen Regime nicht lange
aufhalten, um das durch septische Prozesse stark gefährdete Leben zu
erhalten. In allen Fällen aber, wo das Leben nicht direkt gefährdet
ist, gebührt in der Behandlung der Gangrän der Hydrotherapie ein
hervorragender Platz. Schon zur Verhütung einer drohenden Gangrän
kann sie von großem Vorteil werden. Entsteht nämlich oder droht
die Gangrän durch allmähliche oder plötzliche Verstopfung arterieller
Gefäße (Arteriitis, Endarteriitis, Embolie), so haben wir kein Mittel,
auf die arterielle Blutzufuhr einzuwirken anders als dadurch, daß man
die Cirkulation in den Kapillaren der Haut unterstützt und den venösen
Abfluß erleichtert. Das letztere geschieht am besten durch Elevation,
wobei vor zu starker Elevation zu warnen ist, weil sonst der Blutdruck in den Arterien nicht ausreicht; das erstere dagegen bewirken
wir durch fortgesetzte Wärmeapplikation. Geben einige Chirurgen
hierbei der trockenen Wärme den Vorzug (Einhüllen in Watte, warme
Ziegeln, warmer Sand, warme Kräuterkissen), so bedienen sich andere
mit Vorliebe der feuchten Wärme (feuchtwarme Einwicklungen, warme
Umschläge, warme Bäder). Man hüte sich dabei vor der Anwendung
zu hoher Temperaturgrade, damit nicht die an und für sich gefährdete
Haut geschädigt werde. Da alles unnütze Bewegen dem Patienten nur
schädlich sein kann, weil jede Bewegung die Lösung eines Embolus
herbeiführen kann, so wird man ein Verfahren wählen, wobei der
Patient möglichst wenig gerührt zu werden braucht. Das einzu-
schlagende Verfahren wird also z. B. bei der drohenden Gangrän eines
Fußes ungefähr folgendermaßen sich gestalten: Der Patient wird ins
Bett gelegt mit leicht eleviertem Bein (Kissen, Beinlade, VOLKMANN-
sche T-Schiene mit untergelegtem Kissen, einfache Spreukissen), der
ganze Unterschenkel wird bedeckt mit Warmwasserkompressen (30 bis
35 °), die oft erneuert werden müssen, oder LEITER'schen Metallröhren
und Warmwasserfüllung; dazu eine geeignete Allgemeinbehandlung
und absolute Ruhe. Ich halte diese Art der Behandlung für besser
als die Einreibungen und die Massage, die, wenn sie auch noch so
vorsichtig ausgeführt werden, doch gelegentlich zu Schädigungen der
Haut oder zur Lösung eines Thrombus führen können. Ist die Gangrän wirklich eingetreten, dann geht die Hauptsorge unserer Maßnahmen
dahin, das tote Gewebe sobald wie möglich zu entfernen, d. h. eine
möglichst schnelle Demarkation herbeizuführen. Dazu bedarf es einer
Beschleunigung der Cirkulation in den Nachbargebieten, die wir am
schnellsten und vollkommensten durch Anwendung der feuchten Wärme
herstellen können. Diese Umschläge wenden wir naturgemäß an der
Grenze des gangränösen Herdes, d. h. eben dort an, wo wir die Demarkation erwarten, während wir den gangränösen Herd am besten
auszutrocknen versuchen; dazu eignen sich, da ja gleichzeitig eine
gehörige Desinfektion und in vielen Fällen auch eine Desodorisation
dringend notwendig erscheint, am besten die antiseptischen Pulver-
mittel: Dermatol, Jodoform, Airol, Bismuth. subnitr. etc. Wir können
diese Pulververbände sehr gut mit BUROW'schen Umschlägen verbinden,
etwa in der Weise, daß wir den gangränösen Herd selbst dick mit
dem betreffenden Pulver bestreuen, darüber etwas Watte decken und
nun in der Umgebung Kompressen, getaucht in BUROW'sche Lösung
u. dergl., anlegen. Darüber kommt, wie gewöhnlich, der undurchlässige Stoff und zum Schluß eine leichte Bindeneinwicklung. Dieser

Verband bleibt 24 Stunden liegen, dann werden die Kompressen erneuert, während der Pulververband eventuell ruhig liegen bleiben kann, je nachdem die Sekretion reichlicher oder geringer war. Beim Abnehmen der Pulververbände sind vorsichtig die gangränösen Partien eventuell mit Pincette und Schere abzutragen, — frische Blutungen sind wegen der Gefahr einer Infektion strengsteus zu vermeiden — damit hinter denselben nicht unnötig Sekretstauung stattfinde. Dem subjektiven Ermessen des Arztes bleibt es überlassen, auch bei weniger ausgebreiteter Gangrän sich des lokalen lauwarmen Bades zu bedienen, dem mau, um die noch gesunde Haut möglichst wenig zu reizen, einen leichten Salzzusatz (1—2 kg zu einem Vollbad) giebt. Bei ausgedehnteren Gangränen, wie sie z. B. bei Verbrennungen, Erfrierungen beobachtet werden, bei denen außerdem der Brandgeruch oft ein äußerst penetranter ist, wird mau das permanente Wasserbad kaum entbehren können. Eine der häufigsten Gangränformen, die dem praktischen Arzte oft die größten Schwierigkeiten bereitet, ist der Decubitus. Sind wir imstande, durch ausgezeichnete Reinlichkeit, durch sorgsames Beachten jeder geröteten Stelle und durch Entlastung derselben durch geeignete Kissen bisweilen den Decubitus hinauszuschieben, so sind wir häufig genug denselben ganz zu verhindern nicht in der Lage, da es sich gewöhnlich um stark heruntergekommene Individuen handelt. Im ersten Anfange versucht man mit Salbenverbänden, Pflastern, Waschungen mit leicht adstringierenden Mitteln auszukommen. Bei ödematös geschwollener, blutig infiltrierter Haut ist Anwendung der essigsauren Thonerde — natürlich unter gleichzeitiger Druckentlastung — allen anderen Verbänden vorzuziehen (WINIWARTER). Eine ziemlich dicke Gazekompresse, gut ausgedrückt, wird auf die betreffende Stelle gelegt, darüber etwas undurchlässiger Stoff oder Watte und das Ganze mit einigen Bindentouren oder einem unter dem Rücken durchgezogenen Handtuch fixiert. Schreitet der Decubitus fort und tritt er gleichzeitig an mehreren Stellen auf, dann ist die beste und vollkommenste Behandlungsart die Anwendung des permanenten Wasserbades im HEBRA'schen Wasserbett. Die Vorteile dieser Behandlungsweise leuchten ohne weiteres ein. Sie beseitigt mit einem Schlage den Druck, durch den immer wieder neue Decubitusstellen erzeugt werden. Der im Wasser suspendierte Körper verliert gewissermaßen seine Schwere, und der Patient kann ohne besondere Mühe und Kraftanstrengung jede ihm bequeme Lage einnehmen. Auch auf die nekrotischen Herde ist das permanente Wasserbad von wohlthuendem Einflusse; es befördert die Abstoßung der nekrotischen Partien, es bringt die vom Druck entlastete Umgebung durch Erhöhung der Cirkulationsvorgänge zu einer lebhaften Reaktion und schützt so am besten vor der Resorption septischer Produkte. Einen nicht in Abrede zu stellenden Nachteil hat mitunter das permanente Wasserbad auch hier. Die Granulationen pflegen bisweilen glasig aufzuquellen, so daß sich Taschen bilden, in denen es zu Sekretverhaltung kommt. Auch Zusätze (Salz, Kampferwein, Kamillenthee) vermögen diese Wirkung nicht zu beeinträchtigen. Wir werden in solchen Fällen gelegentlich einmal gezwungen sein, den Aufenthalt im Wasserbad zu unterbrechen bezw. ganz aufzugeben.

Nicht unerwähnt lassen möchte ich die gute Beeinflussung von Narben durch protrahierte laue Bäder. Im allgemeinen tragen wir heute zwar kaum noch Bedenken, entstellende oder durch ihren Sitz hinderliche Narben mit dem Messer zu entfernen. Manchmal hindert

daran die Ausdehnung derselben (z. B. bei Brandnarben), und wir sind
in diesen Fällen genötigt, durch andere Mittel die Narben beweglich
und verschieblich gegen die Unterlage zu machen. Es ist ohne weiteres
zuzugeben, daß hier eine zweckmäßig betriebene Massage sehr viel
leistet, wir können dieselbe aber doch noch wesentlich unterstützen
durch protrahierte laue Bäder von $1^1/_2$- bis mehrstündiger Dauer. Die
Haut wird weicher, elastischer, dehnbarer und giebt dem Narbenzuge
besser nach. Bei diesen Bädern pflegen wir, um jeden Reiz auf der
durch die vorhergehende Behandlung meist empfindlichen Haut zu vermeiden, besondere Zusätze zu geben, unter denen die gebräuchlichsten
Salz (Staßfurter Salz), Kamillenthee, Kleie, Dekokt von Leinsamen
sind. Auch milde Douchen mit kaltem Wasser in Form der Regendouchen werden empfohlen (WINIWARTER). Die Bäder wendet man am
besten während der Massage an, d. h. man massiert im Bade; nach
Beendigung der ganzen Prozedur trockne man die Haut gut ab und
fette sie leicht ein, damit sie nicht spröde und rissig wird. Oft sind
die Narben durch Unnachgiebigkeit der Umgebung leicht Einrissen
ausgesetzt. Diese Einrisse können insofern sehr unangenehm werden,
als sie in dem gefäßarmen Bindegewebe der Narbe aktiv sich vergrößern, ja zum geschwürigen Zerfall einer frischen Narbe führen
können. Sie sind deshalb vorsichtig zu behandeln. In erster Linie
ist absolute Ruhe notwendig; feuchtwarme Umschläge mit essigsaurer
Thonerde daneben halten den Zerfall durch Steigerung der Cirkulation
auf und bringen solche Narbengeschwüre bald zum Heilen, während
Pflaster und Salben dieselben meistens vergrößern.

### 3. Erkrankungen der Lymphgefässe, der Lymphdrüsen, der Blutgefässe.

Unter den Erkrankungen der Lymphgefäße und der Lymphdrüsen
fallen naturgemäß in das Gebiet der Hydrotherapie vorzugsweise diejenigen, bei denen es sich um entzündliche Zustände akuter und
chronischer Art handelt. Unter den akuten Entzündungen der Lymphgefäße bildet die oberflächliche, auf Infektion von Bakterien beruhende
Lymphangitis mit ihren roten Linien auf der Haut ein wohlbekanntes
Bild. Handelt es sich um eine Entzündung der tief gelegenen Lymphgefäße, so bringt oft erst die schmerzhafte Schwellung der nächstge-
legenen Lymphdrüsen die Krankheit an den Tag. Sehr häufig handelt
es sich nur um minimale, oft schon verheilte Eingangspforten, deren
Entdeckung bisweilen sehr schwierig, oft auch gar nicht gelingt, so daß
wir der Quelle des Uebels nicht zu Leibe gehen können, sondern mehr
symptomatisch verfahren müssen. Unsere Behandlung richtet sich dann
gegen den Schmerz und die entzündliche Schwellung. In erster Linie
empfiehlt sich hier nach Ruhigstellung und eventuell erhöhter Lagerung
des betreffenden Körperteiles, die Applikation von öfters zu wechselnden
Bleiwasserumschlägen. Weniger empfehlenswert erscheint mir die Anwendung der Kälte in Form von Eis. Ganz abgesehen davon, daß
manche Menschen die Eisapplikation schlecht vertragen, ist auch die
schmerzstillende Wirkung oft nur eine sehr vorübergehende. Manchmal tritt nach kurzer Linderung eine oft unerträgliche Steigerung des
brennenden Entzündungsschmerzes auf. Auch scheint die Kälte die
Absceßbildung zu begünstigen, wahrscheinlich deshalb, weil durch die
auftretende Verlangsamung der Cirkulation die Weichteile in ihrer

Lebensfähigkeit geschädigt werden. Eher scheint sie mir noch am Platze in den Fällen, wo wir bei plötzlich auftretender Drüsenschwellung aus Spannung und Druckgefühl auf eine Entzündung tief gelegener Lymphgefäße schließen können. Ist der Sitz einer Lymphangitis Bein oder Arm, so ist neben Hochlagerung und vertikaler Suspension die feucht-warme Einwicklung mit Kompressen, die in essigsaure Thonerdelösung getränkt sind, das beste Verfahren, weil es der erkrankten Extremität die größtmöglichste Ruhe garantiert. Auch bei der akuten Drüsen-schwellung erscheint die Anwendung der feuchten Wärme sehr geeignet und in den Händen eines aufmerksamen Arztes von gutem Erfolge. Sind Erweichungsherde vorhanden, so zögere man nicht, zu dem Messer zu greifen, kann aber dann, wenn man sachgemäß incidiert hat und für ein Offenbleiben der Incisionswunde sorgt, mit feuchtwarmen Umschlägen den weiteren Heilungsverlauf unterstützen. Sind die ent-zündlichen Erscheinungen, ohne daß es zur Abscedierung gekommen ist, vorübergegangen, so versuche man noch eine Zeit lang, durch laue Bäder die Cirkulation in den erkrankten Partien zu heben, um alle Reste der stattgehabten Entzündung nach Möglichkeit zu beseitigen. Denn wir sehen sehr häufig, oft nach geringen Veranlassungen (leichter Stoß, vermehrte Muskelaktion u. dgl.) das in den Drüsen deponierte Gift wieder flott werden und Recidive, leider auch gelegentlich mit schwerem oder gar tödlichem Verlaufe, hervorrufen.

Die Behandlung mit warmen Bädern erscheint auch angezeigt in denjenigen Fällen von Lymphangitis, die einen mehr chronischen Verlauf zeigen und bei denen die Verdickung der Lymphstränge und das meist gleichzeitig bestehende Oedem längere Zeit andauern. Jeden-falls erscheint die Anwendung warmer Bäder weniger gefährlich als Massage oder Einreiben von grauer Salbe. Bei länger andauernden Drüsenschwellungen aber halte man sich nicht zu lange mit der Hydrotherapie auf, sondern incidiere dreist, da häufig die in der Tiefe gelegenen und wenig durch die Hydrotherapie zu beeinflussenden Drüsen der Sitz der Entzündung sind, deren Ausheilung meist nur durch Spaltung mit dem Messer bez. Ausschälung zu erreichen ist.

Im Anschluß hieran möchte ich gleich die hydrotherapeutischen Vorschläge bei der Behandlung der Elephantiasis (Pachydermia acquisita) besprechen. Entsteht ja doch die Elephantiasis gelegent-lich im Anschluß an öfters recidivierte lymphangitische Prozesse, im Anschluß ferner an Lymphstauungen (z. B. nach Exstirpation der Leistendrüsen), so daß ein gewisser Zusammenhang mit dem Lymph-gefäßsystem nicht von der Hand zu weisen ist. Sie verläuft klinisch meist unter zweierlei Bildern, entweder mit entzündlichen Schüben oder ohne dieselben. Bei den entzündlichen Schüben ist es von vorn-herein sehr einleuchtend, daß ihre Behandlung im wesentlichen eine milde antiphlogistische sein muß, und daß wir in den hydropathischen Einwicklungen mit mäßiger Kompression ein wertvolles Mittel für diese Zustände haben. Aber auch in denjenigen Fällen, in denen diese entzündlichen Schübe nicht auftreten, bietet eine einsichtsvolle An-wendung der Hydrotherapie ein nicht zu unterschätzendes Mittel zur gelegentlichen Abwechselung in einer Krankheit, die die Geduld des Patienten und des Arztes oft auf eine harte Probe stellt. Natürlich bleibt Massage mit eventueller Hochlagerung das souveräne Mittel zur Beseitigung der vorhandenen Lymphstauung und zur Regelung der Lymphcirkulation. Dabei möchte ich erwähnen, daß auch kalte Douchen empfohlen sind, um durch direkte Reizung der sensiblen und vaso-motorischen Nerven der Haut die Cirkulation zu befördern. Neben diesen Lymphstauungen aber finden wir als zweiten Angriffspunkt für unsere therapeutischen Maßnahmen eine ausgebreitete hyper-plastische Verdickung der Haut und des Unterhautzellgewebes, beide nicht selten kompliziert durch Geschwürsbildungen verschiedener Ausdehnung und Tiefe. Hier handelt es sich darum, von dieser hyperplastischen Haut jeden Reiz fernzuhalten, um jeden Anstoß für neue Bindegewebsneubildung zu vermeiden; wir müssen also in erster Linie für eine peinliche Säuberung und Reinerhaltung der Haut Sorge tragen und sorgen auf schonendste Weise dafür durch protahierte lauwarme, ganz dem Gefühl der einzelnen Patienten in ihrer Tempe-ratur angepaßte Bäder. Diese Bäder erweichen gleichzeitig die ver-dickte Epidermis, erhöhen die Blutcirkulation und sorgen so für Be-seitiguug der Hyperplasien. Von manchen Autoren ist in diesem Sinne die Anwendung des permanenten Wasserbades empfohlen worden, besonders auch in den Fällen, wo die Elephantiasis kompliziert war durch ausgedehnte, oft sehr kallöse Geschwüre. Sonst genügen wohl auch Einwicklungen mit Bleiwasserkompressen oder mit Kompressen in essigsaure Thonerde getränkt, die, mit undurchlässigem Stoff bedeckt und leicht komprimierenden Binden festgewickelt, täglich gewechselt werden. Dieser tägliche Wechsel ist unbedingt notwendig, um im Be-ginn einer eventuellen Hautreizung, die bei der Elephantiasis sehr zu fürchten ist, sofort die Behandlung mit der feuchten Wärme abzu-brechen. Deshalb ist auch reines Wasser, weil es sehr leicht die Haut reizt, auf keinen Fall zu diesen Umschlägen zu verwenden.

Unter den Erkrankungen der Gefäße interessieren uns hier fast nur die namentlich bei starker Varicenbildung am Unterschenkel auf-tretenden und ähnlich wie die Lymphangitis verlaufenden Entzündungen der Venen. Wir sehen hier bisweilen nach kleinen Verletzungen in-folge von Eindringen von Bakterien sehr heftige, schmerzhafte Ent-zündungen der Venenwände auftreten, die auch auf das Nachbar-gewebe übergreifen und nicht selten zu Thrombose führen. Hier leisten hydropathische Einwicklungen sowohl gegen die Schmerzen, als auch gegen die Thrombosenbildung gute Dienste, natürlich unter gleichzeitiger Hochlagerung und Ruhigstellung der betreffenden Ex-tremität. Als Flüssigkeit für die Kompressen nimmt man, da es sich um eine Infektion handelt, gern leichte Antiseptica, unter denen die Burow'sche Lösung am meisten bevorzugt wird. Selbstverständlich muß eine etwa vorhandene bez. sichtbare Wunde streng nach den Regeln moderner Wundbehandlung behandelt werden. Auch hier scheint mir die feuchte Wärme weniger gefährlich als die von anderen Seiten empfohlene Einreibung mit grauer Salbe, eine Medikation, bei der die Gefahr einer tödlichen Embolie nicht von der Hand zu weisen ist. Eine sehr unschuldige Massage von Unterschenkelvaricen macht Pfarrer KNEIPP, indem er die Leute in einem Bache gegen den Strom waten läßt. Dabei reinigt das fließende Wasser nebenbei noch recht gut etwaige Geschwüre.

Auch bei Hämorrhoiden sind hydrotherapeutische Maßnahmen, wenigstens für die Anfangsstadien, in denen das lästige Jucken im Vordergrunde steht, empfohlen worden. Kalte Sitzbäder beseitigen den Schmerz vorübergehend sehr gut. Auch das Aufpressen von in heißes Wasser getauchten Schwämmen soll sehr wohlthätig wirken. Ein Verschwinden der Hämorrhoiden ist natürlich von diesen Maßnahmen kaum zu erwarten.

## 4. Erkrankungen der Muskeln, Sehnen und Sehnenscheiden. Schleimbeutel.

Was die Erkrankung der M u s k e l n anlangt, so werden die leichten Grade der Entzündung, wie sie nach Traumen beobachtet sind, wohl am besten mit feuchtwarmen Umschlägen behandelt, im übrigen aber geben Erkrankungen der Muskeln wohl kaum Veranlassung für hydrotherapeutische Maßnahmen. Auch bei Entzündungen der S e h n e n - s c h e i d e n muß man sehr auf der Hut sein und dort nicht mit Hydrotherapie unnütze Zeit vergeuden. Die serösen Formen heilen am besten bei absoluter Ruhigstellung und Ableitung auf die Haut (Tct. jodi). Die eitrigen gehören dem Messer; denn frühzeitige und ausgiebige Eröffnung des Eiterherdes giebt, wie ich das schon bei den Phlegmonen auseinandergesetzt habe, die besten Chancen. Nachher kommt auch die Behandlung mit Umschlägen wieder zu ihrem Rechte in der bei den Phlegmonen beschriebenen Weise. Ebenso verhält es sich mit der Entzündung der S c h l e i m b e u t e l. Die akuten, serösen Entzündungen gehen unter Ruhigstellung meist von selbst zurück, nur wenn sie sehr heftig auftreten und der Schmerz sehr intensiv ist, kann man zur Linderung der Schmerzen eine Eisblase auflegen. Besonders häufig treten diese Entzündungen der Schleimbeutel am Knie an den präpatellaren Schleimbeuteln auf. Jede Erkrankung steigert die Disposition zu einer neuen durch Auflagerung im Inneren. Sind also schon 2 oder 3 solcher Entzündungen voraufgegangen, so bekämpfe man mit Bleiwasserumschlägen die momentane Entzündung, um nach Ablauf derselben zur Exstirpation des degenerierten Schleimbeutels zu schreiten, um damit endgiltig die Patienten von dem Uebel zu befreien.

## 5. Geschwülste.

Geschwülste, so recht das eigentliche Gebiet der Chirurgie, bieten kaum Veranlassung für hydrotherapeutische Maßnahmen. Nur bei gelegentlichen Komplikationen kommen sie eventuell in Betracht. So wissen wir, daß ein Teil der Lymphangiome sich dadurch auszeichnet, daß bei denselben ab und zu, oft in unregelmäßigen Zwischenräumen, entzündliche Schübe auftreten aus Veranlassungen, die uns bis jetzt noch unbekannt sind. Diese entzündlichen Schübe pflegen zwar nach wenigen Tagen wieder von selbst zurückzugehen. Sie sind aber doch durch ihre oft brettharte Infiltration, durch ihre Schmerzhaftigkeit sehr quälend für den Patienten, so daß wir gern demselben durch Umschläge mit essigsaurer Thonerde, mit Bleiwasser, mit Eis Erleichterung zu schaffen versuchen, ohne uns der Illusion hinzugeben, damit auf die Geschwulst selbst einwirken zu können. Auch im Endstadium inoperabler, maligner Tumoren, deren Verjauchung ein früher Tod nicht verhindert, können wir durch desodorisierende Umschläge den scheußlichen Gestank, den solche verjauchte Tumoren verbreiten, einigermaßen dämpfen, oft genug die letzte Wohlthat, die wir den Unglücklichen zu teil werden lassen können, indem ihnen vielleicht in diesen Applikationen noch ein letzter Hoffnungsschimmer blinkt.

## II. Hydrotherapie bei Erkrankungen der Knochen.

Unter den Erkrankungen der Knochen sind es ebenfalls in erster Linie die entzündlichen Prozesse, bei deren Behandlung die Hydrotherapie in Frage kommt. Gewöhnlich ist es in hydropathischer Hinsicht dabei ganz gleichgiltig, ob die Entzündung im Periost oder ob sie im Knochenmarke sitzt, denn die Anwendung hydrotherapeutischer Maßnahmen ist hier meist nur eine symptomatische, vorzugsweise gegen den Schmerz und die übrigen Entzündungserscheinungen gerichtete. Knochenwunden erfordern meist eine strenge, antiseptische Behandlung; dagegen ist die Hydrotherapie bei subkutanen Verletzungen der Knochen, besonders des Periostes, wie sie sich als akute traumatische Periostitis darstellen, ein gutes Mittel, um den oft intensiven Schmerz zu lindern. Bei dieser akuten Periostitis infolge von Quetschungen benutzen wir kalte Umschläge, eventuell mit Bleiwasserzusatz, noch besser Eisbeutel, um gleichzeitig auch eine etwa bestehende Blutung zum Stillstand zu bringen. Wir hören aber möglichst bald, sowie die Entzündungserscheinungen vorüber sind, mit der Eisanwendung auf, um dieselbe durch die Massage zu ersetzen, die zweifelsohne für die Resorption des Blutergusses vorteilhaft ist, und um nicht geschädigte Knochenteile durch forcierte Kälteeinwirkung zur Nekrose zu bringen. Zweckmäßig können wir in diesen Fällen die Massage unterstützen durch lauwarme Bäder oder durch hydropathische Einwicklungen. Die Behandlung einer solchen traumatischen Periostitis wird sich also ungefähr folgendermaßen gestalten. Nach der Verletzung Bleiwasserumschläge, abwechselnd mit Eisbeuteln, daneben Ruhe, eventuell Hochlagerung. Nach 2—3 Tagen Beginn mit Massage, täglich einmal, am besten im Bade, darauf Einwicklung mit hydropathischen Umschlägen und Hochlagerung bis zum nächsten Tage. Gewöhnlich kommt man mit dieser Behandlung aus, weil die subkutanen Kontusionen der Knochen ebensowenig zu vereitern pflegen wie die subkutanen Knochenbrüche.

Etwas anders liegt die Sache bei der akuten infektiösen Osteomyelitis bez. Periostitis, bei der ein möglichst frühzeitiges Eingreifen mit Messer und Meißel das Normalverfahren bildet. Doch auch hier kann man die ersten Tage, namentlich in den einfachen Formen, durch Eisbeutel die Schmerzen lindern und die Entzündung dämpfen, bis das Bild des vorliegenden Falles ein klareres geworden und das Eingreifen mit dem Messer erleichtert. Aber man muß sich stets bewußt bleiben, daß ein frühzeitiges Incidieren das beste Antiphlogisticum bleibt und die besten Chancen für das Erhaltenbleiben gefährdeter Teile giebt.

Auch bei der Behandlung der Knochenbrüche ist die Anwendung der Kälte, die früher sehr beliebt war, etwas verdrängt worden. Man scheute sich, den sehr beliebten und fast überall angewandten Gipsverband gleich nach dem Bruche anzulegen, weil man fürchtete, daß unter der nachfolgenden Blutung und Schwellung eine zu starke Kompression stattfinden würde, die eventuell das Glied in Gefahr bringen könnte. Deshalb legte man auf die Frakturstelle Eis oder Bleiwasserumschläge und wartete, bis die Schwellung nicht mehr zunahm. Gewöhnlich wurden unter dieser Behandlung Bluterguß und Schwellung sehr stark. Heutzutage wissen wir, daß das beste Mittel gegen die Blutung aus den Frakturwunden die genaue Reposition derselben darbietet, und daß wir gegen die Schwellung der Weichteile am besten vorgehen mit einer milden Kompression und Hochlagerung, d. h. wir stellen eventuell in Narkose die Bruchenden gut aufeinander, legen das betreffende Glied in eine Schiene und legen einen gut gepolsterten Kompressionsverband am besten mit Gazebinden an. Diesen Verband können wir dann nach wenigen Tagen durch einen Gipsverband ersetzen dort, wo er am Platze ist. Bei denjenigen Frakturen, deren Lage ein manuelles Eingreifen verhindert (Brüche der Schädelbasis), versuchen wir auch heute noch, durch Auflegen von Eisbeuteln auf die Blutung einzuwirken. Ich möchte bei den Frakturen noch eines Vorschlages Erwähnung thun, der von PENZO (1) auf Grund von Experimenten gemacht worden ist. Er fand nämlich, daß bei Applikation von starker Wärme die Calluswucherung bei gebrochenen Knochen eine stärkere sei, und rät deshalb, bei mangelhafter Callusbildung dieselbe durch heiße Umschläge zu unterstützen. Ich habe keine eigene Erfahrung hierüber und auch in der Litteratur keine klinischen Versuche damit gefunden. So einleuchtend die Versuche auch sind, so glaube ich kaum, daß sie für die Praxis sich verwerten lassen. Denn was wir anstreben, ist durchaus nicht der große Callus, sondern der knöcherne Callus. Immerhin erscheint der Versuch, bei Verzögerung der Verknöcherung durch heiße Umschläge die Cirkulation in der Umgebung der Frakturstelle zu erhöhen, gewiß berechtigt. Namentlich in einem Falle möchte ich ihm das Wort reden, obgleich ich nicht über eigene Erfahrungen berichte, d. i. bei der Behandlung der Oberschenkelfraktur kleiner Kinder mittels senkrechter Elevation bez. Extension. Durch die permanente senkrechte Elevation wird entschieden der Blutzufluß verringert und die Ernährung gestört und das Ausbleiben der Verknöcherung in einzelnen dieser Fälle wird gewiß mit Recht der verminderten Blutzufuhr zur Last gelegt. Vielleicht könnte man hier durch fortgesetzte warme bez. heiße Umschläge etwas bessern.

In der späteren Behandlung der Frakturen, sobald die Verbände abgenommen sind, spielen die protrahierten lauen Bäder eine große Rolle. Tägliche Bäder von 1—2-stündiger Dauer, eventuell mit Kleiezusatz, sind das beste Mittel, um den Stoffwechsel in den Weichteilen zu beleben, sie geschmeidig zu machen und so die Nachteile der längeren Immobilisation aufzuheben. Genaue Regeln lassen sich hierfür kaum angeben; es führen eben viele Wege nach Rom und die Findigkeit des Arztes und des Patienten werden am besten das Richtige herausfinden.

### III. Hydrotherapie bei Erkrankungen der Gelenke.

Unter den Verletzungen der Gelenke, bei denen wir 3 Arten unterscheiden: Gelenkwunden, Kontusionen und Distorsionen, sind von vornherein von der Hydrotherapie so gut wie ausgeschlossen die Gelenkwunden. Eine Gelenkwunde ist ein sehr ernstes Ereignis, dessen Prognose immer mit großer Vorsicht zu stellen ist; wir müssen deshalb von vornherein ein streng antiseptisches Verfahren einleiten und

---

1) *Moleschott's Untersuchungen zur Naturlehre 1894 Heft 2.*

eventuell frühzeitig chirurgisch eingreifeu. Die Hauptdomäne für die Hydrotherapie unter den Gelenkverletzungen sind die K o n t u s i o n e n. Wir verwenden hierbei gegen die mehr oder minder bestehende kapsuläre oder intrakapsuläre Blutung mit großem Vorteil die Eisblase, iudem wir das betreffende Gelenk durch Schienen oder durch Lagerung nach Möglichkeit ruhig stellen. Die Eisblase verwenden wir, wenn die Schmerzen nicht zu groß sind, am besten nur am Tage und ersetzen sie iu der Nacht durch hydropathische Einwicklung mit leichter Kompressiou. Gerade auch hier muß die Eisapplikation mit Vorsicht gebraucht werden, damit nicht durch die Kontusion beschädigte Teile zum Absterben kommen, und es erscheint deshalb hier eine Abwechslung mit feuchter Wärme sehr angebracht.

Was nun die 3. Gruppe der Gelenkverletzungen, die D i s t o r - s i o n e u, aulangt, so handelt es sich hier meist nur um ganz geringe Blutungen, denn die gezerrten Bänder etc. sind meist gefäßarme Gewebe. Deshalb kommt hier die Hydrotherapie höchstens zur Unterstützung der Massage in Betracht, d. h. wir beginneu in diesen Fällen möglichst bald mit der Massage, die wir eventuell im Bade vornehmen, und verwenden nach der Massage eine ziemlich feste Kompression mit eveutueller Hochlagerung. Die Massage und die nachfolgende Kompressiou mit Ruhigstellung leisten in der That so gute Dienste, daß wir bei der Behandlung dieser Distorsionen der übrigen Behandlungsarten eutraten können. Bei den vollendeten Luxationen kommt die Eisapplikation als schmerzstillendes Mittel nur vorübergehend zur Anwendung. Hier bleibt ja die sofortige Reposition das einzige Mittel auch zur Beseitiguug des Schmerzes, und wir werden die Eisblase nur dann auflegen, wenn wir zu einer eventuellen Narkose erst besondere Vorkehruugen notwendig haben.

Bei der Behandlung der G e l e n k e n t z ü n d u n g e u besitzen wir zunächst in den akut entzündlichen Stadien in der Applikation von Eis oder kalten Umschlägen ein vorzüglich schmerzstillendes Mittel, das neben Ruhe und Immobilisation des betreffendes Gelenkes oft augenblicklich wohlthuend wirkt. In gleicher Weise empfehlenswert ist hierbei auch die feuchte Wärme durch Einwicklung in nasse Kompressen, welche vielleicht deu Nachteil hat, daß die schmerzstillende Wirkung etwas langsamer eintritt, dafür aber den Vorteil bietet, daß ihre Anwendung geschehen kann, ohne das Gelenk viel beunruhigen zu müssen; denn das Wechseln dieser feuchtwarmen Einwicklungen hat höchstens alle 24 Stunden einmal zu geschehen. Außerdem ist die Wirkung der feuchten Wärme vielseitiger, denn sie bekämpft nicht nur den Schmerz, sondern mildert die entzündliche Spannung der Weichteile und befördert die Resorption der Exsudate im Gelenk, das letztere namentlich, wenn man gleichzeitig beim Nachlaß der entzündlichen Erscheinuugen eine leichte Kompression damit verbinden kaun. Es ist nicht nötig, dem zu benutzenden Wasser einen medikamentösen Zusatz zu geben, wie z. B. Mutterlauge oder Seesalz bei skrophulösen Gelenkentzündungen empfohlen worden sind. Natürlich müssen wir bedacht sein, die Quellung und Maceration der Haut möglichst hintanzuhalten, um nicht gezwungen zu sein, die hydropathischen Einwicklungen vorzeitig infolge Reizung der Haut unterbrechen zu müssen. Es genügt in der Regel ein leichter Zusatz von Kochsalz oder Seesalz oder die Anwendung der zur Hälfte verdünnten Burow'schen Lösung. Ist die Entzündung nicht so heftig, so kann man in manchen Fällen durch forcierte Kompression einem größeren Exsudate vorbeugen — daß hiervon tuberkulöse, eitrige u. dgl. Gelenkentzündungen von vornherein auszuschließen sind, bedarf wohl kaum erst besonderer Erwähnung. Bei dieser Behandlungsart werden kalte Douchen und Bäder als wirksames Hilfsmittel empfohlen, und zwar gestaltet sich das Heilverfahren in diesen Fällen etwa so, daß wir morgens ein laues Bad geben, nach demselben eine kalte Douche applizieren und den übrigen Teil des Tages und die Nacht über eine komprimierende Binde (Gazebinde oder Gummibinde) tragen lassen. Aehnlich ist auch die Behandlungsweise chronischer Gelenkentzündungen, bei denen die Hydrotherapie in der mannigfaltigsten Weise Verwendung findet, namentlich kombiniert mit anderen Behandlungsmethoden. Trotzen doch oft die Kapselverdickungen, das leichte Oedem in der Umgebung und das in größerer oder geringerer Menge bestehende Exsudat in unangenehmer Weise allen therapeutischen Bestrebungen des behandelnden Arztes, so daß eine gewisse Abwechselung notwendig wird, um sowohl dem Patienten, als auch dem Arzte die nötige Geduld zu bewahren. Wir kombinieren die verschiedenen uns zu Gebote stehenden Behandlungsweisen etwa folgendermaßen: Wir beginnen früh mit der Massage am besten im lauwarmen Bade, applizieren nach der Massage eine 5—10 Minuten dauernde kalte Douche (am besten in der Form einer Brausedouche), nehmen dann schonend passive Bewegungen vor, denen wir eine elastische Einwicklung folgen lassen. Dieselbe wird zur Nacht abgenommen und durch hydropathische Umschläge ersetzt.

Eine Ausnahme in dieser Behandlung möchte ich die Arthritis deformans machen lassen. Bei dieser Erkrankung, namentlich wenn sie verhältnismäßig jugendliche Individuen betrifft, sind wir einem Fortschreiten gegenüber mit unserer Therapie so gut wie machtlos. Um das Fortschreiten möglichst aufzuhalten, haben sich nach dem, was ich gesehen habe, noch am meisten hydropathische Einwicklungen des Gelenkes während der Nacht bewährt. Am Tage liefen die betreffenden Patienten ganz frei umher. Um bei diesen Einwicklungen möglichst intensive Wärme zu erzielen, ist das Ueberwickeln großer Wolltücher zu empfehlen. Am Morgen werden dann die betreffenden Hautstellen gut trocken gerieben. Die weitere Behandlung chronischer Gelenkleiden durch allgemeine Bäder gehört mehr in das Gebiet der Balneologie; ich übergehe sie deshalb hier. Erwähnen möchte ich nur noch, daß bei Gelenkneuralgien von ESMARCH als vorzüglich empfohlen werden täglich mehrmals auf das betreffende Gelenk zu applizierende kalte Begießungen oder Douchen mit nachheriger gründlicher Abreibung.

# III. Die Hydrotherapie der Augenerkrankungen.

Von

Privatdozent Dr. **Ernst Hertel.**

## I. Physiologische Vorbemerkungen.

Von der lokalen Hydrotherapie bei Erkrankungen des Sehorganes ist zu allen Zeiten von Aerzten wie von Laien in ausgiebigster Weise Gebrauch gemacht worden. Durch Kälte- oder Wärmeapplikationen versuchte man, die medikamentöse Therapie zu unterstützen. Naturgemäß haben die hier und da auf Grund gemachter Erfahrungen aufgestellten Indikationen für die Hydrotherapie mit der Aenderung der Anschauung von dem Krankheitsprozeß große Wandlungen erfahren.

Auch die erst in neuerer Zeit (1860), allerdings nur für die Verwendung von Wärme, gegebenen Verordnungen von A. v. Gräfe (1) sind mit dem Fortschritte unserer Kenntnisse der pathologisch-anatomischen Vorgänge und mit der neuen Auffassung des Entzündungsprozesses verschiedentlich geändert und erweitert worden.

Ehe ich nun aber auf die heutzutage bei den einzelnen Augenerkrankungen meist geübte Anwendung der Hydrotherapie eingehe, möchte ich kurz einige physiologische Bemerkungen vorausschicken, welche in Ergänzung der p. 68 gegebenen Erörterungen einige speciell am Auge gemachten Beobachtungen bringen sollen.

Läßt man auf ein Auge Temperaturen wirken, welche mehr oder weniger stark von der umgebenden Luft abweichen, z. B. in Gestalt von warmen oder kalten Umschlägen, so kann man zunächst eine deutliche Beeinflussung der Temperatur im Conjunctivalsack konstatieren, und zwar wird dieselbe durch aufgelegte Wärme erhöht, durch Kälte herabgesetzt. Die in der Litteratur mehrfach angeführten (Winternitz, Kowalsky u. a.) gegenteiligen Behauptungen von Silex (2), daß durch Einwirkung von Temperaturgraden geringer als die umgebende Luft eine Erhöhung und durch solche von höheren Graden eine Erniedrigung der Conjunctivalsack-

---

1) *A. v. Gräfe, Ueber die Anwendung lauer und warmer Umschläge bei gewissen Ophthalmien, Arch. f. Ophthalmol. Bd. 3, 1860 No. 2 p. 133.*
2) *Silex, Zur Temperaturtopographie des Auges und über warme und kalte Umschläge, Arch. f. Augenheilkunde 1893 p. 141.*

temperatur einträte, sind in übereinstimmender Weise von GIESE (1) auf thermoelektrischem und von mir (2) auf thermometrischem Wege widerlegt worden.

Weiter geht namentlich aus meinen Experimenten hervor, daß die aufgelegte Kälte oder Wärme ihren Einfluß auf das Auge im wesentlichen der Fortleitung der einwirkenden Temperaturen quer durch das Gewebe hindurch verdankt. Denn die bei den angestellten Messungen beobachteten Temperaturveränderungen folgten durchaus physikalischen Gesetzen.

Entsprechend der geringen Dicke des Lides, das noch dazu bei der Dünnheit seiner Epidermis und dem Mangel an Fett für die Temperaturleitung besonders günstige Bedingungen bietet (s. p. 9), stieg resp. fiel das Thermometer im Conjunctivalsack fast unmittelbar nach dem Auflegen der warmen oder kalten Umschläge. Andererseits verschwand die Wirkung auch fast sogleich nach·Wegnahme derselben, weil ein Ausgleich der Temperaturen schnell erfolgen konnte.

Je differenter die aufgelegten Umschläge von der Conjunctivalsacktemperatur temperiert waren, um so schneller und intensiver war die eintretende Wirkung auf dieselben, und zwar erzielten gleich temperierte Umschläge ziemlich gleiche Maximalbeeinflussungen des Thermometers.

Dabei war es ganz gleichgiltig, ob die Augen blaß oder krankhaft injiciert waren. Auch künstlich gesetzte Aenderung in den Cirkulationsverhältnissen — durch Durchschneidung des Sympathicus, mit und ohne nachfolgende Reizung, Kompression der Carotis — hatten keinerlei Einfluß auf die Wirkung der Umschläge. Erst nach vollkommener und dauernder Ausschaltung jeglicher Cirkulation — am toten Tier — gelang es, mit gleichen Umschlagstemperaturen wie vorher, höhere Maximalablenkungen des Thermometers zu erzielen, wenn dieselben auch niemals die Temperatur der Umschläge selbst erreichen konnten.

Es geht daraus hervor, daß die Cirkulation, welcher SILEX, WINTERNITZ (3) u. a. die Hauptrolle bei dem Zustandekommen der Umschlagswirkung aufs Auge zuschreiben, nur insofern einen Einfluß auf dieselbe hat, als sie die Maximalwirkung der Fortleitung der Temperaturen durch das lebende Gewebe begrenzt. Durch die konstante Zu- und Abfuhr von Blut, das seinerseits durch die fortgeleitete Wärme miterwärmt oder abgekühlt wird, wird ein großer Teil der zugeführten Wärme oder Kälte aufgebraucht und ein Uebersteigen einer gewissen Maximalwirkung verhindert.

In ganz ähnlicher Weise ließ sich nachweisen, daß auch quer durch den ganzen Bulbus hindurch die Temperaturen der Umschläge sehr gut fortgeleitet wurden, was bei dem verhältnismäßig sehr wasserreichen Bulbus erklärlich scheinen dürfte.

Als Folge der Durchwärmung sah ich in allen Fällen eine deutliche Hyperämie der Gefäße eintreten, welche sich bei länger andauernden warmen Umschlägen auch an der Netzhaut nachweisen ließ.

Bei der Kälteeinwirkung war eine Abblassung und Kontraktion

1) *Giese*, *Temperaturmessungen im Conjunctivalsack des Menschen*, *Arch. f. Augen-. heilkunde 1894 p. 292.*

2) *E. Hertel*, *Ueber die Wirkung von warmen und kalten Umschlägen auf die Temperatur am Auge*, *Arch. f. Ophthalmol. Bd. 49, 1899, No. 1, p. 125.*

3) *Winternitz*, *Ueber die Wirkung von warmen und kalten Umschlägen*, *Wiener Klinik 1892.*

der Gefäße unverkeunbar. Au den Netzhautgefäßen waren Veräude-
rungen nicht deutlich zu sehen.

Ferner ließ sich an entzündeten, schmerzhaften Augen — namentlich bei oberflächlichen Horuhautaffektionen, Iritiden und Cyclitiden —
mit Sicherheit eine s c h m e r z s t i l l e n d e  W i r k u n g andauernder
Wärmeapplikationen feststellen. Auch Kälte hatte einen gleichen Einfluß bei verschiedenen Prozessen.

Man muß wohl annehmen, daß bei der dauernden Einwirkung von
höheren Wärme- und Kältegraden schließlich eine Lähmung der sensiblen Nervenendigungen eintrat, welche die Schmerzempfinduug er-
löschen ließ.

Ueber den direkten Einfluß der Durchwärmung resp. Durchkühluug
auf das Gewebe, seine Turgescenz und vitale Euergie, verweise ich
auf das im Allgemeinen Teil Gesagte, denn es liegen hierüber Special-
untersuchungen für dás Auge meiues Wissens nicht vor.

Nur eine Arbeit muß ich erwähnen, die jedenfalls für eine Beeinflussung der Augengewebe durch fortgeleitete Temperaturen spricht.
v. MICHEL (1) hat durch Abkühlung künstliche Katarakte erzeugeu
können, die dann bei Wegnahme des aufgelegten Eisbeutels wieder
verschwanden. v. MICHEL kommt auf Grund seiner interessanten
Versuche zu dem Schluß:

„Unverkeunbar liegeu bei den durch Kälte hervorgerufenen Trü-
bungen 2 Vorgänge zu Grunde, ein physikalischer und chemischer,
Austritt von Wasser, Verbindung von Eiweißlösungen mit Fett, Re-
aktiou solcher auf Temperatureinflüsse, oder Veränderung der Zusammensetzung der Eiweißlösungen."

Die Arbeit von SAMKOWY-GRÜNHAGEN (2) über den Einfluß der
Durchwärmung oder Abkühlung auf die Muskulatur, in welcher auch
Beobachtungen an der Irismuskulatur gemacht wurden, ist bereits
p. 16 im allgemeinen Teil besprocheu und verweise ich auf das dort
Gesagte.

## II. Anwendungsweise der Hydrotherapie am Auge.

### 1. Umschläge und ihre Ersatzmittel.

Am meisteu kommen von den hydrotherapeutischen Maßnahmen
in der Augenheilkunde die U m s c h l ä g e zur Verwendung, und zwar
solche ohne Bedeckung. Man benutzt dazu am besten K o m p r e s s e u
aus 5—10-facher Lage von Verbandstoff oder weißem Leinenzeug.
Diese sollen so groß sein, daß sie nicht nur das Auge, sondern auch
die Lider und die nächste Nachbarschaft des Auges mit bedecken; im
allgemeinen genügt für Erwachsene eine Größe von 7—8 cm, für
kleine Kinder etwa 6 cm im Quadrat. Die Kompressen werden in die
Umschlagsflüssigkeit gelegt, deren Temperatur je nach der Erkrankung
verschieden ist. Dann werden sie m ä ß i g  a u s g e d r ü c k t, s o  d a ß
s i e  n i c h t  m e h r  t r o p f e n, a u f  d i e  g e s c h l o s s e n e n  L i d e r

1) v. Michel, Ueber natürliche und künstliche Linsentrübung, Festschrift zur 3. Säcular-
feier der Alma Julia Maximiliana, Würzburg 1882 I p. 53.
2) Grünhagen, Ueber den Einfluſs der verschiedenen Temperaturgrade auf die Iris der
Säugetiere und auf die willkürliche Muskulatur des Frosches. Tagebl. d. Wiesbadener
Naturforscherversammlung 1873, 60.

appliciert. Sehr wichtig ist, daß die Umschläge häufig, etwa in Zwischenräumen von $^1/_2$ bis höchstens einer Minute, gewechselt werden. Denn es ändert sich die Temperatur in den Kompressen außerordentlich schnell, so daß bei längerem Liegen ganz andere als die Temperatur der Umschlagsflüssigkeit auf das Auge einwirken und infolgedessen auch einen anderen als den beabsichtigten Eiufluß auf dasselbe ausüben.

Aber auch der Wechsel selbst muß recht schnell vor sich gehen; denn ich konnte bei meinen zahlreichen Versuchen konstatieren, daß nach Wegnahme der Kompressen die durch das Auflegeu derselben erzielten Temperaturen des Conjunctivalsackes sich schnell wieder ausglichen. Um also eine möglichste Konstanz der Temperatur zu erlangen, ist es nötig, daß sofort nach Abnahme der alten Kompresse eine neue, welche die Temperatur der Umschlagsflüssigkeit angenommen hat, aufgelegt werden kann. Das wird leicht erreicht, wenn man für jedes Auge, auf das Umschläge gemacht werden sollen, stets 2 Kompressen benutzt, wodurch ein schneller, regelmäßiger Wechsel ermöglicht wird.

Nach beendeter Applikation, namentlich von sehr warmen Umschlägen, sollen die Patienten noch eine Zeit lang — etwa 30 Minuten — im Zimmer bleiben, um nicht durch eine zu rasche Abkühlung das stark erwärmte Auge der Gefahr der Erkältung auszusetzen. Oft empfiehlt es sich, das Auge in der Zeit, in welcher keine Umschläge gemacht werden, mit Watte und einer kleinen Binde zu bedecken oder wenigstens eine Schutzbrille tragen zu lassen.

Als Umschlagsflüssigkeit genügt für viele Fälle reines Wasser oder physiologische Kochsalzlösung. Bei Erkrankungen, welche mit starker Schleimhautsekretion einhergehen, empfiehlt es sich, adstringierende oder auch desinficierende Lösungen zu verwenden.

Als adstringierend werden Bleiwasserumschläge viel gebraucht. Das gewöhnliche, offizinelle Bleiwasser ist zur Verwendung für Umschläge auf das Auge etwa zur Hälfte mit reinem Wasser zu verdünnen. Oder man verordnet den Bleiessig — Liquor plumbi subacetici —, von welchcm man 10 Tropfen auf ca. $^1/_4$—$^1/_2$ Liter Wasser nehmen läßt. Streng zu vermeiden sind Umschläge mit Bleiwasser bei allen Hornhautläsionen wegen der Gefahr der Bleiincrustationen auf der Cornea. Für eine Reihe von Fällen — namentlich bci Patienten mit Ekzem der Lider, Rhagaden u. dgl. — haben sich Umschläge mit Argentum nitricum 1:1000 gut bewährt. Seltener werden Zincum sulfuricum oder Cuprum sulfuricum in Lösung von 1:500 zu Umschlägen verwendet. Am stärksten desinficierend sind Umschläge mit Sublimat (1:5000 bis 10000). Schwächer wirkt die Borsäure in 2—3-proz. Lösung. Auch Kalium permanganicum wird viel gebraucht. Man verschreibt am besten eine 1-proz. Lösung, von welcher die Patienten der Umschlagsflüssigkeit soviel zusetzen sollen, bis dieselbe schwach rotweinfarben ist. Die Lösung ist zu erneuern, wenn die beginnende Braunfärbung derselben die Reduktion anzeigt. In Substanz soll man den Patienten das Mittel nicht verschreiben, weil die Möglichkeit nicht ausgeschlossen ist, daß bei dem Umschlagmachen ungelöste Krystalle in den Conjunctivalsack kommen und dort Verätzungen hervorrufen.

Auch die neueren Mittel werden in genügend verdünnten Lösungen zu Augenumschlägen verwendet, wie Phenolsalyl (1:7000), Quecksilbercyanür (1:1500 bis 3000), Protargol 10 Proz. u. a.

v. Gräfe (1), Hirschberg (2), Schmidt-Rimpler (3) u. a. haben verdünntes,

1) v. Gräfe, Aqua chlori, Arch. f. Ophthalmol. Bd. 10 1864 No. 2 p. 191.
2) J. Hirschberg, Einführung in die Augenheilkunde, 1892.
3) Schmidt-Rimpler, Aqua chlorata zur Desinfektion bei Augenoperationen und Augenverletzungen, Deutsche med. Wochenschr. 1891 No. 81.

frisches Chlorwasser (1 Eßlöffel auf einen Liter Wasser) empfohlen. Doch hat sich dasselbe wegen der schnellen Verflüchtigung des Chlors und seines unangenehmen Geruches nicht allgemeiner eingebürgert.

An Stelle der Umschläge sind von einigen Seiten, z. B. O. BECKER (1), die LEITER'schen Röhren (cf. p. 131) auch zur Anwendung für das Auge empfohlen worden. Man hat kleinere, für die Augengegend passende Röhrensysteme aus Metall oder Gummi konstruiert und dann durch diese einen kontinuierlichen Kälte- oder Wärmestrom auf das Auge einwirken lassen. Zur Verbesserung der Fortleitung der Temperatur empfiehlt es sich, bei dem unebenen Terrain in der Augengegend diese stets mit einem feuchten Gazelappen zu bedecken und darauf erst die Röhren zu legen. Immerhin eignet sich der kompliziertere und teuere Apparat, bei dem namentlich bei direktem Anschluß an die Warm- resp. Kaltwasserleitung die Temperatur schwer regulierbar ist, nur für den Gebrauch in Kliniken und in der praxis elegans.

Dem Auflegen von unbedeckten warmen Kompressen ziehen manche den feuchtwarmen Verband (hydriatischen Verband) vor (cf. p. 126). Derselbe hat allerdings durch Verhinderung der Wärmeabgabe bis zu einem gewissen Grade erwärmenden Einfluß und kann da, wo die anzuwendenden Temperaturen nicht sehr hoch zu sein brauchen, Verwendung finden. Er bietet dabei den Vorteil einer einfacheren Handhabung als die fortwährend zu wechselnden Kompressen. Doch ist zu beachten, daß der hydriatische Verband — wie überhaupt jeder Verband — am Auge kontraindiciert ist bei einer stärkeren Schleimhautsekretion. Das Sekret würde sich unter dem Verbande anstauen und eventuell zu weiteren Infektionen Anlaß geben. Ferner tritt durch den Abschluß der Verdunstung leicht eine Aufquellung, eine Maceration der empfindlichen Lidhaut ein. Man muß den Verband deshalb jedenfalls nach 2—3 Stunden wechseln, eventuell für einige Zeit weglassen. Sehr gut ist es, wenn man die Applikationsstelle nach Abnahme des Verbandes mit reinem Wasser abwäscht (JÄSCHE, 2).

Als Ersatz für warme Umschläge hat man früher mehr als jetzt auch in der Augenheilkunde Breiumschläge, Leinsamenkataplasmen u. dgl. gebraucht. Die Herstellung derselben siehe p. 134.

Es ist nicht zu verkennen, daß diese Kataplasmen vor den Kompressen den Vorzug haben, daß sie die Wärme viel länger und gleichmäßiger zu halten vermögen, was namentlich da in Betracht kommen wird, wo möglichst hohe Temperaturen recht gleichmäßig auf das Auge einwirken sollen. Trotzdem wird man die Kompressen — ganz abgesehen davon, daß sie auf alle Fälle den Vorteil der größeren Reinlichkeit haben — unbedingt den Vorzug vor den Kataplasmen geben, wo Schleimhautsekretion vorhanden ist oder Neigung zu solcher besteht. Denn unter den länger liegenden Kataplasmen kommt es leicht zu einer Verstärkung des Sekretes und zur Anstauung desselben. Dazu kommt die Möglichkeit, daß das Sekret in den Umschlag einsickert und derselbe so zu einem Träger von weiterer Infektion werden kann. Die häufig zu wechselnden Kompressen dagegen ge-

---

1) *O. Becker*, *Die Universitätsaugenklinik in Heidelberg. 20 Jahre klinischer Thätigkeit, Wiesbaden 1888, J. F. Bergmann.*

2) *Jäsche*, *Die erwärmenden Umschläge in der Augenheilkunde, Zehender, Klinische Monatsblätter f. Augenheilkunde 1873 p. 105.*

statten einen besseren Abfluß des Sekretes; dasselbe wird außerdem durch die immer wieder frisch zugeführte desinficierende Umschlagsflüssigkeit unschädlich gemacht. Schließlich kann man die Kompressen schneller und leichter durch neue ersetzen als die Kataplasmen, deren Herstellung immer etwas umständlich ist.

Auch die Anwendung von trockener Wärme hat man vorgeschlagen, z. B. in Gestalt von Kräuterkissen. Diese verlieren aber die Wärme sehr schnell und haben zudem den Nachteil, daß sie für die Fortleitung der Wärme ungünstigere Bedingungen bieten als die feuchten Umschläge.

Die japanische Wärmdose, die CHISOLM (1) bei Augenerkrankungen empfiehlt, ist p. 136 beschrieben worden. Ich kann die dort angeführten Nachteile nur bestätigen und halte dieselbe für vollkommen überflüssig.

Ob sich die kleinen Thermophore (cf. p. 136), welche man für Augenheilzwecke konstruiert hat, bewähren, bleibt noch abzuwarten.

Zum Zwecke starker Abkühlung den Eisbeutel, sei es in gewöhnlicher Form oder als besonders konstruierter Augeneisbeutel, wie ihn z. B. ESMARCH (2) an-gegeben hat (cf. Fig. 41) anzu-wenden, ist wohl nur bei Erwachsenen durchführbar. Kinder und auch unruhige Erwachsene werden den Eis-beutel zu leicht verschieben, so daß er an ganz anderer Stelle als an der gewollten seine Wirkung entfaltet. Un-angenehm wirkt häufig, na-mentlich bei Empfindlichkeit

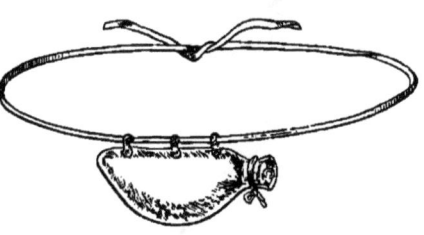

Fig. 41.

der Ciliarkörpergegend, der vom Eisbeutel auf das Auge 'ausgeübte Druck. Um denselben zu vermeiden, empfiehlt sich das Aufhängen des Eisbeutels an Rohrreifen über dem Kopf des Patienten.

Nimmt man zu dem noch die Beobachtung von GIESE (l. c.), daß man durch Eiswasserkompressen wegen der besseren Leitungs-verhältnisse stärkere Abkühlungen erzielen kann, als durch Eisbeutel, so kommt man zu der Ansicht, daß der Eisbeutel als komplizierter und auch teurer sicher nicht den Vorzug vor den Eiswasserkom-pressen verdient.

Diese werden entweder dadurch hergestellt, daß man die Schale mit der Umschlagsflüssigkeit und den Kompressen in eine zweite größere Schale mit Eis stellt, oder daß man größere, reine Eisblöcke in die Umschlagsflüssigkeit legt, in welcher die Kompressen sich be-finden.

1) *Chisolm, Analysis of the sixteenth year's annual report, citiert Hirschberg, Centralbl. f. Augenheilkunde 1894 p. 211.*
2) *Esmarch, Die Anwendung der Kälte in der Chirurgie, Archiv f. klin. Chir. 1861 Bd. 1 p. 275.*

## 2. Douchen und Bäder.

Eine andere Methode, auf das Auge hydriatisch einzuwirken, ist die der Douchen. Man versteht unter Augendouchen in erster Linie kleine Irrigatoren oder Saugheber (v. GRÄFE) mit verschieden geformten Ansätzen, aus denen man aus einer Höhe von 30—50 cm über dem Kopf des liegenden Patienten Flüssigkeit über die geschlossenen Lider desselben rieseln läßt (cf. Fig. 42 u. 43). Die Entnahmegefäße brauchen nicht mehr als ca. 200 ccm zu fassen. Die Ansätze sind entweder nach Art der Brausen oder Tuben der Gießkannen gebaut (SÄMISCH, 1) oder es sind fein ausgezogene Glasröhren (VOSSIUS, 2), welche nur einen ganz dünnen Strahl austreten lassen. PAULSEN (3)

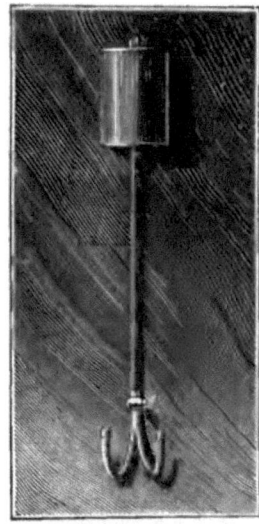

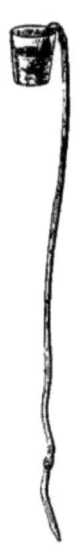
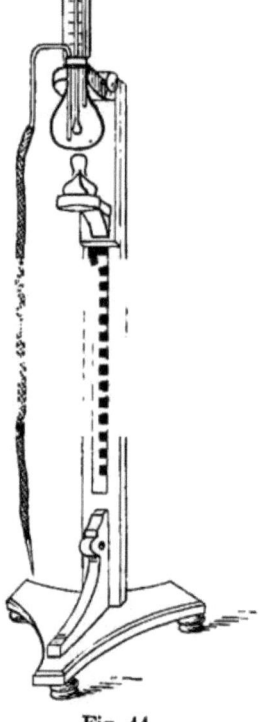

Fig. 42.            Fig. 43.            Fig. 44.

zieht einen dickeren Wasserstrahl von ca. 6 mm Querschnitt als wirksamer und für die Patienten angenehmer vor.

Einen etwas komplizierteren, aber dafür mancherlei Vorzüge bietenden Apparat hat F. BECKER (4) beschrieben (cf. Fig. 44). „Auf einer 90 cm hohen Holzleiste mit festem Fuß befindet sich ein in

1) *Sämisch, Krankheiten der Conjunctiva, Cornea und Sklera, Handbuch von Gräfe-Sämisch Bd. 4.*
2) *Vossius, Lehrbuch der Augenheilkunde 1898.*
3) *Paulsen, Zur Behandlung der Conjunctivitis gonorrhoica bei Erwachsenen, Zehender, Klin. Monatsbl. f. Augenheilkunde 1880 No. 18 p. 519.*
4) *F. Becker, Beschreibung einer heizbaren Augendouche nebst Bemerkungen über therapeutische Verwendung der Augendouche, Zehender, Klin. Monatsblätter f. Augenheilk. 1891 No. 29 p. 66.*

einem Falze laufendes Brett, das unten durch einen federnden Hahn in beliebiger Höhe festgestellt werden kann. Das Brett trägt zwei Arme: einen unteren zur Aufnahme einer kleinen Weingeistlampe und einen oberen Arm, der aus zwei durch eine Holzschraube stellbaren, innen mit Kork belegten Hohlbranchen besteht. In dieser Zange befindet sich der eigentliche Apparat. Derselbe besteht aus einem gewöhnlichen, weithalsigen Kochfläschchen (ca. 150 g fassend), dessen Kork 3 Bohrungen hat, eine für ein Thermometer, eine für einen langen Glastrichter und · eine für die U-förmige Abflußröhre, an welche sich der Schlauch mit Glasspitze ansetzt."

Die Vorzüge dieses Apparates bestehen einmal in der leichten Regulierbarkeit des Druckes der Douche durch Verschieben des Armes am Stativ und in der steten Kontrolle, die man durch das Thermometer über die Temperatur der Doucheflüssigkeit hat, schließlich in der Bequemlichkeit, mit der man letztere erwärmen kann.

Andere nehmen an Stelle der besprochenen Arten von Douchen „Staubdouchen". Mit einem Spray spritzen sie die fein zerteilte Flüssigkeit gegen das Auge. Die Lider sollen dabei ab und zu geöffnet werden (F. W. HOFFMANN [1] u. A.).

Als Doucheflüssigkeiten kann man dieselben nehmen, welche zu den Umschlägen gebraucht werden (cf. p. 343). Ihre Temperatur wechselt ebenfalls nach der Art der Erkrankung. Die Dauer der Douchen soll für jedes Auge ca. 5 Minuten betragen und etwa 2—3mal täglich wiederholt werden (VOSSIUS).

Im allgemeinen möchte ich bemerken, daß die Douchen nicht sehr viel angewendet werden. In vielen neueren Lehrbüchern findet man sie gar nicht erwähnt. HORSTMANN (2) schreibt in seiner allgemeinen Therapie der Augenkrankheiten über die Brausedouche: „Denselben Erfolg kann man auf einfachere Art erzielen, wenn man einen gewöhnlichen Schwamm mit Flüssigkeit tränkt und denselben in der Art über dem Auge ausdrückt, daß die Flüssigkeit über die geschlossenen Lider läuft." Ich möchte glauben, daß SÄMISCH die Indikation zur Anwendung der Douche am besten wiedergegeben hat. Er hält dieselbe für entbehrlich, giebt aber zu, daß sie „als Abwechselung in der Ordination von Mitteln Patienten gegenüber, welche schon in der Benutzung eines weniger einfachen Heilapparates eine gesteigerte Zuversicht auf dessen Nützlichkeit erblicken, nicht ohne allen Nutzen ist".

Für kontraindiciert halte ich die Douchen bei allen mit starker Schleimhautsekretion einhergehenden Prozessen, weil bei diesen durch die abfließende Spülflüssigkeit, noch mehr aber bei dem leicht eintretenden stärkeren Aufspritzen derselben das infektiöse Sekret weiter verschleppt werden kann zur Gefahr für das eventuell gesunde zweite Auge des Patienten und für das Wartepersonal.

Noch weniger als die Douchen haben sich die lokalen Augenbäder in die allgemeinere Praxis eingeführt. Man hat dazu Glasbecher konstruiert, deren oberer Rand so ausgeschnitten ist, daß er

---

1) *F. W. Hoffmann*, *Die Anwendung der Wasserstaubdouche bei Augenerkrankungen*, *Wochenschr. f. Therapie u. Hygiene des Auges 1899 No. 23.*

2) *Horstmann*, *Allgemeine Therapie der Augenkrankheiten in dem Lehrbuch der allg. Therapie u. der therapeut. Methodik von Eulenburg u. Samuel, Berlin-Wien 1899.*

dem Orbitalrand möglichst anliegt. Das Auge wird für einige Zeit in die im Becher enthaltene Flüssigkeit eingetaucht (Fig. 45).

Der therapeutische Nutzen dieser Prozeduren ist nur sehr problematisch (HORSTMANN). Zudem sieht man bei Benutzung von reinem Wasser eigentümliche Erweichung und wohl auch Aufquellung des Hornhautepithels. Auch nach Sublimat kann man derartiges beobachten. Wir können demnach diese Bäder wohl als überflüssig entbehren.

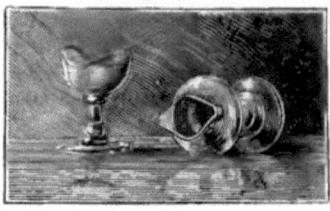

Fig. 45.

Auf einige weitere, nur bei bestimmten Erkrankungen geübten lokalen hydriatischen Maßnahmen werde ich in den betreffenden Kapiteln des nächsten Teiles noch eingehen. Bemerken möchte ich hier nur noch, daß es sich bei allen länger dauernden hydriatischen Prozeduren am Auge empfiehlt, die Lider und ihre Umgebung mit Lanolin oder Vaselin e i n z u f e t t e n, um dadurch die Maceration der Haut durch die Feuchtigkeit und eventuelle Ekzembildung zu verhüten.

Ueber die hydriatischen Prozeduren allgemeiner Art, welche bei der Behandlung einer dem Augenleiden zu Grunde liegenden Allgemeinerkrankung nötig werden, verweise ich auf die betreffenden Kapitel von MATTHES.

### III. Specielle Indikationsstellung der Hydrotherapie bei Augenerkrankungen.

### 1. Erkrankungen der Conjunctiva.

Bei fast allen Conjunctivalerkrankungen entzündlicher Natur leisten lokale hydrotherapeutische Maßnahmen zur Unterstützung der medikamentösen Behandlung durch adstringierende oder desinficierende Mittel gute Dienste. Und zwar kann man ganz im a l l g e m e i n e n sagen, daß wir bei a l l e n d e n P r o z e s s e n, die m i t H y p e r ä m i e d e r B i n d e h a u t u n d m e h r o d e r w e n i g e r s t a r k e r S e k r e t i o n e i n h e r g e h e n, n e b e n d e n A d s t r i n g e n t i e n K ä l t e, b e i d e n e n d a g e g e n, w e l c h e F i b r i n a b s c h e i d u n g a u f o d e r i n d i e S c h l e i m h a u t z e i g e n, W ä r m e u n d D e s i n f i c i e n t i e n a n-w e n d e n.

Denn in der Bekämpfung der Hyperämie und Sekretion der Bindehaut werden die verordneten Adstringentien wesentlich unterstützt durch die von der aufgelegten Kälte herbeigeführte Kontraktion der Gefäße. In den Fällen aber, in welchen wir durch Anwendung stärker konzentrierter Mittel — z. B. Touchierungen mit Argentum nitricum oder Cuprum sulfuricum — einen vorübergehenden, heftigeren entzündlichen Reiz hervorrufen wollen, schwächt die Kälte den gesetzten Reiz ab und verhindert eine zu tiefgreifende Wirkung. Außerdem mildert sie vermöge ihrer anästhesierenden Wirkung die Schmerzhaftigkeit dieser Aetzungen.

### Conjunctivitis catarrhalis.

Bei der einfachen katarrhalischen Conjunctivitis läßt man des Morgens und Abends, am besten gleich nach der Instillation des Adstringens etwa $^1/_4$—$^1/_2$ Stunde lang kalte Umschläge machen. Je nach der Stärke der Rötung und Sekretion der Schleimhaut variiert die Temperatur von etwa 8° bis zu Zimmertemperatur. Namentlich bei dem sog. trockenen Katarrh, welcher oft mit lästigem Jucken und Brennen, aber meist ganz ohne Sekretion einhergeht, werden Umschläge von ca. 15° sehr angenehm empfunden. Will man Zusätze zur Umschlagsflüssigkeit nehmen, so empfehlen sich Borsäure oder Liquor plumb. subacet.

In sehr hartnäckigen Fällen sind kühle Douchen manchmal ganz angebracht. Man beginnt mit einer Temperatur von 15—18° und geht dann allmählich bis zu 12° herunter (Vossius).

### Conjunctivitis follicularis.

Auch beim Follicularkatarrh sind kalte Umschläge — 3mal täglich $^1/_2$—1 Stunde lang, am besten mit Bleiwasser — eine wesentliche Beihilfe zur adstringierenden Behandlung (mit dem Alaunstift).

### Conjunctivitis blennorrhoica.

Bei der Blennorrhoe der Conjunctiva ist wegen der außerordentlich starken Hyperämie, Schwellung und Sekretion eine recht intensive und möglichst andauernde Kälteeinwirkung nötig. Am besten läßt man gleich nach den Touchierungen mit einer 1- bis 3-proz. Argentum nitricum-Lösung Eisumschläge mit schwachen desinficierenden Lösungen machen, anfangs den ganzen Tag und womöglich auch nachts für einige Stunden. Die pralle Spannung und Rötung der Lider und Schleimhaut wird danach bald geringer, ebenso die eitrige Sekretion. Man kann dann allmählich die Eisumschläge etwas einschränken, etwa 3mal am Tage ca. 2—3 Stunden lang sind meist genügend. Bei chronischer Blennorrhoe mit granulierender Beschaffenheit der Schleimhaut kommt man mit kalten Umschlägen von 8—10° aus. Stets ist dafür Sorge zu tragen, daß das Sekret ab und zu, im Höhestadium der Erkrankung etwa alle 2 Stunden, aus dem Conjunctivalsack entfernt wird, am einfachsten mit Wattebäuschchen, welche mit desinficierender Flüssigkeit befeuchtet sind.

Etwa auftretende Hornhautkomplikationen hindern weder den Gebrauch der Adstringentien noch der Kälte. Niemals darf man sich verleiten lassen, etwa der Hornhautaffektion zuliebe, bei der ja sonst Wärme indiciert ist (cf. Kapitel Erkrankungen der Cornea), bei der Blennorrhoe Wärme anzuwenden, der Schleimhaut- und infolgedessen auch der sekundäre Hornhautprozeß würden sich bedeutend verschlechtern. Sieht man unter der fortgesetzten Eisbehandlung das Ulcus stark progressiv werden, so empfiehlt es sich, diese einzuschränken oder durch kalte Wasserumschläge zu ersetzen. Es bleibt in diesen Fällen stets ein großer Spielraum für den therapeutischen Blick des Einzelnen. Leitend bei den zu ergreifenden Maßregeln muß aber immer bleiben, daß der Schleimhautprozeß, solange er propagiert, vor allem zu bekämpfen ist, weil man dadurch am besten zugleich die Hornhautkomplikation mitbeeinflußt. Erst wenn die Schleimhaut ganz oder wenigstens nahezu abgeheilt ist, kann man die Hornhautaffektion mehr und mehr nach den für sie geltenden Regeln behandeln.

Neuerdings hat man nun versucht, die altbewährte Behandlung der Blennorrhoe mittels Touchierungen mit Argentum nitricum und Eisumschlägen durch andere Verfahren zu ersetzen, durch welche bessere Resultate erzielt werden sollen. Zunächst sahen LAMHOFER (1) und nach ihm EVERSBUSCH (2) u. a. in vielen Fällen gute Erfolge von 1—2-stündlich vorzunehmenden Ausspülungen des Conjunctivalsackes mit Kochsalz- oder schwach desinficierenden Lösungen mit nachfolgenden kalten oder besser Eiswasserumschlägen.

Die Spülungen sollen so vorgenommen werden, daß man nach leichtem Auseinanderhalten der Lider die mit Flüssigkeit getränkte Watte über dem Auge ausdrückt. Man kann auch die Undine verwenden, während Spritzen streng zu vermeiden sind.

Von diesem Verfahren unterscheidet sich wesentlich die vor allem von KALT (3) empfohlene Irrigationstherapie der Blennorrhoe. Es handelt sich dabei im wesentlichen um lang andauernde subpalpebrale Irrigationen mit schwachen Lösungen von Kalium hypermanganicum.

KALT befestigt dazu an den Schlauch eines Irrigators, welcher 2 l faßt und ca. 20—30 cm über dem Kopf des Patienten steht, eine ungefähr federhalterdicke Kanüle von Kautschuk oder Glas. Diese trägt an ihrem freien Ende eine rechtwinklig angesetzte, runde vertiefte Schale von 11 mm Durchmesser. Letztere wird zwischen die Lider in den Conjunctivalsack geschoben und dadurch der Flüssigkeitsstrom in denselben eingeleitet. Diese Prozedur wird mindestens morgens und abends vorgenommen, bei stärkerer Sekretion öfter. Als Spülflüssigkeit benutzt KALT nach seinen neuesten Mitteilungen (4) Solut. Kal. hypermang. 1 : 3000.

In etwas anderer Weise verfährt VACHER (5) bei diesen Irrigationen. Er benutzt eine Kautschukbirne mit einem Glasansatz, welcher au seinem freien Ende in eine Olive ausläuft. Durch den Druck auf die Birne ist die Stärke des Wasserstrahles regulierbar.

Werden auch diesen subpalpebralen Irrigationen, namentlich von französischer Seite (TROUSSEAU, CHEVALEREAU), große Erfolge nachgerühmt, so ist doch nicht zu verkennen, daß das Verfahren viel mehr Anforderungen an das Personal und auch an die Patienten stellt, als die vorher besprochene Behandlung. Die Einführung des Ansatzinstrumentes zwischen die Lider macht sicher oft große Schwierigkeiten und kann, namentlich bei unruhigen Patienten, Gelegenheit zu Hornhautläsionen geben. Ferner besteht — wie bei allen Spülungen am Auge — die Gefahr der Sekretverschleppung durch die Spülflüssigkeit. Aus diesen und ähnlichen Gründen haben sich die Irrigationen in

---

1) *Lamhofer*, *Ueber Prognose und Therapie bei Blennorrhoea neonatorum, Schmidt's Jahrbücher 242 p. 172.*

2) *Eversbusch, Behandlung der gonorrhoischen Erkrankungen des Auges, Handbuch d. spec. Therapie v. Stintzing u. Penzoldt Bd. 6 p. 104.*

3) *Kalt, Traitement de l'ophtalmie des nouveau-nés. Arch. d'ophtalm. 1894 No. 14 p. 780.*

4) *Kalt, Nouvelles observations sur le traitement de l'ophtalmie purulente par les grandes irrigations, Kongreßbericht d. ophthalm. Gesellsch. Heidelberg 1895.*

5) *Vacher, Traitement des conjunctivites par les irrigations prolongées sous-palpébrales, Recueil d'ophthalm. 1895 p. 327.*

weiteren Kreisen bis jetzt nicht einzubürgern vermocht. Hoor (1) bezeichnet dieselben als zum mindesten überflüssig. Auch Leber (2) hat nicht das Bedürfnis, die bisher geübte „Lapisbehandlung" der Blennorrhoea neonatorum mit nachfolgenden Eisumschlägen gegen die Kalt'sche Methode einzutauschen. Versuche mit letzterer wurden wieder aufgegeben, weil sie bei Kindern zu schwer durchführbar erschienen. Dagegen glaubt Leber (l. c.) dieselben empfehlen zu müssen für die Behandlung der Blennorrhoea adultorum, namentlich in den Fällen, in welchen wegen der starkeu Schwellung und Spannung der Schleimhaut Argentumtouchierungen so gut wie unmöglich sind. Während man früher in solchen Fällen abwarten mußte, bis die Schleimhaut etwas abgeschwollen war, was naturgemäß mit großen Schädigungen des Auges verknüpft sein kann, so kann man jetzt mit den sofort angeordneten Irrigationen gute Resultate erzielen, zumal dieselben den Patienten keinerlei Schmerzen verursachen.

Eversbusch sah in derartigen Fällen sehr gute Erfolge von der von Paulsen empfohlenen Douche. Man läßt einen Eimer voll physiologischer Kochsalzlösung oder 3-proz. Borlösung von 12—15° aus einer Höhe von ca. 30 cm nach Art der Augendouchen über die geschlossenen Lider in einem Strahl von 6—8 mm Durchmesser rieseln, anfangs stündlich, später 2-stündlich. Die Lider sind ab und zu zu öffnen; es wird dann alles Sekret ausgespült, die Schwellung soll schnell abnehmen. Es würde diese Methode insofern den Vorzug vor der Kalt'schen verdienen, als dabei keinerlei Instrumente mit dem Auge in Berührung kommen.

Auch möchte ich nicht unerwähnt lassen, daß Fick (3) die Kälteapplikation bei der Blennorrhoe für ganz überflüssig, ja schädlich hält; er begnügt sich mit Touchierung mit Argent. nitric. und Abwischen des Sekretes mit in Sublimat getauchten Wattebäuschchen. Burchardt (4) ließ auch die Touchierungen weg und machte nur häufige Ausspülungen — Ausschüttelungen — des Conjunctivalsackes mit lauwarmen $1/_6$-proz. Lapislösungen und nachfolgenden ebenfalls lauwarmen Umschlägen mit 5-proz. Chlorwasserlösung.

Schließlich möchte ich noch darauf hinweisen, daß Quincke (5) durch heiße Kataplasmen den Harnröhrentripper erfolgreich bekämpfte (p. 237), und zwar giebt er zur Erklärung an, daß die Gonokokken durch die Hitze zum Absterben gebracht wurden: in der That können dieselben Temperaturen von 40—42° nach Flügge, Schäffer, Wertheim u. a. nicht mehr ertragen und gehen zu Grunde. Für das Auge kann aber davon kein Gebrauch gemacht werden: denn ich habe bei meinen zahlreichen Messungen feststellen können, daß die Patienten höhere Temperaturen wie etwa 55° am Auge nicht ertragen können. Die Temperatur im Conjunctivalsack stieg bei dieser Umschlagstemperatur höchstens bis auf 37,5°; es scheint mir demnach ausgeschlossen,

1) *Hoor*, *Zur Irrigationstherapie Dr. Kalt's bei der Behandlung eitriger Ophthalmien, Hirschberg's Centralbl. f. Augenheilk. 1896 p. 233.*

2) *Leber, Ueber die Behandlung der gonorrhoischen Conjunctivitis der Erwachsenen mit der von Kalt empfohlenen Methode, Kongreſsbericht d. ophthalm. Gesellsch. Heidelberg 1897.*

3) *Fick, Lehrbuch der Augenheilkunde, Leipzig 1894.*

4) *Burchardt, Die Behandlung des Tripperaugenflusses, Hirschberg's Centralbl. f. Augenheilkunde 1893 No. 17 p. 320.*

5) *Quincke, Ueber therapeutische Anwendung der Wärme, Berl. klin. Wochenschr. 1897 No. 49.*

die Gonokokken im Conjunctivalsack direkt durch die Hitze zum Absterben zu bringen. Zudem hat die langjährige Erfahrung gezeigt,. daß die fälschlich angewandte Wärmebehandlung der Conjunctivalblennorrhoe besonders traurige Resultate liefert, während ein entgegengesetztes Verfahren immer günstig und für die leichteren Fälle sogar zur Heilung ausreichend ist (v. GRÄFE).

Der Vollständigkeit halber muß ich noch erwähnen, daß KNIES (1) einmal den Vorschlag gemacht hat, zur Abtötung der Gonokokken im Bindehautsack die betreffenden Patienten im Vollbad 12 Stunden lang einer Erhöhung der Körpertemperatur auf 40° auszusetzen. Die Umständlichkeit und hohe Gefährlichkeit dieses Verfahrens, namentlich bei nicht vollkommen intaktem Herzen und Gefäßsystem liegen auf der Hand. Zudem würde man die gewollte Abtötung der Gonokokken im Bindehautsack auf diesem Wege niemals erreichen. Denn wie ich neuerdings in Uebereinstimmung mit den früheren Messungen nachweisen konnte, ist die Temperatur des Conjunctivalsackes im Durchschnitt um 1,5 Grad niedriger als die Körpertemperatur. Es ist das bei der reichlichen Gelegenheit zur Verdunstung, bei der fortwährenden direkten Berührung mit der Außenluft nicht wunderbar. Wenn nun auch die Körpertemperatur im Vollbad bis auf 40° erhöht werden kann, so wird aus obigen Gründen die Conjunctivalsacktemperatur sicher niedriger sein, so daß die Gonokokken in demselben ruhig weiter existieren können. Es ist demnach der Vorschlag von KNIES als gefährlich und zwecklos zu verwerfen.

### Conjunctivitis granulosa.

Das akute Trachom ist, solange es blennorrhoischen Charakter hat, wie die oben besprochene Blennorrhoe der Conjunctiva mit Adstringentien — am besten Touchierungen mit 1—3-proz. Argent. nitric.-Lösungen — und gleichzeitiger recht eifriger Applikation von Eisumschlägen zu behandeln*). Ist es dadurch gelungen, die Sekretion, Rötung und Auflockerung der Schleimhaut abzuschwächen oder ganz zu beseitigen, dann greift die die Behandlung, welche beim chronischen Trachom üblich ist, Platz. Bei diesem wenden wir neben der mehr oder weniger ausgesprochenen mechanischen Beseitigung der Körner, Touchierungen mit dem Cuprumstift u. s. w. ebenfalls mehrmals am Tage 1—2 Stunden lang kalte Umschläge an. Durch diese wird einmal die durch die mechanische Reizung hervorgerufene Hyperämie und Schwellung der Schleimhaut wirksam abgeschwächt, ferner werden die auch bei diesen Eingriffen meist ziemlich heftigen Schmerzen durch die anästhesierende Wirkung der Kälte vermindert.

Die etwa auftretenden Hornhautkomplikationen ändern im allgemeinen an der Behandlung der Bindehautaffektion nichts: im Gegenteil, dieselben gehen unter der Behandlung der Schleimhaut mit zurück.

*) Ueber die von KALT (2) auch hier bevorzugten Irrigationen siehe p. 350.
1) *Knies*, *Die gonorrhoischen Bindehauterkrankungen und deren Behandlung*, *Vossius*, Sammlg. zwangloser Abhandlgn. a. d. Augenheilk. Bd. 1, 1896, No. 5.
2) *Kalt*, *De l'emploi des grands lavages dans le traitement de l'ophtalmie granuleuse*, Archiv. d'ophtalm. 1896 No. 16 p. 484.

Allerdings wird man bei stärker progressiven Infiltraten und Geschwüren, falls sie das akut auftretende Trachom komplizieren, ganz ähnlich wie bei der Blennorrhoe der Bindehaut die Anwendung von Eiskälte modifizieren und je nach der Stärke der Sekretion abschwächen. Beim chronischen Trachom wird man sich eventuell darauf beschränken können, sofort nach den mechanisch-desinficierenden oder adstringierenden Eingriffen 1—2 Stunden kalte Umschläge (ca. 10—12°) machen zu lassen. Dann aber kann man, wenigstens für einige Stunden am Tage, zu lauen (18—20°) oder zu warmen (30°) Umschlägen übergehen, welche den Hornhautprozeß günstig zu beeinflussen imstande sind. Diese sind jedoch sofort zu sistieren, wenn etwa eine merkliche Sekretion nach denselben zu konstatieren ist.

Auch der meist bei chronischem Trachom sich findende P a n n u s erfordert vor allem die energische Behandlung der Schleimhautaffektion und ihrer Folgezustände und giebt für die hydriatischen Maßnahmen bei diesen meist keinerlei Kontraindikationen ab. Im Gegenteil, sollten akute Schübe der Schleimhautaffektion mit s t ä r k e r e r E x a c e r b a t i o n d e s P a n n u s auftreten, so empfiehlt sich eine energische A n w e n d u n g v o n K ä l t e (SÄMISCH, VOSSIUS, DÜRR, 1 u. A.). Nur gegen stärkere i r i t i s c h e R e i z u n g m i t S c h m e r z e n sind z e i t w e i s e w a r m e U m s c h l ä g e neben Atropininstillationen zu verwenden. Auch bei sehr hartnäckigem Pannus hat v. GRÄFE manchmal von warmen Umschlägen noch gute Erfolge gesehen.

### Diphtherie und diphtheroide Erkrankungen der Conjunctiva.

In dieser Gruppe möchte ich alle diejenigen Erkrankungen der Conjunctiva zusammenfassen, deren hervorstechendstes klinisches Symptom neben den Zeichen der Entzündung die B i l d u n g v o n M e m b r a n e n a u f d e r S c h l e i m h a u t ist, als Ausdruck der Fibrinausscheidung auf oder in die Conjunctiva, gleichgiltig, welches ätiologische Moment dem Prozeß zu Grunde liegt. Es kommen vor allem iu Betracht: die e i g e n t l i c h e D i p h t h e r i e der Bindehaut, dann die C o n j u n c t i v i t i s c r o u p o s a und der a k u t e p h l y c t a e u u l ä r e S c h w e l l u n g s k a t a r r h, welcher oft mit fibröser Exsudation einhergeht.

Bei allen diesen Erkrankungen ist die lokale Behandlung im wesentlichen eine gleiche: Wir wenden im Gegensatz zu den bisher besprochenen Conjunctivalaffektionen d e s i n f i c i e r e n d e, n i c h t adstringierende, Mittel an und daneben f e u c h t e W ä r m e.

Wir erstreben durch die letztere eine möglichste Erweiterung der Gefäße, um die Blutzufuhr in dem ganz oder fast cirkulationslosen Erkrankungsgebiet wieder zu verbessern. Mit der Hebung der Ernährung wird die Widerstandsfähigkeit des Gewebes erhöht und der um sich greifenden nekrotisierenden Entzündung am besten ein Ziel gesetzt. Die gleichzeitig vermehrte Leukocytose (vergl. darüber p. 70—73) wirkt bei bacillären Prozessen zugleich dem Weiterwachsen der Mikroorganismen entgegen. Es kommt so zur schuelleren Demarkation und Abstoßung der nekrotischen Partien, und die Vernarbung

---

1) *Dürr*, *Ueber die Anwendung der Kälte bei Augenkrankheiten, Hannover 1875, Karl Rümpler.*

kann unter der fortgesetzt unterhaltenen Hyperämie gute Fortschritte machen.

Man hat früher nach dem Vorgange v. GRÄFE's (1), welcher als erster das Krankheitsbild der Augendiphtherie in seinen klinischen Erscheinungen genau festgelegt hat, bei derselben, wie bei den anderen Conjunctivalerkrankungen, ebenfalls Kälte in Gestalt von Eisumschlägen angewendet. v. GRÄFE schreibt: „Eisumschläge halte ich beinahe für das Allerwichtigste bei der Diphtheriebehandlung". Er ging dabei von der Anschauung aus, daß dieselben gegen die Ausdehnung der venösen Stase schützen durch Herabsetzung der Wärmeentwickelung in den erkrankten Teilen und dadurch, daß sie die Gefäße der noch nicht erkrankten benachbarten Teile, in welchen noch Cirkulation vorhanden ist, zur Kontraktion disponieren.

Trotz der durchaus nicht günstigen Resultate behielt man lange Zeit die Eisapplikation bei der Diphtherie bei. Auch SÄMISCH empfiehlt dieselben noch in seiner Behandlung der Conjunctivalerkrankungen. Ebenso hält DÜRR an einer permanenten Anwendung von Eiskälte bei Diphtherie fest.

U. a. hat vor allem SETTLER (2), welcher in einer Dissertation die von SCHIRMER in Greifswald geübte Therapie der Conjunctivaldiphtherie bearbeitet hat, darauf aufmerksam gemacht, daß gerade durch die Einwirkung der Kälte die Stase in den erkrankten und den diesen benachbarten Teilen vermehrt wird. Denn durch sie werden die Gefäßlumina verengt, der Blutstrom wird durch die erhöhte Widerstandskraft verlangsamt; es kann zur vollständigen Verstopfung der Gefäße und dadurch zu gänzlicher Aufhebung der Ernährung in größeren Bezirken kommen, so daß die Nekrose schnell weiter um sich greifen kann.

Die Anwendung der Kälte unterstützt also die Ausbreitung des Krankheitsprozesses, während die Wärme, wie oben auseinandergesetzt, demselben wirksam entgegenarbeitet. Und zwar ist es nach meiner Meinung notwendig, daß diese Wärmezufuhr gleich bei Einleitung der Behandlung beginnt. Ich kann mich nicht der Anschauung von FUCHS (3), VOSSIUS (l. c.) u. a. anschließen, welche erst zur Wärme übergehen, wenn die Eisumschläge die Schmerzen steigern oder — wie JACOBSOHN (4) sich ausdrückt — unerträglich machen.

Am einfachsten erreicht man die Wärmezufuhr durch Anwendung der warmen Umschläge mit einer leicht desinficierenden Lösung (cf. p. 343), welche die Temperatur von ca. 35–40° haben sollen. Anfangs läßt man am besten den ganzen Tag über und auch nachts für einige Stunden Umschläge machen. Läßt die Membranabscheidung nach, so wird man mit den Umschlägen zurückgehen können. Bestehende Hornhautkomplikationen ändern an dieser Behandlung gar nichts.

Dabei ist für häufigere Entfernung der Membranen -- am

1) v. Gräfe, Ueber die diphtheritische Conjunctivitis u. s. w., Arch. f. Ophthalmologie 1854 Bd. 1 Heft 1 p. 168.
2) H. Settler, Ueber Behandlung der Conjunctivitis diphtheritica, Inaug.-Diss. Greifswald 1878.
3) Fuchs, Lehrbuch der Augenheilkunde 1898.
4) Jacobsohn, Bemerkungen über sporadische und epidemische Diphtheritis conjunctivae, Arch. f. Ophthalmol. 1860, Bd. 4, Heft 2, p. 180.

besten durch vorsichtiges Abtupfen derselben mit Watte, welche in Sublimat (1 : 5000) befeuchtet ist — und reichliche Desinfektion des Conjunctivalsackes Sorge zu tragen. Uns hat für den letzteren Zweck die Sublimatsalbe (Sublimat. 0,005, Vaselin. americ. alb. 15,0) sehr gute Dienste gethan.

Bei echter Diphtherie ist schließlich die BEHRING'sche Serumtherapie nicht zu entbehren. Dieselbe hat nach anderweitigen und unseren eigenen Beobachtungen entschieden auf viele Fälle einen günstigen Einfluß (COPPEZ, JESSOP, SULZER, HERTEL u. a.).

### Phlyctaenuläre (skrophulöse, ekzematöse) Erkrankungen der Bindehaut.

Will man bei der einfachen, solitären Conjunctivalphlyctaene eine hydriatische Behandlung neben der medikamentösen Therapie mit 3-proz. gelber Präcipitatsalbe oder Calomel einleiten, so läßt man am besten 2 mal am Tage ca. 1 Stunde lang Umschläge von 15--18° machen.

Kommt es zu breiteren Ulcerationen der Bindehaut, so empfiehlt sich, anfangs neben Desinficientien (Sublimatsalbe 1:5000) einen Occlusivverband anzuwenden. Später geht man zu den Reizmitteln (Calomel und 3-proz. Präcipitatsalbe) über und läßt dabei etwa 2—3 mal täglich 1-stündige kühle Umschläge machen.

Bei den multiplen, sandkornförmigen Randphlyctaenen (auch multiple Randkeratitis genannt) sind etwas wärmere Umschläge (ca. 25°) sehr angenehm.

Auch bei der diffusen phlyctacnulären Erkrankung der Schleimhaut — dem phlyctaenulären Schwellungskatarrh — ist Wärme neben Desinficientien angezeigt, wenn sich fibrinöse Exsudation auf der Schleimhautoberfläche nachweisen läßt. Dagegen wird man Adstringentien und Kälte anwenden, wenn die Sekretion mehr eitrigen Charakter trägt.

### Verletzungen der Conjunctiva.

Die nach Kontusionsverletzungen, aber auch ohne Einwirkung äußerer Gewalt nach heftigen Hustenstößen u. dgl. auftretenden subconjunctivalen Ekchymosen resorbieren sich meist schnell. Man läßt kühle Umschläge mit reinem Wasser (Bleiwasser oder Borlösung) machen, um die Gefäßkontraktion anzuregen. Bei größeren Ekchymosen empfiehlt es sich, Eis aufzulegen, eventuell auch einen Druckverband, um weiteren Blutungen vorzubeugen.

Aehnlich gestaltet sich übrigens die lokale Behandlung der bei Allgemeinleiden auftretenden Ekchymosen.

Sind Kontinuitätstrennungen der Schleimhaut vorhanden, so ist bei kleineren ein antiseptischer Occlusivverband angezeigt, dem bei größeren die Anlegung von Suturen vorauszugehen hat.

Auf die bei Fremdkörperverletzungen auftretenden Reizerscheinungen wirken kühle Umschläge (1—2 Stunden lang) nach Entfernung des Fremdkörpers sehr günstig. Zuweilen kommt es aber, namentlich wenn der Fremdkörper schon länger im Conjunctivalsack gesessen hat, zu stärkerer Hyperämie und Sekretion, ähnlich wie beim Bindehautkatarrh. Man läßt dann zweckmäßig 2—3 mal ca. 1 Stunde kühlen und verordnet eventuell ein Adstringens.

In anderen Fällen dagegen, namentlich bei Anätzungen durch chemische Reagentien (Kalk, Säuren, Alkalien) und Verbrennungen, aber auch bei den Strohhalm- und Aehrengrannenverletzungen kommt es zu fibrinöser Exsudation auf und in der Schleimhaut mit mehr oder weniger tiefgehender Nekrose derselben. Man wird bei diesen Prozessen nach dem früher Gesagten (Kap. Diphtheroide Erkrankungen) die Anwendung von Kälte vermeiden. Vielmehr ist nach Entfernung etwaiger Fremdkörpermassen und sorgfältiger Desinfektion des Conjunctivalsackes ein Occlusiv- oder hydriatischer Verband zu machen. Bei sehr starkem Thränen und Schmerzen empfehlen sich warme Umschläge mehrmals am Tage 2—3 Stunden lang.

Ich möchte hier die neuerdings erschienene Arbeit von J. Andreae (1) aus der Bonner Augenklinik nicht unerwähnt lassen, welche wertvolle Beiträge zur Kenntnis der Kalkverletzungen und der bei diesen einzuleitenden Therapie bringt. Andreae weist nach, daß die bisher allgemein geübte Behandlung von Kalkverletzungen, vor allem die strenge Vorschrift, die Reinigung des Conjunctivalsackes mit Zuckerlösung und ja nicht mit reinem Wasser vorzunehmen, auf falschen Voraussetzungen beruhe. Allerdings löscht das zugeführte Wasser den Kalk, doch ist die sich entwickelnde Temperatur dabei um so niedriger, je mehr Wasser zugeführt wird. Nur wenn man die Thränenflüssigkeit allein auf den Kalk einwirken läßt, können eventuell gefährliche Temperatursteigerungen des sich löschenden Kalkes eintreten. Ferner bildet die zugeführte Rohrzuckerlösung unter starker Wärmeentwickelung (bis 120°) lösliches Calciumsaccharat — eine auf das Auge stark kaustisch wirkende Substanz.

Daraus ergiebt sich für die Therapie folgendes Verfahren: Zunächst möglichst schnelle Entfernung der sichtbaren Kalkkonkremente, dann reichliche Ausspülungen mit kaltem, reinem Wasser, um alle feineren Kalkteile unter möglichst geringer Temperatursteigerung zu löschen und unschädlich zu machen. Schließlich antiseptischer Verband oder warme Umschläge je nach Reizzustand und Schmerzen.

## 2. Erkrankungen der Hornhaut.

Bei der Behandlung der Hornhauterkrankungen spielt die lokale Hydrotherapie eine große Rolle, und zwar sind es hier fast ausschließlich Maßnahmen, bei welchen eine erhöhte Wärmeeinwirkung auf das Auge zur Geltung kommen kann. Den Wert, den die Applikation von Wärme gerade bei Hornhauterkrankungen hat, hat vor allem v. Gräfe betont und ihr strengere Indikationen gegeben, nachdem dieselbe durch die probierende Methode der früheren Zeiten ganz in die Reihe der symptomatischen Mittel gesunken war. „Im Gegensatz hierzu, schreibt v. Gräfe (l. c.), habe ich die Ueberzeugung gewonnen, daß die warmen Umschläge in gewissen Zuständen ein außerordentlich wichtiges, für den Heilapparat unentbehrliches Mittel konstituieren."

---

1) J. Andreae, Beiträge zur Kenntnis der Kalkverletzungen des Auges, Inaug.-Dissert. Bonn 1898.

Und auf diesem Standpunkte stehen heute wohl die allermeisten Augenärzte; nur vereinzelte — wie Dürr (l. c.) — wenden auch bei Hornhautaffektionen den Eisbeutel an.

Der günstige Einfluß der Wärme auf alle Hornhautprozesse gegenüber der Kälte mag wohl daher kommen, daß durch die Durchwärmung des Auges die Gefäße in der Umgebung der Hornhaut erweitert und dadurch in ihnen die Blutzufuhr vermehrt wird. Die Ernährungsbedingungen der Hornhaut werden dadurch erhöht, was gerade bei der gefäßlosen, schon normalerweise unter ungünstigen Ernährungsbedingungen stehenden Membran von großer Wichtigkeit ist. Denn es ist einleuchtend, daß eine gut ernährte Hornhaut mehr Widerstandskraft gegenüber den auf sie einwirkenden Schädlichkeiten hat, als eine unterernährte.

Ob dabei auch ein direkter Einfluß der Durchwärmung auf den Stoffwechsel und die vitale Energie des Gewebes stattfindet, wie manche wollen (Sämisch u. a.), mag dahingestellt bleiben. Jedenfalls wird aber durch die reichlichere Blutzufuhr Gelegenheit zu vermehrter Leukocytose in den Geweben gegeben — einem bei der Heilung von Hornhautprocessen sehr wichtigen Faktor. Auch die Neubildung von Gefäßen in das Corneagewebe hinein — namentlich bei parenchymatösen Prozessen — wird durch die Wärme befördert. Vermöge ihres Einflusses auf die sensiblen Nervenendigungen wirkt die Wärme auch anästhesierend bei den oft recht schmerzhaften, oberflächlichen Hornhautläsionen. Schließlich wird die alle ernsteren Hornhautaffektionen begleitende Iritis gerade durch die Wärme sehr günstig beeinflußt (cf. Kapitel 4, p. 359). Selbstverständlich aber ist die Wärmeapplikation nur ein die Heilung förderndes Moment, eine wichtige Unterstützung der medikamentösen resp. operativen Behandlung der Hornhauterkrankungen.

Am einfachsten erreicht man diese Wärmewirkung auf die erkrankte Hornhaut durch die Anwendung der feuchtwarmen Umschläge mit schwach desinficierenden Lösungen, welche eine Temperatur von ca. 35° haben sollen. Im allgemeinen genügt ein dreimaliges, etwa 2 Stunden langes Umschlägemachen am Tage. Nur bei starker Mitbeteiligung der Iris und bei heftigen Schmerzen wird man die Dauer der Umschläge noch verlängern, auch empfiehlt es sich, dabei die Temperatur bis auf 40—45° zu erhöhen. In der Zwischenzeit läßt man in Fällen, wo Bindehautsekretion vorhanden ist, zweckmäßig eine Schutzbrille tragen, wo diese fehlt, ist das Verdecken des Auges mit etwas Watte und einer kleinen Binde zweckmäßig. In diesen letzteren Fällen ohne Sekretion kann man auch — namentlich zur Abwechselung bei langdauernden Prozessen — den sog. hydriatischen Verband gebrauchen. Ueber die von F. Becker (l. c.), Hoffmann (l. c.) u. a. empfohlenen warmen Douchen von ca. 30° verweise ich auf das im Kapitel II über Douchen im allgemeinen Gesagte.

Ueber die speciellere Indikation der warmen Umschläge bei den einzelnen Keratitisformen ist zu sagen, daß dieselben vor allem bei der interstitiellen Keratitis angezeigt sind.

Hier bilden sie mit den Atropin-Instillationen gegen die begleitende Iritis die einzigen lokaltherapeutischen Maßnahmen und leisten, recht reichlich und möglichst warm angewendet, sehr gute Dienste.

Bei allen mit Substanzverlust einhergehenden Hornhautaffektionen, sei es mit oder ohne nachfolgende Eiterung (Epitheldefekte, Herpes corneae und verwandte oberflächliche Keratitiden, phlyctaenuläre Hornhautaffektionen, Ulc. corneae u. s. w.) sind Umschläge dann angezeigt, wenn stärkere Sekretion der Bindehaut oder des Thränensackes besteht. Ist beides nicht der Fall, wird man diese Erkrankungen am besten mit Verband behandeln. Manchmal freilich wird letzterer nicht vertragen, sei es daß die Patienten ihn als unangenehm empfinden, oder daß Entropium des Lides unter demselben eintritt u. dgl.; dann bieten auch hier die Umschläge willkommenen Ersatz. Schließlich werden letztere auch dann dem Verband vorgezogen, wenn heftige Schmerzen mit der Erkrankung verbunden sind.

Ueber die hydriatische Behandlung der sekundären Hornhautaffektionen infolge von Bindehauterkrankungen (Blennorrhoe, Trachom, Diphtherie) vergl. die einschlägigen Kapitel über diese Erkrankungen.

Erwähnen muß ich hier noch, daß man seit alters gegen die oft hochgradige Lichtscheu bei Hornhautaffektionen — besonders phlyctaenulärer Natur —, mit welcher sich häufig ein heftiger Blepharospasmus verbindet, mit Erfolg außer den gegen das Cornealeiden gerichteten therapeutischen Maßnahmen noch vorübergehende kurze Kältereize anwendet. Entweder taucht man das ganze Gesicht des Patienten wiederholt für einige Momente in eine Schüssel mit frischem Wasser, oder aber man läßt den ganzen Körper (Fuchs) in kaltes Wasser tauchen und dann schnell abtrocknen. Fick empfiehlt Abwaschungen mit kalten Uebergießungen. Meist wird es auf diese oder jene Art gelingen, den Krampf durch die plötzlich einwirkende Kälte vorübergehend zu lösen — öftere Wiederholungen des Prozesses schaffen dann nach einiger Zeit dauernden Erfolg.

### Hornhauttrübungen (Maculae, Leukome).

Nach Abheilung des entzündlichen Hornhautprozesses kann man namentlich bei jugendlichen Individuen die Residuen derselben, die Hornhautflecken, oft noch beträchtlich aufhellen durch Anwendung von Reizmitteln (Massage mit 3-proz. gelber Präcipitatsalbe, Jodkalisalbe, Opiaten u. dgl.). Zur Unterstützung dieser Aufhellungsmittel, welche freilich immer die Häuptsache bleiben, läßt man fleißig warme Umschläge machen (3mal täglich 1—2 Stunden). Eversbusch läßt die Augen für kurze Zeit in heißes Wasser tauchen oder die Dampfdouche anwenden, die auch u. a. von Fuchs, Vossius, Hartmann, Hosch (1) empfohlen wird.

Aus einem Inhalierapparat läßt man den Dampfstrahl etwa 15—20 Minuten auf die Hornhaut einwirken. Zur Verstärkung der Wirkung sollen Zusätze von einigen Tropfen Tinct. opii simpl. zur Inhalationsflüssigkeit dienen.

### 3. Erkrankungen der Sclera und Episclera.

Bei der Scleritis und Episcleritis werden ähnlich wie bei den Hornhauterkrankungen fast durchweg wärmezuführende hydriatische Maßnahmen empfohlen. Man erhofft von ihnen auch hier eine durch

---

1) *Hosch, Grundriß der Augenheilkunde 1897.*

die Gefäßerweiterung bedingte bessere Cirkulation und Ernährung und dadurch eine schnellere Beseitigung der entzündlichen Produkte. Abgesehen davon ist für Fälle, in denen Schmerzen vorhanden sind, eine lokal anästhesierende Wirkung der Wärme unverkennbar.

Nur DÜRR (l. c.) und HERRENHEISSER (1), welcher darin seinem Lehrer SCHNABEL folgt, verwenden bei diesen Affektionen den Eisbeutel.

Wir sahen von der feuchten Wärme in Gestalt von Umschlägen (cf. p. 342), welche anfangs möglichst den ganzen Tag über, später 3mal 1—2 Stunden lang appliziert wurden, sehr gute Erfolge, namentlich in den Fällen, in welchen sich an die Scleritis eine sklerosierende Keratitis mit Iritis anschloß. Die Injektions- und die Infiltrationsbuckel gingen auf die warmen Umschläge zurück, die zuweilen vorhandenen Schmerzen ließen nach, so daß wir dieses therapeutische Hilfsmittel bei Behandlung von scleralen und episcleralen Entzündungen nicht entbehren möchten.

### 4. Erkrankungen der Iris und des Ciliarkörpers.

Außerordentlich wichtig und seit lange allgemein anerkannt ist die lokale hydriatische Behandlung der Entzündungen des vorderen Uvealtraktus. Bei Iritis und Cyclitis ist eine recht regelmäßige und intensive Wärmeapplikation ebenso notwendig, wie das Atropin und die Allgemeinbehandlung.

Die Wärme thut dem Patienten außerordentlich wohl, die meist heftigen Schmerzen lassen in kürzester Zeit nach, die durch Atropin erstrebte Erweiterung der Pupille, der wichtigste therapeutische Faktor bei diesen Erkrankungen, tritt leichter ein, und schließlich nehmen die Exsudate in den Kammern und im Glaskörper schneller ab.

Kann man auch eine bindende Erklärung dieser Thatsachen nicht geben, so ist doch festzuhalten, daß die zur Iris und dem Ciliarkörper fortgeleitete Wärme (cf. p. 341) einmal direkt lähmend auf die Nerven wirkt. Es wird dadurch das Nachlassen der Schmerzen erklärt, ähnlich wie wir das schon bei den Hornhaut- und Scleralaffektionen gesehen haben. Vielleicht wird auch der Oculomotorius lähmend beeinflußt und dadurch die Atropinwirkung unterstützt. Allerdings kommt da wohl ein anderes mehr in Frage. Die Wärme wirkt auch erschlaffend auf die Muskulatur (cf. p. 83); es wird dadurch der Krampf des Sphinkters — eventuell auch des Ciliarmuskels — gelöst, und damit das Haupthindernis für das Zustandekommen der Atropinwirkung beseitigt. Schließlich werden durch die einwirkende Wärme auch die Gefäße erweitert; die dadurch reger gewordene Cirkulation schafft die Möglichkeit zu einer schnelleren Resorption der Exsudate in den Kammern oder im Glaskörper.

Aber auch wenn das nicht gelingt, und der Krankheitsprozeß, je nach seiner Natur, zu Phthisis des Auges oder zur Vereiterung desselben (Panophthalmitis) führt, leisten doch die fortgesetzten warmen Umschläge als symptomatisches Heilmittel sehr viel, weil sie dem Patienten die Schmerzen lindern, wenn man nicht vorziehen

---

1) *Herrenheisser, Wann sind Verbände, wann kalte oder warme Umschläge bei der Behandlung von Augenkranken angezeigt? Die ärztliche Praxis, 11. Jahrgang 1898 No. 1—3.*

sollte, dieselben durch die Entfernung des erkrankten Auges ein für
allemal zu beseitigen.

Auch bei den iritischen Reizzuständen, welche nach Verletzungen, ferner auch nach Operationen gar nicht so selten
beobachtet werden, ohne daß es dabei zu einer eiterigen Entzündung
zu kommen braucht, bewähren sich möglichst frühzeitig angewandte
warme Umschläge sehr gut. Der Reiz und die Injektion nehmen
darnach oft sehr schnell ab, die Pupille wird durch Atropin besser erweitert.

Schließlich will ich hier noch anführen, daß auch beim akuten
Glaukom die reichliche Wärmezufuhr symptomatisch durch Linderung
der Schmerzen günstig wirkt.

Ueber die Art der Wärmeapplikation verweise ich auf das p. 342
Gesagte. Bemerken möchte ich noch, daß gerade bei Erkrankungen
des Uvealtraktus Leinsamen- oder Breikataplasmen viel verwendet werden (MOOREN, 1, SCHIESS-GEMUSENS, 2, FUCHS l. c.,
EVERSBUSCH l. c., u. a.) und sehr gute Dienste thun sollen. Ueber
die Herstellung derselben siehe p. 134.

Die Temperatur der Umschläge soll bei der Iritis und Cyclitis
so heiß wie möglich sein. Im Durchschnitt fand ich bei meinen zahlreichen Messungen, daß höhere Temperaturen als etwa $+ 50-55^0$ am
Auge nicht ertragen werden können. Die Dauer der Umschläge ist
im Anfang der Erkrankung möglichst auszudehnen; am besten ist die
kontinuierliche Wärmeapplikation während des ganzen Tages. Später,
wenn die Injektion rückgängig ist, wird man mit der Wärmezufuhr
etwas nachlassen können, so daß etwa 2 Stunden Umschläge mit
2 Stunden Pause abwechseln. Sollten in der Nacht Schmerzanfälle
auftreten, so sind ebenfalls warme Umschläge aufzulegen.

### 5. Erkrankungen der Linse.

Bei diesen werden hydriatische Maßnahmen im allgemeinen nicht
angewendet. Nur haben wir in letzter Zeit einen entschieden günstigen
Einfluß von der Anwendung warmer Umschläge auf den Fortgang der
Resorption nach Discission der Linse, sei es bei Katarakten oder infolge
von hochgradiger Myopie, gesehen. Es scheint das ebenfalls auf der
durch die Durchwärmung erzeugten Cirkulationsverbesserung zu
beruhen.

### 6. Erkrankungen des Augenhintergrundes.

Abgesehen von den schon erwähnten, in der Tiefe etablierten
Eiterungen kommt bei diesen Affektionen lokale Hydrotherapie nicht
sehr in Frage. HERRENHEISSER (l. c.) bringt eine Notiz: „In aller-
jüngster Zeit hat sich für den Gebrauch höherer Temperaturen
eine neue Indikation gefunden, und zwar betrifft sie die Erkrankungen
des Sehnerven. Bei jenen Formen von Atrophie, wo es sich nicht
um Folgezustände rein entzündlicher Vorgänge handelt (Stauungs-
papille), soll durch öfters am Tage vorgenommene Applikation warmer

1) *Mooren*, Ophthalmiatrische Beobachtungen p. 134, Berlin 1867.
2) *Schiess-Gemusens*, Ueber die Bedeutung der Kataplasmen in der Behandlung der akuten Iritis, Zehender, Klin. Monatsbl. f. Augenheilk. 1870 p. 198.

Umschläge diesem deletären Prozesse zumindest eine Verzögerung, manchmal aber vollständiger Einhalt gethan werden."'

Dagegen rühmt Dürr (l. c.) bei Neuritis und Neuroretinitis der verschiedensten Aetiologie die gute Wirkung, welche die Applikation des Eisbeutels gehabt habe.

## 7. Erkrankungen der Orbita.

Bei den entzündlichen Affektionen der Orbita (Orbitalphlegmone, Tenonitis, Periostitis) 'kann man im Beginn des Leidens warme Umschläge anwenden; es gelingt dadurch, namentlich bei Periostitis, zuweilen den Prozeß zu coupieren. Sicher aber werden sie von dem Patienten angenehm empfunden und nehmen ihm die Schmerzen, bis man den Zeitpunkt für die chirurgische Behandlung für gekommen erachtet.

## 8. Erkrankungen der Lider.

Bei den am häufigsten vorkommenden Lidrandentzündungen (Blepharitis) wirken kühle Bleiwasserumschläge einmal adstringierend und dienen gleichzeitig zur Aufweichung und Beseitigung der Schuppen und Borken am Cilienboden, nach deren Entfernung dann die Touchierung mit 3-proz. Lapis- und Applikation von 1-proz. gelber Präcipitatsalbe mit Erfolg stattfinden können.

Von den Erkrankungen der Liddrüsen kommt für die hydriatische Behandlung besonders das Hordeolum in Betracht. Hier sind warme Umschläge — mehrmals täglich 1 Stunde — namentlich zu empfehlen, solange noch eine diffuse, oft harte und schmerzhafte Infiltration und Rötung des Lides besteht. Man kann in diesem Stadium meist die erkrankte Drüse nicht herausfinden, besonders in den Fällen, in welchen es schwer zu sagen ist, ob ein Hordeolum internum oder externum vorliegt. Eine Incision in diesem Stadium aufs Geratewohl wäre ganz zwecklos und würde dem Patienten meist heftige Schmerzen verursachen. Durch die warmen Umschläge fördert man den eitrigen Zerfall und die Abgrenzung der erkrankten Drüse und kann dann an der sich durch die gelbliche Farbe als Krankheitssitz kundgebenden Stelle mit Erfolg incidieren.

Aehnlich ist auch bei Furunkeln, Karbunkeln und Lidabscessen zu verfahren, wenn auch hier mit der Incision nicht zu lange gezögert werden darf.

Die ab und zu beobachtete Vaccinepustel am Lid bei geimpften Personen, namentlich Kindern, ist am besten mit antiseptischen warmen Umschlägen zu behandeln (Hirschberg, Vossius u. a.).

Neuerdings hat man bei Lokalisation des Milzbrandes am Lid (Pustula maligna) von intensiven Wärmeapplikationen — Tag und Nacht über möglichst heiße Kataplasmen — günstige Erfolge gesehen (cf. p. 192).

Dieselbe Behandlungsweise dürfte sich nach Welander's (1) Angaben für die venerischen Helkosen des Lides empfehlen (Eversbusch).

Ueber Blepharospasmus siehe p. 358.

---

1) *Welander*, *Verhandlungen d. II. internat. derm. Kongresses Wien 1892, cit. von Eversbusch, Handb. von Stintzing u. Penzoldt Bd. 6 p. 184.*

## 9. Erkrankungen der Thränenorgane.

Bei Thränendrüsenentzündungen werden hydriatischer Verband oder warme Umschläge als vorteilhaft für den Heilungsverlauf angewendet (EVERSBUSCH).

Von den Erkrankungen der Thränenabflußwege ist besonders die Phlegmone der Thränensackgegend Gegenstand hydriatischer Behandlung. Und zwar wirken auch hier Wärmeapplikationen am besten: die Infiltration erweicht sich, kann sich sogar wieder zerteilen, oder wenn das nicht mehr erreicht werden kann, wird die Abgrenzung des Krankheitsherdes von dem noch gesunden Gewebe schnell herbeigeführt, so daß durch eine ausgiebige Incision mit nachfolgender Drainage die Heilung bald erfolgen kann.

Ueber die verschiedenen Ausspülungen des Thränensackes bei Dacryocystitis, wie sie von ANEL, WECKER, KUHNT u. a. angegeben sind, verweise ich auf die Lehrbücher der Ophthalmologie, denn sie gehören nicht hierher, weil sie nicht hydriatisch, sondern desinficierend und rein mechanisch durch Entfernung des Sekretes wirken sollen. Dagegen möchte ich kurz die Irrigierungen des Thränenschlauches, wie sie ANNUSKE (1) angegeben hat, erwähnen. Denn derselbe schreibt ausdrücklich, daß die Erfolge, die er mit seinen Irrigationen bei den Thränenschlaucherkrankungen erzielte, zum größeren Teil auf die günstige Einwirkung der lokalen Abkühlung auf Schwellung und Sekretion der kranken Schleimhaut zu setzen seien; die desinficierenden Zusätze zur Spülflüssigkeit spielen keine so große Rolle — können unter Umständen auch wegbleiben.

ANNUSKE verwendet bei seinem Verfahren gebogene Kanülen, die er an einem 1—1$\frac{1}{2}$ m langen Gummischlauch eines Irrigatorgefäßes befestigt. Nach Schlitzung des oberen Thränenröhrchens und nach Incision des Thränennasenkanales mit dem STILLING'schen Messerchen führt er die Kanüle in den Eingang des Thränennasenkanales und läßt im allgemeinen 1—1$\frac{1}{2}$ l Eiswasser — mit oder ohne desinficierenden Zusatz — hindurchlaufen. In manchen Fällen -- namentlich bei älteren Individuen mit lang bestehenden Stenosen — wurde weniger niedrig temperiertes, ja lauwarmes Wasser genommen. Diese Prozedur ist mindestens 4 Wochen lang täglich oder jeden zweiten Tag zu wiederholen und auch später noch in längeren Zwischenräumen vorzunehmen, um „die Krankheiten des Thränenschlauches wirklich zu heilen".

---

1) *Annuske, Die Behandlung der Thränenschlauchkrankheiten mit Hilfe von Irrigationen*, Arch. f. Ophthalm. Bd. 31, 1885, No. 3 p. 149.

# IV. Die Anwendung der Hydrotherapie in der Gynäkologie und Geburtshilfe.

Von

## F. Skutsch.

Hydrotherapeutische Maßnahmen werden auch in der Geburtshilfe und Gynäkologie angewendet, von den einen mehr, von den anderen weniger. Diejenigen, die die Hydrotherapie als Spezialität betreiben, sind vielfach geneigt, diese Therapie gar zu sehr in den Vordergrund zu stellen. Andere wieder glauben, diese Behandlungsweise fast vernachlässigen zu dürfen. Das eine wie· das andere ist nicht das richtige. Während die Spezialisierung nach gewissen Krankheitsgebieten ihre volle Berechtigung hat, gilt dies nicht in gleichem Grade von den therapeutischen Spezialitäten. Der· wahre Arzt soll aus allen Gebieten der Therapie das für den einzelnen Fall geeignetste heraussuchen und zum Wohl seiner Kranken verwenden. So soll auch die Hydrotherapie keine einseitige Spezialität sein, sondern sie soll, wie WINTERNITZ sehr richtig sagt, Gemeingut der Aerzte werden.

Es kann hier nicht die Aufgabe sein, die Behandlung geburtshilflicher und gynäkologischer Fälle nach einem hydrotherapeutischen Schema abzuhandeln. Die Hydrotherapie bietet hier nur einen von den vielen heilbringenden Faktoren, die im gegebenen Falle zur Anwendung gelangen können. Im allgemeinen dient sie als Unterstützung der übrigen Therapie. Diese Unterstützung ist aber nicht zu unterschätzen und es dürfte daher nicht unlohnend sein, im folgenden eine kurze Skizze über ihre Benutzung zu entwerfen.

Im wesentlichen beschränken wir uns dabei auf die direkt gegen die lokalen Affektionen gerichteten Maßnahmen. Die in zahlreichen gynäkologischen Fällen, besonders den mit nervösen Störungen komplizierten, äußerst hilfreiche allgemeine hydriatische Therapie, die wesentlich der Abhärtung und Kräftigung des Organismus dient, soll hier nicht erörtert werden. Es sei auf die Darstelluugen an anderen Stellen des Buches verwiesen, insbesondere auf die Besprechung der funktionellen Neurosen [1]).

---

1) Wollte man alle Therapie, bei der Wasser oder wäßrige Lösungen benutzt werden, erörtern, so würde man über das Gebiet der „Hydrotherapie" weit hinausgehen. Andererseits soll auch nicht nur die Wasseranwendung auf die Körperoberfläche besprochen werden. Die vaginale und intrauterine Anwendung soll erörtert werden. Eine strenge Grenze läßt sich schwer feststellen.

Es sollen dem Plan dieses Buches entsprechend nur die Methoden erörtert werden, die der Arzt in seiner Praxis anzuwenden in der Lage ist. Verfahren, die komplizierte Apparate und Einrichtungen erheischen, wie sie im allgemeinen nur eine gut eingerichtete Anstalt bietet, fallen aus dem Rahmen der Besprechung heraus, demgemäß auch die Erörterung der Balneotherapie. Die Anwendungsart der einzelnen hydrotherapeutischen Prozeduren ist im II. Teil (p. 96 ff.) dieses Buches gegeben. Eingehen auf die Technik wird sich daher im wesentlichen nur auf einige Ergänzungen und auf einzelne speciell in der Gynäkologie verwendete Methoden beschränken.

Das Bestreben, die Hydrotherapie auf wissenschaftliche Grundlage zu stellen, ist in höchstem Maße anerkennenswert. Trotz vieler, fleißiger Arbeiten auf diesem Gebiete müssen wir doch offen eingestehen, daß vorläufig die Ergebnisse experimenteller und physiologischer Forschung nicht diejenige Höhe erreicht haben, die für die volle klinische Verwertung notwendig ist. Das Nähere hierüber ist im allgemeinen Teil dieses Buches ausführlich und kritisch erörtert. Für unser praktisches Handeln sind wir vorläufig hauptsächlich auf die Erfahrung angewiesen. Diese vornehmlich soll uns daher auch in der folgenden Besprechung zur Richtschnur dienen.

## 1. Gynäkologie.

Unter den Erkrankungen der weiblichen Sexualorgane sind es wesentlich die **entzündlichen Prozesse der Beckenorgane**, insbesondere der **Adnexe**, ferner des **Beckenbindegewebes** und des **Beckenperitoneum**, die Anlaß zu hydriatischer Behandlung geben. Bei a k u t e n E n t z ü n d u n g e n ist große Vorsicht notwendig, und hier sind nur solche Verfahren am Platze, die der Ruhigstellung der Organe nicht entgegen wirken. Ueberall da, wo es sich um akute peritonitische Reizungen oder um Eiteransammlungen, besonders frischerer Art (Pyosalpinx, frische Exsudate), handelt, muß von allen mechanisch wirkenden Verfahren abgesehen werden. Darum ist es so ungemein wichtig, daß derjenige, der differenter wirkende Heilmethoden bei gynäkologischen Erkrankungen in Anwendung bringen will, imstande sein muß, genaueste Diagnosen zu stellen. Er muß vollkommen die Untersuchungsmethoden, besonders die bimanuelle Palpation, beherrschen und aus dem Befund im Zusammenhang mit Anamnese und klinischem Bilde die Diagnose aufbauen. Leider wird gar vielfach von solchen, die zu solcher Diagnosenstellung nicht befähigt sind, in kritikloser Weise, auch hydrotherapeutisch, vorgegangen.

Bei frisch entzündlichen Prozessen, insbesondere bei peritonealer Reizung, sind entzündungswidrig wirkende Verfahren am Platz. Desgleichen suchen wir intraperitoneale Blutergüsse, z. B. durch Ruptur einer Extrauterinschwangerschaft entstehende, durch die gleichen Mittel in Schranken zu halten [1]). Es empfiehlt sich besonders die

---

1) Die meisten der in Betracht kommenden Prozeduren sollen hier gelegentlich der Besprechung der entzündlichen Affektionen des Beckens etwas eingehender abgehandelt werden, so daß später Wiederholungen vermieden werden können.

Applikation der Eisblase auf den Leib[1]). Entgegen der Anschauung mancher Hydrotherapeuten scheint die Erfahrung außerordentlich zu gunsten der Eisapplikation, zumal im Beginn entzündlicher
Prozesse im Becken, zu sprechen[2]). Man muß sich dabei von den
subjektiven Empfindungen der Patientin leiten lassen. Macht die Eisapplikation Unbehagen, so soll man auf ihrer konsequenten Anwendung
nicht beharren.

Zuweilen wird das Gewicht und die Größe der Eisblase unangenehm empfunden (siehe p. 131). Man sehe darauf, daß vor dem Zuschrauben des Verschluß-
deckels die Eisblase flach auf den Tisch gelegt und dann die obere Hälfte nieder-
gedrückt wird, damit möglichst viel Luft aus dem Innern entweichen kann. Es
kommt vor, daß Patientinnen unbefugterweise den Verschluß öffnen und von dem
Eiswasser trinken, was natürlich schädlich wirken kann; es würde sich vielleicht
empfehlen, einen Verschluß anbringen zu lassen, der nur mittels Schlüssels geöffnet
werden kann. Der Verschluß muß dicht sein, damit keine Durchnässung der
Patientin stattfinde. Wichtig ist es, daß nicht eine gar zu starke Durchkältung der
Haut bewirkt werde, da solche zur Erfrierung derselben führen kann. Man soll
daher die Vorsicht gebrauchen, zwischen Haut und Eisblase ein mehrfach zu-
sammengelegtes Leinentuch zu legen. Bemerkt man, daß trotzdem nach einiger
Zeit die Haut zu stark gerötet und durchkältet ist, so entferne man zeitweise die
Eisblase[3]).

Ein anderes zweckmäßiges Verfahren besteht in der Anwendung
der von WINTERNITZ angegebenen Kühlschläuche (siehe p. 131).
Wird die Eisblase nicht vertragen oder ist der erste akute Schub der
Entzündung vorüber, so benutzt man auch kühlende oder kalte
Aufschläge auf den Leib.

Man schiebt vorsichtig ein breites Flanell- oder Drillichtuch (eventuell Handtuch) unter dem Kreuz der Patientin hindurch; auf den Leib wird der Umschlag,
ein mehrfach zusammengelegtes, vorher in kaltes Wasser getauchtes und mäßig ausgerungenes Leinenstück, aufgelegt und durch die darüber geschlagenen und mit
Sicherheitsnadeln befestigten Enden des untergeschobenen Tuches vollkommen bedeckt. Durch mäßiges Anziehen des Tuches vor dem Zusammenstecken wird
eine leichte, oft zweckmäßige Kompression erreicht. Durch Oeffnen und Aufschlagen der Enden läßt sich leicht der Wechsel des Aufschlages bewirken.

Der Wechsel soll erfolgen, bevor die Kompresse warm geworden
ist. Läßt er sich auch sehr einfach ausführen, so stört er doch
immer etwas die Ruhe der Patientin, die gerade bei akuten Entzündungsprozessen so ungemein wichtig ist. Auch aus diesem Grunde
ist im allgemeinen die Kälteapplikation durch Eisblase oder Kühlschläuche vorzuziehen, die nur selten gewechselt werden.
Einwirkung der Kälte von der Vagina aus soll, wenn überhaupt, nur so stattfinden, daß mechanische Beleidigung vermieden
wird. Eventuell kann der Wärmeregulator von HEITZMANN[4]) verwendet werden (siehe Fig. 46).

In einer walzenförmigen Metallhülse läuft ein Rohr aus flexiblem Metall an
der Innenwand in Spiralwindungen bis an die Kuppel und in der Axe wieder

---

1) Auch bei peritonealer Empfindlichkeit nach abdominalen Operationen ist die
Eisblase am Platze; vgl. z. B. *Doyen. Internat. Gynäk. Kongr. Amsterdam 1899,
Centralbl. f. Gynäkol. 1899 p. 1030.*

2) Ich stimme hier überein mit *Fraenkel, Allgem. Therapie der Krankheiten
der weiblichen Geschlechtsorgane, Berlin u. Wien 1898.* F. giebt hierin eine zwar
kurze, aber recht treffende Uebersicht über die Anwendung der Hydrotherapie in
der Gynäkologie.

3) Ueber die Herabsetzung der Temperatur in der Bauchhöhle durch die aufgelegte Eisblase vgl. z. B. *Richter, Zeitschr. f. Geb. u. Gyn. Bd. 2 p. 297.*

4) *Heitzmann, Kompendium der Gynäkologie, Wien 1891 p. 102.* Die hier befindliche Zeichnung bildet die Vorlage zu Fig. 46.

heraus. Augefügte Guinmischläuche dienen für Zu- und Ableitung des Wassers. Ebenso wie zu Kälteapplikation kann der Apparat auch zur Zuführung der Wärme benutzt werden. Ein kleinerer, ähnlicher Apparat dient für intrauterine Applikation [1]).

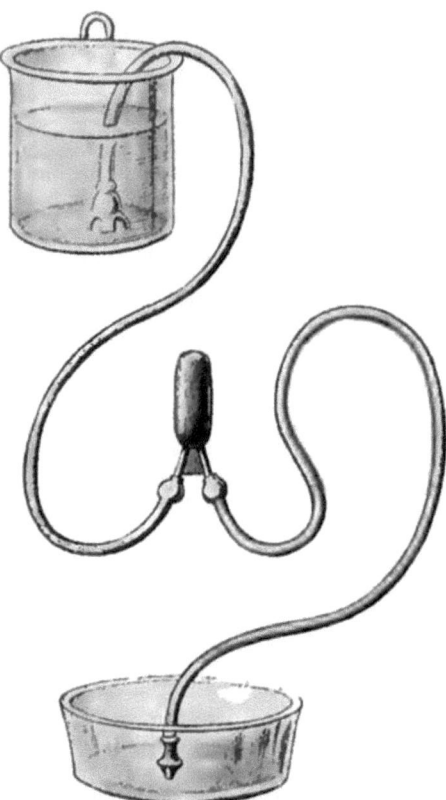

Fig. 46.   Wärmeregulator von HEITZMANN.

Die Kälteapplikation ist meist so lange am Platz, als höheres Fieber besteht. Hält dieses längere Zeit an, so erreicht man oft gute Einwirkung durch kalte Stammumschläge, die nicht nur den Bauch, sondern auch die Brust und die oberen Partien der Oberschenkel umgreifen. —

Bei subakuten oder chronischen Entzündungen sind „erregende" Umschläge (s. p. 121) am Platz, die nicht häufig gewechselt werden, sondern mehrere Stunden (4—6) auf dem Körper liegen bleiben. Es ist hier oft vorteilhaft, ein größeres Tuch (Handtuch) zu benutzen, dies um den ganzen Leib, also auch um die Rückenseite, herumzuschlagen und durch ein breites, darüber befindliches Flanelltuch festzuhalten [2]). Von der Bedeckung dieser PRIESSNITZ'schen Umschläge mit impermeablem Stoff zur Behinderung der Austrocknung sieht man im allgemeinen besser ab [3]).

Ein sehr wesentlicher Faktor für die Wirkungsweise der Umschlagsbehandlung ist darin gelegen, daß die Patientinnen meist genötigt werden, die für den Heilungsprozeß so wichtige Ruhelagerung innezuhalten. Verordnet man einfach Bettruhe, so werden die Patientinnen viel eher geneigt sein, das Verbot zu übertreten, als wenn gleichzeitig möglichst penible Vorschriften für die Ausführung der Umschläge gegeben werden.

Bei chronischen Fällen kann der hydriatische Apparat oft noch in mannigfacher Weise zur Anwendung kommen. Bei diesen un-

1) Auch HEUSSI hat einen Kühlapparat für die weiblichen Sexualorgane empfohlen (Berl. klin. Wochenschr. 1881 No. 11). Ferner gab KISCH zur Kälteanwendung von der Vagina aus ein speculumartiges Instrument an.

2) Zur Befestigung kann man auch eine Trikotbadehose benutzen; s. *Stenger*, Centr. f. Gyn. 1887 No. 13 p. 203.

3) Ueber Wirkung von Umschlägen s. *Strasser*, *Blätter f. klin. Hydr.* 1896 No. 2; *Kowalski*, *Blätter f. klin. Hydr.* 1898 No. 5—8.

gemein zahlreichen Fällen der gynäkologischen Praxis, die oft große
Mühe und Ausdauer sowohl von seiten des Arztes wie von seiten der
Patientin fordern, ist es oft sehr erwünscht, die verschiedensten
Behandlungsarten zu verwenden und auch, eventuell in Kombination
mit anderen Verfahren, von der Hydrotherapie ergiebigen Gebrauch
zu machen. Doch bietet natürlich auch hier genaue Diagnose die
Grundlage für die Therapie. Wer z. B. eine Neubildung mit einem
entzündlichen Prozeß verwechselt, der wird ganz unnötigerweise Mittel
anwenden, die erfolglos sein müssen. Er wird dadurch, daß er die
richtige Therapie (Operation) zur richtigen Zeit verhindert, der
Patientin großen Schaden zufügen. Gar viele Fälle von Adnex-
tumoren, zumal der entzündlichen, gingen früher und gehen vielfach
noch jetzt unter der Diagnose Parametritis. Die Vervollkommnung
der Palpationsdiagnose und die Einblicke, die uns die zahlreichen
Peritonealoperationen brachten, haben uns gelehrt, exaktere Diagnosen
zu stellen. Wenn auch im allgemeinen bei den chronischen Adnex-
entzündungen [1]) die konservierende Behandlung, bei der auch die
Hydrotherapie eine Rolle spielt, möglichst anzustreben ist, so darf
doch in Fällen, in denen nach unseren heutigen Erfahrungen nur die
operative Therapie Heilung bringen kann, dieser konservierenden Behandlung kein zu breiter Spielraum gelassen werden.

Ein Mittel, das sehr häufig mit Nutzen bei den chronischen Entzündungen der Beckenorgane benutzt wird, bilden außer den oben
erwähnten erregenden Umschlägen die feuchtwarmen Umschläge. Zumal da, wo stärkere Schmerzhaftigkeit im Symptomen-
bild in den Vordergrund tritt, pflegt die Wärmeapplikation von Vorteil
zu sein.

Man wählt die Temperatur des Wassers, mit dem die Kompressen getränkt werden, so hoch, wie es ohne Unbehaglichkeit vertragen wird. Solche Aufschläge müssen häufig erneuert werden. Man
ordnet am besten die Benutzung dieser oft zu wechselnden Umschläge
nur für gewisse Zeiten an, indem man z. B. früh und abends je
1 Stunde lang diese heißen, alle 10 Minuten zu wechselnden Umschläge machen läßt, den letzten dann als gewöhnlichen erregenden
Umschlag den übrigen Tag resp. die Nacht über liegen läßt.

Vorteilhaft ist es, wenn man dem Wasser Salz zusetzt (Mutter-
laugensalz). Man nimmt eine Handvoll Salz auf ein Waschbecken
Wasser. Die Wirkung wird hierdurch erhöht.

Auch Umschläge mit Moor sind angeraten worden. KISCH [2]) empfahl den
sog. „Moorgürtel"; ein mit Moorerde gefülltes Tüllsäckchen wird durch eine Flanellbinde festgehalten; vor dem Gebrauch wird mit warmem Wasser angefeuchtet.

Oft muß erst der Versuch entscheiden, welche Art der Umschläge
vorteilhafter sei, insbesondere ob erregende oder heiße Umschläge
gemacht werden sollen.

Soll energischer von der Wärme Gebrauch gemacht werden, z. B.
zur Beseitigung heftiger, besonders krampfartiger Schmerzen (schmerzhafte Zusammenziehungen der Tuben, des Uterus, schmerzhafte Peristaltik), zur Beförderung eitriger Einschmelzung oder des Durchbruchs

1) Es sei hier die Angabe von KRÜCHE (*Lehrbuch der praktischen Wasserheil-
kunde, München, 1892*) erwähnt, daß Hyperämisierung der Stirn- und Schläfengegend
durch eine recht fest umgelegte naßkalte Binde die Ovarialgegend anämisch mache
und dadurch Ovarialneuralgien beseitige.

2) *Prag. med. Wochenschr. 1896 No. 21.*

tiefsitzender Abscesse, so benutzt man heiße Kataplasmen (s. p. 134) oder die sehr bequemen Thermophorkompressen (s. p. 136). Gerade bei krampfartigen Schmerzen wirkt oft die trockene Wärme (heißgemachte Flanelltücher, Thermophorkompressen etc.) besser als die feuchte Wärme. Recht zweckmäßig ist die Kombination feuchter Umschläge mit Wärmeträgern, mit Heißschläuchen [WINTERNITZ] (s. p. 133) oder mit Thermophoren. Auch Dampfkompressen (Leinentücher mit heißem Wasser befeuchtet, in Flanelltuch eingeschlagen, häufig gewechselt) werden angewendet[1].

Für manche Fälle sind Schwitzapparate mit Erfolg zu benutzen, besonders der „Bettschwitzapparat" (s. p. 142)[2]. Auch von der direkten Einwirkung des Dampfes auf die Beckengegend kann man Gebrauch machen. Am einfachsten geschieht dies, indem sich die Patientin auf einen Rohrstuhl setzt, unter den ein Gefäß mit siedendem Wasser gestellt ist; Körper und Stuhl werden mit einer Decke eingehüllt. Zweckmäßiger sind die besonderen Dampfapparate, besonders der in Fig. 37 abgebildete.

Ein weiteres Mittel bei den Beckenentzündungen bietet die Bäderbehandlung. Von einer Verwendung von Bädern soll aber bei entzündlichen Prozessen im Becken nur vorsichtig Gebrauch gemacht werden. Solange nämlich der Prozeß akut ist, solange Fiebersteigerungen vorhanden sind, sehe man im allgemeinen von der Bäderbehandlung ab. Selbst bei aller Vorsicht können doch schon die Bewegungen, die mit der Patientin vorgenommen werden müssen, Nachteil bringen. Zur Bäderbehandlung eignen sich nur die chronischen Fälle, die bereits längere Zeit fieberfrei sind.

Die Anwendung der Wannen-Vollbäder geschieht in der Gynäkologie in der allgemein auch sonst hierfür giltigen Art. Zum Zweck der Beruhigung und der Linderung von Schmerzen, sowie zur Beförderung der Resorption von Entzündungsprodukten benutzt man meist warme Bäder von 34—36° in einer Dauer von 15—20 Minuten. Man kann allmählich bis 40° steigen. Nach dem Bade ist Bettruhe empfehlenswert; dabei kann durch feuchtwarme Umschläge die Wirkung gesteigert und verlängert werden. Bei manchen Patientinnen erzeugen längere warme Wannen-Vollbäder nervöse Schwächegefühle; treten nervöse Erregung, Appetitmangel, Schlaflosigkeit ein, so sehe man von den Bädern ab.

Man hat vielfach versucht, die in der Balneotherapie gewonnenen Erfahrungen auch auf die Behandlung außerhalb der Kurorte zu übertragen und durch künstliche Bäder einen Ersatz zu schaffen. Ein voller Ersatz für eine Badekur ist durch künstliche Bäder jedoch nie zu erreichen, da der Heileffekt in Kurorten außer von den Bädern von vielen anderen Faktoren (Entfernung aus der Häuslichkeit. Klimawechsel, Ruhe, Diät etc.) abhängig ist, die außerhalb des Kurortes nicht oder nicht in gleichem Maße zur Geltung kommen können. Immerhin läßt sich erfahrungsgemäß die Wirkung der Bäder für

---

1) *Buxbaum*, *Blätter f. klin. Hydr. 1894 No. 4.*
2) Vgl. *Dehio*, *Ueber diaphoretische Heilmethoden, St. Petersb. med. Wochenschr. 1895 No. 44; ferner* *Thomson*, *Die Behandlung gynäkologischer Krankheiten mit dem Schwitzapparat von Dehio, St. Petersb. med. Wochenschr. 1896 No. 5.*

die Resorption von Entzündungsprodukten durch Zusätze erhöhen, insbesondere durch Zusatz von Soole, Moorextrakt, Moorlauge [1]). Eine sehr vielfach in der Gynäkologie benutzte Badeform bietet das Sitzbad (cf. p. 113). Das Sitzbad ist weniger angreifend für den Körper und oft wirksamer als Wannen-Vollbäder. Besonders zweckmäßig sind die Soolsitzbäder. Man darf nicht einfach verordnen, Sitzbäder zu nehmen, sondern man muß genaue Vorschriften geben, wie FRITSCH [2]) dies thut: die beste Zeit für das Bad ist abends vor dem Schlafengehen. Auf ein Sitzbad von etwa 20 l Wasser kommt 1 kg Salz (Seesalz, Staßfurter Badesalz). Das Salz wird vorher aufgelöst und, falls es sich nicht um gereinigtes Salz handelt, durch ein nicht zu grobes Tuch durchgegossen, um Verunreinigungen auszusondern. Man kann auch statt 1 kg Salz $\frac{1}{2}$ kg konzentrierter Mutterlauge zusetzen. Die Temperatur des Bades schwankt; bei frischeren Exsudaten bevorzugt man die kühleren, bei älteren die wärmeren Bäder. Je kühler das Bad ist, um so kürzere Dauer soll es haben. „Die Patientin setzt sich, für die Nacht angekleidet, in das Bad. Ein Mantel oder Tuch liegt um die Badende und die Badewanne. Letztere wird dicht an das Bett gestellt. Das Zimmer habe während des Bades eine Temperatur von 15° R. Im Bett der Patientin liegt ein wollenes Tuch, darüber ein Leinentuch, auf beiden steht eine Wärmflasche. Die Patientin bleibt 10—20 Minuten im Bad. Erhebt sie sich, wobei schwache Frauen unterstützt werden müssen, so wird flüchtig abgetrocknet. Die Patientin legt sich sofort in das erwärmte Bett. Das Leinentuch saugt den Rest der Flüssigkeit an. Die Patientin trocknet sich unter der Bettdecke noch vollends ab. Dann wird das Leinentuch und nach einiger Zeit das wollene Tuch entfernt. Zunächst läßt man in der Woche drei Sitzbäder gebrauchen, später, falls sich die Patientin wohler fühlt, wird, allmählich steigend, täglich ein Sitzbad verabfolgt" (FRITSCH).

Ganz empfehlenswert ist es, wenn die Patientin mit ihrer, mit einem Frottierhandschuh bekleideten Hand Cirkelreibungen und sanfte massierende Bewegungen am Unterleibe und Kreuz ausführt [3]). Stets müssen bei einer Bäderbehandlung sorgfältige Temperaturmessungen gemacht werden; bei fieberhafter Steigerung der Temperatur müssen die Bäder ausgesetzt werden. Sollte bei erregbaren Patientinnen der Schlaf nach dem Sitzbad gestört sein, so lasse man solche früh morgens baden und danach noch eine Stunde ruhen.

Man beginne bei den chronischen Entzündungsprozessen im Becken mit Sitzbädern von 32—36° in der Dauer von 10—15 Minuten. Allmählich, zumal bei alten Exsudaten, kann man mit der Temperatur und der Dauer steigen. Durch langsames, vorsichtiges Zugießen von heißem Wasser steigt man bis 40°, dabei bis 30 Minuten Dauer. Durch weiteres Zugießen von warmem Wasser und Ablassen des abgekühlten erhält man die Temperatur konstant. Unmittelbar nach dem Sitzbad ist oft ein PRIESSNITZ'scher Umschlag um den Leib am Platze [4]).

1) *Heitzmann, Der Gebrauch der Moorextrakte in der gynäkologischen Praxis, Allgem. Wiener med. Zeit. 1888 No. 27, 28; ferner Loebel, Die balneologischen Kurmethoden bei Behandlung der chronischen Para- und Perimetritis, Arch. d. Balneoth. u. Hydroth. Heft 6 u. 7, Halle 1898.*
2) *Fritsch, Die Krankheiten der Frauen (7. Aufl. p. 380).*
3) *Fränkel, Allgemeine Therapie der Krankheiten der weiblichen Geschlechtsorgane p. 654.*
4) *Fränkel, l. c. p. 656.*

Bezüglich Temperatur und Dauer muß man individualisieren und ausprobieren, ob kühlere oder wärmere Bäder besseren Erfolg haben. Bei peritonitischer Empfindlichkeit passen Wannen-Vollbäder besser als Sitzbäder, weil bei letzteren das Zusammenpressen des Abdomen beim Sitzen beschwerlich wird. Doch kann zweckmäßige Konstruktion der Wanne den Uebelstand beseitigen (Rumpfbadewannen).

Das wirksamste unter den hydrotherapeutischen Mitteln bei chronisch-entzündlichen Prozessen in der Umgebung des Uterus bieten die heißen Irrigationen in systematischer Anwendung, wie zuerst von EMMET[1]) empfohlen wurde. Für die Aufsaugung von Exsudatresten, für die Lockerung von peritonealen Adhäsionen, für die Erweichung von Narben, für die Rückbildung entzündlicher Schwellungen an den Adnexen bieten diese Irrigationen ein treffliches Mittel. Doch hüte man sich, von ihnen bei frischeren, subakuten oder gar ganz frischen Entzündungen Gebrauch zu machen[2]). Gar leicht kommt es sonst zu einer Ausbreitung des Prozesses. Ein lokal abgekapselter Herd kann die Abkapselung durchbrechen, sich weiter auf das Peritoneum ausdehnen. Tritt bei Beginn der Behandlung Fieber ein oder werden die Schmerzen vermehrt, so muß man von den heißen Irrigationen Abstand nehmen. Am besten läßt man die Ausspülung abends beim Zubettgehen ausführen. Zuweilen wirkt die Irrigation auch beruhigend und den Schlaf befördernd. Wird die Behandlung gut vertragen, so kann man auch 2 mal täglich irrigieren lassen, früh 1—2 Stunden vor dem Aufstehen und abends beim Zubettgehen. In mannigfacher Weise kombiniert man diese Therapie mit anderer, auch hydriatischer. So erweist sich z. B. oft die Kombination mit Kataplasmen als zweckmäßig[3]).

Bevor auf die specielle Technik dieser heißen Irrigationen näher eingegangen wird, soll zunächst über die Technik der Scheidenausspülungen im allgemeinen das Wesentliche erörtert werden.

Alle früher vielfach in Gebrauch befindlichen „Mutterspritzen" nach Art der Klystierspritze, sowie Apparate nach Art der sog. Klysopompe sind durchaus zu verwerfen[4]); leider sind diese noch nicht vollständig verschwunden. Gar viel Schaden ist durch solche Apparate gestiftet worden[5]). Sie alle sind verdrängt durch den einfachen Irrigator.

Das Material des Flüssigkeitsbehälters ist entweder Metall (innen emailliert) oder Glas. Die Glasirrigatoren sind vorzuziehen, weil sie leichter auf Sauberkeit zu kontrollieren sind. Von dem tiefsten Punkt geht ein Ansatz aus (Fig. 47), an dem der $1^{1}/_{2}$ m lange Gummischlauch befestigt ist[6]); dieser führt zu dem in die Scheide zu führenden Rohr. Ein am Ende des Gummischlauches eingeschalteter Hahn gestattet die Absperrung der Flüssigkeit; vielfach ist der Hahn an dem Scheidenrohr direkt befestigt. Besser ist ein durch äußeren Druck den Schlauch

1) *Emmet, The Principles and Practice of Gynecology, deutsch von Rothe, Leipzig 1881 p. 85 ff.*
2) Vgl. *Kisch, Prag. med. Wochenschr. 1881 No. 5.*
3) *Loebel, Die balneologischen Kurmethoden bei Behandlung der chronischen Para- und Perimetritis, Arch. d. Balneoth. u. Hydroth. Hft. 6 u. 7 p. 58.*
4) s. *Chrobak im Handbuch der Frauenkrankheiten 2. Aufl. Bd. 1 p. 161 ff.*
5) Vgl. z. B. *Spáth, Centralbl. f. Gynäkol. 1878 p. 593.*
6) Statt des Irrigatorgefäßes kann auch ein großer Glastrichter benutzt werden (HEGAR).

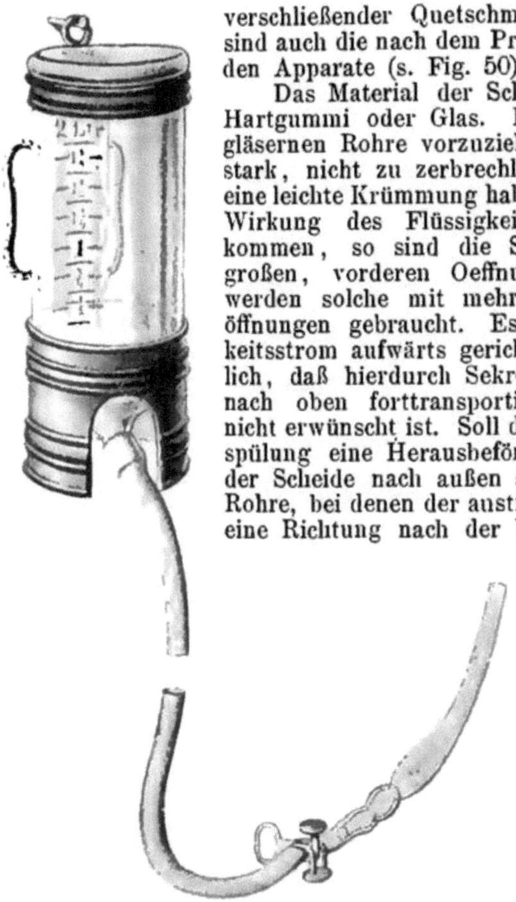

verschließender Quetschmechanismus. Brauchbar
sind auch die nach dem Prinzip des Hebers wirkenden Apparate (s. Fig. 50).

Das Material der Scheidenrohre ist entweder
Hartgummi oder Glas. Im allgemeinen sind die
gläsernen Rohre vorzuziehen, nur muß das Glas
stark, nicht zu zerbrechlich sein. Das Rohr soll
eine leichte Krümmung haben. Soll die mechanische
Wirkung des Flüssigkeitsstromes in Thätigkeit
kommen, so sind die Scheidenrohre mit einer
großen, vorderen Oeffnung zweckmäßig. Sonst
werden solche mit mehreren seitlichen Ausfluß-
öffnungen gebraucht. Es ist hierbei der Flüssigkeitsstrom aufwärts gerichtet, und es ist verständlich, daß hierdurch Sekret zunächst auch weiter
nach oben forttransportiert werden kann, was
nicht erwünscht ist. Soll daher der Zweck der Ausspülung eine Herausbeförderung der Sekrete aus
der Scheide nach außen sein, so empfehlen sich
Rohre, bei denen der austretende Flüssigkeitsstrahl
eine Richtung nach der Vulva zu erhält. Solche
Rohre sind von Leh-
mann[1]) (Fig. 48) und
von Ahlfeld[2]) (Fig. 49)
angegeben. Es ist ganz
richtig, daß diese wirk-
lich eine Ausspülung,
nicht eine Einspülung
bewirken. Eine Unbe-
quemlichkeit ist aller-
dings mit diesen Rohren
dadurch verknüpft, daß
die rückfließenden
Strahlen vor der Ein-
führung des In-
strumentes belästigen
können.

Fig. 47. Irrigator. ¹/₅ nat. Größe.

Die wichtigste Bedingung für die richtige Ausführung der Ausspülungen ist die, daß mit der Irrigationsflüssigkeit nicht schädliche
Stoffe (septische Keime) eingeführt werden. Es wird hiergegen in

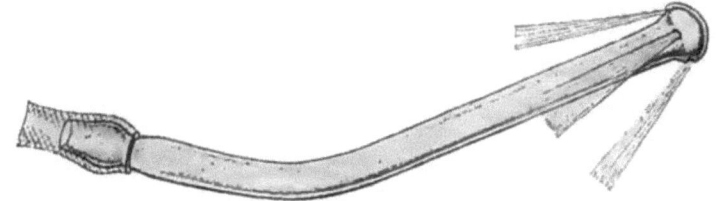

Fig. 48. Scheidenrohr von Lehmann. ¹/₂ nat. Größe.

1) *Centralbl. f. Gynäkol. 1896 No. 33.*
2) *Centralbl. f. Gynäkol. 1896 No. 33. Vgl. auch* Kocks, *Centralbl. f. Gynäkol. 1881*
*No. 19 und* Conrad, *Korrespondenzbl. f. Schweizer Aerzte 1882 No. 15.*

praxi viel gefehlt, indem der benutzte Apparat (Gefäß, Schlauch, Scheidenrohr) nicht sauber gehalten werden, oder indem die benutzte Irrigatiousflüssigkeit nicht keimfrei ist. Zahlreiche Uteruskatarrhe mögen wohl solchen schädigenden Ausspülungen ihren Ursprung verdanken.

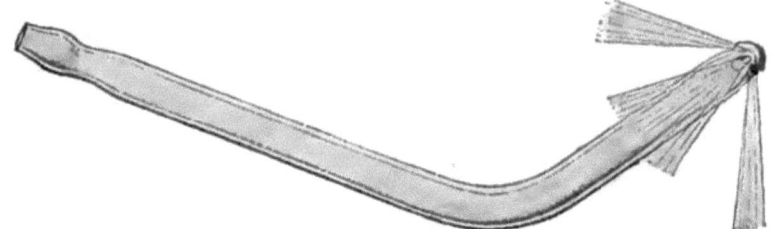

Fig. 49. Scheidenrohr von AHLFELD. ¹/₂ nat. Größe.

Am besten ist es, wenn der Irrigator samt Schlauch und Ansatzrohr vor dem ersten Gebrauch nach der gewöhnlichen Säuberung ausgekocht wird. Bei einiger Vorsicht läßt sich das Auskochen ohne Schädigung durchführen. Von Zeit zu Zeit sollte diese Sterilisation wiederholt werden. Besonders das Scheidenrohr selbst soll aseptisch sein, womöglich nach jedem Gebrauch ausgekocht und in aseptischer Flüssigkeit aufbewahrt werden. Durchaus zu verwerfen ist das meist geübte Hineinstecken des Rohres nach dem Gebrauch in das Irrigatorgefäß, da dieses hierdurch infiziert werden kann. Befindet sich ein Quetschhahn am Schlauch, so hindert dessen Schluß das weitere Ausfließen, und es ist das Hineinstecken in den Irrigator überflüssig[1]).
    Das zu benutzende Wasser soll gekocht, dann auf die gewünschte Temperatur abgekühlt werden. Stets ist zu empfehlen, statt einfachen Wassers die physiologische Salzlösung zu benutzen: vor dem Kochen setzt mau 6 g Kochsalz auf je 1 Liter Wasser zu. Die Druckhöhe beträgt meist 1 m. Stets soll man erst alle Luft aus dem Schlauch entfernen, also das Rohr erst einführen, nachdem die Flüssigkeit in vollem Strahl ausläuft. Geht nicht alle Luft leicht heraus, so halte man das Ansatzrohr so, daß seine Oeffnung genau nach oben sieht und lasse nun die Flüssigkeit langsam bis zum Ausfließen steigen; diese drängt dann die Luft vor sich her, während sonst leicht Luftblasen im Rohr sich fangen. Diese Vorsichtsmaßregeln sind bei den gewöhnlichen Scheidenausspülungen wohl minder wichtig; die Regeln gelten mehr für Ausspülung des Uterus, besonders des puerperalen.
    Soll die Patientin die Ausspülung selbst vornehmen, so gebe man ihr genaue Auweisung, insbesondere auch, wie weit das Rohr eingeführt werden soll.
    Die Einführung des Rohres soll möglichst nahe der hinteren Kommissur stattfinden; hier gleitet das Rohr am bequemsten ein, auch ist der vordere Umfang der Vulva empfindlicher. Das Rohr soll etwa 8 cm weit in die Scheide eingeführt und dann wieder 1—2 cm zurückgezogen werden; sollte die Spitze des Rohres bei klaffender Cervix

1) Einen sicher aseptischen Irrigator, insbesondere zur Wundberieselung, hat IHLE angegeben (Münch. med. Wochenschr. 1895 No. 40).

in diese gelangt sein, so wird sie auf diese Weise wieder heraus-
gezogen [1]).

Die Ausspülung soll stets in liegender Position der Patientin vorgenommen werden, nicht stehend oder sitzend auf dem Bidet. Steht
der Irrigator an erhöhter Stelle oder hängt er an der Wand, so kann

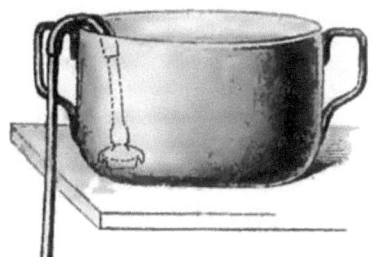

die Patientin bequem die
Ausspülung im Liegen
ohne fremde Hilfe aus-
führen, sie schiebt den
Unterschieber unter das
Kreuz, nachdem sie sich
hingelegt hat, und führt
nun das vorher erfaßte
Rohr ein. Während der
Ausspülung soll von Zeit
zu Zeit mit dem Rohr ein
leichter Druck nach dem
Damm zu ausgeübt werden,
damit der Abfluß gesichert ist. Für die meisten
Fälle genügt es, wenn der Boden des Irrigators
$1/_2$ m über dem Niveau der Vulva befindlich ist.
Zumal im Beginn der Ausspülung benutze man
geringen Druck, um ballonartiges Aufblähen der
Scheide zu verhüten [2]). Bei hohem Druck besteht
die Gefahr des Eindringens von Flüssigkeit in den
Uterus [3]).

Soll mit größerer Menge Flüssigkeit irrigiert
werden, so benutzt man am besten einen Heber-
irrigator (Fig. 50). Durch Zusammendrücken des
eingeschalteten Gummiballons treibt man Luft heraus, das Wasser wird angesaugt und fließt nach dem
Gesetz des Hebers dauernd ab. Vor dem Einführen
ist hier besonders darauf zu achten, daß alle Luft
aus dem System entfernt ist.

Benutzt man größere Flüssigkeitsmengen, als
der Unterschieber faßt, so muß man eine besondere
Abflußvorrichtung anwenden, am einfachsten in
folgender Weise, wie FRITSCH [4]) angab: Durch
einen am Ausgangsrohr des Unterschiebers befindlichen durchbohrten Stöpsel ist ein Glasrohr geführt;
das innere Ende trägt ein 10 cm langes Stück
Gummirohr, welches an die tiefste Stelle des Gefäßes
sinkt, das äußere Ende trägt einen Gummischlauch,
der in einen am Boden stehenden Eimer reicht. Um diesen Heber
bequem in Gang zu bringen, empfiehlt sich Einschaltung eines Gummi-

Fig. 50. Heber-
irrigator. $1/_2$ nat.
Größe.

---

1) KOCKS gab ein Rohr an, das Eindringen von Flüssigkeit in die Cervix
verhüten soll (*Centralbl. f. Gynäkol. 1881 No. 19*).
2) *Vgl. Ahlfeld Centralbl. f. Gynäkol. 1896 p. 979.*
3) CHROBAK beobachtete einen Fall, in dem ein zum Verschluß der centralen
Oeffnung des Scheidenrohres eingestecktes Zündholz in den Uterus hineingespült
war und Metritis und Parametritis erzeugt hatte (*Handb. d. Frauenkrankh. 2. Aufl.
Bd. 1 p. 167*).
4) *Centralbl. f. Gynäkol. 1881 p. 392.*

ballons in den abführenden Schlauch [1]). Bequem ist auch die Anwendung des von v. Ott angegebenen [2]) Unterschiebers (Gummiluftkissen) mit Abflußvorrichtung (Fig. 51).

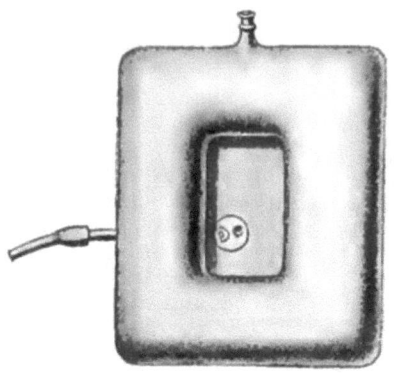

Für die Ausführung der heißen Irrigationen gelten im allgemeinen die oben angegebenen Regeln. Besonders ist hier daran festzuhalten, daß die Ausspülungen im Liegen gemacht werden sollen, derart, daß die Beckengegend etwas erhöht, die Brust etwas tiefer liegt. Es wird dies bereits durch den untergesetzten Unterschieber einigermaßen erreicht. Da größere Flüssigkeitsmengen jedesmal durchlaufen sollen, mindestens 4—6 Liter, so

Fig. 51. Unterschieber mit Abflußvorrichtung nach v. Ott [3]).

empfiehlt sich die Benutzung des Heberirrigators (Fig. 50). Derselbe Kochtopf, in dem das Wasser gekocht wurde, dient auch zur Irrigation, indem der Schlauch in ihn hineingesenkt wird. Benutzt man einen gewöhnlichen Irrigator, der selten mehr als 2 Liter faßt, so muß eine Hilfsperson das Nachgießen besorgen, wodurch die ganze Manipulation mehr Umstände verursacht.

Die Druckhöhe soll niedrig sein, etwa nur $1/_2$—$3/_4$ m. Im langsamen Strahl soll die Flüssigkeit durchlaufen. Man läßt mit 35° beginnen; jeden Tag steigert man die Temperatur um 1°, bis man zu 50° gelangt; bei dieser Temperatur bleibt man. Für die Temperaturen über 40° sind die äußeren Teile empfindlich, während die Scheide die Temperatur bis 50° meist gut verträgt. Hilfreich ist das Bestreichen der Vulva mit Vaseline.

Sehr viel zweckmäßiger ist aber die Benutzung eines Apparates, der die äußeren Teile vor der Berührung mit der heißen Flüssigkeit schützt. Von diesen Apparaten ist der von Walzer [4]) zu empfehlen. Das Scheidenrohr läuft durch eine Hartgummibirne (Fig. 52) und ist an dem äußeren Ende mit einem Gummiring eingedichtet. Das schmale Ende der Birne wird in die Vulva eingefügt, so daß das Rohr ca. 5 cm in die Scheide ragt. Die rückströmende Flüssigkeit fließt dann durch die Birne in einen Schlauch, der sie in einen neben dem Bett stehenden Eimer leitet.

Man kann auf diese Weise bequem große Mengen von Flüssigkeit durchlaufen lassen. Die Patientinnen lernen es sehr rasch, mit dem Apparat umzugehen, zumal wenn man ihnen die Applikation einmal demonstriert hat. Die Birne muß dauernd fest gegen die Vulva an-

1) Einen Unterschieber mit ähnlicher Vorrichtung beschrieb Czarda (*Illustr. Monatsschr. d. ärztl. Polytechnik. 1882 No. 9*).

2) *Centralbl. f. Gynäkol. 1882 No. 12. Vgl. auch Credé, Arch. f. Gynäkol. Bd. 25 Heft 1.*

3) Gezeichnet nach der Figur: *Centralbl. f. Gynäkal. 1882 p. 179.*

4) *Walzer, Ueber heiße Scheidenirrigationen, Centralbl. f. Gynäkol 1899 No. 7. Vgl. auch Baumgärtner, Monatsschr. f. Geb. u. Gyn. Bd. 5. 1897, p. 7; Stratz Centralblatt f. Gynäkol. 1898 No. 17.*

gedrückt gehalten werden; dann läuft keine Flüssigkeit nebenbei. Ein Unterschieber soll aber trotzdem untergeschoben werden, weil beim Einführen und nach dem Herausnehmen doch etwas Flüssigkeit herauskommt, also das Lager naß werden würde. Ferner ist der Unterschieber deshalb zweckmäßig, weil durch seine Benutzung die gewünschte erhöhte Lagerung der Beckengegend erreicht wird.

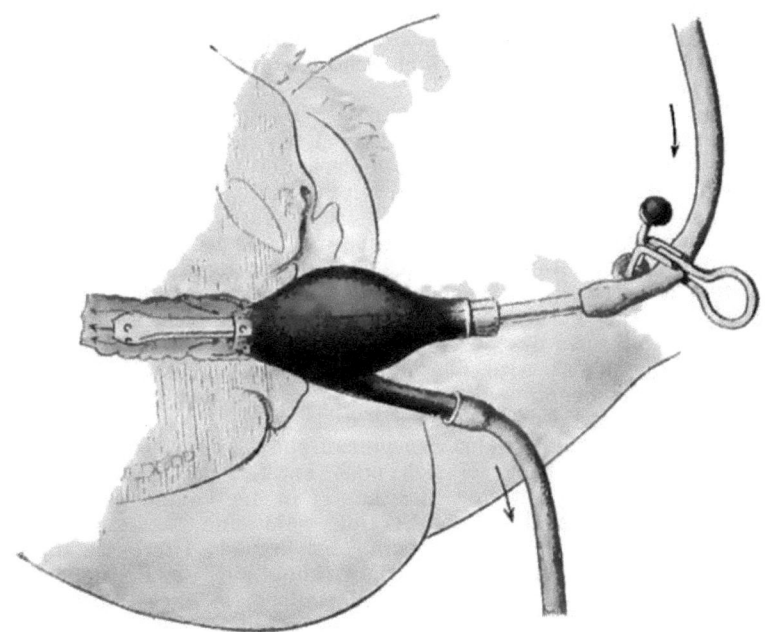

Fig. 52. Irrigation mit dem Apparat von WALZER. $^1/_8$ nat. Größe.

Als Ersatz für die heißen Irrigationen hat man neuerdings auch versucht, die Thermophore für die vaginale Applikation zu verwenden[6]). Es wurden Temperaturen bis 59° gut vertragen. SCHAUTA bemerkt sehr richtig, daß auch die Druckwirkung des gefüllten, in der Scheide liegenden Kolpeurynters hierbei mit in Betracht kommt (Belastungstherapie). —

Die erörterten Maßnahmen, auch in ihren mannigfachen Kombinationen, haben auch Geltung für die entzündlichen Prozesse am Uterus selbst.

Bei der Behandlung der Metritis chronica kommt auch die Hydrotherapie in Betracht. Seit dieser Krankheitsbegriff wesentlich eingeschränkt, in vielen Fällen die Vergrößerung des Uterus ätiologisch aufgeklärt wurde, ist die Bedeutung dieses Zustandes eine wesentlich geringere geworden als früher. Wo aber auch nach Beseitigung der Ursache (Endometritis, Lageveränderungen etc.) eine wesentliche Ver-

1) *Mirtl*, Wien. med. Presse 1899 No. 16; **Pflanz**, Centralbl. f. Gynäkol. 1899 No. 42 p. 1297.

größerung des Uterus zurückbleibt, oder wo es sich um mangelhafte Rückbildung des puerperalen Uterus handelt, sucht die Therapie den chronisch entzündlichen Prozeß zu bekämpfen. Dazu können auch hydriatische Maßnahmen beitragen, insbesondere solche, die zu Kontraktionen des Uterus Anlaß geben. Hier sind besonders kurz dauernde (bis 5 Minuten) kühle Sitzbäder zu nennen. Man beginnt mit Bädern von 25° und geht allmählich bis auf 12° herunter; wird die niedrige Temperatur nicht gut vertragen, so gehe man zur nächst höheren zurück [1]). Im Sitzbad kann Leib und Kreuz frottiert werden. Gleichzeitig vorgenommene kühle Scheidenausspülungen können von Vorteil sein.

Für die Behandlung der Metritis chronica ist von besonderer Bedeutung die Behandlung der fast stets gleichzeitig bestehenden Endometritis chronica. Besonders die Methode, bei der nach Dilatation des Uterus (Laminaria) methodische Irrigationen des Uterus ausgeführt werden (B. S. Schultze), ist wirksam. Bei diesen Irrigationen kommt es nicht nur auf das beigefügte Antisepticum, sondern wesentlich auch auf die mechanische Wirkung an. Es werden durch die Methode häufige Kontraktionen des Uterus angeregt, die zur Verkleinerung des Uterus beitragen; hierdurch und durch das Entfernen des Sekretes sowie durch die direkte Einwirkung auf die Schleimhaut wird die Heilung herbeigeführt. Nur in dem eben angedeuteten Sinne kann von einer hydriatischen Behandlung der katarrhalischen Endometritis die Rede sein.

Vielfach werden kritiklos Scheidenausspülungen gegen den „Fluor albus" empfohlen. Man sei sich doch bewußt, daß das Sekret aus dem Uterus stammt und von diesem erst in die Vagina gelangt. Es kann also die Ausspülung der Scheide wohl eine Reinigung dieser, aber keine wesentliche Beeinflussung der kranken Uterusschleimhaut herbeiführen. Allenfalls ist eine Einwirkung auf die Erosionen und bei klaffender Cervix auf dessen Schleimhaut möglich; doch haben einfache Wasserausspülungen auch hierauf nur geringen Einfluß. Eher ist dies bei medikamentösen Ausspülungen der Fall. Daß durch allgemeine hydriatische Behandlung eine Kräftigung des Gesamtorganismus und hierdurch indirekt ein günstiger Einfluß auf die lokale Affektion ausgeübt werden kann, ist zuzugeben. Dies gilt nicht nur für die Endometritis, sondern auch für die meisten anderen gynäkologischen Affektionen.

Bei intrauterinen Spülungen sind die bei Besprechung der vaginalen Irrigation (s. p. 371 ff.) gegebenen Vorschriften besonders streng innezuhalten. Die zu benutzende Flüssigkeit wie die zu benutzenden Instrumente, insbesondere die Uteruskatheter, müssen steril sein; Luft darf nicht in dem System enthalten sein. Sehr wichtig ist es, daß nicht Scheidensekret in den Uterus hineingenommen wird. Man hat daher die intrauterine Ausspülung unter Leitung des Fingers vollkommen verlassen. Man legt die Vaginalportion im Rinnenspeculum frei, fixiert sie, wenn nötig, mit einer Hakenzange und führt das Rohr unter Leitung des Auges in den Uterus. Das Auge kontrolliert auch, wie weit das Instrument in den Uterus eingeführt werden soll. Der Schultze'sche Uteruskatheter [2]) (s. Fig. 53) hat,

---

1) *Fränkel, l. c. p. 655.*
2) *Illustr. Monatsschr. d. ärztl. Polytech. 1883 Heft 3.*

wie fast alle an der Jenaer Klinik gebrauchten Intrauterininstrumente eine Centimetereinteilung. Man mißt vorher mit der Sonde die Länge der Uterushöhle und führt dann den Katheter etwas weniger weit ein, als das Sondenmaß anzeigt.

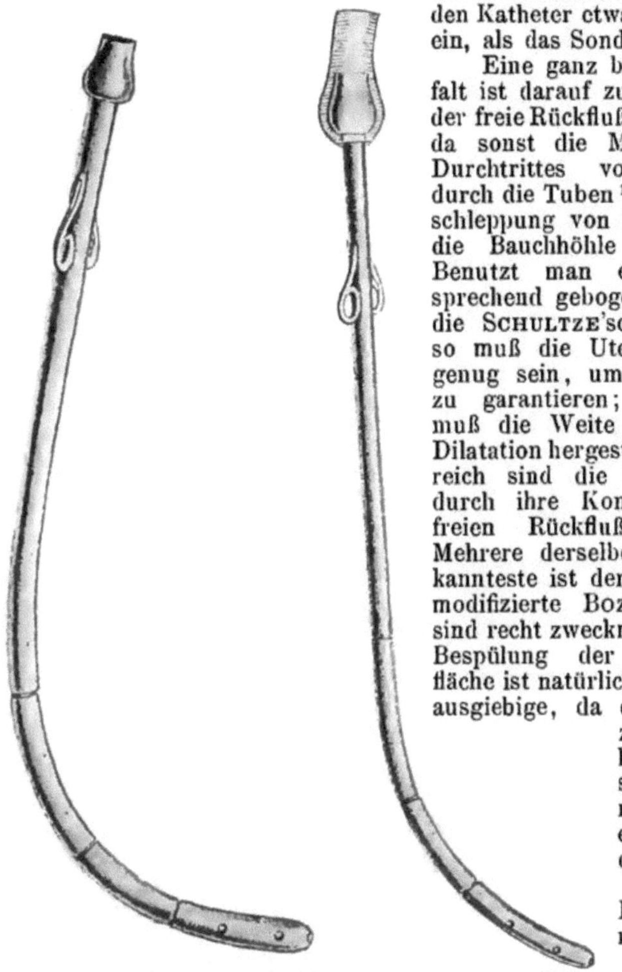

Eine ganz besondere Sorgfalt ist darauf zu richten, daß der freie Rückfluß garantiert sei, da sonst die Möglichkeit des Durchtrittes von Flüssigkeit durch die Tuben [1]) und der Verschleppung von Tubeninhalt in die Bauchhöhle gegeben ist. Benutzt man einfache, entsprechend gebogene Rohre, wie die SCHULTZE'schen Katheter, so muß die Uterushöhle weit genug sein, um freien Abfluß zu garantieren; wenn nötig, muß die Weite vorher durch Dilatation hergestellt sein. Zahlreich sind die Katheter, die durch ihre Konstruktion den freien Rückfluß garantieren. Mehrere derselben — der bekannteste ist der von FRITSCH modifizierte BOZEMAN'sche — sind recht zweckmäßig, aber die Bespülung der Uterusinnenfläche ist natürlich eine weniger ausgiebige, da die Flüssigkeit zum Teil innerhalb des Instrumentes zurückläuft [2]). Wo es also besonders darauf ankommt, die Flüssigkeit direkt auf die Schleimhaut wirken zu lassen, sind einfache Katheter vorzuziehen. Es sei noch bemerkt, daß bei Entzündungsprozessen in der Umgebung des Uterus (Empfindlichkeit bei bimanueller Palpation) von intrauterinen Manipulationen möglichst abgesehen werden soll.

Von der permanenten Irrigation des Uterus ist in früherer Zeit öfters Gebrauch gemacht worden. Jetzt ist dieses Verfahren sehr

Fig. 53. Uteruskatheter von B. S. SCHULTZE. $\frac{1}{2}$ nat. Größe.

---

1) Vgl. z. B. Döderlein, Experimentelle Untersuchungen über Intrauterininjektionen, Dtsch. Ges. f. Gyn. Kongr. Leipzig 1897 p. 430.
2) Diese Auffassung wird bestätigt durch experimentelle Untersuchungen von Roesing, Arch. f. Gyn. Bd. 49, Heft 2.

eingeschränkt und kommt wesentlich nur dann in Frage, wenn bei jauchenden, intrauterinen Prozessen (z. B. nach Enukleationsversuchen von Myomen) dauernd das reichliche Sekret fortgeschafft werden soll. SCHÜCKING-FRITSCH[1]) haben eine einfache Vorrichtung mit Tropfrohr angegeben (s. Fig. 54), die gleichmäßigen Strom ermöglicht. Am Ende des zuführenden Gummischlauches ist ein kleiner Querschlauch angebracht, der den Schlauch in seiner Lage im Uterus halten soll. Das Hineingelangen von Luft ist hierbei vielleicht schwieriger zu verhindern. Einfacher ist es, statt des Tropfrohres auf den Schlauch eine Schraubenklemme (s. Fig. 55) aufzusetzen. Durch entsprechende Stellung der Schraube kann der Flüssigkeitsstrom reguliert werden.

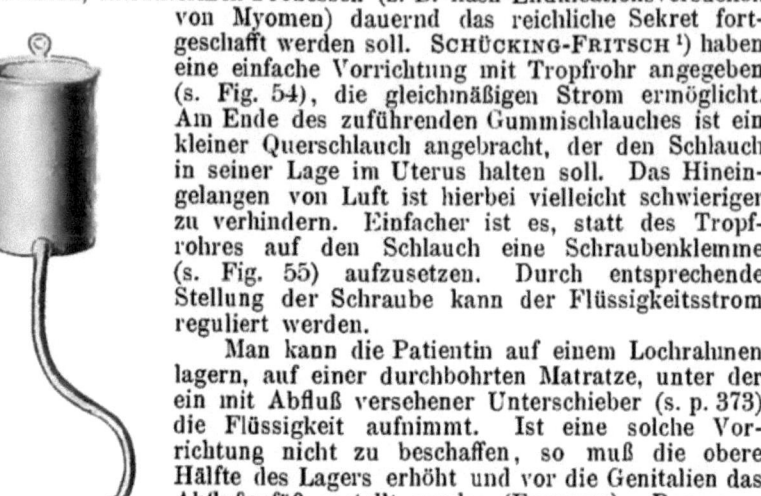

Man kann die Patientin auf einem Lochrahmen lagern, auf einer durchbohrten Matratze, unter der ein mit Abfluß versehener Unterschieber (s. p. 373) die Flüssigkeit aufnimmt. Ist eine solche Vorrichtung nicht zu beschaffen, so muß die obere Hälfte des Lagers erhöht und vor die Genitalien das Abflußgefäß gestellt werden (FRITSCH). Bequemer ist die Benutzung des (Fig. 51 abgebildeten) Gummiluftkissens mit Boden und Abflußvorrichtung. —

Bei denjenigen Erkrankungen des Uterus, die mit verstärkten Blutungen einhergehen, wird vielfach die lokale Wirkung des Wassers benutzt. Nur muß man sich stets bewußt sein, daß eine derartige Stillung der Blutungen meist nur eine symptomatische Therapie darstellt. Durch Anregung von Kontraktionen des Uterus oder direkt der Gefäße kann die Blutung gemäßigt oder gestillt werden. Gerade bei den Uterusblutungen, insbesondere bei den atypischen, wird gar viel geschadet, indem das Symptom bekämpft wird, die Ermittelung und Beseitigung der Ursache aber vernachlässigt oder zum mindesten hinausgeschoben wird. Wird die Ursache der atypischen Blutungen in einer Erkrankung des Uterusinnern vermutet, ergiebt aber der bimanuelle Palpationsbefund keinen näheren Anhalt, vielmehr einen normalen oder annähernd normalen Befund, so ist es notwendig, die Innenfläche der Diagnose zugängig zu machen. Falls man nicht die Colpotomia anterior und Spaltung des Uterus ausführt, so sucht man durch Dilatation und digitale Austastung, weiter durch mikro-

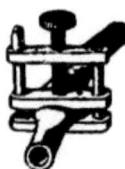

Fig. 54.　　　Fig. 55.

Fig. 54. Apparat zur permanenten Irrigation nach SCHÜCKING-FRITSCH[2]).
Fig. 55. Schraubenklemme zur Regulierung des Flüssigkeitsstromes bei der permanenten Irrigation. $^1/_2$ nat. Größe.

1) Centralbl. f. Gyn. 1879 No. 18.
2) Die Figur ist gezeichnet nach Fritsch, Die Krankheiten der Frauen (Fig. 159, 7. Aufl.).

skopische Untersuchung der aus dem Uterus herausbeförderten Gewebsmassen die Diagnose zu stellen. Auf diese Weise kann man maligne Erkrankungen der Uterusschleimhaut so frühzeitig erkennen, daß mit Aussicht auf dauernden Erfolg die richtige Therapie (Totalexstirpation des Uterus) angewendet werden kann. Gerade in solchen Fällen wird enorm geschadet, wenn durch Hydrotherapie oder andere symptomatische Behandlung kostbare Zeit verloren wird.

Immerhin ist es in manchen Fällen, zumal in solchen, wo maligne Erkrankung nicht vorliegt, und zur Zeit eine radikale Behandlung, z. B. Entfernung von Myomen nicht möglich ist, am Platze, die genannten symptomatischen Verfahren zu benutzen, besonders wo es sich um Einschränkung der zu profusen, aber typisch erfolgenden Menstruationsblutung handelt.

Heiße Irrigationen sind in manchen Fällen von Erfolg, besonders im Verein mit Ergotin, eventuell wechselnd heiße und kühle Ausspülungen. · Auch Eisblase auf den Leib oder feuchte Umschläge können von Vorteil sein. GRENELL [1]) empfiehlt Douchen der oberen Körpergegend, MISIEWITZ [2]) kalte oder laue Sitzbäder. CZEMPIN [3]) sah bei klimakterischen und auch bei virginalen Blutungen gute Erfolge von kühlen Sitzbädern. Auch kurzdauernde heiße Bäder (2—3 Minuten), ferner die Applikation von Kautschuksäcken, mit heißem Wasser gefüllt, auf die Lenden und die Wirbelsäule, sind empfohlen worden [4]). Andere rühmen die Applikation der Wärme auf die Kreuzgegend durch Liegen auf heißen Sandkissen (CHAPMAN [5]). Bekannt ist ferner, daß recht kalte Fußbäder die Uterusblutung oft verringern, die Menstrualblutung sogar ganz unterdrücken können, während warme Fußbäder befördernd auf den Eintritt der Menstruation wirken.

Bei den Myomen ist von den hydriatischen Prozeduren nicht gar zu viel zu erwarten; doch giebt es Fälle, in denen dieselben, zumal bei konsequenter Benutzung von Bädern (Soolbädern) Schmerzen und Blutungen in Schranken halten, eventuell auch das weitere Wachstum des Tumors.

Befindet sich die Quelle der Blutung an der Oberfläche der Vaginalportion (Carcinom), so wird es oft notwendig, symptomatisch die Blutung zu stillen. Dazu können kalte Irrigationen dienen; doch haben wir bei stärkeren Blutungen meist andere, sicherer wirkende Mittel, z. B. Tamponade.

Sind Adnexaffektionen die Ursache der Blutungen, so müssen sie den Angriff für die Therapie bieten.

In neuerer Zeit ist ein Mittel gegen manche Formen der Uterusblutungen empfohlen worden, das hier nicht übergangen werden soll, die lokale Anwendung heißen Wasserdampfes, die Vaporisation. Der Moskauer Chirurg SNEGUIREFF hat zuerst auf die blutstillende Wirkung des heißen Wasserdampfes aufmerksam gemacht [6]). In Deutschland hat PINCUS das Verfahren für gynäkologische Fälle em-

1) *Grenell, Ueber die Wasserkur während der Menstruationsperiode, Erlangen 1891.*
2) *Blätter f. klin. Hydrotherapie Bd. 5 No. 5.*
3) *Centralbl. f. Gyn. 1900 No. 2 p. 67.*
4) *Peter, Journ. de méd. et de chir. Bd. 48 p. 107; Ref. Centralbl. f. Gyn. 1877 p. 83.*
5) *Vgl. Olshausen, Centralbl. f. Gyn. 1900 No. 6 p. 186.*
6) *Ref. Centralbl. f. Gyn. 1895 p. 74.*

pfohlen und ist in zahlreichen Arbeiten dafür eingetreten. Insbesondere hat er ein brauchbares Instrumentarium angegeben [1]).

Von einem kleinen, mit Thermometer und Sicherheitsventil versehenen Dampferzeuger führt ein Schlauch zu dem in den Uterus einzuführenden Katheter. Das Dampfzuführungsrohr mündet innerhalb des äußeren Katheterrohres mit feinen Durchbohrungen; durch die Fenster des äußeren Katheterrohres tritt der Dampf aus (Atmokausis). Ein Dampfableitungsrohr führt den Dampf, sowie Kondenswasser, Blut etc. nach außen. Soll nur Kontaktwirkung stattfinden, so wird ein hohles Katheterrohr ohne Fenster benutzt, aus dem der durch das innere Rohr zugeleitete Dampf nach außen strömt (Zestokausis). Zum Schutze der Cervix dient eine Umhüllung mit einem schlechten Wärmeleiter (Celluvert).

Um die direkte Hitzewirkung durch Kontakt zu verhindern, hat DÜHRSSEN [2]) ein an beiden Enden offenes, äußeres Rohr aus Celluvert herstellen lassen. Die Spitze des Dampfleitungsrohres erreicht die des Schutzrohres nicht; letzteres wird nur so weit in den Uterus geführt, daß seine Spitze etwas vom Fundus entfernt liegt; eine Centimetereinteilung auf dem Instrument ermöglicht nach vorheriger Sondierung des Uterus genaue Kontrolle.

Man läßt den Dampf bei einer Kesseltemperatur von 105—115° kurze Zeit, meist 10—20 Sekunden, einströmen. Narkose ist nicht notwendig.

Das Verfahren hat Erfolge aufzuweisen bei allen Formen der mit Blutungen einhergehenden Endometritiden, insbesondere bei klimakterischen Blutungen. Selbstverständlich muß maligne Erkrankung vor Anwendung des Verfahrens ausgeschlossen sein (Dilatation, Austastung, Mikroskop). Besonders in Fällen, in denen die Auskratzung erfolglos angewendet wurde, kommt das Verfahren in Frage. Bei energischer Einwirkung des Dampfes kann eine vollkommene Obliteration der Uterushöhle erzielt und hierdurch eine sonst indizierte Totalexstirpation des Uterus wegen nicht maligner Erkrankung umgangen werden. Bei inoperablem Corpuscarcinom kann das Verfahren als palliatives Mittel Verwendung finden.

Das Verfahren bedarf sehr sorgfältiger Indikationsstellung und sehr sorgfältiger, vorsichtiger Ausführung. Es sind bereits Unglücksfälle zu verzeichnen. Entzündliche Prozesse in der Umgebung des Uterus (Adnexe) bilden eine Kontraindikation.

Das Verfahren ist durchaus noch nicht soweit geprüft, daß es schon jetzt für die allgemeine Anwendung empfohlen werden kann. Es muß vorläufig in der Hand des mit der Diagnostik vollkommen vertrauten Specialisten bleiben. DÜHRSSEN [3]) warnt mit Recht vor einer kritiklosen Anwendung der Methode [4]).

Bei richtiger Anwendung und bei strenger Indikationsstellung

---

1) *Pincus*, *Ueber Atmokausis u. Zestokausis in d. Gynäkologie, Samml. klin. Vortr. N. F. No. 238 u. Die erste Sammelforschung und weiteres zur Atmokausis und Zestokausis, ebenda No. 261, 262; diese Arbeiten enthalten auch die übrigen Litteraturangaben über den Gegenstand.*
2) *Centralbl. f. Gyn. 1899 No. 11.*
3) *Centralbl. f. Gyn. 1900 No. 5.*
4) DÜHRSSEN empfiehlt daher die Verwendung eines dicken Vaporisationsrohres, damit nicht bei Benutzung eines dünnen Rohres die Anwendung des Verfahrens ohne vorherige exakte Diagnose (ohne Dilatation und Austastung) begünstigt werde.

dürfte aber das Verfahren eine Bereicherung unserer Hilfsmittel zur Bekämpfung gewisser Formen der Uterusblutung darstellen.

Zum Zweck der Zerstörung des Endometrium, um Blutungen zu beseitigen, die sonst die Exstirpation des Uterus erfordern würden, hat SCHICK[1]) Irrigation mit heißem Wasser empfohlen (siedendes Wasser, im Schlauch abkühlend auf 80–85°). Der Wert dieses Verfahrens bedarf noch der weiteren Prüfung[2]). —

In der Behandlung mancher Lageveränderungen des Uterus kann die Hydrotherapie unterstützend wirken. Bei Erschlaffungszuständen (gewisse Formen von Retroflexio uteri, Descensus, Prolapsus) sind Verfahren am Platze, die die erschlafften Bänder und glatten Muskeln stärken, so Kälteeinwirkungen von der Vagina und vom Rectum aus, ferner kühle Sitzbäder, wie sie p. 376 erwähnt wurden. In anderen Fällen, bei denen es sich um komplizierende parametrische Narben oder peritoneale Adhäsionen handelt, können die Mittel hilfreich sein, die die Aufsaugung entzündlicher Massen begünstigen, wie heiße Irrigationen etc. —

Ueber den Einfluß hydriatischer Prozeduren auf die Menstruation sind die Ansichten nicht übereinstimmend. Es wird meist geraten, unter physiologischen Verhältnissen mit Wasserapplikationen während der Menstruation zurückhaltend zu sein. Es hat dies zu einer zu weit gehenden Scheu der Frauen geführt, den Körper, insbesondere die Gegend der Genitalien, bei der Periode mit Wasser in Berührung zu bringen.

Die durch die Reinlichkeit gebotenen Waschungen der äußeren Teile mit Wasser von 33° brauchen nicht zu unterbleiben. Dagegen sind Ausspülungen unter physiologischen Verhältnissen überflüssig. Von Bädern sieht man ebenfalls unter physiologischen Verhältnissen ab, da häufig bei kalten Bädern Unterdrückung, bei warmen Steigerung der Blutung beobachtet wird[3]). Immerhin dürften indifferente Bäder meist nichts schaden. Auch scheint hier die Einwirkung individuell verschieden zu sein. Die Gewöhnung spielt jedenfalls auch eine Rolle[4]).

Eine hydriatische Kur, die wegen einer nicht gynäkologischen Affektion im Gange ist, während der Menstruation auszusetzen, ist nicht in jedem Falle notwendig. Man wird auch hier individualisieren müssen. Dringende Indikationen (z. B. kühle Bäder bei Typhus) sollen trotz bestehender Menstruation erfüllt werden.

Bei gynäkologischen Erkrankungen wird meist während der Menstruation eine Pause in der lokalen Behandlung gemacht. Doch auch hier wird man von Fall zu Fall entscheiden. So scheinen warme Bäder bei chronischen Entzündungen auch zur Zeit der Menstruation günstig

---

1) *Schick, Ueber Zerstörung des Endometriums durch heiße Ausspülungen, Centralblatt f. Gyn. 1897 No. 28.*

2) Nach den Untersuchungen von FLATAU *(Monatsschr. f. Geb. u. Gyn. Bd. 10 p. 377 ff.)* soll es sich auch bei der Atmokausis wesentlich um das Einströmen feinst verteilten heißen Wassers handeln.

3) *Levin, Hydriatische Behandlung während der Menstruation, Hygiea 1877 No. 1; Ref. Centralbl. f. Gyn. 1877 p. 140.*

4) DEPASSE *(Kalte Bäder während der Menstruation, Blätter f. klin. Hydrother. 1898 p. 174)* rühmt den wohlthuenden Einfluß kalter Bäder, 8 Tage vor der Menstruation beginnend. — HOUZEL *(Ann. de gyn. et d'obst. 1894 No. 12)* weist darauf hin, daß die Frauen des Fischerstandes ohne Schaden auch bei der Periode sich viel im Seewasser aufhalten.

zu wirken, die Blutung nicht zu vermehren, sondern zu verringern[1]). Die Erfahrungen der Balneotherapeuten[2]) zeigen, daß Fortsetzung der Kur während der Menstruation oft von durchaus günstigem Einfluß sei.

Bezüglich der Störungen der Menstruation und ihrer Beeinflussung durch hydriatische Maßnahmen ist einiges bereits gelegentlich der Behandlung der Blutungen gesagt werden.

Auch bei der schmerzhaften Menstruation, der Dysmenorrhoe, spielt die Hydrotherapie eine Rolle. Je nach der Ursache erfordert natürlich die Dysmenorrhoe eine verschiedene Behandlung. Erfahrungsgemäß ist lokale Applikation von Wärme in vielen Fällen[3]) von Erfolg, so recht warme Aufschläge auf den Leib, am bequemsten mit dem Thermophor, oder die WINTERNITZ'sche Kombination erregender Umschläge mit Heißschläuchen (siehe p. 133). Empfohlen werden auch recht warme Bäder von 39—46⁰ (BAELZ); die Bäder selbst sollen unangenehm, die Nachwirkung aber sehr wohlthuend sein[4]). GRENELL[5]) empfiehlt heiße Douchen auf die Füße, heiße Fußbäder. HIRSCH[6]) rühmt kohlensäurehaltige Bäder. Genauere Vorschriften über die hydriatische Behandlung der Dysmenorrhoe finden sich bei HERZL[7]).

Auch die Amenorrhoe kann Anlaß zur hydriatischen Behandlung geben. Doch ist hier selbstverständlich genaue Diagnose notwendig, um nicht bei physiologischem Ausbleiben der Periode (Schwangerschaft) oder bei Behinderung des Abflusses (Atresien) Mißgriffe zu begehen. Bei Amenorrhoe, die auf allgemeiner Ursache beruht (Anämie, Cirkulationsstörungen), bietet diese den Angriffspunkt für die Therapie. Immerhin können in manchen Fällen hydriatische Prozeduren versucht werden, von denen man einen Anreiz auf die Beckengefäße und den Uterus erwartet, z. B. kurze kalte Sitzbäder, kurze kräftige Douchen auf die Lendengegend und auf die unteren Extremitäten. STRASSER[8]) empfiehlt Binden, die als erregende Umschläge auf die Waden und Oberschenkel appliziert werden. —

Bei Erkrankungen der **Vulva** kommt nur wenig hydriatische Behandlung in Frage. Bei entzündlichen Prozessen sind auch hier, wie bei ähnlichen Affektionen an anderen Stellen der Körperoberfläche, mechanische und thermische Einwirkungen zuweilen am Platz; mechanische besonders insofern, als es sich um Reinigung und Entfernung von Sekreten handelt. Abspülungen, Waschungen, Aufschläge mit nasser Watte (durch einfachen Verband leicht fixierbar, s. p. 130 Hämorrhoidalbinden), Sitzbäder sind zweckmäßig. Bei entzündlichem Oedem sind kalte Kompressen, die oft gewechselt werden, vorteilhaft.

---

1) *Mironow, Warme und heiße Bäder zur Zeit der Menstruation, St. Petersb. med. Wochenschr. 1895 No. 46.*

2) MAKAWJEW *(Zeitschr. f. Geb. u. Gyn. Bd. 25)* rühmt den günstigen Einfluß von Mineralbädern zur Zeit der Menstruation. — *Loebel, Kalender f. Frauen- und Kinderärzte 1898 p. 34 ff.*

3) Schon bei SORANUS VON EPHESUS finden sich diesbezügliche Angaben (siehe die deutsche Uebersetzung von *Lüneburg, München 1894 p. 98 ff.*), wie auch HERZL hervorhebt.

4) Siehe *Top, Zur Behandlung der Dysmenorrhoe, Therap. Monatsh. 1894.*

5) *Grenell, Ueber die Wasserkur während der Menstruationsperiode, Erlangen 1891.*

6) *Deutsche med. Wochenschr. 1895 No. 81.*

7) *Herzl, Die Hydrotherapie der Menstruationsstörungen im Altertum und heute, Fortschr. d. Hydrother. Wien 1897.*

8) *Hydrotherapie im Lehrb. d. allgem. Therapie, Wien u. Berlin 1898 p. 122.*

Will mau eine eitrige Einschmelzung befördern, z. B. bei einer Bartholi-
nitis, so benutzt man feuchtwarme Kompressen, lokale Dampfbäder,
warme Sitzbäder. Da, wo ein dauernder entzündlicher Reiz auf die
äußeren Teile durch ausfließende Sekrete oder besonders durch uuwill-
kürlichen Urinabgaug (Urinfisteln) ausgeübt wird, sind protrahierte lauwarme (33°) Sitzbäder, eventuell mit Zusatz von Kalium permanganicum,
nützlich. Selbst bei ausgedehnten Entzündungsprozessen, bei Urinfisteln findet schon nach wenigen Tagen bei konsequenter Benutzung
der Sitzbäder Heilung statt, eine Vorbedingung für den operativen
Schluß der Fistelu. Bei K r a u r o s i s   v u l v a e sind heiße Wasserumschläge hilfreich[1]).

Bei denjenigen Formen des P r u r i t u s   v u l v a e, bei deuen lokale
Reize (entzündliche Affektionen der Vulva, Unreiulichkeit etc.) den Anlaß zu dem lästigen Jucken geben, kommt es ueben anderer, besonders
kausaler Therapie (Diabetes, Uteruskatarrh) darauf an, die äußeren
Teile peinlich sauber zu halten. Die Reinigung muß eine sehr sorgfältige sein und von sachverständiger Hand ausgeführt werden, in ana-
loger Weise wie vor einer vaginalen Operatiou; Vulva und Vagiua
werden abgespült, mit dem Finger ausgeseift und gründlich ausge-
waschen[2]). Auch kalte Aufschläge (Eis), kühle, protrahierte Sitzbäder,
Kühlapparate können in manchen Fällen mit Erfolg in Anwendung
gebracht werden. In anderen Fällen (Pruritus analis) bewährt sich
Wärmeapplikation mehr, iu Form heißer Douchen (36—38°), 1 bis
5 Minuten lang oder mittels großer Schwämme, die in Wasser von
39° getaucht sind und für mehrere Minuten angedrückt werden[3]).

Bei frischer Gonorrhoe ist peinliche Reinigung der äußeren Teile
notwendig. —

Bei Entzündungen der **Vagina** sind vielfach Ausspülungeu am
Platz. Meist werden Medikamente, besonders Desinficientien, dem
Wasser zugesetzt. In vielen Fällen aber, wo es sich nur um die
mechanische Reiuigung handelt, sind solche Zusätze entbehrlich, und
es genügt der Zusatz von Kochsalz (s. p. 372). Den Scheidenausspülungen, die so allgemein bei Ausfluß ausgeführt werden, wird meist
ein viel zu großer Wert beigelegt. Der Ausfluß stammt ja, wie schon
oben erwähnt wurde (s. p. 376), meist nicht aus der Scheide (deren
sogenannte Schleimhaut keine Drüsen besitzt), sondern aus dem Uterus.
Die Ausspülung schafft also nur das in der Scheide befindliche hinaus
und täuscht dadurch meist nur Verringerung oder Beseitigung des
Grundleidens vor.

Verordnet man Ausspülungen bei frischer G o n o r r h o e, so lasse
man die Fig. 48 und Fig. 49 abgebildeten Rohre benutzen, um Verschleppung des Sekretes in den Uterus zu verhindern.

Auch die Wirkung von Bädern, bei deneu Badeflüssigkeit in die
Scheide dringen kanu, ist meist nicht von der Bedeutung, die ihneu
zugeschrieben wird. Die Benutzung der sogenannten B a d e s p e c u l a
ist zu widerraten. Es sind dies röhrenförmige Specula mit durchbrochenen Wanduugen, welche in die Scheide eingeführt werden sollen.
Das Verweilen eines solchen Instrumentes kaun Anlaß zu schädlicher
sexueller Erregung bieten. Das Eindringen des mit den der Körper-

---

1) *Heller, Centralbl. f. Gyn. 1899 No. 50 p. 1501.*
2) *Ruge, Zeitschr. f. Geb. u. Gyn. Bd. 34 p. 355 ff.*
3) *Brocq, Blätter f. klin. Hydr. 1897 p. 145.*

oberfläche anhaftenden Keimen erfüllten Badewassers in die Vagina ist besser zu vermeiden. Will man medikamentöse Stoffe in die Scheide bringen, so kann man dies durch Ausspülung, die auch im Bade selbst vorgenommen werden kann, in besserer Weise erzielen. Das sogenannte lokale Bad der Vaginalportion hat zuerst C. MAYER empfohlen. Ein Röhrenspeculum wird fest gegen das Scheidengewölbe angedrückt, nachdem die Vaginalportion eingestellt ist. Eingegossene Flüssigkeit (meist wird medikamentöse benutzt) wirkt einige Minuten ein.

Die lokale Applikation von Wärme und Kälte ist bereits mehrfach erwähnt worden (s. p. 365, Wärmeregulator Fig. 46; heiße Irrigationen p. 370 ff.).

Nach der Anregung von KNIES [1]) käme lokale Einwirkung der Wärme bei gonorrhoischen Prozessen in Frage. Da die Gonokokken bei längerer Einwirkung (12 Stunden) einer Temperatur von 40° zu Grunde gehen [2]), so empfiehlt KNIES, die Körpertemperatur für 12 Stunden auf 40° zu erhöhen. Ob das ohne Schädigung durchführbar sei, erscheint fraglich. Eventuell dürfte aber die lokale Anwendung der Wärme mit dem Wärmeregulator (s. Fig. 46) bei der Gonorrhoe der Vagina zu versuchen sein. Es wäre nicht ausgeschlossen, daß auch die weitere Umgebung der Vagina (Adnexa?) beeinflußt würde.

CALLARI [3]) machte bei Blenorrhoe der Urethra Irrigationen der Harnröhre mit einer Temperatur von 45° nach vorausgeschickter Cocaininjektion und berichtet über bedeutende Verringerung der Gonokokken. Für die weibliche Harnröhre ist auch die „Kühlsonde" benutzt worden [4]). —

Erwähnt sei noch, daß die Palpation des Abdomens im Wasserbade empfohlen wurde. Im warmen Bade läßt die Spannung der M. recti nach, Druck läßt sich ergiebiger und schmerzloser ausführen [5]). —

Bezüglich der Benutzung hydriatischer Prozeduren bei und nach gynäkologischen Operationen sei nur auf die Zweckmäßigkeit von Wärmezufuhr bei langdauernden Operationen hingewiesen (z. B. Uebergießungen der Extremitäten mit warmem Wasser). Nach schweren langdauernden Laparotomien, besonders bei größerem Blutverlust, empfiehlt sich baldige Salzwasserzufuhr (Temperatur 38,5°) subkutan oder als Einlauf in das Rectum. FRITSCH empfiehlt, nach der Operation alle 2 Stunden 60 g warmes Wasser (38,5°) mit etwas Cognak in den Anus zu injizieren [6]).

---

1) *Knies, Die gonorrhoischen Bindehauterkrankungen und deren Behandlung, Samml. zwangloser Abhandl. a. d. Gebiet d. Augenheilk. Heft 5. Halle 1896.*
2) Ob das im lebenden Organismus in gleichem Maße wie beim Kulturverfahren stattfindet, ist wohl nicht genügend sichergestellt.
3) *Tribuna medica 1897 No. 10 (Ref. Blätt. f. klin. Hydr. 1898 p. 62) und Giorn. ital. della mal. ven. e della pelle 1897 VI (Ref. Blätt. f. klin. Hydr. 1898 p. 153).*
4) **Brik,** *Blätt. f. klin. Hydr. 1891 No. 5 p. 85.*
5( *v. Chlapowski, Blätt. f. klin. Hydr. 1891 p. 89.*
6) *Centralbl. f. Gyn. 1899 p. 1217.*

## 2. Geburtshilfe.

### a) Physiologie der Schwangerschaft, der Geburt und des Wochenbettes.

Diejenigen hydriatischen Maßnahmen, die aus rein diätetischen Rücksichten zur Abhärtung und Kräftigung empfohlen werden, dürfen im allgemeinen auch in der **Schwangerschaft** fortgesetzt werden. Die gewohnten indifferenten Reinigungsbäder, eventuell gefolgt von einer kalten Abreibung, sollen weiter gebraucht werden. Auch auf Douchen brauchen Schwangere, wenn sie daran gewöhnt sind, nicht zu verzichten; doch sollen solche auf die Beckengegend vermieden werden (GRENELL). BRAND[1]) giebt genaue Vorschriften über Waschungen und Bäder in der Schwangerschaft.

Die Temperatur des Bades höher als 34° zu nehmen, ist, zumal in den ersten Monaten der Schwangerschaft, nicht anzuraten. Auch heiße Fußbäder sollen vermieden werden, da erfahrungsgemäß hierdurch Kongestionen zu den Unterleibsorganen begünstigt werden. Wenn auch die Gefahr eines Abortus durch derartige thermische Reize keine große ist, so können sie doch, wenn sonst prädisponierende Momente für eine Unterbrechung der Schwangerschaft vorhanden sind, als Gelegenheitsursachen wirken. Ist Neigung zum Abort vorhanden, so kann die durch kühle Bäder zu bewirkende Abhärtung und Kräftigung von Vorteil sein. Ein kühles Wannen-Vollbad oder ein kurzdauerndes Sitzbad, kalte Abwaschungen, insbesondere des Rückens, werden empfohlen.

Von seiten solcher, die für die Wasserbehandlung ganz besonders eingenommen sind, wird vielfach ein übertriebener Einfluß hydrotherapeutischer Prozeduren auf einen günstigen Verlauf der Geburt geltend gemacht. Wenn auch zuzugeben ist, daß eine durch Wasserprozeduren bewirkte Kräftigung des Körpers von günstigem Einfluß sei, so wissen wir doch andererseits, daß die Bedingungen für den glücklichen Effekt der Geburt von so wesentlich anderen Momenten abhängig sind, vor allem von den räumlichen Verhältnissen des Geburtskanals und von der Vermeidung einer Infektion, daß die obige Wertschätzung hydriatischer Prozeduren einer ernsten Kritik nicht standhalten kann. Dagegen sind alle diejenigen Maßnahmen von Vorteil, welche die Gefahr einer Infektion vermindern, und in diesem Sinne sind Bäder als Reinigungsbäder selbstverständlich zu empfehlen.

Eine andere Frage ist es, ob durch Ausspülungen der Scheide schon während der Schwangerschaft eine Prophylaxe gegen Infektion angestrebt werden soll. Nach unseren heutigen Anschauungen halten wir im allgemeinen Scheidenirrigationen bei gesunden Schwangeren für überflüssig. Wir wissen, daß die normalerweise in der Scheide vorkommenden Mikroorganismen entweder nicht virulent oder in ihrer

---

1) *Hygieia 1889 No. 9; Blätter f. klin. Hydr. 1891 p. 72.*

Matthes, Hydrotherapie.         25

Virulenz so herabgesetzt sind, daß sie keinen Schaden stiften. Ja, es scheinen geradezu die normalen Scheidenbakterien durch ihre Stoffwechselprodukte die Ausbreitung der pathogenen zu verhindern und so einen wirksamen Selbstschutz des Organismus darzustellen. Es ist also überflüssig, durch Ausspülungen die mechanische Entfernung des Sekretes anzustreben. Andererseits können gerade durch die Ausspülungen, wenn sie nicht in sachverständiger Weise vorgenommen werden (s. p. 370 ff.), Infektionsstoffe in die Genitalien hineingebracht werden. Wenn wir in praxi sehen, wie mit Irrigatoren, Ansatzrohren und Spülflüssigkeiten manipuliert wird, die strengen Anforderungen an Asepsis in keiner Weise entsprechen, so ist es besser, diese Infektionsquellen durch das Verbot der Ausspülungen zu verstopfen.

Die Brüste (Warzen) schon in der Schwangerschaft abzuhärten, ist von Vorteil. Hierbei können auch kalte Waschungen hilfreich sein. —

Bei der **normalen Geburt** halten wir besondere hydrotherapeutische Maßnahmen nicht für notwendig. Die gründliche Reinigung, die am besten durch ein Wannen-Vollbad mit Seifenwaschung eingeleitet wird, ebenso wie die Entleerung des Darmes durch einen Wassereinlauf rechnen wir hier nicht zu den besonderen hydrotherapeutischen Maßnahmen.

Ob vaginale Ausspülungen (mit Zusatz eines Desinficiens) bezw. Auswaschungen gemacht werden sollen, steht noch auf der Tagesdiskussion. Die Mehrzahl neigt jetzt dahin, unter normalen Verhältnissen von prophylaktischen Scheidenausspülungen Abstand zu nehmen.

Die absonderliche Idee, zur Vermeidung der Luftinfektion die Geburt vor sich gehen zu lassen, während die Gegend der Genitalien sich unter Wasser befindet bezw. geburtshilfliche Operationen unter der Wasseroberfläche stattfinden zu lassen, mag nur als Kuriosität erwähnt werden [1]).

Es ist empfohlen worden, die N a c h g e b u r t s p e r i o d e im kühlen Sitzbad verlaufen zu lassen. PINGLER [2]) rät, bald nach Ausstoßung der Frucht jede Wöchnerin in ein Sitzbad von 10—13 ⁰ zu setzen, Kreuz und Unterleib im Bade kräftig zu reiben, Schoß- und Lendengegend wiederholt mit gleichem Wasser zu douchen. Es soll dadurch Blutung verhindert, jede manuelle Lösung überflüssig, Septikämie stets verhütet werden. Er giebt an, stets ausgezeichnete Erfolge gehabt zu haben. Zwei Hebammen, die nach seinen Vorschriften verfuhren, sollen bei über 2000 Geburten keinen Todesfall gehabt haben. Es scheint hiernach, als ob die zur Lösung und Ausstoßung der Nachgeburt erforderlichen Kontraktionen durch das kalte Bad günstig beeinflußt werden. Andererseits kennen wir die günstigen Resultate bei exspektativem Verfahren (eventuell Expression 2 Stunden nach der Geburt), also bei Fortfall aller Störungen des

1) *Kaschkaroff*, Centralbl. f. Gyn. 1887 No. 45 u. 52.
2) *Pingler*, Die rationelle Anwendung des kalten und temperierten Wassers bei Schwangeren, Kreißenden und Wöchnerinnen, Giessen, Emil Rothe, 1877; Ueber die Anwendung des kalten Sitzbades in der Nachgeburtsperiode, Blätter f. klin. Hydr. 1891 No. 5.

Ausstoßungsmechanismus durch unzweckmäßige Manipulationen. Es ist wohl die Annahme nicht von der Hand zu weisen, daß die gemeldeten günstigen Berichte obigen Verfahrens, besonders aus der Hebammenpraxis, sich zum Teil dadurch erklären, daß die Genitalien der Einwirkung unzweckmäßiger Maßnahmen entzogen sind. Das Unterlassen zu unrechter Zeit und in unrechter Weise ausgeführter äußerer Manipulationen am Uterus, vor allem aber das Unterlassen des quoad infectionem besonders gefährlichen Eingehens in die inneren Genitalien muß von günstigstem Einfluß sein. Ferner können wir uns der Ansicht nicht ganz verschließen, daß durch das Badewasser, welches durch den Körper der nicht immer sauberen Gebärenden verunreinigt wird, frisch entstandene Wunden am Scheideneingang infiziert werden können, ja daß sogar in die durch größere Einrisse klaffenden Genitalien die Flüssigkeit eindringen kann. Daß das Verfahren, wie behauptet wird, einen Schutz gegen puerperale Erkrankungen gewähren kann, ist wesentlich nur in dem oben erwähnten Sinne zuzugeben, daß die Vermeidung innerer, die Infektion begünstigender Manipulationen stattfindet. Ist vorher, während der Geburt, durch innere Manipulation infizierter Finger oder Instrumente die Gelegenheit zur Infektion gegeben worden, so wird auch das genannte Verfahren schwerlich den Ausbruch der Erkrankung verhindern. Doch mag zugegeben werden, daß die durch die Prozedur eventuell bewirkten energischen Kontraktionen des Uterus günstigen Einfluß üben können. Eine Entscheidung, ob das Verfahren empfehlenswert sei, könnte nur durch genaue klinische Versuche herbeigeführt werden. —

Auch nach vollendeter Geburt ist es von großem Vorteil, wenn der Uterus in guter Kontraktion verharrt; Nachblutungen durch Atonie werden hierdurch verhindert, die Aufsaugung etwa schädlicher Stoffe wird verringert, die Rückbildungsvorgänge werden günstig beeinflußt. Daher sind auch hydriatische Maßnahmen, die diesen Zweck anstreben, am Platz. So empfiehlt es sich, bei Neigung des Uterus zur Erschlaffung kühle feuchte Kompressen auf den Leib zu legen und diese durch ein Tuch oder durch Binden, die gleichzeitig eine leichte Kompession bewirken, zu befestigen. Energischer noch wirkt eine auf den Unterleib gelegte Eisblase. Eine solche braucht nicht dauernd zu liegen; gerade der Wechsel zwischen Wärme und Kälte, wie er durch stundenweises Auflegen der Eisblase erreicht wird, wirkt kontraktionsanregend. —

Das **normale Wochenbett** soll bekanntlich möglichst exspektativ abgewartet werden. Die Berichte solcher Hydrotherapeuten, die regelmäßig Bäder von Wöchnerinnen empfehlen und über günstige Erfolge dabei berichten, beweisen nur, daß der gesunden Frau solche Bäder nicht schaden.

Alle innerlich vaginal oder gar intrauterin applizierten Verfahren (Ausspülungen) sind im normalen Wochenbett durchaus zu vermeiden [1]). Einzig und allein A b s p ü l u n g e n  d e r  ä u ß e r e n  G e n i t a l i e n sollen

---

1) DEIPSER *(Centralbl. f. Gynäkol. 1889 No. 22)* hatte empfohlen, Irrigationen von 50° nach jeder Entbindung und dann 6 Tage lang je 1mal auszuführen als prophylaktisches Mittel gegen puerperale Infektion.

gemacht werden. Es genügt hierzu steriles Wasser; es ist nicht notwendig, ein Desinficiens zuzusetzen. Diese Abspülungen sollen beim Wechsel der vorgelegten, das Lochialsekret auffangenden Watte vorgenommen werden, ferner nach der Urinentleerung und nach der Defäkation. Zur Abspülung benutzt man am besten einen Schnabeltopf (Blechgefüß), dessen Deckel auch der Schnabelform angepaßt ist. In diesem Topf kocht man das Wasser und läßt es dann bis auf Körperwärme abkühlen. Die außen angelegte (nicht, wie die Wärterinnen so gern thun, hineinfassende) Hand erkennt den Grad der Abkühlung. Man kann natürlich auch durch ein in den Deckel eingelassenes Thermometer die Temperatur ablesen; doch ist dies wohl überflüssig. Ein derartiger Topf mit abgekühltem Wasser soll im Wohnzimmer stets bereit stehen. Der Inhalt ist steril, auch die Innenfläche des Gefäßes selbst und der Schnabel (letzterer durch den beim Kochen überströmenden Dampf). Soll eine Abspülung gemacht werden, so schiebt die Wärterin den Unterschieber unter und gießt aus dem Topf, den Schnabel etwa 10 cm über dem Mons Veneris haltend, die Flüssigkeit langsam über die äußeren Teile[1]). Dabei sollen die Finger der Wärterin die Teile überhaupt nicht berühren. Haftet Sekret oder Stuhlgang fester, so nehme sie sterile Watte und wische mit dieser, während das Wasser fließt, die Teile ab, mit jedem Wattestück nur einmal von vorn nach hinten wischend. Auch wenn am Damm genäht ist, bildet dieses Abspülen die einzige, als Nachbehandlung notwendige Manipulation.

## b) Pathologie der Schwangerschaft, der Geburt und des Wochenbettes.

Es liegt nicht im Rahmen dieser Darstellung, sämtliche hydrotherapeutischen Maßnahmen zu erörtern, die bei den mannigfachen Störungen von Schwangerschaft, Geburt und Wochenbett in Anwendung kommen. Ueberall da, wo es sich um die Bekämpfung einzelner Symptome handelt, gelten die an anderen Stellen dieses Buches besprochenen Verfahren. Desgleichen sei für Erkrankungen, die zufällig die Schwangerschaft komplizieren, insbesondere die akuten Infektionskrankheiten, auf das an anderer Stelle Gesagte verwiesen. Es sei nur bemerkt, daß die Schwangerschaft für die Hydrotherapie dieser Erkrankungen keine Kontraindikation bietet[2]). Nur einiges sei hier besprochen.

Bei mannigfachen leichteren **Störungen der Schwangerschaft** können hydriatische Maßnahmen von Vorteil sein; so z. B. empfiehlt sich, bei Varicen der Schenkel neben anderer Behandlung des Abends kühle Bäder (26°) der unteren Extremitäten ausführen zu lassen; nachher lasse man nasse Strümpfe und darüber wollene (s. p. 130, hydropathischer Stiefel) für die Nacht anziehen, des Morgens kalte Abwaschungen machen (vgl. auch p. 245).

---

1) Eine solche Art des Abspülens sah ich zuerst in der Klinik von Késmárszky in Budapest.
2) Vgl. z. B. *Vincent, Lyon méd. 1887 No. 84. 85.* oder *Pierre Lacour, Lyon méd. 1889 März.*

Bei drohendem A b o r t soll unterstützend für die Beruhigung wirken, wenn Arme und Beine kalt frottiert werden. Es gründet sich dies Verfahren auf die Anschauung der Ableitung des Blutes vom Unterleib. Bei der Behandlung des Abortes wird Benutzung heißer Irrigationen empfohlen[1]). Diese regen Kontraktionen an, beschränken die Blutung und befördern die Ausstoßung. Die Zufuhr von Wärme wirkt auch günstig auf die oft kollabierten Personen.

Beim E r b r e c h e n der Schwangeren sind kühle Waschungen und Abgießungen oft von Vorteil, ebenso allmählich kühler werdende Douchen mit schwachem Strahl (GRENELL). In Fällen von H y p e r - e m e s i s ist zuweilen hilfreich die von WINTERNITZ angegebene Kombination erregender Leibumschläge mit einem Schlauchapparat, durch den Wasser von $50 - 75^0$ cirkuliert[2]) (s. Fig. 30). Der Stammumschlag mit dem eingelegten heißen Schlauch soll $^1/_2$ Stunde vor der Nahrungsaufnahme aufgelegt werden und $^1/_2$—1 Stunde nach derselben verbleiben. Nach STRASSER's Angaben werden unter dem Einfluß dieser Methode die Patientinnen erzogen, erst Milch und andere leicht verdauliche Nahrung zu vertragen, und lernen schließlich das normale Essen, indem man unter dem Schutze des erwähnten Verfahrens langsam zu konsistenterer Nahrung übergeht[3]). Bezüglich der Wirkung dieses Verfahrens mag wohl auch die Suggestion eine Rolle spielen. Manche Hyperemesis auf hysterischer Basis ist ja durch Suggestion gut beeinflußbar. —

**Pathologie der Geburt.** Zu s c h w a c h e W e h e n während der Eröffnungsperiode erfordern, solange die Blase noch steht, unter sonst normalen Verhältnissen keine Therapie, da zu dieser Zeit ein langsamer Verlauf keinen Nachteil bringt. Soll aber die zu schwache Wehenthätigkeit verstärkt werden, insbesondere nach vorzeitigem Blasensprung, ferner bei rigidem Cervix und zögernder Eröffnung, so können heiße Scheidenirrigationen mit Vorteil angewandt werden[4]). Man läßt stündlich 3—4 Liter gekochten Wassers (mit Salzzusatz) bei $1-1^1/_2$ m Druckhöhe gegen das Scheidengewölbe laufen. Auch Heißwasserklystiere sind gegen Wehenschwäche empfohlen worden[5]), auch heiße Kataplasmen auf den Fundus uteri, so heiß, wie sie vertragen werden[6]).

SIPPEL[7]) rühmte die wehenerregende Wirkung heißer Wannen-Vollbäder ($44^0$, 20 Minuten lang); er hielt sie bedingt durch Reflexwirkung von den sensiblen Hautnerven ausgehend. Daß bei den heißen Bädern nach BREUS (s. p. 393) in der Schwangerschaft keine Wehen auftraten, erklärte er durch Herabsetzung der Reflexe infolge der gleichzeitig gegebenen Narcotica.

---

1) *Whitwell, The West. Lancet 1882 Ap. (Centralbl. f. Gyn. 1882 p. 571).*
2) *Strasser, Lehrbuch der allg. Therapie, Abt. Hydrotherapie, Berlin u. Wien 1898, p. 120; s. auch Buxbaum, Blätter f. klin. Hydr. 1892 p. 36.*
3) Ich sah vor kurzem in einem Fall von Hyperemesis bei einer Hysterica nach der Applikation einen schweren Ohnmachtsanfall eintreten.
4) Vgl. z. B. *Percy Tailor, Brit. med. Journ. 1883 p. 247 (Centralbl. f. Gyn. 1884 p. 16); W. Bain, Brit. med. Journ. 1883 p. 165 (Centralbl. f. Gyn. 1884 p. 48).*
5) Vgl. *Beckingsale, Brit. med. Journ. 1883 p. 69 (Centralbl. f. Gyn. 1883 p. 604).*
6) *Arberg, Med. Record 1885 p. 91 (Centralbl. f. Gyn. 1885 p. 791).*
7) *Centralbl. f. Gyn. 1885 No. 44.*

SIPPEL hielt daher auch zur Anregung der künstlichen Frühgeburt heiße Wannen-Vollbäder für passend [1]). Doch ist der Erfolg nicht sicher. HOFFMANN [2]) sah keinen Erfolg, dagegen bedenkliche Symptome bei Anwendung der heißen Bäder. Er macht auf ältere Empfehlungen des Verfahrens aufmerksam (AETIUS, KILIAN, PLESSMANN, GARDIEN), das stets wieder als unzweckmäßig verlassen wurde.

Zu den zahlreichen Verfahren zur Einleitung der künstlichen Frühgeburt gehört auch die Benutzung der oben erwähnten heißen Scheidenirrigationen — KIWISCH's Methode (sogenannte aufsteigende Uterusdouche). Aus hochgestelltem Irrigator [3]) läßt man mehrmals täglich aseptisches Wasser von 40—43° eine Zeit lang (5—15 Minuten) gegen das Scheidengewölbe strömen. Man benutzt ein Rohr mit nur einer vorderen Oeffnung. Noch höhere Temperaturen zu verwenden, ist wegen der Schädigung der weichen Geburtswege nicht ratsam [4]). Die Methode regt den Uterus zu Kontraktionen an; aber nur selten genügt sie allein, um die Geburt in Gang zu bringen. Immerhin kann sie, zumal bei Erstgebärenden, mit Vorteil im Beginn benutzt werden, die Cervix wird aufgelockert, der vorher geschlossene Muttermund öffnet sich etwas, so daß nun andere, intrauterine Methoden bequem in Anwendung kommen können (z. B. Einführen eines Bougies oder eines Metreurynters).

Da gerade der Wechsel von warmer und kalter Irrigation kontraktionserregend wirkt, so sind derartige abwechselnde Irrigationen zur Einleitung der Frühgeburt empfohlen worden (Wechseldouche nach SCHRADER [5]). Das Vaginalrohr steht durch ein T-Rohr mit den Gummischläuchen von 2 Irrigatoren in Verbindung; alle 1—2 Stunden läßt man abwechselnd je $^3/_4$ l Wasser von 42° und je $1^1/_2$ l Wasser von 8° durchlaufen und verwendet jedesmal etwa 36 l [6]).

Es sei hier auch die Methode von COHEN [7]) zur Einleitung der künstlichen Frühgeburt erwähnt. Diese besteht in der Injektion von Flüssigkeit zwischen Eihäute und Uteruswand. COHEN verwendete Aqua picea, es genügt aber auch einfaches Wasser. Die Methode ist recht wirksam, aber nicht ungefährlich. In früherer Zeit sind mehrfach Unglücksfälle durch Luftembolie (COHEN benutzte eine Spritze) oder durch Infektion vorgekommen. Will man die Methode anwenden (bei mancher künstlicher Frühgeburt kommt ja die Geburt sehr zögernd in Gang und man muß nacheinander verschiedene Methoden benutzen), so muß man sehr vorsichtig in folgender Weise verfahren. Irrigator, Schlauch und elastischer Katheter werden ausgekocht; Salzwasser (0,6 Proz.) wird gekocht und auf Körpertemperatur abgekühlt. Im Rinnenspeculum legt man die Vaginalportion frei und läßt zunächst soviel Flüssigkeit in das Scheidengewölbe laufen, daß der Muttermund

---

1) *Centralbl. f. Gyn. 1886 No. 14.*
2) *Centralbl. f. Gyn. 1886 No. 32.*
3) Vgl. *Auvard, Journal d'accouch 1885 No. 7.*
4) Vgl. *Fehling, Handb. d. Geb., herausgegeb. v. P. Müller Bd. 3 p. 49.*
5) *Centralbl. f. Gyn. 1890 p. 753.*
6) *Veit (Illustr. Monatschr. d. ärztl. Polytech. 1883 Heft 12)* gab einen besonderen Apparat an, der solche Spülungen mit verschiedenen Flüssigkeiten gestattet.
7) *Cohen, Eine neue Methode, die künstliche Frühgeburt zu bewirken, Neue Zeitschrift f. Geburtskunde Bd. 21 1846 p. 116 ff.*

davon vollkommen bedeckt ist. Nachdem sorgfältig alle Luft aus dem System entfernt ist, führt man den elastischen Katheter, während die Flüssigkeit in vollem Strahle läuft, unter Leitung des Auges in den Muttermund und läßt ihn etwa 20 cm vorsichtig zwischen Eihäuten und Uteruswand emporgleiten; man läßt etwa 200 ccm einlaufen und während noch Flüssigkeit ausströmt, zieht man den Katheter zurück. Wenn in dieser Weise peinlich aseptisch und mit sicherer Vermeidung des Eintrittes von Luft verfahren wird, ist die Methode durchaus brauchbar. Ich habe sie in früherer Zeit mehrfach mit gutem Erfolg angewendet. Neuerdings dürfte sie infolge der sicher wirkenden Verfahren der intrauterinen Ballonanwendung in den Hintergrund treten. —

Sind die Geburtswehen unregelmäßig, besonders schmerzhaft, die Pausen nicht vollkommen schmerzlos, bestehen sogenannte K r a m p f - w e h e n, so können neben oder vor Anwendung von Narcoticis (Morphium-Atropin, Chloroform) feuchtwarme Umschläge auf den Leib oder, wo es leicht zu haben ist, ein warmes Wannen-Vollbad zur Linderung des Krampfzustandes Verwendung finden. Ist z. B. durch vieles ungeschicktes Untersuchen, Zerren am Muttermund oder durch vergebliche Operationsversuche (versuchte Wendung) der Krampfzustand erzeugt, so pflegt schon die Ruhepause, die nach Anordnen der Umschläge und insbesondere während des Bades dem Uterus gegönnt wird, von günstigem Einfluß zu sein. Besteht also keine dringende Indikation, etwa drohende Uterusruptur, die sofortiges Eingreifen erfordert, so ist die Benutzung der genannten Mittel am Platze, bevor die kombinierte Narkose eingeleitet und in dieser dann operiert wird.

Von ganz besonderer Wichtigkeit werden die W e h e n a n o m a l i e n i n d e r N a c h g e b u r t s p e r i o d e. Krampfartige Strikturen können auch hier in der oben erwähnten Weise behandelt werden.

Besteht aber A t o n i e des Uterus, so muß der Uterus zur Kontraktion angeregt werden. Oft genügt massierendes Reiben des Uterus durch die Bauchdecken hindurch. Blutet es trotzdem stark aus dem Uterus weiter, so sind wir genötigt, von unserem abwartenden Verfahren in der Nachgeburtsperiode abzugehen und die Herausbeförderung der Nachgeburt zu bewirken, wenn möglich durch Expression, wenn diese aber versagt, und starke Blutung weiteres Abwarten nicht gestattet, durch inneres Eingehen. Besteht aber auch nach Beseitigung der Nachgeburt die Atonie weiter, so kommen neben anderen Maßnahmen (Reiben, Ergotin etc.) auch hydrotherapeutische in Betracht. Insbesondere werden heiße Irrigationen gegen das Scheidengewölbe oder auch in den Uterus hinein empfohlen.

Man hat bei diesen Irrigationen ganz besonders darauf zu sehen, daß keine Luft in den Uterus gelange (Gefahr der Luftembolie). Mit mäßig starker Druckhöhe (höchstens ein Meter) läßt man das 45—50° warme Wasser durch den Uteruskatheter (s. Fig. 53) (es genügt auch ein gebogenes Scheiden-Glasrohr mit einer vorderen Oeffnung) einlaufen; das Rohr braucht nicht bis zum Fundus uteri eingeführt zu werden. Die Temperatur soll mit dem Thermometer kontrolliert werden. GARDETTE[1]) berichtet über Verbrennung der Scheide, der äußeren Teile und der Innenseite der Schenkel durch Verwendung zu

---

1) *Lyon méd. 1898 Juli 17.*

heißen Wassers; die Verbrühung führte zu Verwachsung der Scheidenwände und Hämatokolpos.

Die Wirkung beruht wohl auf einem direkten Kontraktionsreiz auf die Uterusmuskulatur [1]; durch die Kontraktion werden die blutenden Gefäße zusammengedrückt, so daß die Blutung steht. RICHTER erklärte die Wirkung außer durch den direkten Reiz durch eine infolge der hohen Temperatur eintretende ödematöse Durchfeuchtung und Quellung der Schleimhaut und hierdurch bewirkte direkte Kompression der Gefäße [2]. Dies erklärte den Stillstand der Blutung, obwohl der Uterus nach der Irrigation nicht hart kontrahiert blieb. Er widerriet daher auch die nachherige Anwendung der Eisblase, da diese die Infiltration wieder beseitige und zu neuer Blutung Anlaß gebe. Andere konnten die letzte Beobachtung nicht bestätigen [3]), sahen im Gegenteil gute Erfolge von der Eisblase.

Zum Erfolg ist notwendig, daß der Uterus zuvor vollständig entleert sei; die Fremdkörper (Nachgeburtsreste, Gerinnsel) verhindern die Wirkung. RUNGE [4] machte auf die Wichtigkeit vorheriger Entleerung des Uterus aufmerksam. Er rühmte auch die gute Wirkung auf das Allgemeinbefinden infolge der Zuführung von Wärme in den blutleeren, erkaltenden Körper [5]). Der Erfolg der heißen Irrigationen ist aber kein konstanter; leicht folgt der anfänglichen Kontraktion eine Erschlaffung [6]).

Daher ziehen andere die Irrigation mit recht kaltem Wasser vor, am besten mit Eiswasser, aber auch schon Wasser von 12° ist wirksam. Beobachtungen, daß heiße Irrigation ohne Erfolg blieb, darauf folgende Eisirrigation aber erfolgreich [7]) und umgekehrt die kalte erfolglos und die folgende heiße erfolgreich [8]), führten zu der richtigen Empfehlung, stets wenn das eine Mittel nicht helfe, das andere zu versuchen [9]). Gerade die Kontrastwirkung ist oft erfolgreich.

Gar zu lange soll man sich bei heftigen Blutungen mit solchen Ausspülungen nicht aufhalten, zumal bei der notgedrungenen Eile, wenn nicht schon bei Zeiten genügende Mengen aseptischer Irrigationsflüssigkeit bereit gestellt sind, gar leicht Fehler in der Asepsis gemacht werden. Führen die Ausspülungen nicht bald zum Ziel, so müssen energischere Mittel angewendet werden (Eingehen mit der Hand in

---

1) Vgl. *Hartstein, Ueber die hämostatische Wirkung der Irrigation mit warmem Wasser bei Verletzung von Blutgefäßen, Gekrönte Preisschrift Bonn 1878;* **Runge,** *Die Wirkung hoher und niedriger Temperaturen auf den Uterus des Kaninchens und des Menschen, Arch. f. Gyn. Bd. 18 p. 123.*
2) *Richter, Zeitschr. f. Geb. u. Gyn. Bd. 2 p. 126 ff. u. p. 284 ff., ferner Berl. klin. Woch. 1882 No. 51 u. 52;* vgl. ferner *Darhey Weston, Brit. med. Journ. 1883 p. 1016;* *Paget, Brit. med. Journ. 1884 p. 103;* ALBERTIN *(Thèse de Lyon 1887)* und VINCENT *(Gaz. méd. 1888 No. 13)* empfehlen heiße Irrigationen, auch wenn die Placenta noch im Uterus ist; *Lorain, Gaz. des hôpitaux 1888 No. 72.*
3) Vgl z. B. *Regnault, Centralbl. f. Gyn. 1884 No. 40.*
4) *Berl. klin. Wochenschr. 1877 No. 13.*
5) FRAQUHAR *(Brit. med. Journ. 1888 p. 1236)* gab heißes Wasser zu trinken.
6) WALTER *(Centralbl. f. Gyn. 1893 p. 194)* sah zuweilen Erfolg erst eintreten bei Ausspülen mit gleichen Teilen Essig und heißen Wassers.
7) Vgl. *Schwarz, Centralbl. f. Gyn. 1884 No. 16.*
8) *Bloch, Berl. klin. Wochenschr. 1882 No. 22.*
9) Vgl. *Graefe, Centralbl. f. Gyn. 1884 No. 21 p. 323.*

den Uterus, bimanuelle Kompression, Herabziehen des Uterus mit Hakenzangen, Tamponade des Uterus mit aseptischer Gaze etc.) [1]).

Nach Stillung der Blutung wird man, um dauernde Kontraktion zu bewirken, Ergotin anwenden und kalte Kompressen oder noch besser eine Eisblase auf das Abdomen legen.

Bekannt ist, daß die Gefahr a k u t e r A n ä m i e wesentlich durch die mangelhafte Füllung des Gefäßsystems gesteigert ist. Es ist daher von Vorteil, dem Organismus Flüssigkeit zuzuführen. Einführung per os ist meist der bestehenden Ohnmacht oder des Erbrechens wegen nicht am Platze, wohl aber Eingießungen in das Rectum [2]). Empfehlenswert ist auch — es sei der Vollständigkeit halber erwähnt, obwohl nicht streng zu unserem Thema gehörig — die Zufuhr physiologischer Kochsalzlösung intravenös oder bequemer subkutan.

Man führt die s u b k u t a n e I n f u s i o n am besten mit dem von MÜNCHMEYER [3]) beschriebenen Instrumentarium aus. Dieses besteht aus einem kleinen Trichter, 1 m langem Gummischlauch und dünner, langer Injektionskanüle, ferner einem Thermometer. Dieses Instrumentarium, ebenso die Lösung werden durch Kochen sterilisiert. Die geeignetsten Stellen für die Injektion sind die Infraclaviculargruben. Man kann je 500 ccm einlaufen lassen, dabei die entstehende Anschwellung massierend. —

Die E k l a m p s i e stellt bekanntlich eine recht gefährliche Komplikation von Schwangerschaft und Geburt dar. Wenn auch die Erkrankung nach unseren jetzigen Anschauungen nicht ohne weiteres mit der Urämie identifiziert werden kann, so tritt doch fast stets die Behinderung der Nierenfunktion in den Vordergrund (Urin spärlich, Eiweiß und Cylinder enthaltend). Sei es daß Behinderung der Nierenfunktion und Anhäufung der Exkretionsprodukte die primäre Veranlassung für die schweren Erscheinungen abgeben, sei es daß aus anderer Ursache im Kreislauf befindliche toxische Substanzen (vielleicht Stoffwechselprodukte des Fötus) den Anlaß geben — jedenfalls zeigt die Erfahrung, daß Vermehrung der Ausscheidungen, sei es durch die Nieren, sei es durch die Haut, von günstigem Einfluß ist. Es sind daher diejenigen Prozeduren, die Diurese und Diaphorese vermehren, am Platze. Ist die Geburt bereits im Gange und sind die Bedingungen zur Geburtsbeendigung (Eröffnung des Muttermundes) gegeben, so besteht selbstverständlich die beste Therapie in der in Narkose ausgeführten Beendigung der Geburt, da erfahrungsgemäß hiernach meist die Anfälle aufhören. Solange die Bedingungen zur Geburtsbeendigung nicht vorhanden sind, müssen wir meist symptomatisch vorgehen. Außer der Anwendung von Narcoticis (Morphium, Chloral), in manchen Fällen des Aderlasses, sind es wesentlich die

---

1) CHRISTIE (*Med. Press 1878 Sept. 4, Ref. Centralbl. f. Gyn. 1879 p. 114*) empfahl Einführung eines Gummiballons in den Uterus (Füllung durch Siphonwirkung), um Blutstillung durch Wasserdruck herbeizuführen.

Die Blutstillung dürfte hierbei wohl analog wie bei der Gazetamponade weniger durch den direkten Druck als durch den Kontraktionsreiz des Fremdkörpers bedingt sein.

2) OLIVIER (*Obstétrique 1897 Jan.*) empfiehlt, dem Wasser einige Tropfen Tinct. opii zuzusetzen.

3) *Arch. f. Gyn. Bd. 34 Heft 3.*

Maßnahmen, welche Diurese und Diaphorese begünstigen, die wir benützen. Hier spielt die Hydrotherapie eine wichtige Rolle.

Das am meisten zu empfehlende Verfahren besteht in der Anwendung heißer Bäder mit nachfolgenden Einwicklungen. Die Berichte von BREUS [1]) haben das Verfahren eingebürgert. Man benutzt heiße Wannen-Vollbäder, die allmählich von 38—44 ⁰ erwärmt werden. Die Dauer des Bades beträgt meist $^1/_2$ Stunde, doch kann man sie auch bis auf 2 Stunden verlängern. Dem Bade folgt Einwicklung in warme Leintücher und wollene Decken. Hierbei tritt dann meist eine starke Schweißsekretion ein. Je nach Bedarf wird die Prozedur mehrmals täglich wiederholt.

Die Ansicht von BAR [2]), der den Wert der protrahierten heißen Bäder weniger in der Vermehrung der Diaphorese findet, als darin, daß dem Organismus durch Absorption von der Haut aus die für das Funktionieren der Nieren erforderliche Wassermenge zugeführt wird, ist wohl (s. p. 74 ff.) recht zweifelhaft.

Gestatten die äußeren Umstände die Anwendung der Bäder nicht, so muß man sich mit dem Einwickeln in feuchtwarme Tücher begnügen, wie es besonders JAQUET empfohlen hat. Dabei kann man jedes Bein für sich einwickeln, um die vaginale Untersuchung zu ermöglichen [3]).

GUBAROFF [4]) empfiehlt, neben feuchtwarmen Einwicklungen mehrmals täglich Abreibungen mit warmer Essig-Salz-Alkohollösung auszuführen, ferner Zufuhr erhitzter Luft, weiterhin zur Anregung der Nierenfunktion Anwendung lokaler Hitze in der Nierengegend vermittels großen, mit warmem Wasser gefüllten Gummibeutels. Die Verwendung des Schwitzbettes finden wir auch bei ZWEIFEL [5]) erwähnt.

Der Vollständigkeit halber, obwohl nicht streng zur Hydrotherapie gehörig, sei erwähnt, daß vielfach gute Erfolge von subkutaner Infusion steriler physiologischer Kochsalzlösung gerühmt werden [6]). Das Verfahren ist auf die Anschauung begründet, daß eine Ueberproduktion von Toxinen bei ungenügender Ausscheidung vorliege; die Infusionen verteilen die Toxine auf eine größere Flüssigkeitsmenge, die Vermehrung der Urinsekretion begünstige die Ausscheidung. Ueber die Technik des Verfahrens s. p. 393. Neuerdings empfahl SCHÜCKING [7]) als Infusionslösung bei septischen und urämischen Zuständen eine Lösung von 0,7 Proz. Kochsalz und 0,03 Proz. Natrium-Saccharat.

Auch vom Rectum aus kann man die Wasserzufuhr bewirken. So sah SENÉ [8]) günstigen Einfluß auf die Nierensekretion [9]) durch halbstündlich ausgeführte Rectaleingießungen von lauwarmem Wasser.

1) *Arch. f. Gyn. Bd. 19 u. 21.*
2) *Annal. de gynécol. 1885 April.*
3) *Jaquet, Berl. Beitr. z. Geburtsh. 1870 Bd. 1.*
4) *Centralbl. f. Gyn. 1895 No. 5.*
5) *Centralbl. f. Gyn. 1895 p. 1203.*
6) Vgl. *Porak u. Bernheim, Nouv. Arch. d'obstét. et de gynéc. 1893 No. 5; Bernheim, Thèse de Paris 1893 u. Méd. moderne 1893 No. 91.* Für das Verfahren sprechen sich unter anderen auch aus *Charpentier (Internat. Gyn. Congrefs Genf 1896)* und *Fehling (Samml. klin. Vortr. N. F. No. 248).*
7) *Therap. Monatsh. 1899 Dezember.*
8) *Mercredi méd. 1895 No. 41.*
9) Vgl. auch *Steindl, Blätt. f. klin. Hydr. 1898 p. 101.*

Es sei bemerkt, daß neuerdings diese Verfahren dadurch etwas zurücktreten, daß vielfach darauf hingestrebt wird, die Geburtsbeendigung auch bei noch nicht genügend vorbereiteter Cervix zu ermöglichen (mechanische Dilatation, Incisionen, sog. vaginaler Kaiserschnitt, abdominaler Kaiserschnitt). Liegt der Fall nicht gar zu schwer, so ist ein möglichst schonendes Verfahren d. h. symptomatische Behandlung so lange bis die Erweiterung des Muttermundes die Geburtsbeendigung auf einfache Weise gestattet, also Vermeidung schwieriger operativer Eingriffe, anzuraten.

Tritt die Eklampsie bezw. ihre Vorboten (Nephritis) schon in der Schwangerschaft auf, so ist im allgemeinen von der künstlichen Einleitung der Geburt abzuraten, da hierdurch erst recht die Krankheit zum Ausbruch zu kommen pflegt. Vielmehr ist hier besonders eine schonende Therapie am Platze, vor allem außer Milchdiät etc. die Anwendung der genannten hydriatischen Prozeduren (heiße Bäder, JAQUET'sche Einwicklungen, eventuell auch Kochsalzinfusionen)[1]. Im übrigen sei bezüglich der Hydrotherapie der Nephritis auf das diesbezügliche Kapitel in diesem Buche (s. p. 231 ff.) verwiesen. Bei der Eklampsie im Wochenbett ist ebenfalls, außer den Narcoticis, die hydrotherapeutische Behandlung zu empfehlen. —

**Pathologie des Wochenbettes.** Wenn wir von der Therapie des Puerperalfiebers sprechen, so müssen wir uns vor allem klar sein, daß das Puerperalfieber nicht eine Krankheit sui generis ist, sondern daß es einen Sammelbegriff darstellt für die mannigfach sich äußernden Krankheitsbilder, denen gemeinsam ist, daß sie alle Wundinfektionskrankheiten darstellen, bei denen die Infektion ihren Ausgangspunkt [von [den Wunden des Genitalkanales genommen hat. Besonders zu trennen sind die Formen, bei denen es sich im wesentlichen um Lokalisierung des Prozesses an den Genitalorganen bezw. der Umgebung derselben handelt, von denjenigen, bei denen die Allgemeininfektion des Körpers sofort in den Vordergrund tritt. Von der Anschauung ausgehend, daß nicht selten zunächst der Prozeß lokal bleibt und dann erst allgemein sich ausbreitet, fahnden wir bei fieberhaften Erkrankungen im Wochenbett nach derartigen lokalen Erscheinungen, um durch frühzeitige Zerstörung der lokalen Infektionsquellen womöglich die allgemeine Ausbreitung zu verhindern.

Bei dieser lokalen Behandlung spielt auch die Hydrotherapie eine, wenn auch untergeordnete Rolle. Bei der Bekämpfung infektiöser Prozesse an der Vulva, in der Scheide, an der Cervix, eventuell auch im Corpus uteri suchen wir wesentlich durch Aetzung (Jodtinktur) der suspekten Partien Vorteil zu erzielen. Ausspülungen der Scheide, mit oder ohne Zusatz von Desinficientien, haben hier wesentlich nur den Wert, etwa stagnierendes Sekret herauszubefördern. Bei den Scheidenausspülungen ist hier die Gefahr besonders zu berücksichtigen, daß bei nicht zweckmäßiger Ausführung (s. p. 371) schädliche Stoffe in den Uterus hineinbefördert werden können.

---

1) Vgl. z. B. *Strack (Centralbl. f. Gyn. 1890 p. 52);* ferner *Lomer (ebenda p. 53),* der darauf aufmerksam macht, daß die heißen Bäder keine Wehen erzeugen und nicht ungünstig auf das Kind wirken; vgl. ferner *Tremel, Das diaphoretische Verfahren bei Nierenerkrankungen und Eklampsie in der Schwangerschaft, Diss. Marburg 1895.*

Vermuten wir die Quelle der Infektion im Uterus selbst, so
machen wir Uterusausspülungen, meist mit Zusatz von Desinficientien.
Die p. 376 angegebenen Kautelen sind bei der Ausspülung des puerperalen Uterus besonders streng zu beachten. Hier vor allem soll,
um nicht Sekret aus der Scheide nach oben zu verschleppen, nicht
unter Leitung des Fingers, sondern nach Freilegung des Muttermundes
unter Leitung des Auges das Rohr eingeführt werden. Sorgfältig muß
vor der Einführung alle Luft aus dem System entfernt sein. Nachdem das Rohr bis nahe an den Fundus gebracht ist, ziehe man es
wieder ein Stück zurück, damit nicht die Katheterspitze direkt in ein
klaffendes Gefäßlumen gelange. Ist das Cavum nicht weit genug für
den freien Rückfluß, so benutze man eines der den Rückfluß sicher
garantierenden Instrumente[1]. Wir dürfen wohl kaum annehmen, daß
die antiseptischen Ausspülungen genügend weit in die Tiefe wirken,
um energisch zu desinfizieren. Sie haben ebenfalls mehr den Effekt,
das Sekret herauszuspülen, vielleicht auch durch Anregung der Kontraktion des Uterus, zumal bei Benutzung höherer Temperaturen, zu
wirken. Daher genügt auch steriles Wasser ohne Zusatz eines Desinficiens. Insbesondere bei der putriden Endometritis (putride Intoxikation) sind die Ausspülungen am Platze. Hier soll man ausgiebige Spülungen mit sterilem Wasser der Ausräumung vorausschicken, um die gelösten Fäulnisprodukte, die sonst mechanisch bei
der Ausräumung in das Gewebe gedrückt werden, zu entfernen[2].
Bei Lochiometra genügt meist eine einzige Ausspülung, um die Beschwerden zu beseitigen.

Man hat früher mehrfach auch von der permanenten Irrigation
des puerperalen Uterus und der Scheide Gebrauch gemacht[3]; heutzutage dürften dieselben wohl nur ganz ausnahmsweise in Frage
kommen (s. p. 378).

Fast stets suchen wir gegen die lokalen entzündlichen Prozesse
auch dadurch vorzugehen, daß wir auf das Abdomen kalte Kompressen,
PRIESSNITZ'sche Umschläge oder eine leichte Eisblase applizieren.
Hierdurch wird der Uterus zu besserer Kontraktion angeregt;
Schmerzen im Becken pflegen gelinder zu werden; erfahrungsgemäß
verringert die Eisblase die peritonitische Reizung. Handelt es sich
um länger dauernde lokale Entzündungen (parametrische Exsudate),
so kann auch hier durch Eisblase der Prozeß in Schranken gehalten
werden, später durch Anwendung von Umschlägen, heißen Irrigationen etc. (s. p. 367 ff.) die Resorption begünstigt[4] oder durch An-

---

1) Es sind zahlreiche üble Zufälle bei Ausspülung des puerperalen Uterus beobachtet worden, besonders als Karbolsäure benutzt wurde; sie entstanden wohl
meist durch direktes Eindringen von Flüssigkeit (ungelöste Karbolperlen) in die
Gefäßbahn; vgl. *Richter*, *Zeitschr. f. Geb. u. Gyn. Bd. 2*; *Kästner*, *Centralbl. f.
Gyn. 1878 No. 14*; *Fritsch*, *Centralbl. f. Gyn. 1878 No. 15*; *Bruntzel*, *Breslauer
ärztl. Zeitschr. 1879 No. 5*; *W. Fischer*, *Ueble Zufälle bei Ausspülungen der Gebär-
mutterhöhle*, *Diss. Halle 1879*; *Glöckner*, *Die Irrigation des puerperalen Uterus*, *Diss.
Halle 1886*.
2) *Bumm*, *Centralbl. f. Gyn. 1893 p. 975*.
3) Vgl. *Fritsch*, *Centralbl. f. Gyn. 1879 No. 18*; *v. Ott*, *Centralbl. f. Gyn. 1882
No. 12*; *Schücking*, *Centralbl. f. Gyn. 1882 No. 13*; *Neswedski*, *Ueber beständige
Bespülung der Scheide bei fauligen Erkrankungen des Wochenbettes*, *Medizin. Rundschau
(russisch)*, *Ref. Centralbl. f. Gyn. 1889 p. 784*.
4) Vgl. *Kollscher*, *Pericystitis in puerperio*, *Centralbl. f. Gyn. 1899 No. 25
p. 748* (heiße Kataplasmen, heiße Ausspülungen der Blase beförderten die Resorption).

wendung erwärmender Prozeduren eine sich vorbereitende Perforation nach außen befördert worden (s. p. 368). Bei der Phlegmasia alba dolens sind feuchte Einpackungen der Extremitäten von Vorteil.

Im allgemeinen pflegt die lokale Behandlung des Puerperalfiebers nur im Beginn der Erkrankung von wesentlichem Vorteil zu sein. Bei den schweren Formen und bei längerer Dauer des fieberhaften Prozesses ist die Allgemeinbehandlung die Hauptsache. Hier kommt es vor allen Dingen darauf an, die Kräfte des Organismus zu erhalten. Dieser soll möglichst unterstützt werden, damit er im Kampfe mit den pathogenen Stoffen Sieger bleibe. Hierbei spielen neben reichlicher, leichter Nahrung und reichlicher Alkoholzufuhr auch hydrotherapeutische Prozeduren eine unterstützende Rolle.

Für manche Fälle sind Verfahren, die die Schweißsekretion anregen, am Platz. Die alte Erfahrung des günstigen Einflusses des Schwitzens scheint eine bestätigende Erläuterung durch die Befunde pathogener Bakterien im Schweiße Septischer gefunden zu haben [1].

Bei länger dauernden fieberhaften Wochenbetterkrankungen können Bäder, ähnlich wie bei anderen akuten Infektionskrankheiten, zuweilen von Vorteil sein. Die Bäderanwendung bedarf hier jedoch ganz besonderer Vorsicht. Durchaus nicht alle Fälle und alle Formen des Puerperalfiebers eignen sich für die Bäderbehandlung. Bestehen, wie so häufig, peritonitische Erscheinungen, so sehe man von den Bädern ab. Auch bei der thrombophlebitischen Form ist größte Vorsicht geboten. Wegen der Gefahr der Embolie sind Bewegungen des Körpers möglichst zu vermeiden.

Man wählt, falls man Bäder benutzt, laue Wannen-Vollbäder von 29° und kann sie allmählich bis 20° abkühlen. RUNGE [2] hat besonders auf die günstige Wirkung der Kombination der Alkoholbehandlung mit der Bäderbehandlung hingewiesen. Die vorherige Einleitung der Alkoholtherapie schützt vor dem Eintreten des Kollapses. Meist wirken die Bäder wohlthuend. Das Sensorium wird freier und, was die Hauptsache ist, der Appetit steigt. Die Bäder wirken weniger durch die Herabsetzung der Temperatur als durch Anregung des Stoffwechsels [3].

Entscheidend für die Bäderbehandlung ist die Wirkung im einzelnen Falle. Fühlt sich die Kranke durch das Bad erleichtert, lassen sich objektiv günstige Einwirkungen, insbesondere auf Temperatur, Puls, Atmung erkennen, so wird man mit der Behandlung fortfahren, anderenfalls sie aussetzen.

Will man in Fällen, die sich für die Bäderbehandlung nicht eignen, temperaturherabsetzend einwirken, so kann man nasse Einpackungen oder Auflegen nasser Laken auf die vordere Körperfläche

1) *Brunner*, Berl. klin. Wochenschr. 1891 No. 21; *Gärtner*, Centralbl. f. Gyn. 1891 No. 40.
2) Arch. f. Gyn. Bd. 33.
3) s. *Lorenz*, Die Allgemeinbehandlung der puerperalen Sepsis, Diss. Göttingen 1892. Von deutschen Gynäkologen haben ferner besonders SCHRÖDER u. v. WINCKEL die Bädertherapie empfohlen. Zahlreiche Empfehlungen stammen von französischen Autoren, z. B. *Tusseau*, Lyon méd. 1888 Sept. 9; *Charbert*, Thèse de Lyon 1886; *Macé*, Gaz. des hôpit. 15. Déc. 1895; *Desternes*, Thèse de Paris 1895; *Voyer*, Gaz. des hôpit. de Toulouse 1897.

anweuden. HOWITZ[1]) lagerte die Patieuten auf große Wasserkissen; die Temperatur des Wassers wurde konstant auf 22—25° erhalten, was durch Ab- und Zufüllen durch eine Hebervorrichtung erreicht wurde. Bei Gangrän der äußeren Teile hat man mit Erfolg zur kontinuierlichen Wegschwemmung des Sekretes das Wasserbett auch im Wochenbett angewendet[2]).

Schließlich sei noch erwähnt, daß man auch beim Puerperalfieber die subkutane Infusion physiologischer Kochsalzlösung empfohlen hat[3]). Je 300 ccm läßt man täglich ein oder mehrere Mal in der Infraclaviculargrube einlaufen. SCHÜCKING empfahl, wie schon erwähnt wurde (s. p. 394), Zusatz von 0,03 Proz. Natrium-Saccharat. —

Bei manchen leichteren Störungen des Wochenbettes kanu auch die Hydrotherapie mit Vorteil angewendet werden. So sind bei mangelhafter Rückbildung (S u b i n v o l u t i o) des Uterus Prozeduren am Platz, die die Kontraktion anregen (s. auch p. 376), wie heiße Scheidenirrigationen; diese erweisen sich besonders hilfreich, wenn die blutige Abscheidung längere Zeit anhält. Zurückgebliebene Eireste werden natürlich vorher entfernt.

Wird im Spätwochenbett eine frisch entstandene R e t r o f l e x i o u t e r i erkannt, so kann eine zweckentsprechende Therapie gerade im Wochenbett solche Retroflexionen heilen[4]). Zu dieser Therapie gehören auch Kältereize, wie bereits p. 381 erwähnt wurde. Insbesondere erweisen sich kleiue, kalte Klystiere als vorteilhaft. Sie regen die erschlafften Befestigungsmittel (DOUGLAS'sche Falten) wieder an.

Bei H ä m a t o m der Vulva oder der Vagina sind kühle Aufschläge bezw. kühle Irrigationen am Platz.

Bei drohender M a s t i t i s kann man neben der sonstigen Therapie durch Applikation kleiner Eisblasen nicht selten die Entzündung coupieren. Doch darf man die Auwendung nicht gar zu lange fortsetzen. Hat sich eine größere Iufiltration gebildet oder hat gar schon Eiterung begonnen, so soll man lieber durch feuchtwarme Umschläge die Eiterung begünstigen und möglichst frühzeitig incidieren. —

Bezüglich der Behandlung **Neugeborener,** soweit dabei hydriatische Prozeduren in Frage kommen, soll hier nur einiges hervorgehoben werden.

Zunächst einige Bemerkungen über die W i e d e r b e l e b u n g s c h e i n t o t e r N e u g e b o r e n e r. Handelt es sich um leichtere Grade der Asphyxie (blauer Scheintod), wobei die Erregbarkeit des Atmungscentrums nicht erloschen ist, so genügt oft schon die Verstärkung des natürlichen Reizes, um dieses zur Thätigkeit anzuregen. Hält man das Kind eine Zeit lang im warmen Bade (32°), so tritt bei fehlender Atmung eine Vermehrung der Kohlensäureanhäufung im Blut ein und diese Vermehrung genügt, um die Atembewegungen auszulösen. Schneller kommt man zum Ziel durch Verstärkung der

---

1) *Gynaek. og obst. Meddelelser Bd. 2 p. 388. (Ref. Centralbl. f. Gyn. 1880, p. 500.)*
2) *C. v. Braun, Allg. Wien. med. Ztg. 1882 No. 51.*
3) Vgl. *Eberhardt, Centralbl. f. Gyn. 1898 p. 1123; Ostermayer, Ungar. med. Presse 1899 No. 21, 22.*
4) *B. S. Schultze, Die Pathologie und Therapie der Lageveränderungen der Gebärmutter, Berlin 1881, p. 170.*

reflektorischen Reize. Hierzu kann Anspritzen mit kaltem Wasser oder noch besser kurzes Eintauchen in kaltes Wasser dienen. In einen Eimer mit kaltem Wasser, dem einige Eisstückchen beigefügt sind, taucht man das an den Schultern gefaßte Kind 1—2 Sekunden lang bis an den Hals hinein und überträgt es dann sofort wieder in das warme Bad. Meist beginnt es bei dem Eintauchen kräftig zu schreien.

Anders liegen die Verhältnisse beim tiefen (bleichen) Scheintod, bei dem die Erregbarkeit des Atmungscentrums so tief gesunken ist, daß auch der maximale Reiz nicht ausreicht, um dasselbe zur Thätigkeit zu veranlassen. Hier muß durch künstliche Atmung der Lunge Luft zugeführt werden, am besten durch SCHULTZE'sche Schwingungen, die auch den anderen Indikationen, der Verbesserung der Cirkulation und der Entfernung der aspirierten Massen, gerecht werden. Dabei ist aber darauf zu achten, daß das Kind nicht zu stark abgekühlt wird. Stets nach einigen Schwingungen muß das Kind in das warme Bad gebracht werden, dessen Temperatur durch Nachgießen heißen Wassers stets auf 32° gehalten werden soll. Erst wenn spontane Atmung beginnt, kommen Hautreize hinzu, am besten auch hier durch kurzes Eintauchen in kaltes Wasser. —

Zur Pflege des Neugeborenen gehört bekanntlich das tägliche warme Bad von 32°. Ganz zweckmäßig ist es, am Schluß desselben Rücken und Brust mit kühlerem Wasser (22°) kurz zu übergießen und hierauf sofort abzutrocknen.

Solange die Nabelwunde nicht vollständig verheilt ist, muß jede Verunreinigung derselben peinlich verhütet werden (Nabelverband). Es ist die Möglichkeit nicht von der Hand zu weisen, daß durch das Badewasser, das durch den Körper des Kindes verunreinigt wird, die Wunde geschädigt werden könnte, Es ist daher die neuerdings gemachte Empfehlung durchaus in Erwägung zu ziehen, die Kinder an den ersten Lebenstagen, solange der Nabel nicht verheilt ist, nicht zu baden, sondern nur zu waschen. —

Für schwächliche und kranke Kinder hat v. WINCKEL[1]) die Anwendung permanenter warmer Bäder empfohlen. Er konstruierte eine besondere Wanne[2]), die es ermöglichte, daß in gleichbleibender Temperatur von 37° die Kinder bequem liegen konnten. Selbst tagelang konnten die Kinder ohne Schwierigkeit im warmen Bad gehalten werden; die Kinder fühlten sich behaglich, unruhige wurden ruhig und schliefen. v. WINCKEL sah günstige Erfolge bei frühgeborenen Kindern, ferner bei Lebensschwäche nach tiefer Asphyxie infolge von Blutverlusten, bei ausgedehnten Erkrankungen der Haut (Wundsein, Pemphigus), bei starker Abmagerung bei Magen-Darmkatarrhen. —

Die Zufuhr von Wärme spielt bei frühgeborenen, schwächlichen Kindern eine große Rolle; sie ist notwendig, um sie am Leben zu erhalten. Wegen der geringeren Wärmeproduktion ist Wärmezufuhr von außen erforderlich[3]).

---

1) *Centralbl. f. Gyn.* 1882 No. 1, 2, 3.
2) Abbildung, *Centralbl. f. Gyn.* 1882 p. 3.
3) *Eröss, Zeitschr. f. Heilkunde Bd. 5 p. 317 u. Arch. f. Gyn. Bd. 27.*

Sehr zweckmäßig sind außer dem eben erwähnten permanenten Wasserbade andere besondere Apparate, die dazu dienen, das Kind dauernd in warmer Temperatur zu erhalten. Unter diesen ist als einfach zu empfehlen die CREDÉ'sche Wärmwanne[1]). Sie besteht einfach aus einer Kinderwanne mit doppeltem Boden und doppelten Wänden. Zwischen diesen finden 20 Liter Wasser Platz. Die Füllung mit 50° warmem Wasser wird alle 4 Stunden erneuert. In dem Innenraum, in dem das Kind gebettet liegt, wird dadurch eine Temperatur von 32—42° erhalten. Nach CREDÉ läßt sich die Wärmwanne auch leicht improvisieren durch zwei ineinander gesetzte Kinderwannen. Die größere wird mit warmem Wasser gefüllt, die kleinere wird beschwert und auf einige Steine oder Eisenstäbe gestellt, um auch ihre Unterfläche mit dem warmen Wasser in Berührung zu bringen.

---

1) *Credé*, *Ueber Erwärmungsgeräte für frühgeborene und schwächliche kleine Kinder, Arch. f. Gyn. Bd. 24 Heft 1.* Die von TARNIER angegebene Couveuse ebenso wie manche andere moderne Apparate sind komplizierter.

# Namenregister.

# Sachregister.

## Druckfehlerberichtigung.

Auf Seite 16 Zeile 27 von oben muß es heißen: „knüpfen an die Arbeiten von GRÜNHAGEN" statt: „knüpfen an die Urteile von GRÜNHAGEN".